系統看護学講座

専門分野

看護学概論

基礎看護学 1

茂野香おる　　淑徳大学教授

吉岡　京子　　東京大学大学院准教授

林　　千冬　　神戸市看護大学教授

益　加代子　　大阪公立大学大学院准教授

玉田　雅美　　前神戸市看護大学講師

岩本　里織　　神戸市看護大学教授

柳澤　理子　　愛知県立大学教授

大野かおり　　兵庫県立大学教授

医学書院

発行履歴

1968 年 3 月 25 日　第 1 版第 1 刷	1989 年 2 月 1 日　第 9 版第 3 刷
1969 年 8 月 1 日　第 1 版第 4 刷	1990 年 1 月 6 日　第 10 版第 1 刷
1970 年 1 月 1 日　第 2 版第 1 刷	1992 年 2 月 1 日　第 10 版第 4 刷
1971 年 1 月 1 日　第 3 版第 1 刷	1993 年 1 月 6 日　第 11 版第 1 刷
1973 年 10 月 1 日　第 3 版第 6 刷	1996 年 5 月 1 日　第 11 版第 6 刷
1975 年 2 月 1 日　第 4 版第 1 刷	1997 年 1 月 6 日　第 12 版第 1 刷
1977 年 2 月 1 日　第 4 版第 4 刷	2000 年 2 月 1 日　第 12 版第 4 刷
1978 年 2 月 1 日　第 5 版第 1 刷	2001 年 1 月 6 日　第 13 版第 1 刷
1979 年 2 月 1 日　第 5 版第 2 刷	2005 年 2 月 1 日　第 13 版第 7 刷
1980 年 2 月 1 日　第 6 版第 1 刷	2006 年 3 月 15 日　第 14 版第 1 刷
1982 年 2 月 1 日　第 6 版第 3 刷	2011 年 2 月 1 日　第 14 版第 9 刷
1983 年 1 月 6 日　第 7 版第 1 刷	2012 年 2 月 1 日　第 15 版第 1 刷
1985 年 2 月 1 日　第 7 版第 3 刷	2015 年 2 月 1 日　第 15 版第 5 刷
1986 年 1 月 6 日　第 8 版第 1 刷	2016 年 1 月 6 日　第 16 版第 1 刷
1987 年 1 月 6 日　第 9 版第 1 刷	2019 年 2 月 1 日　第 16 版第 4 刷

系統看護学講座　専門分野

基礎看護学[1]　看護学概論

発　　　行	2020 年 1 月 6 日　第 17 版第 1 刷Ⓒ
	2024 年 2 月 1 日　第 17 版第 5 刷
著者代表	茂野香おる
発 行 者	株式会社　医学書院
	代表取締役　金原　俊
	〒113-8719　東京都文京区本郷 1-28-23
	電話　03-3817-5600（社内案内）
	03-3817-5657（販売部）
印刷・製本	大日本法令印刷

はしがき

　団塊の世代が75歳に達し，後期高齢者が急増する2025年が間近に迫っている。わが国は高齢多死社会化がすすみ，2040年のピークには現在よりも3割近くも多くの人々の看取りをすることとなる。看取りの場は，治療の場である医療施設から生活の場である在宅や福祉施設などへと，一層変化していくだろう。

　それに伴い，看護師の活動の場の多様化が推し進められている。これまでの看護師像は，"病院や診療所などの医療施設で看護を提供する専門職"という見方が主流だったが，訪問看護師の需要が拡大するとともに，介護保険施設や高齢者向けの住宅など，多様な生活の場における看護師の活躍が期待されている。

　看護の場がいくら多様化しても，看護師は，「生」と「死」という，人の一生のなかで最も重要な局面に立ち会う職業であり，「病」や「老」という，負のイメージを伴う自身の大きな変化に悩む人々を対象とし，その人の健康問題を，その人とともに解決していこうとする職業であることに違いはない。

　看護を 志 し，本書を手にしている皆さんの多くは，「人の役にたちたい」という願いを持っていることだろう。なかには，大きな病気などを体験し，「自分が受けた看護ケアを人に提供したい」と願う人，直接的な悲しい体験を持ち，その経験から今後は自分が「人を支える立場になりたい」と願っている人もいるだろう。あるいは，両親をはじめ周囲の人々のたくさんの愛といつくしみにはぐくまれ，「自分が受けたたくさんの愛をなんらかのかたちで返したい」という思いを持っている人もいるだろう。

　皆さんは本書をとおし，看護とはなにか，看護師とはどのような職業かを学ぶ。そして，人を世話するにあたって基本となる姿勢・考え方や，どのような援助が人のためになり，または人のためにならないかなどについて学んでいく。それは言いかえれば，いま皆さんが持っている「人の役にたちたい」という気持ちを，実際の行為として具現化する方法を学んでいくことである。基本的知識がなければ，せっかくの援助もただのおせっかいになったり，人の気持ちを害すことになったり，かえってその人の生きる力を萎えさせてしまうことさえある。それゆえに，ここでしっかりと，看護を志す初学者としての基本的な"考え方"を身につけてほしい。

　"考え方"と言ってしまえば簡単に聞こえてしまうかもしれないが，看護においては，これが本当にむずかしいことだと，筆者は考えている。なぜなら，看護の対象となる人々は，ひとりとして同じ人がいないからである。年齢・性別はもとより，疾病の状況も異なれば，疾病に対する受けとめや向き合いかたも

異なるし，価値観・人生観もさまざまである。それゆえに，同じ状況に思える複数の対象者がいても，ある人には効果的と思われたかかわりが，別の人にはそうではないことも多い。このような意味で，「正解がない」ということが，看護の大きな特徴の1つといえる。

中学校や高等学校における皆さんの学習のほとんどは，設問に「正解する」ことが目的であっただろう。しかし，看護の場面においては，「どちらともいえる」「どちらも部分的には正しい」など正解が明確ではない部分も多く，その場面や援助にかかわる多くの人々(看護職どうしだったり，看護職以外の他職種も含んだりする)との話し合いが重要になる。それゆえに，これからの学生生活のなかで，たくさんの人々と意見を交わし，取り入れるべきところを取り入れ，そのなかから自分の"考えの素地"をつくり上げていくことが重要になる。

本書では，まず，序章で対象者の自然の回復力を促すケアの実際について触れ，看護が最も得意とするケアの役割について解説し，第1章で看護の基本的な考えかたを扱う。具体的にある施設を例に，臨床での実際の取り組みについても紹介する。第2章で看護の対象である人間のさまざまなとらえ方を紹介している。この序章から第2章までが「看護とはなにか」を考える基盤となる部分である。

ついで，第3章で国民健康と生活，第4章でわが国の看護職の成立や養成制度，第5章で看護倫理，第6章で看護制度や看護政策，看護管理，医療安全を学ぶ構成となっている。第7章は応用的な意味合いを持ち，現在の看護の活動領域の広がりを反映して，国外での看護や在留外国人への看護，災害時の看護を紹介している。

このように，本書にはたくさんの素材が盛り込まれている。しかし，これらを活用するのは学生である皆さん自身だということを肝に銘じてほしい。読んだことを「そうなんだ……」と鵜呑みにしてしまう前に，これはどのような意味があるのだろう，どう考えていけばよいのかなどの疑問を持ち，ディスカッションの素材として使っていただければ幸いである。

最後に，本書を執筆するにあたり，長きにわたってご助言・ご指導いただいた諸先生方，また，じっと見まもり耐えてくれた家族に，感謝の意をあらわしたい。

2019年11月

著者を代表して

茂野香おる

目次

序章 看護を学ぶにあたって 茂野香おる

第1章 看護とは 茂野香おる

第2章 看護の対象の理解

茂野香おる

第5章 **看護における倫理**　　　　林　千冬・玉田雅美

第6章 看護の提供のしくみ

林　千冬・岩本里織

■ **事例** --

■ **NOTE** --

撮影・取材協力：医療法人財団健和会柳原病院　　医療法人財団健和会柳原リハビリテーション病院
　　　　　　医療法人財団健和会臨床看護学研究所　　医療法人財団健和会看護部
　　　　　　千葉県がんセンター緩和ケアセンター

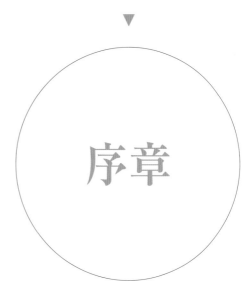

看護学概論

▼

序章

看護を学ぶにあたって

A | 看護師とはなにをする職業なのだろうか

　これから看護を学ぼうとする皆さんは，看護師とはなにをする人，なにができる人だと考えているだろうか。

　看護師が，医師の手伝いをする姿を思い浮かべる人もいるだろう。また，「白衣の天使」という言葉からイメージされるような，ほほえみながらやさしい言葉をかける姿，患者さんの気持ちが落ち着くように対話する姿，なにもいわずとも患者さんの欲していることを察してそれを代行するといった姿を思い浮かべる人もいるかもしれない。確かに白衣の天使のイメージに象徴されるような人間的やさしさは必要であり，それなくしては看護師の任務はまっとうできない。多くの人はそれを看護師に期待しているだろう。

　しかし，それだけなら数年間学ばなくても，あるいは国家試験に合格しなくても，つまり，看護師でなくともできることかもしれない。だが，看護師は国家資格をもったれっきとした専門職である。

　看護師とはなにをする職業かを考えるために，看護学生のＡさんの実習の体験をみてみよう。

① 看護学生 Ａ さんの臨地実習での経験

　Ａさんは看護学生で，これまで2科目の実習で2人の患者さんを受けもってきた。今回の実習で受けもつのは，心不全で3回目の入院となる80歳代の女性Ｘさんである。Ｘさんは，2週間もの長期間にわたり集中治療室で治療を受け，その間は絶対安静をしいられていた。やっと心臓の機能が回復し，一般病棟に移って3日目となる。安静指示もとかれたので，集中治療室で萎えた筋力を回復させ，身のまわりのことが自分でできるように，少しずつ行動の範囲を広げていく段階にある。しかし，Ｘさんはまだリハビリテーションには積極的でない。

　Ａさんは，まずＸさんとの信頼関係を築くためにゆっくりと話をしたいと考えた。心臓の状態は安定してきたし，安静指示もないのだから，会話は可能だろう。ところが，病室での自己紹介のあと，Ｘさんは「ちょっとね，いまはおなかがはって苦しいの。それとね，ずっと寝ていたからね，肩がこって痛いくらいなの」と言うと，顔をしかめて黙り込んでしまった。

意識を患者に
向ける　　　予想外の反応に，Ａさんは一瞬とまどった。これまでの実習では，受け持ちが決まったら，まずは患者さんと日常の他愛ない会話をし，そこから関係を構築することに成功してきた。そのため，Ｘさんにも同じようにしようと考えて

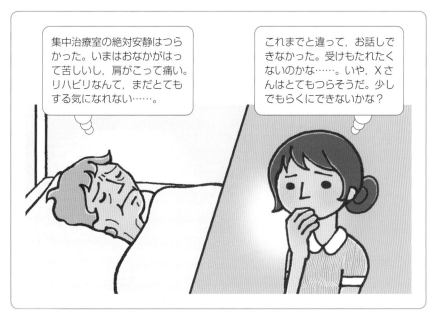

▶図1　意識を患者に向ける

いたのだ。しかし，意識をXさんに向けたAさんは，Xさんのつらそうな様子に気づいた。そして，「つらい原因はおなかのはりと肩の痛みだから，まずは，そこをなんとかできないだろうか」と考えた（▶図1）。おなかの状態を確認し，カルテを見ると，今日で3日間排便がないことがわかった。

　十分な看護師経験を積んだ臨地実習指導者に相談すると，「肩こりと便秘にきく方法ね」と，看護技術の授業で習った，熱布[1]を使った腰背部ケア（熱布バックケア）を提案された。それを聞いたAさんの頭には，授業で学生どうしで行ったときに，気持ちがよかったことが思い浮かんだ。そして，「そういえば，腸蠕動促進，深呼吸促進，入眠促進，こりや痛みの緩和……と，いろいろな効能を習ったな」と思い出した。そこで，指導者と一緒に手順を確認し，早速Xさんに提案した。「あたためるのね。それは気持ちよさそうね」と了承してくれたので，必要な物品を準備してベッドサイドに向かった。

　70℃の湯を慎重に運ぶ。やけどをしないようにゴム手袋を使って，厚手のタオルを1枚ずつしぼり，3枚の熱いタオル（熱布）をつくる。Xさんはうつぶせの姿勢がらくだというのでうつぶせになってもらうと，最初の1枚を肩から背部にかけてあてた。さらにその上から1枚。最後の1枚は腰部にあて，タオルの上から手をのせて密着させた。冷めないようにビニールとバスタオルで保温すると，その上から両手でこするようにマッサージを行った。

---

1) 熱布とは，70〜80℃の湯に浸したタオルをしぼったものをいう。ほかに，清拭車とよばれる蒸し器のような器具を用いるなど，熱布にはさまざまなつくり方がある（詳細は『系統看護学講座　基礎看護学③基礎看護技術Ⅱ』で学ぶ）。

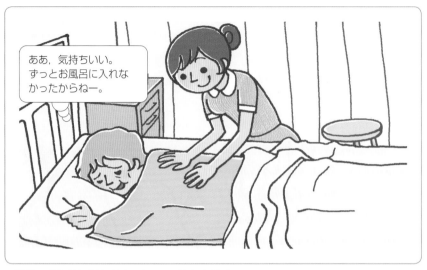

> ああ，気持ちいい。
> ずっとお風呂に入れな
> かったからねー。

▶図2　直接的に触れるケアでこころをひらく

ケアする▶
よろこびを知る

　すると，それまであまり口を開かなかったXさんから，「うわー，生き返っ
たみたい。極楽，極楽」という声が返ってきた（▶図2）。10分ほど腰と背中を
マッサージする間，Xさんは，集中治療室のことや入院前のこと，家族や近所
の友達のことなどを，くつろいだ様子で話してくれた。そして，その約2時
間後には，Xさんに大量の排便がみられたのである。「ありがとうね。おかげ
さまでとてもらくになったの。すごいね，あのあたためるやつ。ありがとうね。
ありがとうね」と，Xさんはうれしそうに繰り返した。

　Aさんも，とてもうれしかった。Xさんに感謝されたことだけではない。X
さんのつらそうな状態に対して，看護学生としてなにかできないかと自分から
考え，自分自身の直接的なはたらきかけでXさんの症状を緩和できたことが
うれしかったのである。

　また，Aさんにとって，ケアの効果は想像以上に大きなものだった。ケアの
前はなんとなくXさんへのかかわりづらさを感じていたが，タオルをあてて
いたらそんな気持ちは吹き飛んでしまった。ケアの間は，Xさんがいろいろな
話をしてくれたので，Xさんが集中治療室で感じていた不安もよく理解できた。
「学校で習った『患者に直接的に触れるケアは患者のこころをひらく』という
のは，こういうことだったんだ」と実感できたのである。そしてなにより，ケ
アによってこんなにすぐに排便がみられたこと，Xさんの表情がパッと明るく
なり，声もまるで別人のように明るくなったことに驚きを感じていた。

　このケアをきっかけに，Xさんは食事の量も増えていった。それまではリハ
ビリテーションをおっくうがっていたXさんだが，「退院したら，近所の人と
カラオケに行くのが楽しみなの。だから，リハビリをがんばるわね」と話して
くれるようになった。Aさんは，Xさんの症状が再び出現するのを案じていた

が，そのようなこともなく，しだいに歩行や自分自身の身のまわりのこともできるようになっていった。そして，Aさんの実習期間中に退院となった。AさんはXさんの退院を見届けることができ，いままでにない達成感をおぼえた。

② 看護学生Aさんが行ったケアの意味

ここでAさんの体験をふり返り，その意味を考えてみよう。

かかわりへの意思▶ Aさんは，これまでの実習では，患者さんとの良好な人間関係をつくることを一番の目的と考え，コミュニケーションの時間を多くとることでそれを可能にしてきた。その考え方は誤りではないし，看護を行ううえでは基本的で重要なことである。しかし，はじめて会ったときのXさんは，肩の痛みとおなかのはりからつらい状態にあり，会話そのものを楽しめる状況ではなかった。その様子を見たAさんは「Xさんの状況をなんとかしたい」と考えた。つまり，看護の対象者に好ましい変化をもたらすために関与したい，というかかわりへの意思をもち，自分ができることはなにかを考えはじめたのである。

知識と技術▶ そのAさんの意思は，まずXさんの身体の状態を確認するという行動につながった。カルテから情報を集め，Xさんの身体におきていることを客観的に把握しようとした。そして，授業で習ったケアの目的と効果を思い出し，Xさんの改善に，熱布を用いたケアが有効であることを確認し，Xさんに適したケアであることを確信した。

看護ケアの実践には確かな技術が伴わなければならない。Aさんは，学内の演習と実習直前の反復技術練習で学生どうしで実技を行っていたため，正確な手順で実施することができた。

心理的なケア▶ ケアを受けてここちよさを感じたXさんからは，自然と言葉が出るようになっていった。「生き返ったみたい」という言葉からは，それまでのつらい入院生活をうかがい知ることができる。そのつらさにじっと耐えていたXさんのこころを，直接的に触れるAさんのケアがとき放ったのだろう。このように，会話そのものではなくケアを通して，患者さんとの心理的な距離が近づくこともある。

身体的なケア▶ また，ケアの身体的な反応として便秘の改善がみられた。ケアによってここちよさを感じただけでなく，つらい症状が軽減したことで，Xさんは一層喜んでいる。Xさんは心機能が回復し，これからリハビリテーションに励まなければならない状態にあった。しかし，肩の痛みと便秘という症状がXさんの生命力を消耗させ，リハビリテーションへの意欲を奪い，Xさんが本来もつ治癒力を低下させていた。ケアは，つらい症状の軽減とともに，Xさんの回復意欲を高めたといっていいだろう。

B 看護師の本来的役割と看護独自の機能

　　Aさんの行ったケアは，Xさんが本来自分自身で行えるはずの営みをたすけ，それによってXさんが本来もつ力を取り戻させるものであった。これは，まさに看護師本来の役割といえる。

患者の生活行動を▶
たすける
　　看護師の役割として最も重要なのは，「患者が日常の生活のパターンを保つのをたすけること」である。これは，「療養上の世話」または「日常生活行動の援助」という言葉で表現されることもある。

　　日常生活行動とは，具体的には，食べる・排泄する・清潔にする・動く・姿勢を保つ・休息する・寝るなど，人間が生きていくうえで不可欠な営みをさす。すなわち，病気や障害によって，あるいは治療上の必要によって日常生活行動になんらかの不都合が生じている人たちに寄り添い，ともに考え，具体的援助策を講じて，その人の独自の生活の様式がまもられるように援助を実践していくことが，看護師の本来的役割なのである。

　　また，Aさんの行ったケアは，ほかの職種の指図を受けたものではなく，看護独自の主体的判断によるものであった。実践にあたり，対象となる人(Xさん)がどのような援助を必要としているのか，どのような援助方法が適しているのかを思考・判断し，自然の治癒力がはたらきやすい状態を導いている。実施にあたっては，看護の技をもってそれを実践し，実践したあとはそれが対象にどのような影響をもたらしたのかをふり返り，その援助をよりよいものにしていく。Aさんが提供したケアと，この過程こそが，医学とは異なる「看護独自の機能」といえる。

診療にかかわる▶
　　ところで，皆さんのなかには，看護師に注射をしてもらったことのある人がいるだろう。そうした経験から，看護師の役割として，注射などの直接的な医療行為を思い浮かべるかもしれない。確かに，治療に直接かかわる行為を看護師が行う場面もあり，そこに華々しさを感じる人もいるだろう。ただし，それは看護師の第一義的な役割ではない。

　　看護師が診療(診断・治療)にかかわる場合，そこで求められる役割は，診療を受ける患者の心身の準備状態を整え，それによって，診療行為が円滑に進むようにすることである。患者が検査や治療について正しく理解し，自分のこととして前向きにとらえることができれば，正確な診断がなされ，治療の効果が最大限に引き出される。看護師は患者の立場にたって，わかりにくいことをわかりやすく説明し，その検査や治療がスムーズに進むように患者を支える。加えて，医師がそれをスムーズに行えるように補助する。

　つまり，看護師の役割は，けっして医師の補助だけをまっとうすることや，医師の代行をすることではないのである。

C ナイチンゲールの実践にみる看護師の知識と判断力

　皆さんは，ナイチンゲールという名前を聞いたことがあるだろう。子どものころに，伝記物語を読んだ人もいるかもしれない。ナイチンゲールは，近代看護の祖といわれており，本章の冒頭にあげた「白衣の天使」という言葉は，ナイチンゲールに由来するといわれる。では，なぜナイチンゲールが有名なのか，なぜ，150年以上も昔のひとりの看護師の生涯が伝記として語り継がれているのかを考えたことがあるだろうか。

　ナイチンゲールはクリミア戦争[1]に従軍し，スクタリの野戦病院で数多くの傷病兵に寄り添い，献身的な看護を提供した。ナイチンゲールはランプを片手に夜通し見まわりをしたことから，「ランプの貴婦人」「クリミアの天使」ともよばれ，そのイメージが定着している。

　しかし，ナイチンゲールの果たした役割はそれだけではない。当時のスクタリは戦時下という異常事態にあり，さらに権威的な軍医や役人はナイチンゲールが率いた看護団を快く受け入れず，看護師は冷遇されていた。また，病院とはいっても兵舎を転用した衛生状態のわるい環境であり，伝染病で多くの兵士が死んでいった。

　そのような状況のなかで，ナイチンゲールは努力を惜しまず野戦病院の環境改善を試み，死亡率を低下させた。そして，終戦後にイギリスに帰国してから仕上げた報告書により，防ぎえた伝染病による死者が戦傷によるものの7倍もあったことを統計学的に示し，軍隊の衛生状態改善への根拠とした。

　ナイチンゲールの功績の詳細は第1章（▶13ページ）に述べるが，ここで皆さんに知ってほしいことは，ナイチンゲールは豊富な教養と知識をもち，それらを駆使してみずからの判断で目の前の障壁を1つひとつ克服し，改革していったということである。

　権威的な軍人の排他的な扱いに打ち勝つには，相当のエネルギーが必要だったであろう。傷病兵という弱い者に対する深い愛，人間的やさしさが，その原動力であったことは間違いない。しかし，それだけでは看護師本来の役割を果

1）イギリス，フランス，オスマン帝国などの同盟国とロシア帝国との間で行われた戦争である。

たすことはできない。ナイチンゲールは，厳しい状況のなかにあっても，それまで身につけた教養と知識・創造力・洞察力・判断力を駆使し，苦境をのりきって傷病者への看護を実践したのである。「白衣の天使」の真の姿は，単に「やさしい人」ではなかったのだ。

　また，ナイチンゲールは，傷病兵を死にいたらせるのは傷そのものではなく，病院内の劣悪な衛生状態であることを確信していた。療養環境を整えることにより，人間がみずから備えている，自然に傷が癒える力（自然治癒力）を引き出すことこそが重要だと考えた。ナイチンゲールはその著書のなかで「患者の生命力の消耗を最小にするように整えること」[1]こそが看護であると述べている。ナイチンゲールの看護に対するこのような考え方は，スクタリでの厳しい経験から導き出されたといえる。

D｜看護を学ぶにあたって

　現在，看護を取り巻く環境には，ナイチンゲールの時代のような過酷さはない。ナイチンゲールの時代以降，世界各国で看護教育が発展し，資格制度が敷かれた。それだけでなく，看護教育の高等教育化も進み，看護師の社会的地位は向上した。また，看護師に期待される役割はますます大きくなり，その活躍の場も広がっている。海外で活躍する日本人看護師の姿や，近年相つぐ災害の現場で活動する看護師の姿を目にすることもめずらしくない。

　その一方で，急速な医療技術の進歩や社会の変化は，人々の生活や健康に，これまでにはなかった課題をもたらしてもいる。そのような状況のなかで，看護師は独立した専門職として，また同時にほかのさまざまな医療職とも協力し合いながら，看護師としての役割を果たす必要がある。

　看護師がその役割をまっとうし，看護独自の機能を果たしていくためには，1人ひとりの看護師の判断力と実行力が求められている。その基礎となるのは，専門職としてのゆたかな知識である。皆さんにはこれから，その知識を身につけるための一歩をふみ出してほしい。

---

1) Nightingale, F. 著，湯槇ますほか訳：看護覚え書——看護であること・看護でないこと，改訳第 7 版. p.14，現代社，2011.

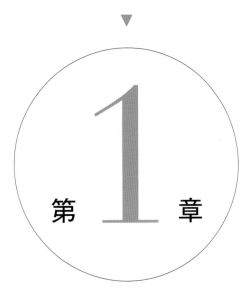

看護学概論

第 **1** 章

看護とは

A 看護の本質

① 看護の変遷

　　ここでは，看護が人間の生活の歴史のなかでどのように生まれ，また看護職が職業としてどのようにかたちづくられてきたのか，その変遷について述べる。ただし，わが国の資格職としての看護職の誕生とその変遷については，第4章「看護の提供者」(▶138ページ)で述べる。

1 看護の原点

　　1960年ごろ，看護の起源について考えさせられる興味深い発見がイラクであった。

　　「北イラクのシャニダール洞窟で発見された化石はネアンデルタール人のイメージを大きくかえた。見つかった40歳くらいの大人の化石は，生まれつき右腕が萎縮する病気にかかっていたことを示していた。研究者は，右腕が不自由なまま比較的高齢(当時の40歳は老人に属する)まで生きられたのは，仲間にたすけてもらっていたからだと考えた。」[1]

　　障害を負った人が生きることを支える営み，つまり，看護の原点ともいうべき人類の営みは，3万年ほど前に存在した旧人，ネアンデルタール人の生活にも存在したのである。

　　つまり看護は，誰かを見まもり世話をするという，私たち人間であれば本能的に行える行為であり，原始の時代から生活のなかに組み込まれていた。たとえば，わが子のほてりに気づいた母親が，その額を清流の水で冷やすといった行為も看護である。このように，皆さんがこれから学ぶ，「学問的に発展し，

---

1) 三井誠著：人類進化の700万年——書き換えられる「ヒトの起源」. p.121, 講談社, 2005.

体系づけられた専門的知識と技術に基づく看護」とは別の, 人間の自然の行為としての看護も, 私たちの生活のなかに厳然と存在する.

2 看護 nursing の語源

次に, 看護の語源を考えてみる.

英語で看護を意味する「nurse」という語は, 「養う nourish」から派生したもので, 「食物を与えて養う, あるいは乳を飲ませる」という意味のラテン語「*nutrire*」を語源としている. 中世のイギリスでは, nurse とは乳母をさしたそうである[1]. その後, nurse は看病人という意味ももつようになった. このような意味合いをもつためか, 後述する近代看護の創始者ナイチンゲール F. Nightingale は, 看護という行為に「ナーシング nursing」という語をあてる際に, 「他に適切な言葉がないため, nursing という言葉を用いる」[2]と述べている.

それに比べ, 日本語表現の「看護」は, 実に適切な表現に思える.「看」という字は, 「手と目を組み合わせて, 手を目の上にかざしてよく見ること」をあらわし, 「護」は「手で外からつつむように持つ. 外からとりまいてかばう」という意味をもつ(『角川漢和中辞典』). この「手と目でまもる」という字義は, 看護の機能と本質をよくあらわしている. 「看護」という語は古くから存在したが, 誰が nursing を看護と訳したかはわかっていない.

3 看護の歴史

前述のように, 看護は人間生活において, 家族や小集団のなかでの自然で自発的な行為として営まれてきたが, それが独立した専門職として成立するまでには, どのような道をたどってきたのだろうか. 現在の看護をかたちづくったのは, 「近代看護の祖」として知られるナイチンゲールであり, その登場以前と以後では看護の様相は大きく異なる.

● 世界の看護の歴史

◉ ギリシャ医学の発展と看護——近代医学の萌芽

ギリシャ医学の▶
発展

紀元前 12 世紀ごろの古代ギリシャでは, 医学の守護神であるアスクレピオス Asklepios の神殿に多くの病者が集まり, 神殿に宿泊して祈願すると医神が治療法を暗示するという神殿医学が発展し, しだいに病院のような機能をもつ施設もあらわれた.

その後, 紀元前 5〜4 世紀にはギリシャ文明が発展し, 多くの科学者があらわれて生命現象の探究が活発になった. そのなかで, 神殿医学を経験したコス

---

1) 木村千代子：三木哲学論. 日本大学大学院総合社会情報研究科紀要 4：355-367, 2003.
2) 薄井坦子編：ナイチンゲール言葉集. p. 14, 現代社, 1995.

島生まれの医師**ヒポクラテス** Hippocrates(前460年ごろ～前370年ごろ)は，科学的精神をもって疾病を観察し，迷信を排して合理的な医療を行い，ギリシャ医学を大成した。ヒポクラテスは，医のあり方，医師の使命について，根本的な立場を確立したことで，「医学の父」とよばれている。彼の考え方を弟子がまとめたとされる『ヒポクラテスの誓い』は，現代も医学教育で引用されている。

ギリシャ医学と▶
看護
　この時代，環境を含めた病人全体の観察の重視，自然治癒力の尊重など，現代の看護にも通じる考え方がめばえていた。しかし病人の看護は家族や召使いなどが担っていたと推測されており，看護が単なる看病以上の特別の意味や専門性を持ったり，それを専業とする職業が生まれたりすることはなかった。

　次の古代ローマ帝国時代も，ギリシャ医学の隆盛は続き，**ガレノス** Galenus (129～201年)による古代医学の集大成や，軍事拠点における病院の建設などがみられた。しかしこの間も，看護については特筆すべき変化はみられていない。看護が特別の意味をもつ活動として発展するのは，キリスト教の広がりを待たなければならない。

◉ 中世ヨーロッパにおけるキリスト教の広まりと看護

キリスト教と看護▶
　1世紀に中東で生まれたキリスト教は，迫害を受けながらも，3世紀には古代ローマ帝国の全土に浸透していった。313年にはコンスタンティヌス帝がキリスト教の信仰を公認し，380年にはローマ帝国の国教になるにいたる。

　キリスト教の「貴族も奴隷も皆，神の子であり兄弟である」という精神は人々の結びつきを強め，その「隣人愛」と「弱者の救済」という教えは，看護が発展する土台となった。教会には病人や貧困者，身寄りのない老人などを救済するための救療施設がつくられ，女性信者や修道士，尼僧による看護が行われた。これらの救療施設では看護の提供が主であり，医師は常駐せず，重症患者がいるときは外部から医師を呼び寄せたという。このように看護中心の組織は，のちにヨーロッパ各地に出現する病院の原型になった。さらに布教が進み信者の数が多くなると，信者の家々をたずねて看護を提供するという，いわば訪問看護のような活動もなされるようになった。

宗教的看護の全盛▶
　ローマ帝国の衰退と東西分裂，ゲルマン系民族の大移動という混乱期を経て，ヨーロッパは中世に入る。この5世紀から15世紀まで続く中世は，古代ギリシャで生まれた科学的精神が失われ，医学をはじめとする諸科学の発展が停滞した時代とされた。しかし一方で，キリスト教はヨーロッパ全土に広がり，宗教的看護はますます発展していった。津々浦々の教会・修道院には救療施設が設置され，なかには病院とよべるような大規模なものも誕生した。

　中世ヨーロッパは「中世の暗黒」とも称される時代であり，医学は停滞し，積極的な治療は非常に限られていたが，「隣人愛」と「弱者の救済」の精神に基づく宗教的奉仕としての看護は隆盛していた。そのため，この時代を**看護の黄金期**と称することもある。現代でも「看護者は聖職者」といわれることがあ

るのは，このような歴史を背景にしている。

　しかしその後，教会の力が弱まり，宗教的奉仕の精神も衰えると，看護は一時大きく後退することになる。

◉ 看護の暗黒時代——宗教改革以降の看護の衰退

宗教的看護の衰退▶　中世末期，知識階級の人々はローマ法王の専横なふるまいと教会万能主義に憤りをもつようになった。16世紀はじめに，ドイツの神学者マルチン＝ルターとその同志が教会の革新運動（宗教改革）を推進すると，これをきっかけに従来の教会組織から分離した新しいキリスト教の各派（新教，プロテスタント）がヨーロッパ全土に広まることとなった。従来の教会組織（旧教，カトリック）は急激に衰え，教会・修道院付属の病院や救療施設は資金源を失った。多くの施設が閉鎖され，看護事業は大きな打撃を受けた。プロテスタント各派が女性の社会的活動を制限したことにより，尼僧の看護活動は抑制された。また，カトリック教会が1545年のトリエント宗教会議で修道院の活動の制限を決めたことが，宗教的看護の縮小を決定づけた。

看護の暗黒時代▶　教会の救療事業の衰退により，都市や国家が病院の運営を担うようになった。くしくも宗教改革によって学問が教会の束縛を離れたことで，知識人の間に古代ギリシャ・ローマの学芸の復興を目ざすルネサンス運動が広がっていた。科学的精神や合理性が重視され，病院でも科学的な医療が行われるようになった。しかし精神的看護はおろそかにされ，看護は質的にも量的にも大きく後退した。看護は，単なる雇い人である「看病人」が担うことになった。これらの人々に専門的教育を授ける機関はなく，知識もないままそまつな看病が行われた。看護はしだいに社会的に軽視される仕事になってしまった。とくにこの傾向が顕著になった17世紀半ば〜19世紀前半の約200年間は**看護の暗黒時代**ともよばれている。看護がこの暗黒期を脱し，近代看護に脱皮するためには，ナイチンゲールの登場を待たなければならない。

◉ ナイチンゲールによる近代看護の確立

ナイチンゲールの▶
登場　18〜19世紀は，産業革命による工業化の時代であった。労働者は劣悪な環境で過酷な労働をしいられ，都市下層住民の貧困も拡大し，社会的不安や倫理の荒廃が広がっていた。そのような社会状況のなかで，キリスト教の基本精神にたち返ろうと，弱者救済のための社会事業がさかんに行われた。

　その1つに，ドイツのフリードナー夫妻が1836年に設立した看護師養成所，カイザートベルト学園がある。最初は出獄した女囚の社会復帰のための事業であったが，しだいに近代的な医学知識を背景とした教育が行われる本格的な看護師養成施設となった。「近代看護の祖」とされる**フローレンス＝ナイチンゲール** Florence Nightingale（1820〜1910）もフリードナー夫妻の影響を受けた1人である。

　ナイチンゲールはイギリスの上流家庭の娘として，両親の旅行中の1820年5月12日にイタリアのフィレンツェで生まれた。フローレンスという名前は

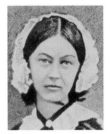
ナイチンゲール

フィレンツェに由来する。ナイチンゲールは進歩的で高い教育を受けたあと，慈善活動の経験などから奉仕と社会改良の必要性を認識するようになり，看護の道を志すようになった。

クリミア戦争での▶
活躍
　1854 年，ナイチンゲールはクリミア戦争(1853〜1856)に従軍し，戦争で負傷した軍人を収容するスクタリ(現ユスキュダル)の野戦病院で負傷兵の看護にあたった。彼女の献身的な看護の様子が伝えられると，国民の間で絶大な人気と尊敬を集め，王室からも大きな支持を得た。しかし，ナイチンゲールの活動の特筆すべき点は「ランプの貴婦人」ともよばれた献身性だけにあるのではない。

　ナイチンゲールが赴任したとき，野戦病院の療養環境は劣悪であり，収容後の傷病兵の死亡率は 42.7% にも上っていた。ナイチンゲールは，この原因を病院の衛生状態のわるさに見いだし，軍隊の権威主義と果敢にたたかいながら看護管理者として病院の改革に取りかかった。その結果，死亡率は最終的に 2.2% にまで激減したといわれている[1]。ナイチンゲールの改革は，院内の清掃・整頓，病棟内の換気・採光条件の改善，それを考慮したベッドの配置[2]，暖房の設置，栄養状態の改善などが中心であった。

　ナイチンゲールは衛生管理を中心に病院を改革し，負傷兵の死亡率を激減させた。しかし，この時代はいまだ細菌学が発展途上であり，病原体という概念すら確立されていなかった。それにもかかわらず，空気の清浄さに着目し，それをはじめとする環境調整の重要性を説き，しかも実績をあげたことは，ナイチンゲールのたぐいまれなる先見の明と，それを貫き通す意思の 強 靱さを示している。

ナイチンゲール▶
の功績
　ナイチンゲールは帰国後，社会の医療・衛生改革に目を向け，統計学的手法を使ってイギリス陸軍の衛生改革や陸軍病院改革，貧しい人々や植民地住民の健康状態の改善に大きく貢献した。

　裕福な名門家庭に生まれたナイチンゲールは教養も高く，代表的な『**看護覚え書 Notes on Nursing**』をはじめとして，著書も多い。彼女の理論の詳細は後述するが，その考えの根本は，現代の看護にもそのまま通じるものであり，その存在の偉大さはいまでもまったく色あせていない。

　また，看護教育の 礎 を築いた功績は大きい。ナイチンゲールは 1860 年に「看護師の教育は看護師の手で」とうたい，セント-トーマス病院の敷地内に病院とは独立したナイチンゲール看護学校を創設し，女性が職業をもつことなど一般には考えられない時代のなかで，女性に教育を施し，専門職業人を養成した。この教育方法は「ナイチンゲール方式 Nightingale System」とよばれ，全世界に広まった。ナイチンゲール方式の看護学校では，ナイチンゲールの信念に基づき，専門職業人としての豊かな教養と人間性，すぐれた観察力を身につ

---

1) 杉田暉道ほか著：看護史(系統看護学講座)，第 7 版．p. 106, 医学書院，2005.
2) 窓ぎわに整然とベッドを並べる方法で，その方式は「ナイチンゲール病棟」とよばれる。

けるための教育が行われた。この教育の成果が，現在の看護につながっている。

ナイチンゲール▶
以後

しかし，ナイチンゲール以後，看護が順調な発展をとげたわけではない。19世紀の終わりから20世紀はじめにかけては，パスツール L. Pasteur による病原性微生物の発見やワクチンの開発，コッホ H. H. R. Koch による結核菌・コレラ菌の発見，世界初の抗生物質であるペニシリンの発見など，近代医学の礎になるような発見が相つぎ，医学が飛躍的に進歩していった。この結果，多くの人命が救われた反面，高度な医療技術を背景とした「治療中心」の考え方が広がっていった。また，資本主義による利益追求の風潮は，徐々に医療にも浸透していった。

その結果，当初はナイチンゲールの信念に基づき，看護師の手による自治的な運営・教育が行われていた看護学校も，しだいに医師や病院の管理下におかれるようになった。経営的な観点から看護学生を無償で労働者として働かせる学校もみられるなど，看護教育の質が低下した時期もあった。

◉ 看護師の国際的団結

赤十字の創立と▶
看護への影響

クリミア戦争におけるナイチンゲールの働きに触発されたスイス人の実業家デュナン J. H. Dunant は，人道主義に基づき，敵味方をこえた戦傷者救護と戦争による災害救助を目的とした国際的機関の設立の必要性を説いた。そして，1864年，**ジュネーブ条約**(いわゆる赤十字条約)が12か国間で締結され，**国際赤十字**が誕生した。

当初，赤十字の活動は戦時救護に限られていたが，その後は伝染病の蔓延や自然災害，飢饉なども活動の対象となった。現在，「人道・公平・中立・独立・奉仕・単一・世界性」という7つの普遍的な原則(赤十字の基本原則)のもとに，世界最大のネットワークをもって活動する人道機関となっている。2021年10月時点の加盟国・地域は192である。

赤十字組織は各国でそれぞれに発達しており，医療施設をもち，看護教育を行っている組織もある。わが国においては1886(明治19)年に博愛社(日本赤十字社の前身)の附属病院が創立され，翌年には日本赤十字社が誕生し，1890年からは看護師の養成を開始した。

また，国際赤十字・赤新月社運動の中核組織である赤十字国際委員会は，1920年からすぐれた功績を残した看護職者に対してフローレンス・ナイチンゲール記章を授与している。2023年11月現在，1,580名(うち日本人115名)が受賞している。

国際看護師協会▶
の発足

人道主義に基づく傷病者救護運動が世界的広がりをみせるなか，ナイチンゲール方式の普及などによって各国で生まれた看護師たちは，国際的な連携を模索しはじめていた。

1899年，イギリスの看護師**フェンウィック** E. B. Fenwick の提案によって，**国際看護師協会** International Council of Nurse(ICN)が創設された。彼女は以前から婦人運動を支援し，とくに看護師の地位向上と国際連帯を目ざして活動し

ていた。彼女と仲間たちは，国際看護師協会は各国の看護協会で構成すること，看護職能団体[1)]をもたない国の看護師は自国に看護の組織をつくることを目ざし結束することなどを提案し，1904 年にはドイツで第 1 回大会を開催した。この ICN は，後述する「看護師の倫理綱領」や「看護の定義」の採択などによる世界的な共通認識の形成や，看護専門職の組織化に寄与することになる。

**世界保健機関の▶
設立と看護の影響**　看護の領域に限らず，世界の医療全体に大きな影響を与えている国際組織として，**世界保健機関** World Health Organization（WHO）がある。WHO は，「すべての人々が可能な最高の健康水準に到達すること」を目的として，1948 年に設立された国際連合の専門機関である。ジュネーブに本部をおき，加盟国数は 194（2023 年 4 月現在）にのぼる。

　WHO は以下の 4 つを任務としている。WHO には看護専門部会があり，わが国の看護界も WHO の活動に協力している。

(1) 国際保健事業の指導的調整機関としての役割を果たすこと。

(2) 要請に応じ保健事業の強化について各国政府を支援すること。

(3) 伝染病，風土病および他の疾病の撲滅事業を奨励し，推進すること。

(4) 国際保健に関して条約，協定および規則を提案し，勧告を行うこと，ならびにこれらの条約，協定，規則および勧告が本機関に与え，かつ，本機関の目的に合致する業務を遂行すること。

● アメリカにおける看護の発展

**看護教育の近代化▶
と高等教育化
の萌芽**　20 世紀において，世界の看護を牽引（けんいん）したのはアメリカである。

　ナイチンゲール方式の看護教育がアメリカではじめて導入されたのは 1873 年であり，諸国のなかでは早期であった。これは南北戦争（1861〜1865）の経験から看護には教育訓練が必要との社会的認識があったことによる。その後，アメリカ初の資格看護師である**リチャーズ** L. Richards（1841〜1930）らのはたらきにより専門養成機関の拡大と近代化がすすめられた。

　アメリカにおける看護教育発展の特徴の 1 つは，世界で最も早く高等教育化が進んだことである。1893 年には，ジョンズ-ホプキンス大学ではじめて大学を基礎とした教育が開始された。そして 1907 年，アメリカにおける看護教育近代化の第一人者といわれる**ナッティング** M. A. Nutting（1858〜1948）が世界ではじめて看護学の教授としてコロンビア大学に就任し，1908 年にはコロンビア大学ティーチャーズカレッジに看護教育学科が開設された。1909 年には世界初の看護学士課程がミネソタ大学に設置され，イェール大学でも高いレベルでの看護教育がなされるなど，その後の高等教育化の進展の素地がつくられた。なかでもコロンビア大学ティーチャーズカレッジは，ペプロウ H. E. Peplau（▶36 ページ），ヘンダーソン V. Henderson（▶27 ページ），アブデラ

---

1) 職能団体：特殊技能や資格をもつ専門職従事者がつくる団体。職能ごとに組織され，医師会や弁護士会など多くの団体がある。

F. G. Abdellah（▶354 ページ），オーランド I. J. Orlando（▶37 ページ），ウィーデンバック E. Wiedenbach（▶31 ページ），ロジャーズ M. E. Rogers（▶356 ページ）など，1950 年代の看護学構築期に活躍した多くの看護理論家を輩出している。

ゴールドマーク▶
レポート
　看護を専門職へと導いたナイチンゲールの原点ともなったのがクリミア戦争での経験だったことはすでに述べたが，アメリカにおいても戦争の経験が看護の発展のきっかけとなった。

　第一次世界大戦後の 1923 年，イェール大学のゴールドマーク J. C. Goldmark とウィンスロー C. E. A. Winslow が調査報告書「アメリカにおける看護および看護教育」（通称「**ゴールドマークレポート**」）を公表した。このレポートによって，看護の活躍の場は病院だけでなく，疾病の予防や健康増進のために地域社会にも拡大される必要があること，そして従来のような病院医療中心の医学的知識や看護技術だけでなく，公衆衛生や社会的側面など幅広い知識の教育が必要なことなどの勧告がなされた。この報告を契機に，看護は入院患者の身体ケアだけに限らず，健康な人も対象に含む方向に進んでいくこととなる。

ブラウンレポート▶
　しかし，第二次世界大戦の勃発と拡大は，看護教育の停滞をもたらした。出征看護師と負傷兵の増加により看護師不足が顕在化したため，短期間に大量の看護師を養成することに重点がおかれ，看護教育の質は低下した。戦後，看護の再建をはかるため，全米看護委員会の依頼を受けた社会人類学者のブラウン E. L. Brown らによる調査報告書「これからの看護」（通称「**ブラウンレポート**」）が発表された。この報告書は，看護の役割を「患者を回復させ，さらに健康を保持させるのに役だつ包括的看護」に拡大したうえで，客観的な立場で看護にかかる社会的な期待が大きいことを述べた。そして，看護教育の重要性に対する社会の認知度が低いこと，専門職としての看護師を育成するためには高度な教育機関が必要であることを指摘し，今後の看護教育の方向性に関する具体的なヴィジョンを示した。この報告により一般の人々に広く看護の重要性が認識されるようになり，看護の高等教育化に拍車がかかった。

　1950 年以降は，博士・修士号を得たすぐれた看護理論家がつぎつぎと登場し，彼女らが発表したさまざまな看護理論のうえに今日の看護学が築かれることになった。

● 日本の看護・医療の歴史

◉ 飛鳥時代から明治時代までの変遷

国家仏教による▶
看護・医療の供給
　わが国における組織だった看護・医療の施しの歴史は，聖徳太子（厩戸王）の時代に始まるという説がある。わが国に仏教を取り入れ広めた聖徳太子は，590 年ごろ，仏教の「慈悲[1]」の思想に従って，敬田院，悲田院，施薬院や

1）仏教的観念からすると，慈悲には「如来の慈悲—あらゆるものを平等に救う条件のない慈愛」「菩薩の慈悲」「凡夫の慈悲」の 3 種の慈悲がある。

療病院からなる四箇院を設けたという[1]。いまでいう医療・福祉施設のはじまりである。680年には、天武天皇の勅命により仏教寺院に救療施設がおかれ、看護・医療の提供がなされた。

　奈良時代になり、730(天平2)年に光明皇后[2]が皇后宮職(皇后の日常生活を支える役所)に施薬院と悲田院を設け、皇后みずからが天然痘患者など多くの病をもつ人々の看護にあたったといわれている。また、光明皇后は病苦や貧困に苦しむ人々に入浴を施す施浴を行い、皇后みずからが千人の衆生の垢を流したという浴室(からふろ)は、いまでも奈良・法華寺内に残されている。

　光明皇后の行った施浴は、序章のB節「看護師の本来的役割と看護独自の機能」(▶6ページ)でも記した看護本来の役割である「療養上の世話」(すなわち、日常生活行動の援助)にあたる。光明皇后は高貴な身分にあったにもかかわらず、病苦や貧困に苦しむ人々に対して「身体を清潔にする」という、人間が生きていくうえで不可欠の営みの援助をしたのである。そのことにより人々は安寧を得ていたに違いない。

　国家権力と仏教が深く結びついていたこのような時代には、「養老律令」(757〔天平宝字元〕年制定)により看護行為を行う尼僧が国家権力より庇護され、各地の寺にその場がおかれた。国家により医療・看護の施しが盛んになされていたのである。平安時代前半まで、国家や貴族が施薬院・悲田院の運用にかかわっており、看護・医療の供給体制の安定は続いた。

鎌倉新仏教と民間▶への医術の広がり　その後、平安時代も後期になると、律令制度がしだいに衰退し、国家権力による看護・医療の安定供給は途絶えることとなった。しかし鎌倉時代に入り、民衆になじみやすい「新しい仏教の興り」[3]があり、仏教は一般民衆にも受け入れられ、広く普及することとなった。そのなかで、僧侶が独自に看護・医療に携わるようになる。政治の中心となる鎌倉の地に療病院を設けた僧侶(忍性)など、専門知識をもつ僧医が多く出現し、病者の療養や弱者の救済といった看護・医療・福祉が、寺院を中心とした場で展開されていた。

　続く室町時代には、僧侶が担っていた医術が民間人にも受け継がれ、知識を身につけた者が医業を行うようになった。医術を習得するために、名のある医者に弟子入りして学ぶという風潮もみられた。このような土台があるなかで、中国で発展していた中国伝統医学(中医学)の一派である李朱医学が留学者に

---

1) 敬田院は寺そのもの、悲田院は障害者や身寄りのない人への保護・救済(社会福祉)を行う場、施薬院と療病院は施薬や食を施す療養、治療の場である。このうち悲田院・施薬院の設立については、723(養老7)年の奈良興福寺での設立が最初という説もあり、定かではない。
2) 聖武天皇の后である。聖武天皇は仏教に帰依し、東大寺を創建したほか、国ごとに国分寺・国分尼寺をおき、また東大寺には大仏を建立した。
3) 浄土宗、浄土真宗、臨済宗、曹洞宗、日蓮宗、時宗のいわゆる鎌倉新仏教といわれる仏教の興りである。

よってわが国にもち込まれ，やがて日本化されて独自のかたちで発展した。李朱医学は，五臓を十分にはたらかせて病気を治す「温補養陰」（内臓を温存し機能低下を補う）の流儀で医療を提供したという[1]。この考え方は，人が備えている自然の治癒力を最大限いかすという，看護の基本的な考え方に通じる。

西洋医学の伝来と▶
導入
1549（天文18）年の宣教師フランシスコ＝ザビエルの来日以来，多くの宣教師や貿易商が訪日するなか，外科医アルメイダが豊後国（現在の大分県）に総合病院を建てた。これがわが国初の本格的な西洋医学の導入となる。アルメイダはまた，ミゼリコルディア（慈悲の聖なる家）といわれるキリスト教徒の互助組織を発足させた。そこでは医療・看護が行われていたが，キリスト教禁止令やその後の「鎖国」政策により，宣教師やキリスト教徒の医師たちは国外に追放され，この時代にわが国で西洋医学が大きく発展することはなかった。

江戸時代は幕末期まで漢方医による薬草を中心とした治療が主流であった。1722（享保6）年には江戸幕府により，下層民対策の1つとして，小石川薬園内に小石川養生所（無料の医療施設）が設置された。ここには薬膳所が設置され，朝夕の病人食の提供と看病がなされた。看病を含め，洗濯などといった病人の世話は，もっぱら武士階級ではない奉公人が行っていた。江戸時代は「鎖国」中ではあったが，長崎のオランダ商館には，商館員の健康管理を目的としたオランダ人医師がいた。また，日本人の診療や日本人との交遊は禁じられていたが，日本人医師や蘭学者との問答を交わすことがあった。江戸時代後期になると，蘭学をはじめとした西洋の医学知識に対する日本人の関心が高まり，1774（安永3）年にはわが国最初の西洋医学書の本格的な翻訳である『解体新書』が出版されるなど，しだいに西洋医学の知識が普及していった。

明治時代になると，新政府の方針によりドイツ医学を中心に医療の近代化（西洋化）を進めることとなり，西洋医学の知識を問う国家試験に合格することが医師の開業の条件となった。しかし現実的には漢方医を排除することはむずかしく，一般庶民の生活のなかでは伝統的な医療は存在しつづけた。

大正・昭和と時代が進むにつれ，西洋医学の発展とともにわが国における医療の主流は変化していったが，飛鳥時代から明治時代にいたるまで医療の中心は，薬草や漢方の処方と栄養補給的な側面が大きく，これらは自然治癒力を高めるのを補助するものであった。この自然治癒力を高めて対象の回復を促す考え方は，序章で示したナイチンゲールの看護の基本的な考え方と同じである点で，興味深い。

● 仏教と看護

これまで述べてきたように，わが国の医療・看護のはじまりを考えると，仏教との密接な結びつきが大きく，仏教と看護・医療は切っても切れない存在で

1）山崎光夫：薬で読み解く江戸の事件史．東洋経済新報社，2015．

　あった時代が長く続いた。ここで仏教と看護の関係を考えてみる。

　仏教には，こんな話が伝わっている。開祖である釈迦は，1,500人もの修行僧が集まった寮を巡回したとき，糞尿にまみれて苦痛煩悶する病気の僧がいるのをみた。見るに耐えかねた釈迦は，みずから湯でもってその僧の身体を清め，部屋を掃除して新しい衣と寝床を与えた。釈迦がその僧に，看護してくれる人がいないのかと問うと，僧は「私はこれまで病人を嫌う癖があって，1日もほかの病僧をみたことがなかった」と答えた。そこで，釈迦は，病気の人がいたら看護するという「瞻病の規則」をたてたという[1]。また釈迦は「もしも私を供養したいと思うならば病人を供養しなさい」とも説いたという[2]。

　このように，仏教の教えには病人の看護を大事にする考え方があり，その根底には対象を尊重し敬意をもってかかわることへの重視がある。また，仏教には「福田」といって，他者にかかわることによって福徳を得させていただくという考え方がある。苗を「田」に植え育てれば稲が実って米（食糧）を得ることができるが，仏教における「田」は「功徳」をさす。功徳を積めば，いずれ福を得ることができるという考え方である。釈迦は功徳を積むべき八つの福田（八福田）を説くなかで，「看病福田こそ第一の福田である」と説いたという[3]。また，釈迦は看病するうえで必要な能力を意味する「看病五徳」[4]について大切に考えていたという。この「看病五徳」は看護するうえで最も基本となる姿勢について示したもので，薬の調合以外は現在の看護に通じる。

② 看護の定義

　これまで，看護が現在のかたちに築き上げられるまでの変遷をみてきた。この節では，冒頭に述べた「看護とはなにか」について学ぶが，その問いに対する答えは1つに定まっているわけではない。法律の側面からみた看護，日本あるいは世界の看護職能団体が示した看護の定義[5]，さまざまな理論家たちがとなえた看護といった，さまざまな見方・考え方が存在する。

---

1) 大正大学・福田行誠上人全集刊行会監修・編集，福田行誠著：平成新修福田行誠上人全集，第三巻［法語・法話篇］．pp. 137-138, USS出版，2009.
2) 供養とは仏教用語であり，供え仕えることであることをいう。死者に対しての施しだけでなく，生きている人に対しても尊敬のまな差しをもって身と口とこころのすべてで奉仕することである。
3) 大正大学・福田行誠上人全集刊行会監修・編集，福田行誠著：上掲書，pp. 139-139.
4) 1つ目は薬の調合，2つ目は食事の適・不適をわきまえる，3つ目に自分の損得ではなく慈悲（「いたらないながらも他者にかかわらせていただく」という気持ちをもってつくすこと）のこころに基づいて看病すること，4つ目は大小便や吐瀉物を処理するのをいやがらない，5つ目は（病で身に苦しみがあっても）不安・おそれから解放された状態へと導くことである。
5) 定義とは，概念の内容を限定することをいう。すなわち，ある概念の内包を構成する本質的属性をあきらかにし他の概念から区別することである（『広辞苑，第7版』）。

1 保健師助産師看護師法における看護師の定義

まず，わが国の法律における看護師とその業務の位置づけをみてみよう。看護職者の資格を定めた「保健師助産師看護師法」(1948〔昭和23〕年制定)では，看護師について次のように定義している。

> 第5条　この法律において「看護師」とは，厚生労働大臣の免許を受けて，傷病者若しくはじよく婦に対する療養上の世話又は診療の補助を行うことを業とする者をいう。

看護師の2大業務▶　つまり，わが国では「療養上の世話」と「診療の補助」を業[1]として行う者が看護師であり，この2つの業務は「2大業務」とされている。このうち「療養上の世話」とは，患者の観察，環境整備，食事，排泄，清潔，姿勢保持，移動，生活指導など，対象者の日常生活行動に全般にかかわる援助である。また「診療の補助」とは，医師・歯科医師が医学的診断や治療を行う際に，その指示を受けて行う採血，注射，医療機器の操作，その他の医療処置などのさまざまな補助業務をさす。この「療養上の世話又は診療の補助」という定義は，この法律の前身である「保健婦助産婦看護婦令」(1947〔昭和22〕年制定)からかわっていない[2]。

2大業務の▶　しかし，それぞれの業務の具体的な中身については議論があり，とくに「診具体的中身　療の補助」の範囲をどう解釈するかについては何度か行政の判断が示されている。たとえば2002(平成14)年9月には，医師または歯科医師の指示のもとで行う静脈内注射は「診療の補助行為」の範疇という判断が示されている(厚生労働省医政局長通知)。また2014(平成26)年には法律の一部(第37条)が改正され，「診療の補助」のなかに「特定行為」という概念がつくられた(2015〔平成27〕年施行)。いままで医師・歯科医師の直接的な指示のもとで行われていた「診療の補助」業務のうち，一定の研修[3]を修了した看護師であれば手順書だけで行える行為を特定するというのが趣旨である。しかし特定行為としてあげられた業務をみると，従来，医師・歯科医師が行う「医行為」とされてきたものも含まれており，実質的には「診療の補助」業務の拡大になっている。このことについては「③現代の動向と今後の展望」(▶38ページ)で述べる。

ただし，ここであげた「保健師助産師看護師法」の定義は，看護師の法的位置づけを示すものであり，「看護」の本質的定義を示しているわけではない。

---

1) 業として行うとは，公衆に対して反復継続の意思をもって一定の行為を行うことをいう。
2) 保健師助産師看護師法60年史編纂委員会：保健師助産師看護師法60年史．p.54, 日本看護協会出版会，2009.
3) 特定行為研修とよばれる。厚生労働省の指定を受けた機関において315時間以上の研修が実施されている。

つまり,「看護」そのものは法律で定義されるものではない。

2　看護職能団体による看護の定義

職能団体による▶
定義

　看護の本質的定義としては,国際看護師協会(ICN)が1987年に採択した「ICN 看護の定義」がある。これが世界で共有されている一定の認識であるが,アメリカ看護師協会 The American Nurses Association(ANA)や日本看護協会も独自の看護の定義を示している。これらは時代の変化に応じていくども改定されており,不変なものではない。

ICN 看護の定義(簡約版．原文▶369ページ)

　看護とは,あらゆる場であらゆる年代の個人および家族,集団,コミュニティを対象に,対象がどのような健康状態であっても,独自にまたは他と協働して行われるケアの総体である。看護には,健康増進および疾病予防,病気や障害を有する人々あるいは死に臨む人々のケアが含まれる。また,アドボカシーや環境安全の促進,研究,教育,健康政策策定への参画,患者・保健医療システムのマネージメントへの参与も,看護が果たすべき重要な役割である。

(日本看護協会訳，2002年)

(日本看護協会：ICN 基本文書．＜https://www.nurse.or.jp/nursing/international/icn/document/definition/index.html＞＜参照 2022-11-11＞による)

日本看護協会による看護の定義

　看護とは,広義には,人びとの生活のなかで営まれるケア,すなわち家庭や近隣における乳幼児,傷病者,高齢者や虚弱者への世話等を含むものをいう。狭義には,保健師助産師看護師法に定められるところにのっとり,免許交付を受けた看護職による,保健医療福祉のさまざまな場で行われる実践をいう。

(日本看護協会編：看護にかかわる主要な用語の解説 —— 概念的定義・歴史的変遷・社会的文脈．p.10, 2007 による)

ANA 看護の定義(1980)[1]

　看護とは,現にある,あるいはこれからおこるであろう健康問題に対する人間の反応を診断し,かつそれに対処することである。

(日本看護協会出版会編,小玉香津子ほか訳：いま改めて看護とは．p.24,日本看護協会出版会,1984 による)

(American Nurses' Association: Nursing; A Social Policy Statement, American Nurses' Association)

---

1) ANA は 2003 年に新しい看護の定義を発表しているが,ICN 看護の定義にも引用され初学者にもわかりやすい 1980 年のものを掲載した。新しい定義は,「看護とは,人間の反応による診断と治療およびケアによる個人・家族・集団・人々の擁護を通じて,保護,推進,健全な状態と能力を最大限に利用し,病気や怪我を予防し,苦痛の軽減をはかるものである」である。

看護の定義の▶
構成要素
　このように，広く世界で，もしくはわが国で受け入れられている定義は，以下のような構成要素からなっている。

　①**看護の対象**　(1)乳幼児・高齢者などの発達段階を示す要素，(2)傷病者・虚弱者・障害を有する人，死にのぞむ人々などの健康レベルを示す要素，(3)個人・家族・集団・コミュニティなどの対象の範囲を示す要素。

　②**はたらきかけの内容**　生活のなかで営まれるケア，健康増進および疾病予防や苦痛の軽減など。

　③**はたらきかけの仕方**　人間の反応を判断し独自にまたは他と共同して対処する。対象の健全な状態と能力を最大限利用する。

　④**活動の場**　保健医療福祉のさまざまな場。

　⑤**看護職者の社会的位置づけ**　法に定められるところにのっとり免許交付を受けた者。

　⑥**社会的役割**　アドボカシー(権利擁護)や環境安全の促進，研究，教育，健康政策策定への参画，患者・保健医療システムのマネジメントへの参与。

　ものごとを定義する際には，その概念を構成する要素が重要である。これらの要素は，長年の研究や議論の結果，積み上げられてきたものである。つまり，これら看護職能団体による看護の定義は，「看護とはなにか」を探究した多くの看護理論家の功績のうえになりたっている。つづいて，代表的な看護理論家が看護をどうとらえ，どのように定義していったかを学んでいこう。

3 看護理論家にみる看護の定義

看護理論とは▶
　「②-3　看護の歴史」(▶16ページ)で述べたように，20世紀のアメリカでは看護の高等教育化が進み，1950年以降，多くの看護理論家が出現した。**看護理論**とはなにかを説明することはむずかしいが，看護における知識を体系化し，看護に関連した現象を説明するための枠組みといえるだろう。看護理論は，看護が学問的専門性をもつために，さらには看護職が専門職として認知されるために不可欠なものである。また，看護理論は看護実践にとっても重要な意味をもつ。看護理論は看護職の専門的実践のよりどころとなり，専門職者として欠かせない批判的思考(クリティカルシンキング)[1]や判断力を養うもとにもなる。

理論家の業績の▶
知識構造レベル
　理論の根本には「哲学」があるといわれる。哲学はさまざまな理論の礎（いしずえ）となり，哲学からさまざまな理論が生まれる。これまで数多く発表されてきた看護理論家たちの業績は，その知識構造レベル(抽象レベル)のタイプとしておおよそ，①看護哲学，②概念モデル，③理論に分類できる[2]。

　①**看護哲学**　根本的な問いについての深い考察であり，たとえば，人間をど

---

1) 批判的思考とは，推論過程において適切な基準や根拠を意識的に吟味し，なにを信じて行動するかの決定に焦点をあてた省察的思考である(▶51ページ)。
2) 筒井真優美編：看護理論家の業績と理論評価. pp.27-28, 医学書院, 2015.

のようにとらえるのか，生だけが善で死は悪か，そもそも病・健康とはどういうことか，看護とはどういう営みなのか，などについての論考である。看護哲学は，看護専門領域が目ざす方向性を示し，専門職として新たな理論的把握を可能にするような学問的基盤を形成して看護の知に寄与する[1]。看護哲学を論じた理論家としては，ナイチンゲール，ヘンダーソン，ウィーデンバック，ホール L. E. Hall（▶42 ページ），ワトソン J. Watoson（▶44 ページ）などがあげられるだろう。このほか近年では，わが国の看護界，とくに臨床実践家になじみが深いベナー P. Benner（▶43 ページ）がいる。彼女らの理論についてはのちに詳細に述べる。

　②**概念モデル**　独自の焦点をもち，その特徴に従った看護に対する 1 つの見方を提供するものである。たとえばオレムの「セルフケアモデル」は人間のセルフケアのニーズに焦点をあて，看護を人間サービスとして説明している（▶32 ページ）。また，ロイは人間が心身の変化に応じる適応力をもつことに注目し「適応」に焦点をあてた看護モデルを開発した（▶34 ページ）。このほか，ロジャーズは，看護学を看護科学 nursing science と表現し，人間と環境の相互作用を対象にした学問であると論じている。さらにキング I. M. King（▶356 ページ）は個人・集団・社会の 3 つのシステムの「相互作用」に焦点をあて，相互行為システムの枠組みと目標達成モデルを提唱している。

　③**理論**　看護のある側面に限定した説明の枠組みである。たとえばペプロウ，オーランド，トラベルビー J. Travelbee（▶37 ページ）の理論などがあげられ，これらは人間の相互作用の側面に限定されたものである。このうち，とくに具体性が高く抽象度が低い理論的知識を**中範囲理論**とよぶ。中範囲理論は，看護状況や看護実践看護，対象者の特徴などを特定して展開される理論で，看護実践に適応しやすい。中範囲理論には，コルカバ K. Kolcaba のコンフォート理論などがある。

看護学における▶ メタパラダイム　看護を学問として体系化するにあたって，先人の理論家は人間・環境・健康・看護の 4 つのメタパラダイムについて言及してきた。**メタパラダイム**とは，ある学問を体系化するための概念枠組みのことである。人間は看護活動の受け手，環境はその人を取り巻く状況，その人に影響を及ぼすすべてのもの，健康は看護の受け手の「よい状態」をさしている。このように看護の対象を考えるとき，人間は環境と連続的に相互作用をもち，それがその人の健康に大きく影響していることを理解しておく必要がある。各理論家の考える人間・環境・健康・看護の 4 つのメタパラダイムについては巻末の**資料 1**（▶354 ページ）を参照してほしい。

　それでは，代表的な看護理論家が，看護についてどのようにとらえ，どう定

---

1) Tomey, A. M. ほか著，都留伸子監訳：看護理論家とその業績，第 3 版．p. 67，医学書院，2004.

義したかを概観してみよう。

● 看護哲学を論じた理論家による看護のとらえ方

　ここでは，看護哲学者として分類される，近代看護創始者のナイチンゲール，看護の発展初期のヘンダーソン，ウィーデンバックの看護のとらえ方を簡単に紹介する。なお，ホール，ワトソン，ベナーも看護哲学に分類されるが，「看護ケア」を説明するうえで欠かせないため，のちの B 節「看護の役割と機能」（▶39 ページ）で紹介する。

◉ フローレンス＝ナイチンゲール F. Nightingale（1820〜1910）

　ナイチンゲールの最大の功績は「②-3　看護の歴史」（▶13 ページ）で述べたとおり，近代看護の礎を築いたことにあり，現代において看護が専門職として認識されるようになったのも，ナイチンゲールの功績があってのことである。

看護の定義▶　ナイチンゲール看護学校創設の 1860 年，ナイチンゲールは『看護覚え書 Notes on Nursing』を上梓し，看護について以下のように定義している[1]。

> 看護とはこれまで，せいぜい薬をのませたり湿布剤を貼ったりすること，その程度の意味に限られてきている。しかし，看護とは，新鮮な空気，陽光，暖かさ，清潔さ，静かさを適切に整え，これらを活かして用いること，また，食事内容を適切に選択し適切に与えること──こういったことのすべてを，患者の生命力の消耗を最小にするように整えること，を意味すべきである。
> ＊下線は筆者

　ナイチンゲールが，環境や清潔を適切に整え，食事を適切に選択し与えることなどにより「患者の生命力の消耗を最小にするように整えること」が看護であるとし，歴史上はじめて看護の概念と看護独自の役割を明らかにしたことは非常に意義深い。ナイチンゲール以前の時代は雇われ人である看病人が看護らしきことを担っていたが，彼女らは専門の教育を受けておらず，提供する「看護」の内容はたいへん質の低いものだった。また，看護の仕事にはいかがわしい醜聞がつきもので，看護の仕事を見下す風刺画が横行したくらい評判がわるかった[2]。その時代にあって，彼女が看護はどうあるべきか，なにを看護とよぶべきなのかについて，これほどまでに明快に定義づけていることには驚かされる。これは非常に的を射た定義であり，現在もなお，看護の基本として認識されつづけている。

環境への着目▶　ナイチンゲールは，「病気」ではなく，存在している人そのものに目を向け，その人を取り巻く「環境」に着目し，いまだ細菌学も発展途上の時代に空気の

---

1) Nightingale, F. 著，湯槇ますほか訳：看護覚え書──看護であること・看護でないこと，改訳第 7 版．p. 14，現代社，2011.
2) 八坂裕子著：怒れる女たち．p. 14，ホーム社，2008（2019 年現在休版）.

清浄や病床の清潔など,「環境」を整えることの重要性を説いた。このことは,ナイチンゲールの看護論が「**環境論**」ともいわれるゆえんである。

観察の重視▶　また,ナイチンゲールは「観察」の重要性について次のように述べている[1]。

> 看護師というわれわれの天職にあっては,そうした正確な観察の習慣こそが不可欠なのである。というのは,身についた正確な観察習慣さえあれば,それだけで有能な看護師であるとは言えないが,正確な観察習慣を身につけない限り,われわれがどんなに献身的であっても看護師としては役に立たない,といって間違いないと思われるからである。

つまり,看護師にとって観察力・アセスメント[2]力は必要不可欠であり,それをもち合わせない者は看護師としての機能を果たせない,と述べている。今日の看護においても,自分の五感を使ってその人の「変化」をつかみ,疾患の進行や急変をいち早くとらえて適切な処置につなげていく必要がある。看護援助を行う際も,観察とアセスメントをなくしては適切に行えない。また,地域に住む高齢者の看護場面でも,本人の表情や言動,生活環境や家族の様子などから健康状態や生活状態に関する情報を瞬時に収集していく必要がある。

現代においても看護観察はすべての看護援助のはじまりであり,それなくしては看護が成立しないが,その必要性を150年以上も前に,自己の経験を交えて適切に指摘している点でも,ナイチンゲールの理論は卓越している。

病気は回復過程▶　ナイチンゲールは「患者の生命力の消耗を最小にするように整えることが看護である」と定義したが,その前提として,彼女は病気について,「すべての病気は…(略)…その性質は回復過程〔reparative process〕であって…(略)…毒されたり〔poisoning〕衰えたり〔decay〕する過程を癒そうとする自然の努力の現われ」[3]と述べている。つまりナイチンゲールは,病気とは回復過程であり,それを促す人間の自然治癒力が最大限発揮できるように「生命力の消耗を最小にすること」が看護であるとし,「生命力の消耗を最小にする」ために「環境」を整えることが重要であると述べたのである。これを現代の知識によって科学的に説明すれば,感染防止や栄養管理であり,さらに心身を癒す「副交感神経を優位にするケア」であるといえる。後述するが,人間はストレスにさらされると交感神経が緊張状態になり,しだいにさまざまな症状が出現する(▶83ページ)。これに対して,副交感神経のはたらきが優位になれば,心身がリラックスした状態となり,疲労が回復し,免疫機能も向上する。このメカニズムが

---

1) Nightingale, F. 著, 湯槙ますほか訳：前掲書. p. 189.
2) アセスメント assessment は,一般的には評価・査定を行うことをいう。看護においては,対象者を意図的に観察して情報を収集し,情報を系統的に整理し,その意味を判断し,看護上の問題を明らかにすることをさす。詳細は『系統看護学講座　専門分野Ⅰ　基礎看護学[2]基礎看護技術Ⅰ』を参照のこと。
3) Nightingale, F. 著, 湯槙ますほか訳：前掲書. p. 13.

明らかになったのはナイチンゲールよりはるかあとの時代であるが，ナイチンゲールの理論の正しさを裏づけている。彼女の存在は，いまも大きい。

● ヴァージニア＝ヘンダーソン V. Henderson(1897〜1996)

看護の定義▶ ヘンダーソンは，看護がそのアイデンティティの確立に苦しんでいた時代に，医学とは違った「看護独自の機能」を明らかにした。『**看護の基本となるもの**』(国際看護師協会刊，1960年)のなかで「看護独自の機能」，つまり看護とはなにかを明確に示したのである。彼女が看護の対象に「健康な人」を加え，看護の場を「家庭，病院，学校，工場などあらゆる看護の場」[1]と説明したことは，看護の役割と場の拡大にも貢献している。『看護の基本となるもの』は世界各国で訳され，「ICN 看護の定義」にも引用されるほどの普遍性をもち，その後の看護学発展の大きな礎となった。

それまで看護師たちは，自分たちが果たす独自の機能を表現しきれないでいたのだが，ヘンダーソンの簡潔かつ明確な次の説明[2]はインパクトがあり，かつ的確だった。

> 看護師の独自の機能は，病人であれ健康人であれ各人が，健康あるいは健康の回復(あるいは平和な死)に資するような行動をするのを援助することである。その人が必要なだけの体力と意思力と知識とをもっていれば，これらの行動は他者の援助を得なくても可能であろう。この援助は，その人ができるだけ早く自立できるようにしむけるやり方で行う。

基本的ニードと▶
基本的看護 ヘンダーソンは，看護の対象を健康人・病人・終末期とあらゆる健康レベルの人も含むと定義し，看護師の援助を必要とする人は「体力・意思力・知識」のいずれかが不足しているために適切な行動がとれないと考え，「その足りない部分の担い手」になることが看護の機能であることと，その人が自立できるようにしむけることが看護援助であるということを明確に表現している。

そのうえでヘンダーソンは，看護を必要とする人の**基本的ニード**(欲求)として，14の要素をあげている(▶表1-1)。これが彼女の理論が「人間のニード論」ともいわれるゆえんである。彼女が14の基本的ニードについてまとめたのが，心理学者マズローが「人間の欲求段階説」(▶91ページ)を発表した(1954年)のと同時代であることも興味深い。

ヘンダーソンは看護師が満たそうとする基本的ニードについて，医学的診断に関係なく存在するものであるが，**病理的状態**(酸素欠乏や発熱状態，意識障害などのさまざまな症状や症候群)と**常在条件**(年齢や文化的背景，情緒のバランスなど)の影響を受けて変容するものであることを指摘し，「看護師の援助を

---

1) Henderson, V. 著，湯槇ます・小玉香津子訳：看護の基本となるもの，再新装版．p. 8, 日本看護協会出版会，2016.
2) Henderson, V. 著，湯槇ます・小玉香津子訳：上掲書．p. 14.

▶表1-1 ヘンダーソンの基本的ニード(欲求)と基本的看護の構成要素

基本的ニード(欲求)	基本的看護の構成要素
1. 正常に呼吸をする。	1. 患者の呼吸をたすける。
2. 適切に飲食をする。	2. 患者の飲食をたすける。
3. 身体の老廃物を排泄する。	3. 患者の排泄をたすける。
4. 身体の位置を動かし、またよい姿勢を保持する。	4. 歩行時および座位、臥位に際して患者が望ましい姿勢を保持するよう援助する。また患者が1つの体位からほかの体位へと身体を動かすのをたすける。
5. 睡眠と休息をとる。	5. 患者の休息と睡眠をたすける。
6. 適切な衣類を選び、それを着たり脱いだりする。	6. 患者が衣類を選択し、着たり脱いだりするのをたすける。
7. 衣類の調節と環境の調整により体温を生理的範囲内に維持する。	7. 患者が体温を正常範囲内に保つのをたすける。
8. 身体を清潔に保ち、身だしなみを整え、皮膚を保護する。	8. 患者が身体を清潔に保ち、身だしなみよく、また、皮膚を保護するのをたすける。
9. 環境のさまざまな危険を避け、また他者を傷害しないようにする。	9. 患者が環境の危険を避けるのをたすける。また感染や暴力など、特定の患者がもたらすかもしれない危険からほかの者をまもる。
10. 情動、欲求、恐怖、意見などを表現して他者とコミュニケーションをもつ。	10. 患者が他者に意思の伝達し、自分の欲求や気持ちを表現するのをたすける。
11. 自分の信仰にしたがって礼拝する。	11. 患者が自分の信仰を実践する、あるいは自分の善悪の考え方にしたがって行動するのをたすける。
12. なにかやりとげたという感じをもたらすような仕事をする。	12. 患者の生産的な活動をたすける。
13. 遊ぶ、あるいはさまざまな種類のレクリエーションに加わる。	13. 患者のレクリエーション活動をたすける。
14. 正常な発達と健康につながるような学習をし、発見をし、好奇心を満足させる。また利用可能な保健施設を活用する。	14. 患者が学習するのをたすける。

必要とする患者の欲求を判断するにあたり、看護師はこれらのすべてを考慮に入れなければならない」[1]と述べた。そのうえで、人間の基本的ニードに対応するように患者の行動を援助するのが**基本的看護**であるとした。

表1-1に示すとおり、基本的看護も基本的ニードに対応して14の構成要素からなる。この14のニードと基本的看護の構成要素は現在でも、看護過程を展開する際のアセスメントの枠組みの1つとして用いられている。

---

1) Henderson, V. 著、湯槙ます・小玉香津子訳:前掲書. p. 26.

**看護援助計画の▶
個別性**　ただし，基本的看護の構成要素は誰にでも共通するものであっても，それは看護のパターン化を意味するものではない。ヘンダーソンは**看護における個別性**の重要さについて，次のように述べている[1]。

> 看護の基本的技術あるいは何らかの芸術の構成要素は記述できるが，何にせよ芸術の達成には芸術家がそれらの構成要素を独自の組み合わせで巧みに扱うことが求められる。それと同じで，患者一人ひとりのケア計画はそれぞれ異なっていなければならない。

　看護援助計画は対象者1人ひとりに対してオリジナリティをもち合わせていなければならないと述べているのである。では，どのように個別的なケア計画をきわめていけばよいのか。ヘンダーソンの「看護独自の機能」をふり返ろう。ヘンダーソンは，患者は「体力・意思力・知識」のいずれかが不足しているために適切な行動がとれないと考え，看護の機能は「その足りない部分の担い手」になることと述べている。つまり，看護ケアを計画するときは，対象者個々の「体力」「意思力」「知識」の不足について詳細に分析し，なにが不足しているのかを的確にとらえ，それを補う方法を考えることが必要となるのである。

**看護師に必要な▶
感性**　さらに，ヘンダーソンの著述のなかには，「皮膚の内側に入り込む」という独特の表現が何度か繰り返し出てくる。これは，患者の言葉だけでなく，言外に含まれる気持ちや思いをくみとって看護援助を展開していく必要性について述べたものであり，私たちも肝に銘じなければならない。以下は，看護師の役割をわかりやすく述べた，有名な一節である[2]。

> 自分の患者が何を欲しているかのみならず，生命を保持し，健康を取り戻すために何を必要としているかを知るために，彼の"皮膚の内側"に入り込まねばならない。看護師は時に，意識を失っている人の意識となり，自ら生命を絶とうとする人に代わって生命の熱愛者として立ち，足を切断された人の足，光を失ったばかりの盲人の目，赤ん坊の移動の手だて，若い母親の知識と自信，身体が弱り果てて，あるいは引っ込み思案のために物が言えない人の"声"，となるのであり，まだまだこの続きはたくさんある。
> ＊下線は筆者。

**皮膚の内側に▶
入り込むとは**　意識障害をもつ人の「皮膚の内側に入り込む」ように看護援助を行った看護師の経験を事例①（▶30ページ）に示した。言語的にみずからの訴えを表現できる人であっても，表出された言葉だけに頼るのでなく，その人の「皮膚の内側に入り込んで」真のメッセージを受け取れるようにこころがけたい。

1）Henderson, V. 著，湯槇ます・小玉香津子訳：前掲書．p. 29.
2）Henderson, V. 著，湯槇ます・小玉香津子訳：前掲書．p. 15.

事例① 意識障害で反応を示すことができないBさん

　Bさんは40歳男性。1年前に交通事故で広範な脳損傷を受け，その後遺症で遷延性意識障害(植物状態)になった。会話はできず，外界からの刺激にも明確な反応を示すことができない。食事は胃瘻チューブ(手術により腹壁に穴を空け，直接胃にチューブを入れる)から流動食の注入を行っている。排泄はおむつで，寝返りも看護師が2時間ごとに体位変換を行っている。このように身のまわりの世話をすべて看護者にゆだねざるをえない状況にあったが，内臓機能は問題なく，バイタルサイン(体温・脈拍・呼吸・血圧などの生命徴候)は安定している。

　あるとき，看護師Yが訪室すると，Bさんは少し赤い顔をして眉間にしわを寄せる表情をしていた。バイタルサインを測定すると脈拍・血圧がふだんよりも高かった。呼吸も少しあらい[*1]。Yは，バイタルサインの変化と表情から「Bさんはどこか痛みをこらえているのではないか」と察知した。Yは「どこか痛いのですか？」と問いかけたが，当然明確な反応はない。相かわらず赤い顔をしていたので，「つらそうですね。どこか痛いのですか？」と声をかけつつ，痛みの原因をいろいろと考えた。

　Yは，Bさんの「眉をしかめるような表情」から排尿時に痛むのではないかと考えた。ちょうど2時間ごとに定期的に行う体位変換の時刻になったため，同時におむつのチェックを行った。おむつをよく見ると尿とともにさまざまな大きさの砂のようなものが排泄されていた。Bさんは，尿路結石と診断され，薬物療法が開始となった。尿路結石は，尿中の成分が結晶化し，腎臓から尿道までの経路に結石が生じる疾患で，主要な症状は激しい痛みである。長期間，臥床状態にあると発症しやすい。

　結石の排出を促すため，多めの水分補給を行うことになり，やがて砂状の結石が少量ずつ排泄された。Yは，Bさんの排尿時刻を見はからって，「お小水するのに少し痛みがありますね。でも，石を出しきってしまいましょうね」とねぎらいの声をかけていた。

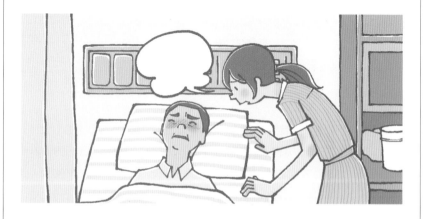

*1 急性の痛みがあるときには交感神経系の機能が亢進するため，血圧の上昇，および心拍数や呼吸数の増加などを引きおこす。

　Bさんは意識障害のため，自力では寝返りをうてない。体位をかえて姿勢を保持する援助をはじめ，食事・排泄・清潔・更衣・体温調整などのほとんどの基本的ニードを自力で満たすことはできないため，看護援助が必要となる。これは生活不活発病(廃用症候群)[1]を併発する危険性が高い状態である。

　Bさんは体質の影響もあり尿路結石を併発した。排尿する際は相当の痛みがあったと予想される。Bさんは言葉での訴えはできないが，看護師は表情やバイタルサインの変化から「痛みの訴え」を感じとった。そして，看護師は「眉をしかめるような感じ」から「排尿時に少し痛む」のではないかと推測した。明確ではないが，全身で表現しているBさんの皮膚の内側に入り込んだといえよう。その後，看護師は排尿痛で眉をしかめるBさんに，「少し痛みますね」と声かけをした。Bさんの訴えを代弁したのである。

● アーネスティン＝ウィーデンバック E. Wiedenbach(1900〜1996)

　ウィーデンバックは，ヘンダーソンと同様に看護の理論化がはじまったばかりの時代に活躍した初期の理論家であり，看護とはなにかを系統的に記述しようとした1人である。

　ウィーデンバックは，1964年に発表した『臨床看護の本質——患者援助の技術』において，「臨床看護は目的志向的な援助技術である」とした哲学的な看護論を展開した[2]。彼女は看護師の直接的な実務を，患者の「援助へのニード」を確認し，援助を行ったあとに成果を確認することと分析した。そして，看護師は援助を実施するにあたり，兼ね備えている「知識・技術・技能」を相互に関連させ，目的達成のために調和させている，と考えた。

　彼女の理論の大きな特徴は，看護師が看護の目的を果たす，つまり「援助へのニードを満たす」ことができるよう，訓練された「思考と感情」をもっていると考えた点である。また，臨床看護は，欠くことのできない「目的性」「熟慮」「患者中心」という3つの特性により，それ以外の活動(与薬や処置などの単なる行為)と明確に区別した。

● 概念モデルを示した理論家による看護の説明

　以下の理論家は独自の焦点から看護を説明しており，その焦点は抽象的・包括的なものである。だが，ここから具体的な理論を派生させることができるものである。

---

1) 廃用症候群：からだの機能を用いないことにより身体の部分，あるいは全身の機能低下や精神活動の低下をまねき，さまざまな症状を引きおこす。褥瘡(床ずれ)，静脈血栓症，関節拘縮，骨萎縮，筋力低下のほか，知的活動低下や周囲への無関心などの精神症状，便秘などの消化器症状，無気肺や肺炎の肺機能低下，心機能低下など多様な症状がある。
2) Wiedenbach, E. 著，外口玉子・池田明子訳：臨床看護の本質——患者援助の技術，第2版，p. 12, pp. 27-53，現代社，1984.

● ドロセア＝E＝オレム D. E. Orem(1914〜2007)

セルフケア▶　オレムは「セルフケア self-care」の観点から看護を説明した。

　　オレムの説明する**セルフケア**とは，「個人が自らの機能と発達を調整するために毎日必要とする個人的ケア」[1]である。健康な人はセルフケアができ，自分に援助が必要なときがわかり，実際に情報をさがすことができて，それに基づいて進んで行動できる。しかし健康の逸脱などにより，セルフケアを行う能力が低下するか，生命や健康・発達・安寧な状態の維持に必要なケア方策の総和である「治療的セルフケアデマンド」が大きくなると，その人のセルフケア能力よりもセルフケアの必要量が上まわる「不均衡」が生じる。その場合，看護師がその「不均衡」の状況をアセスメントし，その人の看護の必要性を決定し，必要な看護を実施していく，というのがオレムの理論の基本的な考え方である[2]。

　　その人が必要とするセルフケアの種類は「セルフケア要件 self-care requisite」と表現される。セルフケア要件は以下の3つに分けられる。

セルフケア要件▶　**①普遍的セルフケア要件**　すべての人に共通して存在する欠かすことのできないことがらである。(1)十分な空気摂取の維持(以下，「空気摂取」とする，他も同様)，(2)十分な水分摂取の維持(「水分摂取」)，(3)十分な食物摂取の維持(「食物摂取」)，(4)排泄過程と排泄物に関するケアの提供(「排泄過程」)，(5)活動と休息のバランスの維持(「活動・休息」)，(6)孤独と社会的相互作用のバランスの維持(「社会的相互作用」)，(7)人間の生命，機能，安寧に対する危険の予防(「危険予防」)，(8)人間の潜在能力，既知の能力制限，および正常でありたいという欲求に応じた，社会集団のなかでの人間の機能と発達の促進(「正常であること」)，の8つの要件がある[3]。

　　②発達上のセルフケア要件　人間発達に関連して特定の状況でみられる要件(新生児期・乳幼児期や妊娠時の発達促進，など)である。

　　③健康逸脱によるセルフケア要件　病気・けが・障害など健康から逸脱した状態のときに存在する。自分のセルフケアニードが満たせないときは適当な他人の助言やたすけが必要になる。

看護システム▶　また看護状況において，患者のセルフケア要件を満たすための行為を，誰(看護師あるいは患者)がどの程度行うかという観点で「看護システム」を決定する。患者の治療的セルフケアデマンドとセルフケア能力のアセスメントから，全面的に援助が必要な患者の場合は，看護師が患者にかわってほぼすべてのケ

---

1) Orem, D. E. 著，小野寺杜紀訳：オレム看護論——看護実践における基本概念，第4版．p. 17，医学書院，2005.
2) オレムの看護論は「セルフケア理論」「セルフケア不足理論」「看護システム理論」から構成されている。
3) Orem, D. E. 著，小野寺杜紀訳：オレム看護論——看護実践における基本概念，第4版．pp. 209-210，医学書院，2005.

ア方策を実施する「全代償的システム」が適用され，一部分の実施ですむなら
ば「一部代償的システム」が適用される。「代償的」とは，不足を補うことを
さす。患者が自分で実施可能であり，看護師が患者のセルフケア能力をのばす
かかわりが必要な場合は，「支持・教育システム」が適用される。

セルフケアモデル▶
を使ったアセスメ
ントの実際
　では，実際に患者の「治療的セルフケアデマンド」とセルフケア能力がどの
ようにアセスメントされ，どのように「看護システム」が決定されるかを，次
の**事例②**を使って説明しよう。

事例②　治療に積極的になれないCさん

　専業主婦Cさんは58歳。50歳を過ぎたころに住民健診で高血圧と高血糖を
指摘されて近所の診療所に通ったが，自覚症状もないので数か月で通院をやめて
いた。狭心症を発症したため緊急入院となり，今日で4日目となる。夫と高校3
年生の長女と1年生の次女がいて「長女が大学受験を控えているので入院期間
は極力短くしてほしい」「病院食は味がなくて食べられない。野菜ばかりで食べ
るものがないので家族にケーキを差し入れしてもらうよう頼んだ」「4人部屋で
物音が気になりすぐ目がさめてしまう」という。入院時の身長・体重は156 cm，
65 kg，家事はこなすが運動習慣はない。買い物もめんどうなのでインターネッ
トで宅配を依頼している。ふだんの排便は3〜5日に1回のペースでほぼかたい
便であるが，入院後はまだ排便がない。

　内服治療と食事療法(塩分・カロリー制限)を行っている。医師からは「狭心症
のほうはカテーテルの検査の結果，内服治療で治療できそうです。糖尿病も進行
しているので，自分で食事管理できるようにしっかり勉強していってください。
あと，運動習慣も大事ですよ」と説明があった。

　まずは，Cさんの「治療的セルフケアデマンド」をみていこう。

　①普遍的セルフケア要件のうち，「空気摂取」と「水分摂取」の支障はない。
「排泄過程」ではもともと便秘症があり入院後排便がなく，排尿については今
後は糖尿病による腎機能の悪化も考えられる。「活動・休息」では睡眠がとれ
ていない。このように，「社会的相互作用」「危険予防」「正常であること」に
ついても情報収集を行い，それについてアセスメントしていくこととなる。

　②発達上のセルフケア要件では，2人の高校生の娘の母親という役割をもっ
ているため，入院期間を短くしたいと願っている。しかし，今後もその役割を
果たすためには，自身の病気を理解し，糖尿病と高血圧を自身でコントロール
していく必要がある。生活習慣を改善しないままでは，狭心症の発作を再びお
こし，最悪の場合，心筋梗塞や脳血管障害をおこし，家庭生活を送れなくなっ
てしまうおそれがある。

　③健康逸脱によるセルフケア要件では，今回は狭心症で強い胸の痛みがあっ
たため受診行動をおこしたが，8年前に「自覚症状がない」と高血糖・高血圧

の治療を中断した経緯があることから，Cさん自身が病気を正しく理解したうえでセルフケア行動をしていく必要がある。また，「病院食は味がなくて……」「ケーキを差し入れしてもらう……」などの発言から，食事療法に対して理解できていない可能性があることに加え，日常的な運動習慣もない。このことから，食事療法・運動療法を自身で取り組む知識・技術が必要とされる。

　次に，Cさんの「セルフケア能力」であるが，2人の娘を育てながら専業主婦として日常生活を送っており，今回は狭心症発作があったものの，麻痺や知覚障害などの症状はおきていない。これらのことから，正しい知識・理解が得られれば，セルフケア行動は可能であると判断できる。

　Cさんの「治療的セルフケアデマンド」と「セルフケア能力」のアセスメントは，以上のようになるだろう。もちろん実際のアセスメントでは，より詳細な情報を収集し，アセスメントした結果をふまえて看護の必要性を決定することになる。だが，ここまでのアセスメントでも，Cさんが食事療法・運動療法を行うための知識・技術が補われる必要性のあることは明らかであり，採用される「看護システム」は「支持・教育的看護システム」である。

セルフケア理論▶の活用　オレムの理論は「実践のための理論」といわれるほど，看護ケア実践の場面に浸透している。とくに「セルフケア要件」の概念は，看護ケア実践の前提となるアセスメントにおいて重要な部分を占めている。

◉ シスター＝カリスタ＝ロイ S. C. Roy（1939〜）

適応システム▶　ロイは，精神物理学者のヘルソン H. Helson の「適応レベル理論」と，さまざまな現象をシステムととらえる生物学者ベルタランフィ L. V. Bentalanffy の「一般システム理論」の影響を受け，人間とその集団を「全体的な適応システム」ととらえた。つまり，人間とその集団は「生理的 – 物理的様式」「自己概念 – 集団アイデンティティ様式」「役割機能様式」「相互依存様式」の4つの適応様式を持つ**適応システム**である，とする。

(1) 生理的 – 物理的様式：呼吸や循環，栄養，排泄，活動と休息，防衛，感覚，体液・電解質・酸塩基平衡，神経機能，内分泌機能など，いわゆる身体機能

(2) 自己概念 – 集団アイデンティティ様式：自己をどうとらえているか，信念，ボディイメージなどの心理的側面

(3) 役割機能様式：年齢・性別，発達段階とそれに伴う課題を達成するためにとる役割，社会生活における役割

(4) 相互依存様式：親密な人間関係

　そして，人間・集団に，外的・内的環境の変化である刺激が入力（インプット）されると，コーピングプロセスを経て，環境に適応すべく4つの適応様式のいずれかの反応（行動などのアウトプット）があらわれる，というモデルが核となっている（▶図1-1）。刺激には，直接的な「焦点刺激」，焦点刺激に影響を与える「関連刺激」，その時点では影響が不明確な「残存刺激」があるとした。

ロイ適応モデル▶　ロイは看護の目標を，これら4つの適応様式における個人・集団の適応を

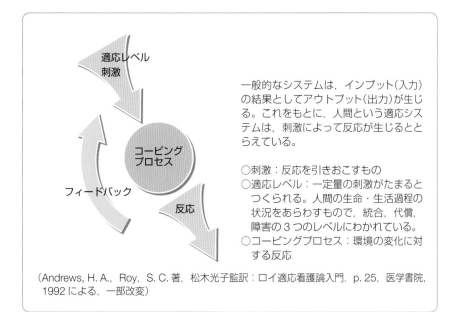

一般的なシステムは，インプット（入力）の結果としてアウトプット（出力）が生じる。これをもとに，人間という適応システムは，刺激によって反応が生じるととらえている。

○刺激：反応を引きおこすもの
○適応レベル：一定量の刺激がたまるとつくられる。人間の生命・生活過程の状況をあらわすもので，統合，代償，障害の３つのレベルにわかれている。
○コーピングプロセス：環境の変化に対する反応

（Andrews, H. A., Roy, S. C. 著，松木光子監訳：ロイ適応看護論入門. p. 25, 医学書院，1992 による，一部改変）

▶図1-1　システムとしての人間

促進することだと考えた。ロイの理論は**ロイ適応モデル**とよばれ，わが国でも多くの教育施設や医療施設で用いられている。

▶ロイ適応モデルを使ったアセスメントの実際　「ロイ適応モデル」は用語がむずかしく，その構造も最初は理解しにくいと思う。そこで，事例を使って考えてみよう。まず，**事例③**を読んでほしい。

事例③　睡眠不足と疲労感に悩む母親

　生後２か月の赤ん坊の母親が，睡眠不足と疲労感を訴えている。「夜，この子をやっと寝かしつけて，自分も寝ようとすると，この子がすぐに起きて泣き出す。夜中に一度泣き出すと，ずっと抱っこして歩きまわらなければ，またすぐに起きて泣き出すことの繰り返しなので，夜中じゅう，抱っこであやしているときもある。『夜中に赤ん坊を泣かせるなんて……』と同居の 姑 （しゅうとめ）に言われたので，そ

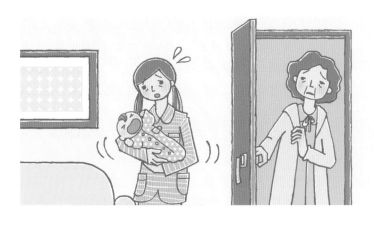

のこともストレスになっている。つねに睡眠不足で身体がだるい。この生活がいつまで続くのか，からだがもつのか不安だ」という。そこで，「乳児の睡眠パターンは生後 3 か月ごろから安定してくるので，いまの状態は長くは続かないと思う」と助言したところ，「そうなるといいけどね……」と言って，少し落ち着きを取り戻したようにみえた。

「生後 2 か月の乳児を育てる母親」（役割機能）が，「睡眠不足と疲労感」（生理的様式）を訴えている。つまり，適応がうまくいっていない状況である。「子どもが夜泣きすること」（直接原因）が「焦点刺激」であり，姑からの圧力は「関連刺激」といえる。また，どこまで夜泣きが続くのかわからず先が見えないという不安も「関連刺激」だろう。

　赤ん坊が泣かないようにするのはむずかしいとしても，赤ん坊が寝入ると同時に自分も寝て，少しだけでも長く睡眠時間をとるようにすることで適応レベルを上げることもできる。また，姑の圧力に対して受け流す強さを身につけ，ストレスに対する適応レベルを上げることもできる。先が見えない不安も，先が読める情報を得ることによって適応レベルが上がる。これらによって，この窮地をのりこえることができるのである。

● 理論・中範囲理論を開発した理論家による看護の説明

　ペプロウ，オーランド，トラベルビーは，人間関係や人間の相互作用に力点をおいた理論を構築した。

◉ ヒルデガード＝E＝ペプロウ H. E. Peplau（1909～1999）

　ペプロウは精神看護学の研究者であり，精神看護領域の看護師と患者の対人関係に焦点をあてた対人関係理論を構築したが，その成果は領域をこえて用いられている。

　彼女は 1952 年に出版した『人間関係の看護論』のなかで，「看護とは，創造的，建設的，生産的な個人生活や社会生活をめざす，パーソナリティの前進を助長することを目的とした教育的手だてであり，成熟を促す力である」[1] と定義した。つまり，患者は病気になって看護を受けた経験をとおして学び，その内容は看護師個人の人となりによって異なるが，患者のパーソナリティの発達を促し成熟へと導き育てていくのは看護師の役割だというのである。そして，看護師−患者関係には「方向づけ」「同一化」「開拓利用」「問題解決」の 4 つの段階があり，患者の自立を促進するために一緒に問題解決方法を検討していくことが重要だと述べた。

　このようにペプロウの理論の中心は「看護師−患者関係の成立・発展段階」

---

1) Peplau, H. E. 著，稲田八重子ほか訳：人間関係の看護論．p. 16，医学書院，1973.

に関する理論であり，とくに精神科看護における看護師 - 患者関係を考察するのによく用いられているようである。しかし，どのような対象であっても，看護師—患者関係の展開は必須であり，すべての対象との関係成立・展開過程を考察する際にも有用であると考えられる。

● アイダ＝ジーン＝オーランド I. J. Orlando（1926〜2007）

オーランドは著書『看護の探究——ダイナミックな人間関係をもとにした方法』のなかで，看護は患者と看護師の力動関係の上になりたっていると論じている。つまり，患者の行為が看護師に影響し，看護師の行為が患者に影響を与えるという相互関係によって看護が成立するというものである。

彼女は，看護を「患者の言動」「看護師の反応」「看護師の活動」の3要素に分け，これらの要素が互いにからみ合っている関係を看護過程 nursing process とよんだ。ただし現在は，「看護過程」は問題解決の過程ととらえられるのが一般的であり，オーランドのいう相互作用の過程とは区別して考える必要がある。

プロセスレコード▶ オーランドは，患者との相互作用をふり返るための**プロセスレコード** nursing process record への記録を重視した。これは，患者との相互作用の場面を前述の3要素に分けて記述するもので，「看護師の反応」をさらに「①患者の行動の知覚」「②知覚によって生じる思考」「③知覚や思考によって生じる感情」に分けて記述することによって相互作用の過程を分析し，専門職としての応答能力を高めることを目的としている。

このプロセスレコードは，わが国では看護学生の実習場面のふり返りとして広く用いられている。

● ジョイス＝トラベルビー J. Travelbee（1926〜1973）

「専門実務看護師は，『病気の兆候を観察する』のでなく，特定の病気の症状を体験しつつあるかもしれない（あるいはそうでないかもしれない）ような，病気の人間を観察するのであり，その人がこうむっている主観的体験を（できる限りその病人とともに）確認するのである」[1]と述べ，人間の観察の重要性を強調したトラベルビーは，病気や苦難のなかに意味を見いだすように患者を援助するという人間関係論を中心に理論を展開した。

彼女の看護論は，人間はそれぞれ1つの人格として，自己の主体性により行動する存在であるという人間観に基づいている。彼女は，人間を「独自的でとりかえのきかない個体，つまり，過去に生きていた人びと，あるいはこれから生きるであろう人びとと，似てはいるが同じではありえない，この世界における一度だけの存在者」[2]ととらえており，人間を個別的にみることに徹底した。また，人間の全体をとらえることにもこだわり，実際の看護場面において

1）Travelbee, J. 著，長谷川浩ほか訳：人間対人間の看護. pp. 141-142, 医学書院, 1974.
2）Travelbee, J. 著，長谷川浩ほか訳：上掲書. p. 34.

　　患者の全体像を把握するには，時間の流れのなかである一時点のことだけでなく，経過的にとらえることが重要だと考えている。

　　トラベルビーの理論は，信頼関係構築の過程やコミュニケーション技術などについて具体的であるため，看護教育における対人関係論やコミュニケーション論の教育場面によく用いられている。

看護理論を▶
なぜ学ぶのか
　　これまで取り上げたさまざまな看護理論は，臨地(実際の看護現場)における看護実践を通して，患者・看護師間に生じるさまざまなできごとを理解したり，対象の理解を深めるのに役だつものである。臨地での経験が浅い段階では，まだ実感できない部分も多いと思うが，実践をふり返るときに，大きな示唆を与えてくれるであろう。

③ 現代の動向と今後の展望

　　この項では，本節のしめくくりとして，今日の看護の動向と，今後の展望を述べる。

看護の発展▶
　　ナイチンゲールによる近代看護の確立以後，看護の専門的教育が急速に広まり，とくにアメリカにおいては「看護学」へと発展して世界中に大きな影響をもたらした。看護大学の新設や既存の大学における看護学部の新設が進み，4年制大学でも看護教育が行われるようになり，また大学院の設置も相ついで，看護の高等教育化が進んだ。国際的な看護学会もいくつも設立された。医療施設においては，看護のトップマネジャー(看護局長や看護部長)が副院長として位置づけられるなど，看護職の経営参画も徐々に進んでいる。これらの動きは，わが国においても近年とくに顕著である。もちろん，まだ課題は多い。看護職の数は十分とはいえず，また資格が統一されていないという問題もある[1]。わが国の看護の現状と課題については，第4章以降で述べる。

看護の本質の▶
揺らぎ
　　「看護の本質」にかかわる動向として，医療の多様な専門分化に伴って新たなセラピスト[2]が誕生し，旧来看護職が担ってきた診療補助業務の一部が委譲されたこと，「ケア」を専門とし，看護と密接な関連をもつ介護職が登場したことなどにより，「看護職の役割」のさらなる明確化が求められてきたことがあげられる。

　　アメリカやイギリス，カナダなどでは，ナースプラクティショナー nurse practitioner(NP)に代表される新しい職能領域が生まれてきた。NP は診療看護

---

1) わが国では，中学校卒業を基礎学歴とする准看護師と，高等学校卒業を基礎学歴とする看護師との二重構造になっており，現在も解消されていない。詳しくは 142，145〜146 ページを参照。
2) セラピスト therapist：医師以外の療法を行う者をさす。わが国では理学療法士，作業療法士，言語聴覚士などをセラピストと総称することもある。

師とよばれ，その業務範囲は国や州により異なるものの，医師の指示なしに，医学診断・治療の一部を行うことが認められている。アメリカにおいて NP が生まれた背景には，とくに過疎地における医師数の絶対的不足と，医師の数を抑えて医療費を削減するねらいがある。

　わが国においても，在宅医療分野などにおける医師不足を背景に特定行為研修制度がつくられたことはすでに述べた。これにより，ややもすれば 2 大業務のうちの「診療の補助業務」ばかりが注目されがちだが，看護師のもう 1 つの業の柱は「療養上の世話」である。対象者が必要とする療養上の世話，つまり，日常生活行動の援助をおろそかにしてはいけない。一見単純にみえる日常生活行動の援助こそ，対象者の状態把握や援助内容・方法の見きわめなどにおいて高度な専門的判断が必要とされるのである。ヘンダーソンが明らかにした看護師独自の機能はなんであるのか，本来看護師はなにをすべきかについて見失わないようにしたい。

B 看護の役割と機能

① 看護ケアについて

1 ケアとは

　ケアという言葉は，「ケア care」「ケアリング caring」などとさまざまに表現され，またその定義も 1 つの説明では理解しきれないものであるが，看護行為の本質をとらえようとするときに用いられる概念であり，さまざまな立場からのさまざまな概念を総合して考察していく必要がある。

　わが国における看護関連学会のうち，規模的にも歴史的にも権威ある学会である日本看護科学学会の看護ケアの定義(1994 年)は以下のとおりである[1]。

> 　対象への直接的な援助行為をいう。看護には管理，教育などの間接的な機能が含まれるので，人々への直接的な行為を指す場合にのみ＜看護ケア＞を用いる。

　また，日本看護協会は，看護ケアについて次のように説明している[2]。

---

1) 日本看護科学学会看護学学術用語検討委員会：看護学学術用語．p. 10，日本看護科学学会 第 4 期学術用語検討委員会，1995.
2) 日本看護協会編：看護にかかわる主要な用語の解説——概念的定義・歴史的変遷・社会的文脈．p. 13，2007.

　主に看護職の行為を本質的にとらえようとするときに用いられる，看護の専門的サービスのエッセンスあるいは看護業務や看護実践の中核部分を表すものをいう。
　なお，「ケア」及び「ケアリング」とは同義語として用いられる。

● 語源から考える「ケア」

　『ケアを問いなおす』（筑摩書房）や『ケア学』（医学書院）などの著者である広井良典は，ケア care という言葉がもつ意味の広さと普遍性に言及している。たとえば，「テイク・ケア take care！」は「気をつけて！」と訳されるが，「配慮・関心・気づかい」の意味合いをもつ。「テイク・ケア・オブ take care of」は「〜を世話する」という意味である。しかし，医療福祉分野において日常的に用いられる「ケア」は「看護」「介護」という文脈のなかで，より限定した意味をもつ専門的な術語として使われるとする[1]。

　広井のいう「ケア」の意味は，図 1-2 のような集合として示されると考えられる。このようなケアという言葉がもつ意味を考えるなら，看護師が専門職業人としてケアを行うための大前提として人への関心・配慮・気づかいが必要であり，それなくしては，どのような科学的知識をもってきたとしてもケアとして成立しないといえるだろう。

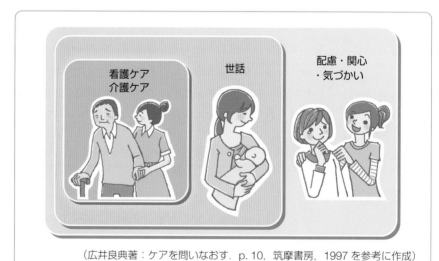

（広井良典著：ケアを問いなおす．p. 10，筑摩書房，1997 を参考に作成）

▶図 1-2　ケアの意味の広がり

1）広井良典著：ケアを問いなおす——「深層の時間」と高齢社会．p. 10，筑摩書房，1997．

● ケアの外部化とケア職の使命

　医療や福祉，介護，教育，子育てなどにおけるケアは，もともと古い社会では家族や地域のコミュニティで行われていた営みである。しかし現代社会においては，経済の発展に伴って従来の家族や地域という単位が解体され，核家族あるいは個人が中心単位となっていった。それとともにケアが「外部化」され，職業としてのケア（看護師，介護職，保育士など）が成立していったと広井は論じている[1]。そのうえで広井は，バラバラになっていく個人の存在を再び結びつけ，あるいは支えるものとして「ケア」という職業が生まれたのであり，現代社会はそれを強く必要としていると述べている。このことからも，ケアの対象は1人の個人ではなく，その人を取り巻く全体を含むものであるはずとわかる。

● 提供者と受け手の相互関係

　哲学者であるメイヤロフ M. Mayeroff が 1971 年に著した『ケアの本質 On Caring』は，医療福祉や教育などのさまざまな分野において，それぞれのケアの基本的概念の形成に大きな影響を与えている。

　メイヤロフは，ケアが生じる場面を「両親が子供を，教師が学生を，精神療法家がクライエントを」と多様に想起しているが，人が人をケアすることとは，「その人が成長すること，自己実現することをたすけることである」と述べている[2]。また彼は，ケアされる人が治癒にまた自己実現に向かうばかりでなく，ケアする人も変化し成長をとげることを説明し，ケアは相互作用を生み出すものとした。つまり，ケアとは相手の成長をたすけることであり，その結果として，ケアする者の自己実現が果たせるものととらえたのである。

　前出の広井も，専門職が行う「ケア」とは，与えるもの，与えられるものではなく，ケアによって，ケア者が成長するなど，双方向的なものである点を指摘している[3]。

2　看護におけるケア

　本節の冒頭で，日本看護科学学会と日本看護協会による「看護ケア」の定義を示した。しかし，看護におけるケア／ケアリングが，具体的にどのような中身を伴うものかは，現在もさまざまな理論的背景をもって異なる概念で説明されており，共通認識があるわけではない。そこで，看護におけるケアあるいは

1）広井良典著：ケア学——越境するケアへ. pp. 21-27, 医学書院，2000.
2）Mayeroff, M. 著，田村真ほか訳：ケアの本質——生きることの意味. p. 13, ゆみる出版，2006.
3）広井良典著：前掲書. pp. 16-17.

ケアリングを探究した看護理論家たちが，それをどのようにとらえていたかを概説する。

● ケア・キュア・コア

◉ リディア＝E＝ホール L. E. Hall(1906〜1969)

　ホールは，患者を「身体」「病気」「人格」からなると考え，それぞれへの看護の側面について，3つのサークルを用いて彼女の理論の中心的概念であるケア・キュア・コアのモデルを示した(▶図1-3)。

ケアのとらえ方▶　ホールによるケア，コア，キュアの説明は，以下のとおりである[1]。

　[1] **ケア** care　身体の世話，つまり，食事・排泄・入浴など，直接的に手を使って患者の身体的な世話をすることをいい，慰めいたわる関係を意味している。緊密な身体的ケアが施されるなかで，患者と看護師は看護のなかの指導・学習的側面を象徴する親密な関係を築いていく。

　[2] **キュア** cure　医師によって治療されるが，看護も共有する，与薬や治療などの実施に伴う看護の側面である。看護師は場合によって注射やガーゼ交換など苦痛を与える人として機能する。

　[3] **コア** core　身体と，身体をおかしている病気に影響を受けている人格(患者の自己)を重視し，これを治療的に活用することを意味している。看護師は質問を適切に返し，患者が動機や目標を明確に把握するのをたすけ，患者の自

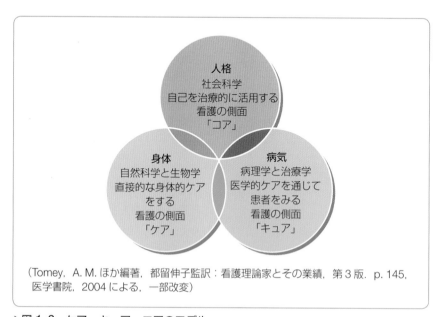

(Tomey, A. M. ほか編著，都留伸子監訳：看護理論家とその業績，第3版. p. 145, 医学書院，2004による，一部改変)

▶図1-3　ケア・キュア・コアのモデル

---

1) Tomey, A. M. ほか編著，都留伸子監訳：看護理論家とその業績，第3版. pp. 144-145, 医学書院，2004.

己覚知[1]を高めるプロセスを促す。

ケア提供者の▶
「身体を使う」

ホールの理論をもとに看護の独自性について表現すれば，「看護は身体ケアを中心に展開されるが，その方法を心得ているだけでなく，病状や治療と調和させながらケアのプロセスを調整し，患者のパーソナリティー(人格)に合わせて修正していく方法を心得ていること」となるであろう。ホールは，ケアはケア提供者の「身体を使う」ことによってのみ可能になるという点を強調している[2]。看護とは医学的ケアをさすのではなく，身体にはたらきかける直接的なケアをさし，看護ケアの中枢とは，人間が生命を維持するのに必要不可欠な，自然科学・生物学を基礎としたケアであると考えたのである。

● ケアリング実践の存在論

◉ パトリシア＝ベナー P. Benner(1943〜)

ベナーは看護実践家に内在する知識に関する研究を行い，具体的な看護ケア実践について記述することによって，専門的臨床実践のなかに埋められた豊饒な知識を発掘し，その卓越性を証明している。

ケアリングの▶
6つのパワー

彼女は，ケアリングが看護の中心であると述べ，臨床実践，つまりケアリングがもつ6つのパワーとその特性について，下記のように明らかにした[3]。

(1) 変容的パワー：患者の可能性の感覚を一変させる，患者が自分の世界がかわったと感じるなど。

(2) 統合的パワー：自室に閉じこもっている人が家族と再び一緒になるのを援助する。

(3) 代弁的パワー：患者のことを医師に，医師の言っていることを患者に説明できるなど。

(4) 治癒を促すパワー：患者やスタッフに希望をもたらす，患者が社会的・情動的指示を用いるのを援助するなど。

(5) 関与／肯定のパワー：一筋縄ではいかない複雑な状況下でもナースがそこに参与すること(巻き込まれること)で資源を引き出すなど。

(6) 問題解決：ケアリング(状況に巻き込まれる構え)は創造的で問題解決の必要条件である。

ケアリングの実践▶

ケアリングによって問題解決をはかるという考えは興味深い。ベナーは，看

---

1) 自己覚知とは，みずからを知り，みずからの問題に気づくことをいう。社会福祉分野でよく使用される用語である。

2) WHO のナースコンサルトだったコリエール M. F. Colliere もホールと同様に，ほかの人にケアを行えるというのは身体を使うことをとおしてであることを力説している (1980)。「手」による接触の重要性，メッセージを伝え聴く「聴覚」と，メッセージを解読する「視覚」もケアの重要な手段と説いている。

3) Benner, P. 著，井部俊子ほか訳：ベナー 看護論 新訳版——初心者から達人へ. pp. 180-189, 医学書院, 2005.

護師が誰かを（またはなにかを）ケアリングすることによって状況に巻き込まれ，ケアリングすることでその状況における問題を発見し，適切な問題解決法を知って看護実践を行うことができると述べているのである。また，同じ行為でも，ケアリングのなかでなされる場合とそうでない場合とではまったく異なった結果をもたらすことがあると述べ，ケアリング実践には相応の知識が必要であると指摘している[1]。

● 文化的ケア：多様性と普遍性理論

◉ マドレン＝M＝レイニンガー M. M. Leininger（1925〜2012）

レイニンガーは，ケアは看護の本質であり，またそれは，看護の支配的で独特かつ統合的な特徴であると考えている。ケアリングの価値観，表現，健康－疾患に関する信念，行動パターンに着目し，ケアリングはこのようなさまざまな文化的側面に組み込まれているとし，文化背景が異なれば看護ケア実践が異なることを明らかにした。彼女の「異文化看護理論」については，第7章「A-⑥異文化理解」（▶331ページ）および巻末資料（▶358ページ）を参照してほしい。

● ヒューマンケアリングの科学

◉ ジーン＝ワトソン J. Watoson（1940〜）

ワトソンは，ナイチンゲールの看護の本質論や心理学，現象学や精神力動論，スピリチュアル思想など幅広い思想を基盤にしてヒューマンケアリングという概念を導き出した。ケアリングの重要な哲学として人と人との関係性を重視しており，人を受容する姿勢，愛によってケアリングが可能になると考えている。また，看護におけるケアリングの主要な科学的前提として，ケアリングは対人関係のなかでのみ実践することができ，ケアリングの実践こそが看護の中心的課題であると考えた。ヒューマンケアリングを実践する者の能力をケアリング能力またはカリタス能力と称し，情緒的知性，意識，感性などが含まれる。

10のカリタス▶　ワトソンはケアリングの進め方として10のカリタスプロセス（初期の著書
プロセス　　ではケア因子）をあげている[2]。カリタスとは博愛，あわれみ，思いやり，魂の寛大さをあらわすラテン語である。以下，簡単にカリタスプロセスを紹介する。

（1）人間性と利他主義に価値をおき，自己と他者に対して愛情－親切－平静さをもって実践すること。

（2）全身全霊を込めてそこに存在すること。看護師が信頼と希望，愛情をもたらし患者の前に対峙すること。

1) Benner, P. 著，井部俊子ほか訳：前掲書．pp. 141-148.
2) 筒井真由美編：看護理論家の業績と理論評価．p. 349，医学書院，2015.

(3) 自身の霊的(スピリチュアル)な実践を育成すること。

(4) 真のケアリング関係(患者と医療者との信頼関係)を築く。

(5) 肯定的感情だけでなく否定的感情を表出することを支え，患者の表出するためにそこにいて耳を傾ける。

(6) 創造的に知識を統合して問題解決する。

(7) ケアリングの関係性のなかで教育–学習を行う(医学的判断そのものよりもその人にとっての診断・治療の意味を重視する)。

(8) すべてのレベル(物理的，非物理的，繊細なエネルギーと意識の環境)において，ヒーリングの環境を創造していく。

(9) 基本的なニーズを援助する。

(10) 人生–死–苦悩の霊的(スピリチュアル)な，神秘的な，不可解な側面にも目を向け関心を寄せる。

● ケア／ケアリング概説のまとめ

　皆さんは，ケア／ケアリングとはどのようなものか，イメージをもてただろうか。これまで述べてきたとおり，ケア／ケアリングはさまざまな意味でとらえられているが，「看護の本質」であり，臨床看護実践の中心にあるということに異論はない。

　近年の医学の発展に伴い，医師が治療的な機能をもつ業務を看護に委譲したため，必要な基本的ケアが看護師の手から離れていっている現実を指摘する声がある。コリエールは，日常的な営みであるケアを看護師が職業として行うようになり，20世紀当初の看護は非常に多様なケアを包含していたが，看護が医学的になることで生命の維持・継続と人の存在の基盤となるべきケアを見失い，あるいは無視しているとさえ述べている[1]。皆さんも，臨床看護実践の中心がケア／ケアリングにあることをこころにきざんでほしい。

　看護におけるケア／ケアリングとは，対象の身体に直接的にはたらきかける行為であるとともに，対象に向き合う姿勢でもある。そして，その「行為」が

NOTE
ケアとケアリングについて

　日常的には明確な区別なく，「ケア」または「ケアリング」と表現され，「ケア／ケアリング」と並列に表記する場合もある。日本看護協会は「ケア」と「ケアリング」はほぼ同義語として用いるとしている。ただし，「ケア」と「ケアリング」の意味する内容は理論家によって異なる。たとえば，ワトソンは看護においてケアは行為をさし，ケアリングはむしろその基盤をなす態度や心をさすと述べているのに対し，レイニンガーはケアは現象であり，ケアリングは行為であるとしている。

1) Colliere, M. F.：看護サービスについての考察．INR日本語版 3(4)：19，1980.

ケア／ケアリングであるためには，知識や思考がともに存在していなければならない。ケアは対象を変化させることができると同時に，それをふり返ることによって自分自身も成長できる機会となる。皆さんも実習などの場面において，1 つひとつの看護ケア場面を大事にして大きく成長してほしい。

② 看護実践とその質保証に必要な要件

看護は独自の機能をもち，看護介入により患者の生活を整えたり，対象の自然治癒力を高めることで疾患からの回復を促進させたりすることができる。しかし，その方法が不適切だったり，方向性を見失ったりすると，看護の機能は十分に発揮されない。つねに最良の看護が提供できるよう，日々努力していく必要がある。

ここでは，看護実践に欠かせない要素と，看護の質を向上させるために必要な要件，言いかえれば 1 人ひとりの看護師が取り組むべき課題を学習する。

1 看護実践に欠かせない要素

● 芸術としての看護

ナイチンゲールは，「看護は最上級の芸術のひとつである」[1] と述べている。看護のどのような側面を「芸術 art」と表現しているのだろうか。ナイチンゲールは次のように説明している。「それを芸術であらしめるには，画家や彫刻家の仕事と同じように，他を顧みない専心ときびしい準備とが必要である」[2]。そして，看護がほかの芸術よりも一段と厳しいものであるとし，「いのちのあるからだ，すなわち神の魂の宿り給う宮を扱うのに比べれば，生命のない画布や冷たい大理石を扱うことが何であろうか？」[3] とも述べた。また，「その芸術とは，病人を看護する芸術である。病気の看護ではなくて，病人の看護というところに注意してほしい。われわれはこの芸術を本来の看護〔nursing proper〕と呼ぼう」[4] とも説いている。

つまりナイチンゲールは，生命あるからだをもつ人を扱うこと，病気ではなく病人を看護することを「芸術 art」とよび，専心と厳しい準備が必要だと指摘したのである。準備性と集中力を基本に，対象である人間全体をみて，必要な看護の内容・方法を決定していくこと，これこそが「芸術 art」だといえる。

1）湯槇ます監修：ナイチンゲール著作集　第 3 巻．p. 246，現代社，1977．
2）湯槇ます監修：上掲書．p. 246．
3）湯槇ます監修：上掲書．p. 246．
4）湯槇ます監修：ナイチンゲール著作集　第 2 巻．p. 125，現代社，1974．

● 個別的看護

「看護実践は患者のよりよい変化を目ざしてはたらきかける過程である」[1]と川島が述べているように、看護師が看護実践を行う目的は、患者に「よりよい変化」をもたらすことである。「どのようにかかわればよりよい変化が期待できるか」を見きわめるためには、まず、個々の患者の「いまある状態」にどのような要因が関連しているのかをアセスメントする必要がある。そして、「可能性のある変化」を予測し、そのなかからその人にとって「よりよい変化」とはどのようなものかを、その人の価値観や信念、生活背景などに照らして選択していく能力が求められる。

その人にとってよりよい変化をもたらすためには、現在の状態を見きわめ、いくつかの看護介入の方法と介入による結果の予測を具体的にイメージすることが重要である(▶図1-4)。それはたとえばAという介入により、結果A′の状態にもっていくための直接的援助の方法であったり、家族間の支援を可能にするための調整や教育的はたらきかけであったりするだろう。このような、具体的な介入方法について考案するのも看護師の役割となる。

最終的にどのような変化を目標にするのか決定するときには、看護師のひとりよがり、価値観の押しつけにならないように、対象者(患者本人であったり、家族であったりする)の意向を尊重することを忘れてはならない。目標を定め、具体的な援助内容を決定する際にも、その人の生活歴やそのときどきの生活背景を考慮し、その人にとって最も好ましい方法を選択していくことが求められる。

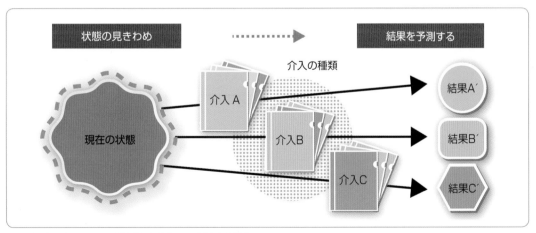

▶図1-4　介入による結果を予測して方法を選ぶ

1) 川島みどり：新訂生活行動援助の技術. p.28, 看護の科学社, 1998.

個別的看護▶
の具体例

　簡単な事例を使って個別的看護を説明したい。排泄に関する処置の1つに「膀胱カテーテル留置法」がある。尿道から管を挿入して膀胱内に固定し，尿を持続的に排出させ，袋(蓄尿バッグ)にためる方法である。手術中や直後，あるいは集中治療室で病状管理(尿量計測)が必要な場合などに行われる。尿道への管の挿入によって生じる局所違和感を苦痛として感じる人が多いこと，長期間の挿入は尿路感染や膀胱機能[1]低下のリスクがあるため，安易な挿入はつつしむべき処置である。ところが，この「膀胱カテーテル留置法」が，ある患者を苦痛から救ったという例がある。事例④を読んでほしい。

> ### 事例④　痛みと骨折の危険があるのにトイレ移動を希望する患者
>
> 　末期がんで骨転移があり，動くたびに強い痛みを感じている女性がいた。筋力が低下していて転倒の危険があるため，「尿器やポータブルトイレを使えば病室内で排泄できる」と説明したが，多床室だったため，「絶対に他人に排泄音を聞かれたくない」と言って，断固としてトイレまで移動しての排泄を希望した。トイレへの移動は車椅子介助により行っていたが，車椅子に移乗する際やトイレでの立ち上がり動作，衣服の上げ下ろし動作などにより，痛みが誘発される状態だった。
>
> 　症状が徐々に進行し，あまりに強い痛みを訴えるようになったため，今後どのような援助をしていくべきか，看護カンファレンス(▶67ページ)で検討された。「排泄音を聞かれたくない」という本人の思いを大切にしてこのままの方法を続けるか，無理をしないように病室での排泄をすすめるかが議論となった。
>
> 　本人の思いだけを考慮するなら転倒・骨折のリスクが高く，骨折すれば寝たきりになってしまう可能性が高い。しかし，やみくもに病室での排泄をすすめればこの女性の自尊心はズタズタに傷ついてしまうかもしれない。話し合いが進むな
>
>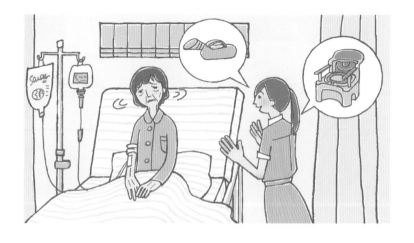

---

1) 膀胱は，尿がたまって内圧が高まったら尿意を感じさせ，排尿時には膀胱壁が収縮する一方で膀胱の出口にある尿道括約筋が弛緩することで尿を排出する機能をもつ。

かで，「トイレまで移動する回数を1日1回程度の排便時だけに抑えるため，膀胱カテーテルを留置するのはどうか」という案が示された。

「膀胱カテーテルの留置により，排泄のたびに看護師を呼ぶ苦痛は減るかもしれないが，局所的な違和感と蓄尿バッグがかえって身体的・心理的苦痛とならないだろうか」など，さまざまな意見が出され，検討を重ねたが，この案について本人の意向を聞いてみることとした。

担当看護師が本人にたずねてみると，女性は以前のカテーテル留置の経験を思い出し，「あのときそんなに苦痛ではなかった」とカテーテルの挿入を希望した。カテーテル留置後は安堵の表情で，「前はトイレのたびに苦行をしているようだったけど，いまは少し解放された感じ」と話した。

このように看護の実践にはいくつもの選択肢があり，そのなかから1つを選択するのに非常に迷う場合が多くある。どれもが正解の場合もあるし，どれもよい方法でない場合もある。この事例で，もし彼女が「あの管だけはもう二度とごめんだわ」と言ったら，膀胱カテーテル留置法は選択肢から消えるだろう。このように援助内容の決定には，看護師の価値観や経験上の知恵のほかに，患者の意向や感じ方が重要なカギをにぎる。

2 看護の質保証に欠かせない要件

● 安全性と安楽性

看護は「よりよい変化」を目ざしてはたらきかける過程であるが，そのはたらきかけの内容・方法において，その安全性・安楽性の保証が大前提であることはいうまでもない。川島が「安楽の技術はそのプロセスが安全でなければならず，安全の技術はそのプロセスの安楽を保つべく努力しなければならない」[1] と述べているとおり，看護において安全性と安楽性は対立するものではなく，表裏の関係で互いに影響し合うものである。

たとえば，臥床患者の全身清拭では，そのプロセスである室温・湯温の調整，実施時間，施行中の摩擦力，身体露出の程度，患者の身体状態(体力)の観察などにおいて安全性がはかられることにより，実施後の爽快感，食欲増進や血液循環促進，軽度の疲労感による睡眠促進の効果などの安楽や回復の喜びにつながることを考えるとわかりやすい。

自身が提供する看護ケアにおいて安全性をはかるのは当然のことであるが，医療の現場にはさまざまな危険があり，患者に重大な危害を加える事故も発生しうることも忘れてはならない。患者の安全をまもるためには，患者とつねに

---

1) 川島みどり著：看護の自立——現代医療と看護婦. p.118, 勁草書房, 1977.

接している看護師が，安全・安楽をつねに考慮して看護を提供する必要がある。医療事故と医療安全の詳細は，第 6 章(▶292 ページ)を参照してほしい。

● 対象者の自立の促進

「保健師助産師看護師法」によると，看護業務は「療養上の世話」と「診療の補助」の 2 本の太い柱からなる(▶21 ページ)。しかし前述のとおり，看護が最も本領を発揮できる領域は，療養上の世話，つまり**日常生活行動の援助**であろう。日常生活行動の援助とは，病気や障害によって日常生活に支障をきたしている人が，できるだけ支障なく，その人のふだんの生活に近い状況で生活できるように援助することである。

ここでは**日常生活行動**を，「生きていくためにその人自身が能動的に営む活動」ととらえる。人間らしく生きていくためには，その人自身がみずからの力で「生きていく」ことが重要で，看護師はこれを支援する。ヘンダーソンが「この援助はその人ができるだけ早く自立できるように仕向けるやり方で行う」と述べたとおりである(▶27 ページ)。

病気の症状や治療そのものより，自分のことが自分でできない，人の世話にならなければならないことに苦しみを訴える人は多い。病気をわずらった人が，病気以外のことで苦しむことなく，こころおきなく療養できるようにすること，飲食・排泄・睡眠・清潔などの基本的生活行動が一時的にできなくなったときでも，ただ代行してしまうのではなく，その人がその行動を再構築できるように支援すること，そのときどきのもてる力を十二分に発揮できるように支援することが重要である。もちろん，それは健康の回復のために「理にかなった方法で」である。

● 倫理的配慮とプライバシー保護

看護の対象者を「人として尊重する姿勢」はもちろん不可欠である。そのうえで，看護ケアの内容・方法を決定・実施する際には，4 つの倫理原則，すなわち，①自律尊重の原則，②善行の原則，③無危害の原則，④正義・公正の原則にのっとって行動しなければならない。これに，医療専門職の義務の基礎となる 2 つの原則，「誠実」「忠誠」も加わる。これらも第 5 章(▶205 ページ)で詳述する。

また，看護職は職務上，対象者のプライバシーにかかわる多くのことを知りうるが，個人情報の保護，プライバシーの保護はすべての医療職の義務である。このことは「保健師助産師看護師法」にも盛り込まれている(▶154 ページ)。

● 看護過程の展開とクリティカルシンキング

ナイチンゲールが「看護は看護観察から始まる」と考え(▶26 ページ)，ヘンダーソンが「基本的看護は人間の欲求の分析から引き出される」[1]といい，

ウィーデンバックが看護師には「訓練された思考と感情」[2]が必要と指摘し（▶
31 ページ），ベナーが「思考することなしに看護は成立しない」[3]と断じてい
るように，看護活動には「知識に基づく思考」が必須である。やみくもに，あ
るいは思いつきで看護を行ったのでは，効果がないばかりか対象者にとって害
にさえなりうる。

看護過程とは▶　適切な看護を実践するには，**看護過程**のプロセスをふまなければならない。
看護過程とは「独自の知識体系に基づき対象者の必要に的確にこたえるために，
看護により解決できる問題を効果的に取り上げ，解決していくために系統的，
組織的に行う活動」[4]である。

クリティカルシン▶　看護過程の詳細については，『系統看護学講座　専門分野Ⅰ　基礎看護学
キングとは　　　[2]基礎看護技術Ⅰ』で詳しく学ぶが，この看護過程を展開する基盤となる思
考方法が**クリティカルシンキング** critical thinking である。クリティカルシンキ
ングは「批判的思考」とも訳されるが，つまりは適切な規準や根拠に基づく論
理的でかたよりのない思考のことである。看護過程の展開においては，ものご
とを注意深く観察し，熟考し，主観や思い込みを廃して論理的に探究・推論し
なければならない。そのための理論的知識も獲得し，活用する。これが適切な
援助の提供に結びつく。

　こう述べると，とてもむずかしいことに思えるだろうが，クリティカルシン
キングは日常生活においても有益である。たとえば買い物の場面で，①その物
が自分にとってどの程度必要なものなのか，②自分の生活のなかでどのように
活用されるのか，③提示された価格と自分が得ることができる効果(利益)との
対比で購入する価値があるのか，などと主観(みんな持っている，かっこいい，
買いたい気分など)を除外して論理的に考えて結論を出せば，結果として自分
に有益であることが多いだろう。行きあたりばったりに，一時の感情や他人の
言葉に流されて行動したことに満足いく結果は伴わない。

　なにごとにも関心を向け，注意深く観察すること，「なぜこうするのか」「こ
のことに意味があるのか」とみずからの行動に根拠を求め，徹底的に考えよう
とする習慣を日常的にもてば，クリティカルシンキングの能力向上に結びつ
く[5]。

1) Henderson, V. 著，湯槇ます・小玉香津子訳：前掲書．p. 22.
2) Wiedenbach, E. 著，外口玉子・池田明子訳：前掲書，p. 145.
3) Benner, P. 著，井部俊子監訳：ベナー看護論新訳版——初心者から達人へ．p. 2，医学
　書院，2005.
4) 日本看護科学学会看護学学術用語検討委員会：看護学学術用語．p. 8，1995.
5) クリティカルシンキングは，『系統看護学講座　専門分野Ⅰ　基礎看護学[2]基礎看護
　技術Ⅰ』（▶227 ページ）でも看護過程と関連づけて学ぶ。

● 科学的根拠を追求する態度

◉ EBN

　看護実践の目的は，患者にとっての「よりよい変化」をもたらすことである と繰り返し述べた。そのためには，どのような方法が効果的・効率的か，そし て，どのような変化が期待できるのかなどを熟考する必要があり，それは「根 拠」を求めつつ実践するのが望ましい。このような根拠に基づく看護実践を EBN（evidence based nursing）という。また，看護だけに限定せず，さまざま な分野において，対象者にとって最良の科学的根拠（エビデンス）を臨床実践に 適応することを EBP（evidence based practice）という。

EBM▶　EBN，EBP は科学的根拠に基づく医学 evidence based medicine（EBM）が広 まるなか，その影響を受けて 1990 年代の終わりごろから盛んに提唱されるよ うになった。EBM とは，もう少し詳しくいえば個人の患者のマネジメントに おいて，現在の臨床研究から得ることのできる最新・最善の医学知見を良心的 に，思慮深く，明確に使った医療のあり方という概念であり，具体的には，治 療法を決定する際に，学会誌や専門誌などで公表された論文などを調べたり， 臨床研究を行うことによって，客観的・疫学的観察や治療結果の統計学的比較 結果などを知り，それを根拠として最新で最良の治療法を適用することである。

看護における▶
根拠とは

　看護においては，科学的知識に基づく説明がまだなされていない看護実践や， 有効性が統計学的に証明されていなくても経験的に効果を実感している看護実 践が多数あり，今後，科学的裏づけが可能なものについて，研究による科学的 根拠の明確化を進めていくことが重要である。

　しかし，ベナーの研究成果にみられるように，すぐれた看護実践を観察し， またナラティブ[1]として語ってもらうことにより，卓越した実践に埋め込まれ ている経験のなかで蓄積された知識（実践知）を表現することが可能である。こ のように，看護実践においては，実験科学的・統計学的に証明された方法を選 択するという EBM とは異なるアプローチも存在する。そして，1 人ひとりの 看護師が実践知をたくわえ，それを表現し，看護チームや看護界全体に向けて 発信し，共有していくことも必要である。

● 患者・家族への説明と助言

看護の教育的機能▶　ヘンダーソンは，「人間の基本的欲求」の 14 番目に「正常な発達と健康に つながるような学習をし，発見をし，好奇心を満足させる。また利用可能な保 健施設を活用する」というニードをあげ，それに対する基本的看護として「患

---

1) ナラティブ narrative：語り，ものがたりなどと訳されるが，「あるできごとについての 記述を，なんらかの意味ある連関によりつなぎあわせたもの」という意味合いをもつ。 しばしば，科学的根拠の追究と対比して用いられる。

者が学習するのをたすける」という要素をあげた(▶28ページ)。このような**教育的機能**も看護の重要な構成要素である。

患者の自己決定▶
支援

どのような場合・状況であっても，患者・家族は「どのような看護ケアを受けることができるのか」「それがどのような成果を生むのか」などについて，知りたいというニードをもっている。また，患者・家族がそれらを知らなければ，自身が受ける看護ケアについての意思決定ができない。患者が治療方針を自己決定することを支援するのと同様に，看護ケアについても患者の自己決定を支援するため，事前の十分な説明・助言が必要である。それにより患者・家族の協力が得られ，看護実践を円滑に進めることができる。

● 看護職者個々の自己研鑽

医療技術の進歩，社会的価値の変化に伴い，人びとの健康ニーズは多様化しているが，その個別的な健康ニードをアセスメントし，対象者に応じた個別的看護を提供していくためには，高い教養と高度な専門的能力が要求される。在学期間中に身につけることができるのは，その基本的な能力であり，実践能力が発達途上の段階で国家資格を得て，専門職として働くことになる。

看護職にはまだ医師のような臨床研修制度[1]はないものの，「看護師等の人材確保の促進に関する法律」によって，病院等の開設者には「新たに業務に従事する看護師等に対する臨床研修その他の研修の実施」を行うことが努力義務化された(第5条第1項)。同時に，看護職の側にも「研修を受ける等自ら進んでその能力の開発及び向上を図る」ことが務めとされた(第6条)[2]。日本看護協会の「看護者の倫理綱領」の第8条にも，「常に，個人の責任として継続学習による能力の維持・開発に努める」とある(▶203ページ)[3]。

看護職者にとって学び続けることは職業人としての使命であり，学生の段階から，生涯にわたってみずから学びつづけるための「自己教育力」[4]を養っておく必要がある。

---

1) 医師・歯科医師は6年間の教育を受けるが，国家資格(免許)をもたない学生は法律的に医療行為を行えず，大学卒業時点では臨床経験がきわめて乏しい状況である。そのため，免許取得後に一定期間，指導医のもとで臨床経験を積む「臨床研修」とよばれる卒後教育制度が義務化されている。
2) なお，「保健師助産師看護師法」にも「保健師，助産師，看護師及び准看護師は，免許を受けた後も，臨床研修その他の研修を受け，その資質の向上を図るように努めなければならない」(第28条の2)との規定がある。
3) 職能団体としての社会的声明文であり，これを通して看護職者が果たすみずからの使命について，社会に公約するものである。
4) ここでは，「みずから課題を発見し，学び，考え，主体的に判断し，よりよく問題解決する資質や能力」としよう。筆者は，義務教育の「総合的な学習の時間」に掲げられている目標と一致すると考えている。

3 臨床における看護研究の実践

　看護職は「専門職」である。つねによりよい実践が行えるように新しい知識をつくりだす努力をし，そのために研究という仕事を重視し，それに取り組むことが専門職の成立要件の1つである。わが国においても，1960年代ころから研究活動が盛んに行われるようになり，1967(昭和42)年には日本看護学会が設立され，1968年には『看護研究』という専門学術雑誌も創刊されるなど，研究内容を広く世のなかに公表する場も設けられた。近年は大学・大学院の増加により，ますます看護研究活動が盛んに行われ，研究実績の視点からも看護職は専門職として認識されている。

わが国の看護▶研究の特徴　わが国における看護研究の特徴として，研究者による研究だけでなく，臨床看護師，つまり，直接のケア提供者による臨床看護研究が活発に行われている点がある。これは，アメリカにおいて看護研究を行う研究者とその成果を用いる臨床家が分離しているのと異なる。わが国の病院では，所属する看護師の現任教育の一環として臨床看護研究が行われることが多く，看護業務が一人前にこなせるようになり，病棟の全体状況が見通せる実践力が養われた段階の看護師が看護研究に取り組んでいる。臨床現場における課題について客観的・分析的にとらえ，課題解決に向けた糸口をさぐるための営みとして臨床看護研究が実践されているのである。

研究は臨床▶看護師の責務　看護大学ばかりでなく，看護師学校・養成所のカリキュラムにも看護研究関連科目が組み込まれていることが多いが，単なる卒業要件としてとらえるのではなく，看護師として就業後も臨床看護研究にかかわるためのスキルとして必須のものであると考えてほしい。日本看護協会も「看護師の倫理綱領」の条文に「看護者は，研究や実践を通して，専門的知識・技術の創造と開発に努め，看護学の発展に寄与する」(第11条)とうたっているとおり(▶203ページ)，臨床看護師は，臨床看護研究に携わる者としての責務を担っている。

● 看護研究を行う意味

看護研究の目的▶　看護実践の目的が対象者をよりよい状態にもっていくための看護を行うことであるのに対し，看護研究の目的は，看護にまつわるさまざまな現象に関する真実を明らかにし，法則を導き出すことである。

　研究である限り，なんらかの新しい知見を得ることがその目的であるが，最終的には，研究で明らかになった知見を看護実践にいかして実践の質の向上に用いることが重要である。研究によって明らかにされた知見を看護実践にいかすことで研究の意味が生じるのであって，単なる個人の興味だけでは看護研究は成立しないことを念頭におく必要がある。どのような研究であっても，行おうとしている(行っている)研究は看護の質の向上にどのように寄与するのかを考えつづけることが重要である。

課題の発掘と▶
実践への還元　　看護実践のなかには，その根拠が十分に説明できていないことがらも多い。看護研究はそれらを明らかにしていく営みであり，その研究テーマの芽は，臨床実践の現場に多く埋もれているといってよい。それを発掘して研究へと発展させ，研究結果により得られた知見を看護実践につなげていく必要がある。どのような小さなことでも，看護実践のなかでの気づき・発見を蓄積することで，先述の EBN，EBP におけるエビデンス(科学的根拠)に発展することもある。

● 研究テーマの発見と設定

　　看護研究の研究テーマは，どのように見つけ，設定していけばよいのだろうか。研究を行うことが決まってから義務的にさがすのでは思いつきのテーマになり，途中で関心が薄れてしまいがちで研究は長続きしない。毎日の看護実践のなかで生じた疑問(「なぜだろう」「これでいいのだろうか」など)を大切にし，深く追究しようとする姿勢をもつことが重要である。看護実践のなかから生じた小さな疑問に対して，詳しく調べ深く考えることで研究にあたいするテーマへと発展することが多い。決められたことを繰り返し行っているだけでは研究疑問も生じず，マンネリ化した看護実践ではその質も低下する。実践現場を少しずつでも変革できるように，つねに疑問をもち，実践現場に埋もれる研究の種に気づける看護師でありたい。

● 研究目的と研究方法(信頼性と妥当性)

研究目的の設定▶　　研究とは未知のことに対する答え(新たな知見)を求めることであり，その答えを導くための方法が研究方法である。看護実践のなかでいだいた疑問がすべて研究になるわけではなく，疑問に感じたことはまず，**文献**を調べてすでに明確になっている知見を明らかにし，まだ明らかにされていないことを洗い出す。その過程を経て，自分がこの研究でなにを明らかにしたいのか(**研究目的**)を洗練させていく。研究方法は研究目的が明確になればおのずと決まってくる。

研究方法の選択▶　　看護研究の方法には，厳密な条件を整えた実験室で行う生理学的な実験研究もあれば，多くの人を対象とする疫学調査，また，臨床看護介入と患者の経過との関係を考察する事例研究などさまざまなものがある。研究方法は，研究者がどのような答えを求めるかによって決まる。自分の求める答えが，実験によって得られるのか，質問紙調査によって得られるのか，などと熟考する必要がある。

　　また，研究においては，その**妥当性**(たとえば質問紙調査では，質問内容が自分の調べたいことを含んでいるか，など)と**信頼性**(その調査を同一対象に同一の条件で行ったときに同一の結果が出るか，など)を担保することも重要である。

● 文献検索と文献検討

　看護研究を行うか否かにかかわらず，看護学生・看護職者はすでに得られている知見（先行研究の成果）についてつねに調べる習慣をもつことが重要である。看護介入の効果や方法，その根拠などの情報を得るためにも文献をさがす能力（**文献検索**のスキル），それを読みこなす力（**文献検討**のスキル）が求められる。両者とも看護学生のうちから身につけておきたい。

◉ 文献とは

　文献とは，研究の参考に用いる書籍・文書のことをいう。文献には，学会の機関誌（学会誌）や特定のテーマを扱った専門雑誌（いわゆる商業誌）などの学術雑誌，新聞記事，官公庁発行の白書類，教科書，単行書などさまざまの種類があるが，大きく「雑誌」と「図書」に分けられる。雑誌掲載の研究論文は，教科書や単行書などにくらべて，情報の新しさの点において優位であり，また，自分が研究に取りかかろうとするときは方法論なども参考になる。そのため，研究論文を読みなれておくとよい。雑誌掲載の論文も，原著論文[1]のほか総説・解説，会議録などの種類があるが，正式な研究論文のスタイルをとった原著論文を読むようにこころがけたい。

　近年は，国内の医学およびその周辺領域の学術雑誌に掲載された文献が全文閲覧・ダウンロードできる電子配信サービスを契約している学校や病院が多くなった。看護学生・看護職者もおおいに活用したい。

◉ 文献検索の方法

文献データベース ▶　文献検索をするとき，図書館にある図書を手あたりしだいに開いていったのでは，目的の文献にめぐり合う確率は低い。効率的に目的の文献をさがしあてるための方法については学校図書館のガイダンスを受け，確実に身につけてほしい。文献を得ようとするとき，まずは**文献データベース**にあたる。さまざまな文献データベースがあるが，看護師・看護学生が使用する機会の多いものを表1-2にあげた。どのデータベースを用いても，検索結果として示されるのは，文献の書誌事項（著者名，論文名，掲載雑誌，巻号，頁，発行年数）や抄録（しょうろく）（200〜400字程度で論文内容を示したもの）である。まず抄録を読み，文献本体（一次文献）をわざわざ取り寄せる必要があるかどうかを判断する。

検索語と検索式 ▶　自分の関心事に関連する文献を検索する場合，自分の考えを表現し，そのなかから関心事に最も接近した「キーワード」を選び出しておく。次に，自分が所属する教育機関（医療機関）の図書館・図書室で利用できる（契約している）データベースを確認し，インターネットを利用してキーワードを入力する。

　この際，自分が考えた言葉（自然語）をそのまま使って検索もできるが，検索

1）原著論文とは専門家による査読の結果，独創性・新規性のあると認められた研究論文であり，信頼性や有用性が高い。

▶表 1-2　看護研究に役だつ代表的なデータベース

■医中誌 Web

https://search.jamas.or.jp/

特定非営利法人医学中央雑誌刊行会が作成する国内医学論文の情報検索サービス。医学・歯学・薬学・看護学および関連分野の定期刊行物，のべ約 7,800 誌，約 1500 万件の論文から検索できる。医中誌は「医学中央雑誌」の略で，その歴史は古く，1903 年に冊子体で発行されたのがはじめである。現在はインターネットサービスに移行している。

■ JDream Ⅲ（ジェィドリームスリー）

https://jdream3.com/

国立研究開発法人科学技術振興機構(JST)が作成し，株式会社ジー・サーチが提供する，科学技術や医学・薬学関係の文献データベースである。収録件数は約 6000 万件。内容は，学協会誌（ジャーナル），会議・論文集/予稿集，企業技報，公共資料と多岐にわたる。日本看護協会会員であれば日本看護協会のホームページからログインでき，無料で利用できる。

■ CiNii（国立情報学研究所（NII）学術情報ナビゲータ〔サイニィ〕）

https://ci.nii.ac.jp/

学協会刊行物・大学研究紀要・国立国会図書館の雑誌記事索引データベースなどの学術論文情報を検索の対象とする論文データベースサービス。本文まで無料で公開されている論文も豊富にある。

■最新看護索引 Web

日本看護協会の会員専用ページ「キャリナース」（https://kaiin.nurse.or.jp/members/JNG000101），あるいは https://jk04.jamas.or.jp/kango-sakuin/ からログインする。

日本看護協会図書館で編集している看護文献データベース。同館が所蔵している国内発行の看護・周辺領域の雑誌・紀要などのなかから看護実践・研究・教育に関する文献情報を集めて収載している。収載誌は一部を除き 1987 年以降の約 900 誌で，収録件数は約 25 万件である。日本看護協会会員なら無料でアクセスできる。

■ CINAHL（シナール）

https://search.ebscohost.com/

CINAHL Information Systems が制作する看護学領域の基本データベース。アメリカの英語文献を中心としている。

■ PubMed（パブメド）

https://www.ncbi.nlm.nih.gov/pubmed/

アメリカ国立医学図書館が無料で提供する世界最大の医学・生物学分野の学術文献検索サービス。1946 年以降の約 2700 万件の文献情報が収載され，約 300 万件が全文公開されている。収載範囲は医学・看護学・生物学だけでなく，関連する心理学・社会科学・哲学・経済学なども含み幅広い。

■ KAKEN−科学研究費助成事業データベース

https://kaken.nii.ac.jp/

国立情報学研究所(NII)が文部科学省，日本学術振興会と協力して作成・公開しているデータベース。文部科学省および日本学術振興会が交付する科学研究費補助金により行われた研究の当初採択時のデータ（採択課題）と研究成果の概要（研究実績報告，研究成果概要）が収録されている。国内の最新の研究情報が検索できる。

の精度を高めるためには，自分が設定した言葉（自然語）から索引語を調べ入力する。索引語はそのデータベースの「シソーラス」（統制用語集）から調べることができる。索引語を複数組み合わせ，複数の索引語を「and」（集合の交わり），「or」（集合の結び），「not」（補集合，つまり全体の中である部分集合以外の部分）の 3 つの検索機能のかけ合わせを考え，検索式を設定する（▶図 1-5）。調べたい範囲を明確にしていくことで効率的な検索ができる。

文献検索の例▶　ここでは，多くの文献にめぐりあうための文献検索方法について，例示しながら解説していく。

　たとえば，冠状動脈の狭窄によって心筋梗塞や狭心症をおこした患者の何人かが再入院してきたので原因をさぐったところ，内服が徹底されていなかったことが明らかになった。この疾患の患者は，治療後も血栓を予防するために血

A：経口投与，B：指導

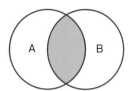

経口投与かつ指導の両方を
含む。
a．AとBの交わり；and

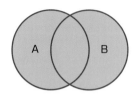

経口投与もしくは指導のい
ずれか。
b．AとBの結び；or

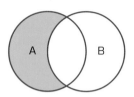

経口投与のうち指導を含ま
ない。
c．Bの補集合のうちA部分
のみ；not

「経口投与」に関する文献を調べたい場合，「経口投与」というキーワードだけでは文献数も多いだろ
う。その場合，調べたい内容が「経口投与の指導」ならば，a のように両方のキーワードを含む文献を
さがせばしぼり込める。あるいは「経口投与の指導」以外が知りたいなら c のようにする。「経口投与」
を含む文献，「指導」を含む文献をすべてさがしたい場合は，b のようにする。

▶図 1-5　and，or，not 機能を用いた検索方法の例

液を凝固しにくくする抗凝固薬を内服しつづける必要がある。そこで，患者自
身が内服管理を徹底できるようにするのに効果的な指導方法について「医中誌
web」を使って調べようとしたとする。先述のように，まず検索するための
キーワードを設定する。「抗凝固薬」「内服指導」などのキーワードは容易に思
い浮かぶだろう。両者を and 検索すれば適切な検索結果が得られると思いが
ちだが，実際には「内服指導」が障害となって期待する結果は得られない
（2022 年 10 月現在，1 件）。

このとき，シソーラスを調べることが重要である。「内服指導」は 2 つの概
念を組み合わせた言葉であるため「内服」と「指導」に分割してシソーラスを
調べる。「内服」のシソーラスは「経口投与」，「指導」のシソーラスは「患者
教育」となり，それらの言葉におきかえて検索すると豊富な書誌事項を得るこ
とができた（2023 年 10 月現在，95 件）。

このように，文献検索の際には，キーワードをシソーラスにおきかえると豊
富な文献情報が得られる。

● 文献クリティーク

文献を読む際に注意したいのは，文献の記述内容を鵜呑みにしないというこ
とである。文献を建設的に批判する態度で読んでいくことが重要である。なん
らかのかたちで看護実践に役だつテーマであるのか（研究意義），研究目的の設
定に適した研究方法か，研究目的に合致した結果が得られているか，結果の解
釈について文献を用いて行っているか（考察の妥当性），などの視点をもって先
行研究を読むことが必要である。

また，その文献には 1 つの研究結果が示されているのであって，絶対的存
在ではないということを念頭におく。

　しかし，「間違いさがし」「あらさがし」に徹することのないよう，その研究の強みと制限(あるいは適切と不適切，長所と短所)を知り，ほかの研究結果と比較しながら文献を読んでいく習慣をつけたい。文献を読むときは，そのテーマに関する自分の考えをもち，自分の研究テーマや関心事に，どの部分が役だつか，なぜ役だつのかをつねに考えながら読むことが重要である。

③ 看護の役割・機能の拡大

　これまで，看護の本質的な役割と機能として看護ケアについて考え，また看護実践の要素と看護の質の保証に必要なさまざまな要件について学んできた。一人前の看護職として成長するため，あるいは，職業についてからも，看護職者としてその責務を果たすために多くの努力が必要であることは自明のことであるが，それは，看護職には今後ますます大きな期待が寄せられているからである。

　現在，看護職が活動している場については第6章に詳しいが，ここでは，日本人の健康状態の変遷とともに看護職の社会的役割・期待がどのように変化してきたのか，また，今後どのような期待が込められているのかを概観していきたい。

1 疾病構造の変化と看護への影響

感染症が中心▶だった時代　第二次世界大戦終了直後の1947(昭和22)年，日本人の主要死因は，第1位が結核，第2位が肺炎であることからわかるように，感染症が上位を占めていた。効果的な抗生物質の開発も途上であった時代で，病院に入院する人々の多くは感染症の患者であり，看護の中心は感染症看護であった。この時代の感染症蔓延の背景には一般市民の衛生管理や栄養摂取などに対する知識の不足があげられ，人々を啓蒙する必要性が高かった。このような地域における教育・啓蒙活動の中心に存在していたのは保健師(▶151ページ)である。1947年に厚生省に母子衛生課が設置されて母子保健行政を所管するようになり，妊産婦や乳幼児に保健指導が行われるようになると，乳児死亡率が劇的に低下していった。

生活習慣病が▶中心の現代　その後，治療薬の開発・普及により結核による死亡率が徐々に減少していったことをはじめ，感染症の死亡数は減少していった。そして，1950年代後半には，主要死因の上位が脳血管疾患・がん・心臓病となり，感染症を中心とした急性疾患から**生活習慣病**[1]を中心とした慢性疾患へと疾病構造が変化していった。以降，徐々に生活習慣病対策が保健指導の中心となり，とくに近年は

---

1) 生活習慣病：生活習慣が起因と考えられる疾患。たとえば，がん，脳卒中，糖尿病などが代表的なものである。

2008(平成20)年度からはじまった特定健康診査・特定保健指導制度などにより，生活習慣病対策が徹底されるようになってきた。

2 看護活動の地域への広がり

　家庭や貧民街などを看護職が訪問する訪問看護は，近代看護の成立後まもなくイギリスで誕生し，これが保健師という看護職が生まれる原点となった。わが国においても訪問看護の歴史は古く，明治時代(1900年ごろ)にさかのぼる。当時は「派出看護」とよばれ，訓練を受けた看護師が患者の家庭と直接契約を結び，患者のもとを訪れて看護を提供していた。

訪問看護の▶
需要拡大
　1970年代以降，少子高齢化と核家族化の進行(それに伴う独居高齢者の増加と老老介護)や，俗にいう「寝たきり老人」の増加などにより，退院後の継続看護として，自宅に訪問する訪問看護が再び行われるようになった。その後，訪問看護の需要は高まる一方であり，1992(平成4)年には「老人保健法」(現在は「高齢者の医療の確保に関する法律」に改称)における「老人訪問看護制度」として制度化された。その後も在院日数の短縮などに伴い訪問看護の対象は広がり，現在では介護保険制度，後期高齢者医療制度，健康保険制度などに基づいて，在宅で医療を受けるすべての年齢の人に訪問看護が提供されるようになっている。訪問看護を提供する事業所は訪問看護ステーションとよばれ，看護職が管理者になるよう定められている。

　このように，保健師だけでなく，看護師も地域での役割が求められるようになってきている(訪問看護の詳細は▶239ページ)。

3 介護保険制度創設に伴う看護活動の場の多様化

　1980年代に，今後，急速な高齢化が進行し，「寝たきり老人」や認知症高齢者が増加する一方で，核家族化がますます進むことにより，家族の介護機能の低下が予測された。そのため，高齢者の介護を社会全体で支え合うしくみとして，社会保険方式の介護保険制度の導入が1990年代に検討され，2000(平成12)年度から導入された。これより，介護老人保健施設，介護老人福祉施設(特別養護老人ホーム)，通所介護事業所，認知症対応型共同生活介護事業所(グループホーム)など，介護サービスを提供する場が多様化し，それぞれの場で看護職が活躍している。

4 生活習慣病対策・健康増進運動における看護への期待

　死因の上位を占めるがん，心臓病，脳血管疾患は加齢に伴い罹患率が上昇する病気であり，今後の高齢化の進展に伴いますます患者数が増えることが予測される。これらの疾患は生活習慣の改善によって予防が可能であり，健康者がそれらの疾患にかかるのを防ぐ一次予防[1]に力が注がれるようになってきた。前述の特定健康診査・特定保健指導もその一翼である。生活習慣の改善，健康

の増進には，生活行動や意識の変容が必要である。看護職は，看護の主要な機能の1つである「教育・指導」の機能を十二分に発揮することが求められている。

　以上のように，看護職の役割は社会の要請に応じて変化し，その期待はますます拡大している。私たちには，そのときどきのニーズに応じることができる柔軟な思考が求められているのである。

C｜看護の継続性と連携

　これまで，看護とはなにか，看護職が果たすべき役割とはなにかについて，学んできた。ここでは，看護を提供する際に不可欠な要素である「看護の継続性と連携」について学ぶ。

看護の一貫性の▶
保持
　はからずも病気にかかり療養を余儀なくされた人が療養生活を送るにあたって，看護職をはじめ医療職全体がどのようにかかわり，またそれを継続させていくのだろうか。人が健康に不ぐあいを感じ，医療を受けよう(受療行動をおこそう)とするとき，病院という場で療養生活を開始するとき，治療目的や治療内容の変更，あるいは，患者自身の希望により療養の場が移動するとき，また，家庭での生活に戻り，その人なりの健康状態を維持していこうとするとき，あるいは社会復帰してもとの職業に戻ろうとするとき，これらすべての過程において看護のかかわりが必要であるが，それは連続した一貫したものでなければならない。

事例でみる看護の▶
継続性の実際
　では，実際にどのようにして看護は継続されるのだろうか。ここでは1つの事例を紹介しながら，看護の継続について学んでいきたい。

　患者は1人の人間であり，当然のことながら24時間，365日連続した生活を営んでいる。病気により療養に専念せざるをえない状況にあっても，たえまなく人としての生活を営んでいる。その生活を途切れさせないために，あるいは，治療の効果を最大限発揮させるために看護の継続は必須である。

　また，患者の医療には医師と看護職だけでなく，さまざまな職種がかかわる。多職種が連携し，チームが一丸となることにより効果の高い医療が提供できる。

　次のDさんの入院からの経過を追って，その実際をみていこう。なお，ここで紹介する経過(紹介入院・転院など)は代表例であって，すべての人が必ず

---

1) 一次予防：予防には一次予防，二次予防，三次予防がある。一次予防とは，疾病にかかる前の健康者に対して，疾病原因の除去や健康の増進をはかり，その発生を予防することである。二次予防は早期発見・早期治療であり，三次予防は社会復帰を目的としたリハビリテーションなどをいう。

しもこのような診療の流れになるとは限らない。

---

❶ 患者のプロフィール

- **患者**：Dさん(73歳・女性・主婦，夫とは死別。近所に長女夫婦が住んでいる)
- **病名**：脳梗塞
- **既往歴**：10年前，自治体が行う健康診査で高血圧を指摘されて以降，近所のX診療所にて継続して内服治療を受けてきた。X診療所の検査で糖尿病も見つかり，高血圧に加えて糖尿病の治療も行っていた。食事療法・運動療法も必要であり，指導も受けていたが，糖尿病のコントロールはあまりうまくいっているとはいえない状況であった。

❷ 現病歴

　Dさんは，ある冬の寒い日の朝，起床して食事の準備をしているときから手足に力が入らない感じをおぼえたという。しかしそのときは，気のせいだろうと考え，日中は横になってテレビを見るなどして過ごしていた。夕方になり，同じ市内に住む娘が仕事帰りに立ち寄ったところ，右側の半身に力が入らないDさんの様子に気づいた。幸いにも支えればなんとか移動できる状態であったため，娘はすぐにかかりつけのX診療所にDさんを連れて行った。その結果，すぐに入院が必要と診断され，主治医からX診療所の関連病院であるY病院に入院の打診が行われた。Y病院からは救急受け入れが可能との返答があり，Dさんは救急車で搬送された。

　Y病院での検査の結果，脳梗塞と判明し，そのまま入院となった。軽度の片麻痺の症状はあったが，幸いなことにそれ以外の症状はみとめられなかった。DさんはY病院での治療により徐々に状態が回復したが，在宅復帰にはしばらくリハビリテーションが必要な状態であったため，リハビリテーション治療を専門とするZ病院に転院することとなった。Dさんの麻痺は，同院での専門的なリハビリテーション治療により徐々に改善していった。その結果，日常的な生活動作は自分でできるまで回復した。Dさんの娘は，近所に住んでいてDさんの支援が可能であったため，自宅に退院することになった。現在は状態も安定し，退院後のリハビリテーションの継続のためにZ病院に通院している。

---

① 看護における情報伝達と共有

1 入院時の情報伝達と共有

●X診療所(初期治療施設)からY病院(入院施設)へ

　Dさんは10年前，自治体の健康診査で高血圧の指摘を受けて受診をすすめられ，X診療所で高血圧・糖尿病の治療を継続的に受けていた。X診療所の主治医(かかりつけ医)がDさんの症状をみただけでDさんのからだにおきてい

ることを予測し，すぐに入院施設のあるY病院への紹介ができたのは，日ごろからDさんの血圧や糖尿病の経過を追っていて，その情報を診療録(カルテ)で管理していたためである。

　脳梗塞のような，治療開始までの時間が，その人の予後や後遺症の程度を左右する疾患では，このような迅速な連携がその後の人生を左右するといってもよいだろう。

医療施設内の▶
情報伝達
　Dさんにとって，Y病院ははじめての受診である。このような場合，診療所と病院ではどのような情報のやりとりがなされるのだろうか。

　まず，X診療所の主治医は，入院治療の必要性を判断した時点でY病院の担当医に連絡し，Y病院における受け入れの可否について打診する。Y病院では，診察可能な医師がいるか確認したり，入院病床が確保できるか確認したりして，最終的に受け入れを決定する。この際，入退院調整看護師[1]は，これから入院してくる患者の病状(Dさんであれば，麻痺の程度，意識レベルなど)や現在の治療状況，家族の状況(なかでも療養生活における主たる支援者であるキーパーソンの存在)など，おおまかな情報をX診療所より得るようにしている。あらかじめ情報を得ることにより，看護チームは余裕をもって入院患者を迎えるための準備を整えることができる。

2 入院中の情報伝達と共有

● 看護師による情報収集

　DさんはY病院の救急治療室に運ばれ，ひととおりの血液検査とバイタルサイン[2]の測定ののち，CT検査を受けることとなった(▶図1-6-a)。意識は清明であり，はじめての救急搬送で少し動揺していた様子だったため，看護師は採血やバイタルサイン測定などの行為の1つひとつについてていねいに説明しながら，吐きけや頭痛，しびれや運動麻痺などの症状について問診をしていった。また，検査前後にそれらの症状の変化についても確認・観察するなど，こまめに情報収集を行っていった。

　また看護師は，Dさんの発症から現在までの状況[3]をより詳細に知るため，本人が体調に異変を感じたときのこと，娘がそれを見たときの様子，さらにX

---

1) 患者の入院や退院がスムーズに行われるよう，患者や家族を支援するほか，院内の入院・退院の準備や調整を行う看護師をさす。専任の場合と兼任の場合とがあり，病院によって呼称もさまざまである。

2) バイタルサイン vital sign：人が生きていることの証を示す徴候を意味する。一般的には血圧，脈拍，呼吸，体温をさすことが多く，患者の身体の状態をとらえる指標となる(▶『系統看護学講座　専門分野Ⅰ　基礎看護学[2]基礎看護技術Ⅰ』，90ページ)。

3) その時点で治療すべき疾病(健康問題)に関する情報のうち，発症から現時点までの経過の流れを「現病歴」という(▶『系統看護学講座　専門分野Ⅰ　基礎看護学[2]基礎看護技術Ⅰ』，71，274ページ)

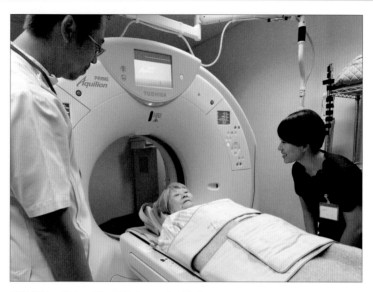

看護師は，検査の所要時間や，からだを動かさないようにするなどの注意事項を伝えながら，Dさんの表情や反応を確認している。

a. CT検査

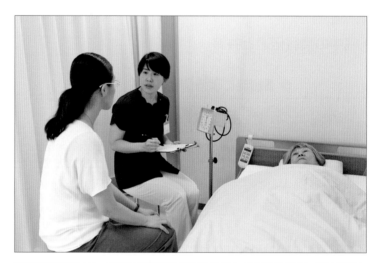

看護師は家族から，患者の発症時の様子やふだんの生活の様子などの情報を収集している。

b. 家族からの情報収集場面

▶図 1-6　看護師による情報収集

診療所からY病院に搬送されるまでの様子などの情報を得た。また，Dさんのふだんの生活の様子（生活行動）や受療行動についての情報取集も行った（▶図 1-6-b）。Dさんは夫が他界しており，ひとり暮らしであるため，今後の療養生活上のキーパーソンとなるのは，近くに住む娘である。Dさん本人からだけでなく，娘からも情報を得ることは重要なことである。

● 看護師間の情報伝達・共有（療養生活の 24 時間をつなぐ）

◉ 情報の引き継ぎ

　病院における看護師の勤務は，日勤・準夜勤・深夜勤の 3 交代，もしくは日勤・夜勤の 2 交代となる（▶第 6 章，288 ページ）が，患者にすれば療養生活に切れ目があるわけではなく 24 時間連続したものである。看護師の勤務交代によってケアが途切れることのないように，患者の状況などの情報を次の勤務者に確実に引き継ぐ必要がある。

　病院によって引き継ぎの方法はさまざまであるが，Y 病院は経過表を用いた「申し送り」[1]を行っていた（▶図 1-7）。引き継がれる情報は個々の患者の状態によって異なるが，さまざまな症状の変化，それに伴う日常生活の状況[2]，患者の心理面などについてである。この情報の伝達により，次の担当者がケアの内容・方法を調整し，より適切なケアが提供できる。

◉ 看護チームと情報共有

　Y 病院では，看護方式（▶NOTE「看護方式」，66 ページ）として，チームナーシングを採用している。「申し送り」のあとは，看護チームの日勤看護師全員（4〜5 人）が，チームの受けもつ患者の病室を訪問する。1 人ひとりの患者にあいさつをしながら，患者の様子や状態を直接観察し，輸液や人工呼吸器，心電

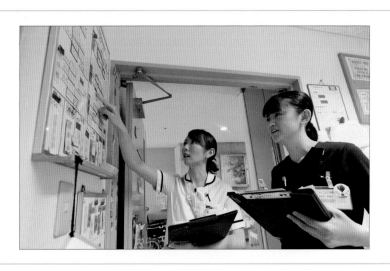

▶図 1-7　看護師間の情報の引き継ぎの例（申し送り場面）

---

1) 申し送りとは，勤務交代時に前任者が後任者に患者の状況や実施した看護ケアなどの情報を引き継ぐことをいう。現在はこのような申し送りを行わない施設もあり，その場合，前の勤務帯までの情報を，おもに電子カルテ（▶68 ページ）から確認し，補足がある場合のみ担当者どうしが口頭で確認するかたちで引き継ぎを行う場合が多い。
2) 食事内容や摂取状況，睡眠の状態，行った看護ケアの内容やそれに対する患者の反応などをさす。

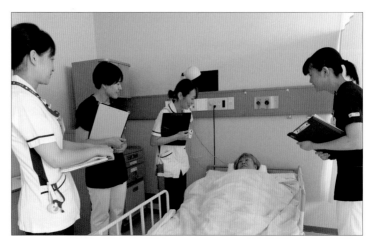

看護チームの編成方法はさまざまである。写真は「固定チームナーシング」とよばれる看護の提供方式を採用している医療施設の看護チームの巡回場面である。固定チームナーシングでは1つの病棟で，一定期間固定の複数のチームを編成し，チームリーダーの責任のもと複数の固定の患者を担当する体制をとる。原則的に，患者の入院期間中は，同じチームが継続的にケア提供をする。

▶図 1-8　看護チームによる巡回

図モニターなどが装着されている場合には，その設定などもチーム全員で確認する（▶図 1-8）。

　このようにチームの患者について情報を共有することで，チームの看護師であれば誰でも対応できるようにしている。とくに医療機器などについては，医療・看護を継続し，安全に提供するためにも，複数の目で確認するシステムが

NOTE
看護方式

　看護方式とは，病棟単位（看護単位）において効率よく質の高い看護サービスを提供するための仕事の分担方法をいう。代表的なものとして，次の3つの看護方式があげられる。

　①機能別看護：注射係，指示受け係など業務内容別に責任を分担する方法

　②チームナーシング：看護職者，看護補助者がチームを組み，1つの患者グループに看護サービスを提供する。一部①のかたちも含む）

　③プライマリナーシング：プライマリナースが患者の入院から退院までの全過程に責任をもつ。直接的なケアはみずから行うこともあれば，ほかの看護師にまかせることもある。

　②と③の混合型をモジュラー方式というが，リーダーとメンバーを一定期間（1 年以上）固定し，役割と目標を明確にしてチーム活動をする固定チームナーシングはこれに属する。

　なお，近年，パートナーシップ-ナーシングシステム（PNS）が注目されている。これは，1 年間固定のペアになった看護師 2 名ずつが，対等な関係で相互に協力し合い，日々のケアや委員会活動などあらゆる仕事の成果と責任を共有するという体制である。

重要である。

◉ 看護チームカンファレンス

　看護チームのメンバーによる打ち合わせは施設によりさまざまなよび方をされるが，ここでは「看護チームカンファレンス」とする。看護チームカンファレンス[1]はほぼ毎日行われ，看護チームで受けもつ患者に関する情報共有を行い，看護の方向性などを確認する。治療方針やこれまでの経過をふまえ，看護上の問題を明確化し，それにそった看護計画を立案し，また，実施してきた看護援助の成果について評価したりするなど，話し合われる内容はいわゆる「看護過程」[2]のプロセスにそった内容である。

　看護チームカンファレンスでは，一度にチームの患者全員について評価するのでなく，入院後間もなくて看護計画立案の必要のある患者や，計画立案した際に設定しておいた「評価日」[3]にあたっている患者数名ずつについて話し合う。このように，患者1人について何日かに1回，看護計画の立案・修正がなされることとなる（▶図1-9）。

　入院初期のDさんの場合，入院時看護計画を立案することになる。Dさん

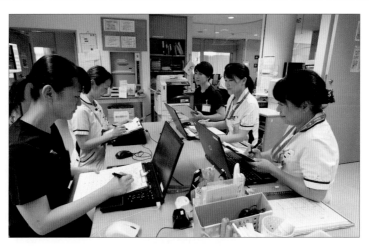

看護計画の立案や現在実施中の看護計画のほか，看護師間の情報共有，相互協力のための打ち合わせを行う。

▶図1-9　看護チームカンファレンス

---

1) カンファレンス conference とは，話し合い，相談，会議の意味である。医療現場では，看護チームによるものだけでなくさまざまなレベルのカンファレンスがあり，対象者に関係する医療職などが集まり，その対象者について総合的な協議や討議が行われる。
2) 看護過程は，対象者に必要な看護を見きわめ，提供するための方法論で，看護現場で広く用いられている（▶『系統看護学講座　専門Ⅰ　基礎看護学[2]基礎看護技術Ⅰ』，218～294ページ）。
3) 看護計画立案の際には期待される成果を明確にしたうえで，評価日を決め，記録に記載しておく。

は発症直後であるため，バイタルサイン・麻痺などの変化について観察を行っていくことを確認した(看護援助内容の詳細は「成人看護学」「老年看護学」などで学ぶ)。

◉ 勤務中の情報共有や確認

勤務帯の途中の報告も重要である。とくに日勤帯においては，午前中に処置やケアが集中し，また，それらが一段落したところで日勤帯勤務の看護師も交代で休憩をとるため，中間での報告も欠かせない。患者の状態に変化はないか，ケアは予定どおり行われたかなどの情報を共有する。

看護師も労働者であり，夜勤帯であっても休憩時間は保障されている。その場合も，担当患者の状況を報告するとともに，個々の患者に必要な観察や決められた時刻に行う看護ケアや医療処置などが円滑に行われるように，「残り番」の看護師に依頼する。

◉ 部署間の情報伝達と共有

Dさんの治療は薬物療法のみであったため，部署をまたいだ医療・看護の展開はなかった。しかし，手術，とくに心血管系手術などの侵襲の大きい手術を受ける場合は，病棟から手術室，手術終了後には集中治療室 intensive care unit(ICU)，さらに術後の経過をみて一般病棟に転棟するなど，患者の移動に伴って看護に責任をもつ部署もかわる。そのような場合には，部署間(たとえば一般病棟からICUなど)で看護情報の伝達と共有化がなされる。

ここでは，手術治療を受ける患者を例に，部署間の情報伝達と共有についてみてみよう。手術の予定が組まれ，「患者名」「術式名」「入院病棟」などの情報が手術室に伝えられると，手術室看護師が情報収集を始める。手術数日前には，患者の状態を直接確認するため，手術室看護師による術前訪問[1]が行われる。

術前訪問は，当日にその患者(手術)を担当する看護師が訪問することが望ましい。電子カルテ[2]で病院内のどこからでも情報が閲覧できる場合は，ある程度の情報は電子カルテによって収集可能であるが，患者と直接対面することで，より詳細な情報が得られる。たとえば，「難聴あり」との情報が電子カルテ上にあった場合，どの程度なのか，どちら側からどのように話しかければ聞こえるのかなどは，患者と直接対面しなければ知りえない情報である。また，手術室の看護師と事前に顔を合わせたことで，患者の手術当日の不安が軽減する効果もあるだろう。手術室入室時は，病棟看護師から手術室看護師に対し，最新の患者の状態や行われた処置についての情報提供がなされる。この情報提供は，

---

1) 術前訪問とは，手術室の看護師が直接，患者の病室を訪問することである。訪問の目的は，患者の状態を直接知ること，さらに対面による患者との信頼関係を形成すること，手術室入室後の状況を説明し，患者の不安を軽減することなどである。
2) 電子カルテとは，診療録(カルテ)やその他の情報を電子化して病院内のパソコンやタブレットなどから閲覧・入力などができるネットワークシステムである。

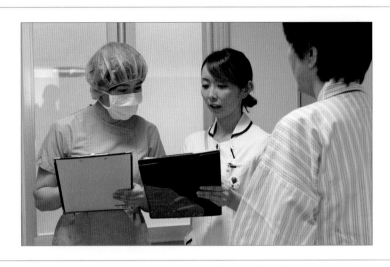

▶図 1-10　部署間の情報伝達の例（手術室看護師と病棟看護師）

「術前チェックリスト」（施設により名称は異なる）などを用いて行う場合が多い（▶図 1-10）。

3　転院時の情報伝達と共有

　Dさんは急性期を脱したものの, 後遺症として右半身の片麻痺が残ったため, リハビリテーション専門のZ病院に転院して集中的なリハビリテーションを受けることになった。本人は, 娘の世話にはならずに, もとどおりひとり暮らしを継続したいという希望をもっているため, リハビリテーションの目標は「ひとり暮らしができる」ということとなる。転院に際しては, 入院から現在までの治療・看護の経過, さらに現在の日常生活動作 activities of daily living（ADL）および必要な援助などの情報, 転院の目的, 患者・家族の疾患に対する受けとめや今後の希望などの情報も盛り込んだ「退院時看護サマリー」[1]を作成し, 転院先の医療施設に送付することとなる。

②　多職種チームの連携と継続的かかわり

チーム医療▶　医療の現場には医師・看護師のほかにも, 薬剤師・（管理）栄養士・理学療法士（PT）・作業療法士（OT）・言語聴覚士（ST）・臨床検査技師, 診療放射線技師・医療ソーシャルワーカー（MSW）・介護福祉士・ヘルパーなど, 多くの職種が存在し, 協働している（▶資料3, 366ページ）。このように, さまざまな職種がチームとして医療を提供することを「チーム医療」という（▶第6章, 223

1）施設により名称も形式も異なるが, 内容や構成はほぼ同じであると考えてよい。

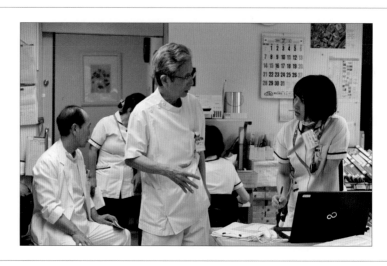

▶図 1-11　多職種の連携・協働の例（医師と看護師）

ページ）。

　チーム医療では，それぞれの職種の役割・機能が十分に果たせるよう情報の共有を行いながら相互に協力していく（▶図1-11）。専門性の異なるさまざまな多職種によるチーム（多職種チーム）が連携・協働して医療にあたれば，さまざまな視点から患者を観察でき，問題があればより早期に発見しやすく，そしてさまざまな角度からの介入が可能になる。その結果，患者の日常生活動作の再獲得も順調に進み，患者は目標をより早期に達成することができる。

　ここでは，Dさんの多職種チームの連携と継続的かかわりの実際について，垣間みてみよう。

多職種による合同カンファレンス

◉急性期病院における合同カンファレンス

　Y病院は急性期病院[1]であり，主として積極的治療を提供する病院である。急性期病院における多職種の合同カンファレンスでは，患者の今後の治療方針や療養の場が決定されていく（▶図1-12）。

　Dさんの合同カンファレンスは，急性期を脱し，血栓をできにくくする薬剤の内服が開始されたころに行われた。早い段階から自宅への退院を希望し，それを医師・看護師に直接訴えていたので，患者本人の目標は「ひとり暮らしの継続」であることが確認された。

　合同カンファレンスの場で，医師からは，今後の治療内容は内服の継続だけで，後遺症の片麻痺は訓練により日常生活行動の自立までもっていくことは可

---

1) 急性期病院は，急性疾患または重症患者の治療を24時間体制で行う高度専門医療機関である。

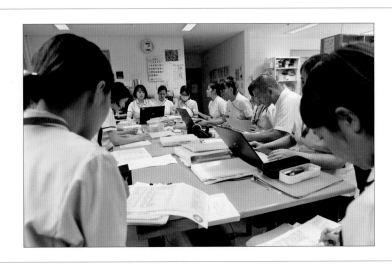

▶図1-12　急性期病院における合同カンファレンスの例

能であろうという見解が示された。PTとOTからは，それぞれの現段階におけるリハビリテーションの状況について報告があった。看護師からは病棟における日常生活動作の状況や看護援助の内容のほか，しばしば「娘には迷惑をかけられない」「娘の家にはあちら（娘の夫）のご両親もいらっしゃるでしょう」と口にしており，もとどおりひとり暮らしをしていきたい意向が強いことが報告された。また，薬剤師からは退院後の長期的な内服の自己管理に向けた指導が開始され，Dさんの理解は良好であることが報告された。

　検討の結果，リハビリテーション専門病院で集中的に訓練を受けることで自宅での生活に近づけるのではないかという見解で一致した。Dさん本人の意向を確認したうえで，リハビリテーション専門のZ病院に紹介することが確認された。

● リハビリテーション専門病院における合同カンファレンスの例

　Z病院は，傷病などにより身体機能が障害された人を対象に，身体機能の回復や，障害をもっても生活できるような動作の獲得などを目的とした治療を行うリハビリテーション専門病院である。Z病院では，入院直後の初期計画立案時や，1か月後の評価時，退院の実現までの方向性がみえてきたときなど，適時に合同カンファレンスが開催される。

　Dさんの場合は，すでにY病院入院中から「自宅退院」が目標になっているため，Dさんの家族・生活状況などを把握したうえで，退院後に「自宅でのひとり暮らしの継続」を果たすにはどのようなかかわりが必要か，などが話し合われた（▶図1-13）。

● 日常生活行動を支援する多職種の連携

　Z病院の回復期リハビリテーション病棟では，患者の状態はある程度落ち着いていることが多く，病棟生活におけるリハビリテーションや日常生活行動の

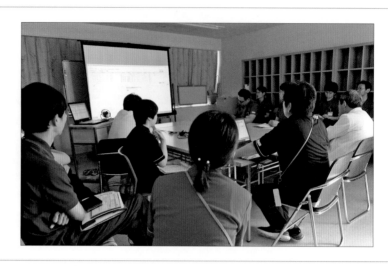

▶図1-13　リハビリテーション専門病院における合同カンファレンスの例

　援助を, おもに看護師やリハビリテーション専門職, 介護職などが協働して行っている。援助にあたっては, 食事摂取, 排泄, 入浴・部分浴・洗面などの清潔行為, 整容・更衣動作, 移動や活動などの生活行動を患者が自立して行えることを目ざし, その人のそのときどきの状態を見きわめ, 援助方法を検討したうえで援助を提供する(▶図1-14-a)。また, リハビリテーションの進行状況を反映した援助方法となるよう, 適宜援助方法を見直していくが, PT・OT・STなどのリハビリテーション専門職との情報交換を行ったり, ともに援助方法を検討したりする。図1-14-bは入浴方法の検討を行っている場面である。

　このような直接的なケアを提供する場合もあれば, 見まもりが中心となる場合もある。とくにDさんのようにまだ比較的若く, 発症後間もない段階でリハビリテーションを開始した場合, その回復の速度は目ざましく, 状態が日々変化することも多い。患者の回復状態に合わせるため, あるいは, PT・OT・STなどのリハビリテーション専門職による訓練内容を病棟でのケアに反映させるため, 看護師と介護職は綿密な情報交換・確認を重ねている。

　患者の状態の変化, 援助方法の変更など, 看護・介護のチーム内で情報共有すべき事項については, その場で電子カルテの情報入力欄に記載し, チームの誰がみてもわかるようにしておく。また, 患者の回復が目標どおり進んでいるか, 治療・リハビリテーションの方針に疑問はないか, なども話し合う。

③ 在宅療養を支える連携と継続的なかかわり

　近年, 入院期間がますます短縮化され, 一定の回復のあとに通院治療や在宅医療を受けながら自宅でその人らしい生活を維持して療養を続ける人が増えている。これは, 生活の質 quality of life(QOL)(▶115ページ)を重視し, 地域社会

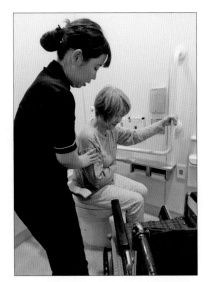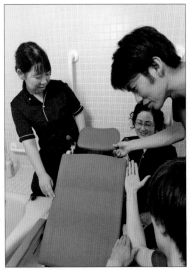

介助の場面では，患者の自宅での生活に即した具体的な助言・指導を行い，日常生活行動の自立を目ざす。	患者の自宅での生活にはなにが必要かなどについて，看護師・PT・OTなどがそれぞれの専門の立場から意見を出し合う。
a. トイレ介助	b. 入浴方法の検討

▶図 1-14　日常生活行動を支援する多職種の連携

で治療を継続するスタイルであるともいえる。

　疾患とその治療内容により支援のあり方は異なるが，ここでは 2 つの場合を紹介する。

1 継続的なリハビリテーションを可能にするためのかかわり

　これまで述べてきた D さんの場合，入院による集中的なリハビリテーションの結果，車椅子での移動がスムーズにできるようになり，短距離であれば杖歩行も可能になった。娘の支援を受けながら自宅で日常生活を送り，外来でリハビリテーションを継続することとなった。

　D さんの場合，仕事をもつ娘に世話をかけたくないという思いが強く，娘の手だすけなしで日常の買い物や家事などを行える高い能力回復を望んでいるため，今後も高い目標達成に向けたリハビリテーションの継続が必要となる。このような「地域リハビリテーション」[1] が円滑にいくように，関連する職種がそれぞれの専門性を発揮して協力し合っていくことが重要である。

　D さんは自宅に退院し，リハビリテーションの継続のために，いまも Z 病院の外来を定期的に受診している（▶図 1-15）。D さんは今後も，Z 病院への通

---

1) 家庭で生活を送りながらその人がいきいきと生活するのを支援するために，リハビリテーションに関係するさまざまな職種が協力し合って行う活動のことをいう。

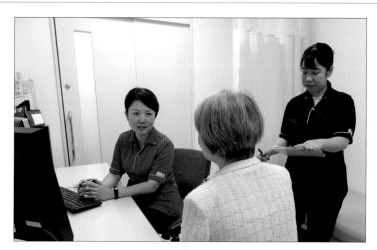

医師の診察の前に，看護師が問診を行っている場面である。日常生活行動上
での困りごとや，内服治療が継続できているか，気になる症状はないかなど，
生活に即した情報収集を行う。

▶図 1-15　退院後の外来における問診

院が中心となるが，状態によっては自宅で訪問リハビリテーションを受ける人
もいる。その場合も多くの職種が，介護支援専門員(ケアマネジャー)[1]の作成
する「居宅サービス計画書」や，看護職や介護職が作成する「看護介護情報提
供書」[2]，リハビリテーション専門職が作成する「リハビリテーション報告書」
などの情報をもとに連携し合い，必要な医療福祉サービスを提供することとな
る。

2 多様なニーズに対応した支援体制づくり

治療中の在宅移行▶　Dさんの場合は，急性期・回復期を経て在宅療養に移行したが，最初から
在宅を療養の場として選択する例も多い。

　ここでは近年，増加傾向にある外来におけるがん治療の実際をみる。がん患
者は現在，手術後などに入院を避け，通院で治療を継続することにより，仕事
や自宅での日常生活を維持することが可能となる場合が多くなっている。患者
の QOL を尊重したこの方法は多くの病院で取り入れられ，「通院治療セン
ター」(施設により名称は異なる)として専属の医師・看護師・薬剤師チームが
組織され，各診療科目と連携をとり合って専門的な医療・看護を提供している。

---

1) 介護保険による要介護認定を受けた要介護者等のニーズをアセスメントし，そのニーズ
　にそった介護サービス計画(ケアプラン)を立案し，サービスの調整を行ったりする職種
　である。看護職も資格をもつことができる(▶第6章，241ページ)。
2) 病院入院中の看護・介護の状況や現在の日常生活行動の具体的状況を示す書類であり，
　看護・介護担当者が作成する。施設により書類の名称は異なる。

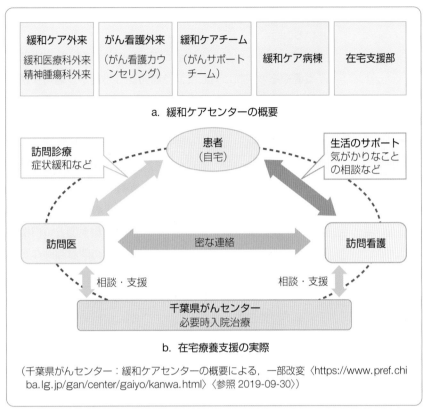

a. 緩和ケアセンターの概要

b. 在宅療養支援の実際

（千葉県がんセンター：緩和ケアセンターの概要による，一部改変〈https://www.pref.chiba.lg.jp/gan/center/gaiyo/kanwa.html〉〈参照 2019-09-30〉）

▶図 1-16　千葉県がんセンターの緩和ケアシステム

患者のニーズに▶
合わせたサポート
システム

　在宅での療養を選択して外来治療を受けているがん患者が，がん疾患の特徴である痛みやその他の症状により在宅療養が困難になったとき，治療継続のために入院が必要となることがある。また，治療の効果が得られず治療継続を断念し，症状の緩和を目的とせざるをえない状況では，緩和ケア病棟[1]への入院が必要になることもある。また，これらの理由で在宅療養を切り上げて入院したあとも，最期を自宅で迎えたいと希望するなど，さまざまな理由で在宅療養に戻ることになった人には，近隣でその意向にそった在宅医療に取り組んでいる開業医や訪問看護ステーションを紹介する必要がある。このように，がん患者の病状やニーズはさまざまであり，個々のニーズに合わせて治療の場やケア内容を患者自身が選択することをサポートするシステムが必要となる。

千葉県がん▶
センターの例

　千葉県がんセンターの例をみてみよう。同センターでは 2009（平成 21）年から緩和ケアチーム（がんサポートチーム▶図 1-16）が組織され，専任の医師と看護師が，緩和ケア病棟と一般病棟，さらに在宅医療の橋渡しをしている。また，緩和ケアチームには在宅支援を専門とする看護師が配属され，入院中あるいは

---

1) 治癒がむずかしくなったがんなどの患者のさまざまな苦痛の緩和のために，治療やケアを提供する病棟である。診療報酬によって規定されている。

外来通院中の患者と家族が安心して在宅療養できるような環境整備を支援している。

　同センターは図1-16-aに示した5つのチームの連携により，すべてのがん患者やその家族に対して，診断時から迅速かつ適切な緩和ケアを切れ目なく提供することを目標に活動している。入院中はもちろんのこと，外来通院中から痛みがあったり，がんと診断されて不安で眠れなくなったりと，がん診療のさまざまな場面での緩和ケアを提供する。

　患者・家族が住み慣れた自宅で必要ながん治療を受ける場合，痛みへの対処などさまざまな不安をいだくことが多い。同センターでは，このような問題解決のために，がん患者の対応が可能な患者の自宅のある地域の在宅医や訪問看護ステーションを紹介したり，地域の医療機関との円滑な連携を行うための調整や支援を行ったりしている。在宅医や訪問看護師などと連絡を密にとり合い，地域と協力して患者・家族を支援していくほか，必要時には同センターの緩和ケア病棟への受け入れができる体制も整えている（▶図1-16-b）。このようなシステムが整備されることにより，がん治療のどの時期にあっても，在宅療養のがん患者に必要な緩和ケアを提供することが可能となるのである。

ゼミナール
復習と課題

❶ ナイチンゲールの登場によって看護はどのようにかわったのかを説明しなさい。
❷ ナイチンゲールは看護をどのように定義したかを述べなさい。
❸ ヘンダーソンのいう基本的看護とはなにかを説明しなさい。
❹ オレムは看護の実践をどのようにとらえたかを説明しなさい。
❺ 人間とその集団を「全体的な適応システム」ととらえた看護理論家は誰かを述べなさい。
❻ 「ケアは相互作用を生み出す」とはどのようなことかを説明しなさい。
❼ 質の高い看護を提供するために欠かせないことはなにかをまとめなさい。
❽ クリティカルシンキングとEBNについて説明しなさい。
❾ 看護研究の意義を説明しなさい。
❿ 看護の継続性と多職種の連携・協働がなぜ重要かを述べなさい。
⓫ 本章を学ぶ前と後で，看護についてのイメージがどのようにかわったかをまとめなさい。

参考文献　1)杉田暉道ほか著：看護史(系統看護学講座)，第7版．医学書院，2005.
2)筒井真優美編：看護理論家の業績と理論評価．医学書院，2015.
3)信濃毎日新聞社文化部：大切な人をどう看取るのか——終末期医療とグリーフケア．岩波書店，2010.
4)Mayeroff, M. 著，田村真ほか訳：ケアの本質——生きることの意味．ゆみる出版，2006.

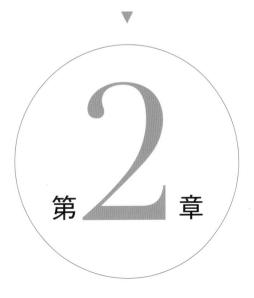

第2章

看護の対象の理解

本章で学ぶこと	□人体の構造と機能（解剖生理学など）と病態生理の知識が看護実践にどう結びつくかを理解し，その重要性を再確認する。
	□人間理解の基盤となり，看護ともよく関連づけられる生理学・心理学のさまざまな理論を学ぶ。また，それらの理論が看護実践にどう活用されるのか，その一例を学ぶ。
	□人間は出生から死にいたるまで，心理・社会的課題をかかえて成長しつづける存在であることを学ぶ。
	□生活者である人間に対して，看護はどのような役割を果たすかを学ぶ。また，個人だけでなく家族・集団・地域も看護の対象であることを学ぶ。

　看護を実践するうえで，相手に関心を寄せ，相手を思いやり気づかうこころが大切であることは言うまでもない。しかし，看護を実践するうえで最も基本となるのは看護の対象の状態を理解することであり，それなくして看護ははじまらない。看護の対象は「人間」である。人間は生物体であるが，他の生物よりも豊かな感情をもち，互いにかかわり合いをもって育て合い，社会生活を営む存在である。患者1人ひとりの状態を理解するためのアセスメント技術は『系統看護学講座　専門分野Ⅰ　基礎看護学[2]基礎看護技術Ⅰ』で学ぶが，ここでは，人間理解の背景となる科学や理論，考え方のなかから，とくに看護の基盤となるもの，およびよく看護と関連づけられるものを紹介しながら，人間を総合的に理解していこう。

A 人間の「こころ」と「からだ」を知ることの意味

① 対象理解の基盤となる人体の構造と機能・病態生理

人を理解するために人体と病気の知識を学ぶ▶　看護学を学ぶ皆さんは，看護専門科目の基礎となる科目として，人体の構造と機能（解剖生理学あるいは形態機能学，生化学など）といった科目も同時に学んでいるだろう。看護の対象を理解するには，まず，人体の構造と機能を理解することが基本である。学年が進むにつれ，さまざまな病態生理についても学んでいくが，その際，「病気を理解する」ことが目的ではなく，「病気をもつ人を理解する」ための基礎知識を身につけることが目的である，ということを見失わないでほしい。

　さまざまな患者に接するとき，その人の病気を含む「すべて」がわかって対

応できればよいが，看護の現場では，患者を理解する前にその「反応」をまのあたりにしてとまどう場面も多くある。ここでは，初学者が臨地実習で陥りやすい状態を事例で紹介し，対象の反応を理解するためには人体の構造と機能や病態生理の知識が必須であることを学ぶ。

まず，**事例⑤**を読み，どのような状況かを考えてみてほしい。

事例⑤　病気が引きおこす反応を知る

患者Ⅹさんは，45歳の女性である。

脳底部にある前交通動脈にできた動脈瘤（血管のこぶ）の破裂によるクモ膜下出血で，再破裂予防のための手術（クリッピング術）を受けた。一過性に下肢に軽度の麻痺がみられたが，リハビリテーションのかいがあって回復した。身体的には著明な運動麻痺もないため，日常生活行動[*1]が自立できれば退院の方向でと，家族との話も進んでいる。現在，日常生活行動は，ほぼ再獲得できつつある。意識障害もなく，見当識[*2]は保たれており，会話のつじつまも合う。

看護学生Ｅさんはリハビリテーション病棟での実習で，Ⅹさんを受け持つことになった。「見当識は保たれているが，ボーっとしていることが多いのでなるべく活動に誘ってみてください」という指導者のアドバイスを受けたＥさんは，まずはⅩさんとコミュニケーションをとり，信頼関係を深めていくことを目標に掲げ，一緒に散歩に行くことを計画した。

Ⅹさんの病室に行くと，ベッドサイドの椅子に座ってはいるが，なにかをしているわけではなく無為に過ごしている様子だった。名前を呼ぶと返事はするものの，Ｅさんが自分の学校のことや友人のことを話しても明確な反応は返ってこず，散歩に誘っても反応はあいまいで立とうとしなかった。Ｅさんは，誘い方がわるかったのかと思い，「いきなりでごめんなさい。天気もいいしどうかなと思って誘ってみたのですが，気分を害してしまいましたか」と謝罪したが，Ⅹさんの反応は相かわらずだったので，どう対処すればいいのかわからず困ってしまった。

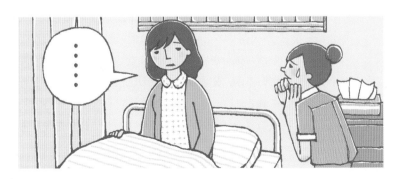

*1 歩行・食事・排泄・清潔などの生活行動をいう。

*2 現在の自分や自分がおかれている状況（たとえば自分の名前や生年月日，今日の日付，入院治療中であることなど）について，正しく認識すること。

活用する知識：脳▶
の構造と機能，脳
血管障害の病態

　なんらかの原因で脳内の血管が破れ，脳の内部に出血がおこる病気を脳出血という。その出血部位や出血量によって，実にさまざまな症状が生じる。「クモ膜下出血」は，脳出血の代表的な疾患の1つであり，頭蓋骨と脳表面との間にある「クモ膜下腔」とよばれる空間に出血が生じた病態であり，脳動脈瘤の破裂が原因の大半を占める。動脈瘤とは，動脈の血管壁の一部分がもろくなり，異常に拡張した状態をさす。脳動脈瘤が破裂してクモ膜下出血がおこると，突然に頭痛・吐きけなどが生じ，意識消失に陥ることもあり，そのまま意識が回復せず死にいたることも少なくない。

　Xさんは脳の底の部分(脳底部)にある「前交通動脈」にできた瘤(こぶ)が破裂していた。手術により幸いにも命はとりとめ，目にみえる障害を残すことはなかったが，破裂による血流の一時的な途絶によって，「前頭葉」[1]の組織が損傷を受け，一部の機能が障害されていたのである。前頭葉は，思考や情報処理，意欲，感情，理性などの中心となる重要な領域である。そのため，前頭葉の機能が障害されると，判断力や遂行機能[2]の低下，意欲や発動性[3]の低下，対人性や社会性の問題が生じうる。しかし，運動機能や知的機能にはほとんど障害が生じないため，その変化が病気によるものととらえにくいという問題がある。

●Xさんの反応を理解する

　Xさんは，ボーっとして無為に過ごしているようにみえるが，これは，「遂行機能の障害」と「発動性の低下」によるものと考えられる。人は，日常の営みにおいて，課題解決(あるいは目標達成)のために状況を分析して解決のための行動計画をたて，それを行動に移している。しかし，前頭葉に障害が生じると，その過程の途中で行動を停止してしまったり，ものごとに対する関心が薄くなり，行動をおこすための動機づけが乏しくなる「意欲の低下」という状態に陥ったりする。これは「高次脳機能障害」の一種である。

　Xさんは，Eさんの自己紹介に興味を示していないようだが，これは，社会的関係性をふまえたうえで二次的に派生する複雑な感情(他者への関心，共感など)が欠落するという，前頭葉の障害に特徴的な症状である。Eさんは「もしかしたら気分を害したのではないか」と思い，謝罪したり気分をうかがったりしているが，Xさんは相手の感情を読みとることもできにくい状況にあると考えられる。

　高次脳機能(障害)の理解はむずかしい印象を受けるかもしれないが，解剖生

---

1) 前頭葉とは，頭頂部の大脳表面に左右に走る溝(中心溝)の前方に位置する大脳皮質のこと。大脳半球の全表面積の1/3以上を占める。
2) 遂行機能とは，目標を設定し，それを達成するために計画をたて，実行の手順を考え，実行し，状況を把握して柔軟に対応しながら目標を達成するといった一連の認知・行動を行う機能をいう。
3) 発動性とは，行動や思考行為をみずから行おうとすることをいう。

理学や病態生理学の知識によって十分に理解できる。前頭葉は高次な知的機能の中枢であり，将来の予測・期待，状況を把握したうえでの適切な判断といった高度な知的活動をつかさどっている。これは知能指数テストではかる知能とは異なるものである。とくに前頭葉の前上部を占める前頭前野（前頭連合野）は，新規さや不確かさに対して反応するという機能をもつ。このような機能が正常にはたらいてこそ，はじめて会った学生と会話するという新規で不確かな状況のもとでも，その変化に対応した行動（誘いを受けて一緒に散歩すること）ができるのである。

このように解剖生理学などで学んだ知識を活用することで，Xさんはクモ膜下出血という病気による高次脳機能障害によって，変化に対応することがむずかしくなっていることが理解できるのである。

● どのように対処すればよいのか

看護学生Eさんは，はりきって実習にのぞんでいる。Xさんからの積極的な反応を期待していたところもあり，期待した反応が返ってこないことにとまどいを感じている。しかし，前述のように，Xさんは病気によって「人」「もの」「こと」への関心が薄れ，意欲が低下している。そのような状態のXさんに積極的な言動を期待するのは無理であることがわかる。

また，Eさん以上にXさんも初対面の看護学生Eさんにとまどっていると考えられる。Eさんは「気分を害してしまいましたか？」という言葉でその場面を終了させているが，XさんはEさんの気持ちを理解するところまでいたっていないだろう。散歩の誘いも中断しており，Xさんは具体的にどのような行動を求められているのかわからずにいると推察される。

この場合は，Eさんはまず実習指導者に相談して仲介者になってもらい，まずEさんとXさんが互いに慣れるところから始めるとよいだろう。また，Xさんは，すべてのことに無関心で，散歩をはじめすべての行動をおこしにくい状況にある。前頭葉の障害がある人に対して行動を促すときには，「いつ」「どこで」「なにを」「どのように」（どのくらい）行うのかを具体的に明らかにして提案すると前向きな反応が期待できる。このことを知っておくと，Xさんへの看護援助をスムーズに行えるであろう。

② 看護の使命と結びつくホメオスタシス

ホメオスタシスとは ▶ ホメオスタシス homeostasis（恒常性）とは，生体内部の諸器官が，外部環境（気温・湿度など）の変化や主体的条件（姿勢・運動など）の変化に対応して，体内環境（体温・血流量・血液成分など）をある一定の範囲に保つ状態あるいは機能をいう。現在では，生理的機能にとどまらず，精神的バランスや生態的バランスの説明にも用いられている。

　　　　　　ホメオスタシスは，1932年にアメリカの生理学者キャノン W. B. Cannon に
　　　　　よって命名された。キャノンは，医学の祖とされるヒポクラテスが「病気は身
　　　　　体に備わる自然の力でなおる」と考えたことをふまえ，身体を防衛して安定さ
　　　　　せるさまざまなしくみについてまとめた自分の研究について「すべて，自然の
　　　　　治癒力に近代的な解釈を加えることであった」[1]と表現している。

ホメオスタシスの▶　　ホメオスタシスについて理解しやすいのは，体温の調節機能であろう。つま
　メカニズム　　　り，外部環境の温度(寒冷・暑熱)にかかわらず，体温の日差が1℃以内に保
　　　　　たれることである。寒冷時には交感神経 – 副腎系が作用して末梢血管を収縮さ
　　　　　せて身体の熱が奪われるのを防ぎ，暑熱時には逆に副交感神経が作用して末梢
　　　　　血管を拡張させて熱の放散を促進する。

　　　　　　また，運動時などに酸素需要が急激に増大したときも，ホメオスタシスがは
　　　　　たらく。運動時は，筋肉から血液中に排出された二酸化炭素が呼吸中枢を刺激
　　　　　して呼吸が速く深くなる。そのとき，交感神経は気管支を弛緩させて空気を取
　　　　　り込みやすくし，同時に心拍数や1回心拍出量を増加させて体内に多く酸素
　　　　　を送り込み，バランスを維持しようとする。

　　　　　　キャノンはこのように，ホメオスタシスにおいて自律神経系が重要なはたら
　　　　　きをもつことを詳しく解説している[2]。

ホメオスタシスが▶　　自律神経系のほか，ホルモンによる体内環境の調節システムである内分泌系
　維持できないと　　と，感染防御のシステムである免疫系は，ホメオスタシスを維持する機能とし
　　　　　て重要である。この3つのシステムがバランスよく機能することにより，こ
　　　　　ころとからだの健康状態が維持されることになる。

　　　　　　大脳がストレス(▶83ページ)を認識しつづけ，それを処理しきれない場合に
　　　　　は，視床下部からのホルモン分泌が過剰になり，交感神経優位となり，胃潰瘍
　　　　　などの消化器障害や，高血圧などの循環器障害といった，さまざまな病気を引
　　　　　きおこす。さらにストレスは胸腺の萎縮を引きおこし，リンパ球の活性を低
　　　　　下させるため，細菌やウイルス，がん細胞を排除できず，感染症やがんに罹患
　　　　　しやすくなる[3]。このような複雑な身体の調節機構について，1つひとつ理解
　　　　　していくことも看護の対象理解の基礎となる。

ホメオスタシスの▶　　第1章で学んだとおり，ナイチンゲールは，「すべての病気は，その経過の
　概念と看護　　　どの時期をとっても，程度の差こそあれ，その性質は回復過程であって，必ず
　　　　　しも苦痛を伴うものではない。つまり病気とは，毒されたり衰えたりする過程
　　　　　を癒そうとする自然の努力のあらわれであり……(後略)……」と述べている[4]。

1) Cannon, W. B. 著，舘鄰・舘澄江訳：からだの知恵——この不思議なはたらき. p. 257,
　　講談社，1981.
2) Cannon, W. B. 著，舘鄰・舘澄江訳：上掲書. p. 281-300.
3) 杉晴夫著：ストレスとはなんだろう. p. 112-113，講談社，2008.
4) Nightingale, F. 著，湯槇ますほか訳：前掲書. p. 13.

これは人間のもつ自然の治癒力を重視した考え方であろう。また，ナイチンゲールは，「患者の生命力の消耗を最小限に整えること」を看護の使命としたが，これはキャノンのいうホメオスタシスがうまくはたらくような条件を整えることをさすと考えられる[1]。

③ 「こころ」と「からだ」にかかるストレスの影響

1 ストレス学説にみる心身の相互作用

キャノンはホメオスタシスという言葉で人体の恒常性について説明したが，カナダの生理学者セリエ H. Selye は，病気が異なっても患者に同じような症状が生じていることに着目し，それらを引きおこすメカニズムを新しい視点で解明した[2]。

セリエの発見▶ セリエは，体外異物や寒冷・暑熱，外傷などの物理的作用因子，また，出血や心身の苦痛，過激な運動などさまざまな因子によって，①副腎皮質の肥大，②胸腺などリンパ組織の萎縮，③胃・十二指腸内壁の出血・潰瘍，という三徴候，および，体重減少，体温調節の異常，血液濃度の変化(白血球の消失)などがみられることを発見した[3]。

また，反応のあらわれ方に段階があることを見つけた。まず，有害因子を受けて全身に変化が出はじめる時期(**警告反応期**)があり，その後も有害因子を受けつづけると，一度，変化が消えてもとに戻る(適応する)時期(**抵抗期**)があり，それでも有害因子を受けつづけると，ついには適応が失われてしまう時期(**疲憊期**)にいたることを発見した。つまり，さまざまな有害因子により多彩なストレス反応が引きおこされ，それに耐えきれないとホメオスタシスの維持ができずに病気になるというメカニズムを解明したのである。

セリエの学説が発表された 1930 年代の医学界は感染症研究が主流で，「すべての病気は病原菌によりおこる」と考えられていた時代であり，この学説に対して当初はかなりの抵抗があったが，その後のセリエの研究成果は，しだいに医学界の常識をかえていった。セリエはさまざまなストレスのメカニズムを解明し，医学の発展に大きく貢献したばかりでなく，一般市民にも「ストレスが身体面に影響を及ぼす」という考えを浸透させることとなった。

ストレスとは▶
なにか セリエは，ストレスを「1 つのありさま，1 つの状態であり，それ自身ははかることはできないが体内諸器官に変化があらわれてその存在がわかる」[4]と

1) 勝又正直：はじめての看護理論. 医学書院，2005.
2) Selye, H. 著，杉靖三郎ほか訳：現代社会とストレス，原書改訂版. p.48，法政大学出版局，1988.
3) Selye, H. 著，杉靖三郎ほか訳：上掲書. p.50-69.
4) Selye, H. 著，杉靖三郎ほか訳：上掲書. p.68.

した。また，「警告反応をおこすものはストレッサーであり，ストレス自体が反応をおこすのではない」[1]とも説明している。つまり，反応を引きおこす刺激としての**ストレッサー**があり，それによりストレス状態となり，その存在は体内の変化として知られる，ということである。

　なお，ストレスは，おもに工学領域で用いられていた言葉であった。たとえば，ばねに加わる両側からの張力をストレッサー，それによって引きのばされたばねがもとに戻ろうとする状態をストレス反応と考えると理解しやすいだろう。

　セリエはまた，「ストレスは単純な精神性緊張ではなく，ストレス反応は麻酔下の無意識な患者にもおきる」[2]「ストレスは必ずしも身体によくないものとは限らない，それはあなたがストレスをいかに扱うかによる。陽気で創造的で成功に満ちあふれたストレスは有益であり，失敗，屈辱，病原感染などは好ましくない。ストレス反応は有益効果と有害効果の両面を持っている」[3]とも述べ，ストレスの多様な側面を明らかにしている。

2　看護の対象者をストレス学説から理解する

　では，セリエのストレス学説に基づき，看護の対象となる人々のストレスについて考えてみよう。

患者とストレス▶　人は生活していくうえで，本人が意識せずともたえずなんらかのストレッサーにさらされている。ストレッサーの種類はさまざまであり，とくに現代社会においては人間関係や社会・経済情勢(災害やリストラなども)などが大きなストレッサーになる。

　患者であれば，さらに病気による身体の異変だけではなく，治療や予後の不安，環境の変化，仕事や家庭内役割などの社会的役割の変化といった何重ものストレッサーにもさらされることになる。このような緊張状態が，現在治療中の病気(原疾患)以外にストレスからくる高血圧や胃潰瘍(かいよう)などの病気を引きおこすこともある。さらにストレッサーを受けつづけると，患者は抵抗力を使い果たして疲弊し，心身の機能が衰えた状態(疲憊期(ひはい))になってしまう。そこにいたる前の警告反応期の段階でストレス状態に気づき[4]，対処していれば，心身の機能がそれ以上に衰えることはないが，疲憊期が長く続けば死にいたることさえある。

有害なストレスを▶
軽減する　このように，人のこころとからだは密接に連携している。看護では，病気やからだの状態だけでなく，同時にその人のこころの状態もみる必要がある。

---

1) Selye, H. 著，杉靖三郎ほか訳：前掲書．p. 72.
2) Selye, H. 著，杉靖三郎ほか訳：前掲書．p. 68.
3) Selye, H. 著，杉靖三郎ほか訳：前掲書．p. 74.
4) 心拍数増加や血圧上昇などのバイタルサインの変化としてあらわれることもある。

ここで，ストレス反応により身体症状が出現した2つの事例を紹介しよう。

事例⑥　極度の精神的緊張状態が引きおこした急激な身体症状

　83歳の夫と2人暮らしをしていたFさん(80歳，女性)。子ども2人は独立し，長男家族は市内に，次男家族は県外に住んでいる。ある冬の夜，夕食後のかたづけを終えて居間に入ると夫が倒れているのを発見した。「お父さん！　お父さん！」と呼びかけても，からだを揺すっても反応がなく，あわてて119番通報した。その後も何度も「お父さん！」と呼びつづけたが夫の意識は戻らない。救急車を待つ間，心細さを感じながらも夫の手をさすりつづけた。夫の手をさするFさんの手はぶるぶるふるえて，自分ではそのふるえをとめることができなかった。

　数分後，救急隊がかけつけた。搬送先の病院が決まるまでFさんの体はガタガタとふるえていた。ようやく搬送先の病院が決まり，それを長男に連絡したが，手がふるえて携帯電話を操作するのが困難だった。病院に着き，Fさんは家族待合室に案内された。待つ間どうすることもできず，不安がつのるばかりだった。すると急に激しい胸の痛みにおそわれ，立つこともできず，そこにうずくまってしまった。

　しばらくして，長男夫婦が病院に着き，うずくまる母を見てあわてて看護師に声をかけた。さっそく診察が開始されたが，Fさんは夫の様子を何度も聞いてきたので，夫の主治医から簡単に説明をしてもらうことにした。「ご主人は命に別状はありませんよ。詳しいことはいま調べていますからわかりしだいお伝えします」。それを聞いたFさんは，胸の締めつけが少しやわらいだように感じたという。ひととおりの検査がすんだころには，Fさんの胸の痛みはすっかりなくなっていた。数日後，Fさんは念のために心臓カテーテル検査を受けたが，冠状動脈の狭窄（きょうさく）などはなく，一過性の血管攣縮（れんしゅく）（短時間の血管収縮）だったことがわかり，薬物治療で経過をみることになった。

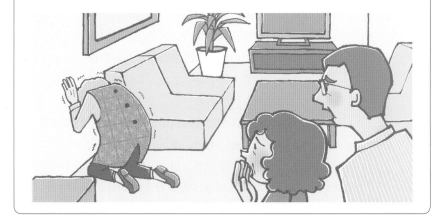

┌─ **事例⑦　職場での持続的な悩みが引きおこした身体症状** ─┐

　Ｇさん（58 歳，女性）は大企業の部長職を務めるキャリアウーマンである。書道の師範の免許をもつなど多才である。趣味はスキューバダイビングである。激務で疲労は蓄積していたが，なんとかコントロールしながらやってきた。しかし，このところ職場での悩みは大きい。ある部下が取引先とトラブルをおこし，そのしまつをしなければならないことと，最近，人事異動で新しく部下になった同年代の男性がＧさんに対して理不尽な要求をしてくることである。この部下はＧさんよりも先輩であるため，Ｇさんはこの部下のことを気づかいながら対応していたが，しっかり仕事をしてほしいと思っている。

　Ｇさんはこのところ，早朝，胸の圧迫感を感じて目がさめてしまう。ズーンとなにか重いものが胸の上にのせられたかのように感じるという。最初は起床してからだを動かすうちに症状もとれたのであまり気にもしなかったが，その後は 2 〜 3 日に 1 回の頻度で出現するようになり，最近は毎朝であるという。

　日中，外来を受診するころには症状も消えているので 24 時間心電図検査と心臓カテーテル検査が行われた。冠状動脈の狭窄はなく，血管攣縮性狭心症と診断され，薬物治療が開始されることになった。

└────────────────────────────┘

これらの事例では▶
なにがおきたか
　Ｆさんが訴えた一過性の激烈な胸痛，あるいはＧさんが感じた胸の圧迫感はどのようなメカニズムで発生したのだろうか。ＦさんとＧさんは，年齢ばかりか生活背景やふだんの活動の状況，さらに，症状出現の状況がまったく異なっているが，「冠状動脈の攣縮」という症状出現のメカニズムは同じである。Ｆさんは，夫の意識消失発作を伴う急な発病という夫の死をも予感するような事態に直面するという，大きなストレッサーが急激に加わったことで，身体症状が出現したのだと考えられる。Ｇさんの場合は緩徐ではあるが，心身の疲労とストレスに長期的にさらされたことで，身体症状が出現したものと考えられる。

　血管攣縮性狭心症の誘因は，心身の疲労やストレスのほか，寒冷，過換気，更年期における女性ホルモン欠乏，喫煙，アルコール，努責（どせき）など，多様である。そのため，Ｆさんには寒冷が影響した可能性，また，Ｇさんには更年期が影響している可能性もあるが，2 人とも精神的ストレスが大きな誘因になっていることは間違いないであろう。

　有害なストレスが患者に及ぶのを少しでも軽減することは，看護師の役割としてたいへん重要である。換気や温湿度を保つなどの環境調整は有害な物理的ストレッサーの排除につながる。Ｇさんの仕事上の悩みを解決することはできないが，仕事上のできごとが自身の心身に影響を及ぼしていることをＧさん自身が自覚できるよう，そして，自分だけで処理しようとせず適切な相談者をＧさん自身が求めていけるように支援することも重要である。

　ほかにも，たとえば手術前の患者であれば，未知の事態に対する不安が増大

して患者が疲憊しないように，不安な気持ちに耳を傾け，少しでも不安をやわらげることもストレス軽減につながる行為である。

有益なストレス▶　他方，医療・看護場面での「有益なストレス」とは，いかなるものであろうか。看護学生がたびたび経験するのは，初回離床やリハビリテーションにおいて生活動作が拡大し，ともに喜ぶような場面であろう。リハビリテーションの行為自体は若干の苦痛を伴うが，希望と目標をもってのぞみ，成功につながれば，それは有益なストレスだったということになる。しかし，その過程において，前途がみえないまま苦痛だけを感じていたならば，それは有害なストレスとなってしまう。ストレスを有益にするのも有害にするのも，看護師のかかわりにかかっているといっても過言ではない。

3　コーピング理論にみる人間の認知的評価と対処

セリエのストレス学説の発表以後，ストレスに関する研究が盛んになされるようになった。ここでは，患者のストレス状況の認知と対処行動を理解するのに役だつラザルス R. S. Lazarus の理論について，簡単にふれる。

認知と対処▶　心理学者であるラザルスは，日常生活上のできごとによって生じるストレスの影響と主観的認知の果たすはたらきの重要性に着目した。つまり，ストレスフルな状況かどうかは個人の主観的な解釈(認知的評価 cognitive appraisal)によるというのである。

感受性や傷つきやすさには個人差があり，また自分自身に危険(有害・脅威)が迫ったとき，どのようにその状況を切り抜けるのかという対処 coping(コーピング)も異なる。この「評価」「対処」という概念がラザルスの理論のポイントである。有害・脅威と判断されたできごとも，適切に対処できればストレス状態が解消することもある。しかし，うまく対処できないと，消耗あるいは病気の状態に移行する[1](▶図2-1)。

個人と環境が▶
大きく左右　ラザルスは，このストレスの認知・対処の過程には信念(個人的に形成された認知的形態)，コミットメント(なにかに強くかかわること)といった個人的要因や，社会的支援の有無などの環境的背景要因が大きく影響する，と述べている。また，あるできごとが自分にとってどのような意味をもつかという判断によって，さまざまな情動(怒り，不安，罪悪感，羞恥心など)が引きおこされることにも注目している。つまり，情動反応の内容がわかれば，そのような解釈をもたらすその人の思考過程を知ることができるという。

2つの戦略▶　ラザルスはストレスへの対処について，内的(個人的)あるいは外的(環境的)問題に対する心理的努力であり，問題・障害・欲求不満などを適応できるように創造的に再構築することであるとし，ストレスフルなできごとへの対処法を

---

1) 野口京子：リチャード・S・ラザルス．河野友信ほか編：ストレス研究と臨床の軌跡と展望(現代のエスプリ別冊　現代のストレス・シリーズ4)．p. 117-126, 至文堂, 1999.

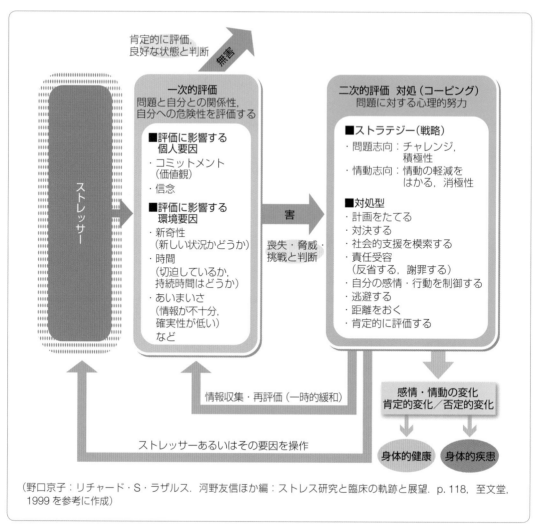

肯定的に評価,
良好な状態と判断

無害

一次的評価
問題と自分との関係性,
自分への危険性を評価する

■**評価に影響する
個人要因**
・コミットメント
（価値観）
・信念

■**評価に影響する
環境要因**
・新奇性
（新しい状況かどうか）
・時間
（切迫しているか,
持続時間はどうか）
・あいまいさ
（情報が不十分,
確実性が低い）
など

ストレッサー

害

喪失・脅威・
挑戦と判断

二次的評価　対処（コーピング）
問題に対する心理的努力

■**ストラテジー（戦略）**
・問題志向：チャレンジ,
　　　　　　積極性
・情動志向：情動の軽減を
　　　　　　はかる,消極性

■**対処型**
・計画をたてる
・対決する
・社会的支援を模索する
・責任受容
　（反省する,謝罪する）
・自分の感情・行動を制御する
・逃避する
・距離をおく
・肯定的に評価する

情報収集・再評価（一時的緩和）

感情・情動の変化
肯定的変化／否定的変化

ストレッサーあるいはその要因を操作

身体的健康　　身体的疾患

（野口京子：リチャード・S・ラザルス．河野友信ほか編：ストレス研究と臨床の軌跡と展望．p.118, 至文堂,
1999 を参考に作成）

▶図2-1　心理・社会的ストレスのメカニズム

2つの戦略 strategy（ストラテジー）と8つの型に分類した。2つのストラテジーとは，認知的ストラテジー（事件に対してチャレンジする傾向─積極性）と情動的ストラテジー（事件からの圧力に耐えきれないので情動の軽減をはかる傾向─消極性）である。8つの型を，図2-1の「対処型」の8項目として示した。

④ 患者心理の理解
──病気による「こころ」の変化をとらえる

病気による▶
「こころ」の変化

なんらかの病気をわずらい，身体的な障害や生活行動上の支障が生じると，病気に直接的に関連したものとは別の「こころの変化」が引きおこされる。日常生活におけるこれまでどおりの，あたり前の行動ができず，人の手をわずらわせざるをえないことにより，無力感や挫折感をいだく。また，病気になった

ことに対する動揺や病気自体の症状(ひどい痛みや運動麻痺, 言語障害や摂食障害など)に対する悲嘆, 予後(死や身体の部分喪失または機能喪失)に対する不安などにより, 心理的な危機的状態に陥る。

**患者の心理的危機▶
へのはたらきかけ**　患者がこのような危機的状況を克服していくためには看護師のはたらきかけが重要であり, はたらきかけしだいで患者の回復意欲を取り戻すこともできる。はたらきかけの基本は, まずは患者がどのように感じているのかをわかろうとする姿勢であり, そして患者の立場になって考え感じてみるというこころがまえであり, 患者の気持ちへの**共感的理解**[1]である。

　ここで, 1つの事例を紹介する。ある看護学生の, はじめての看護実習の場面である。事例を読んで, あなたには患者の気持ちを理解できるだろうか。これまで学んだ知識を使って, 考えてほしい。

事例⑧　ストレス状況におかれている患者の心理

　Hさんは, 52歳で, IT関連企業の社員である。

　45歳の妻と看護大学2年生の長女, 高校2年生の次女の4人家族である。仕事が忙しく, 毎日帰宅時間は22時を過ぎ, 休日出勤することもしばしばあった。既往歴はとくにないが, 25年の喫煙歴があり, 現在は休日に20本, 平日に10本ほど吸っている。

　1か月ほど前より吐きけと心窩部痛(みぞおちの痛み)を自覚していたが, 仕事が忙しく受診していなかった。先週木曜日の夜, 突然の吐きけにおそわれ, 大量に吐血し, 救急車で搬送され, そのまま緊急入院となった。救急外来で胃洗浄の処置と胃内視鏡検査が行われて潰瘍が見つかったが, 血管の切断面が発見されなかったため止血術は行わず, 経過を観察しながら, 胃内視鏡検査時に採取した細胞の検査結果(がん細胞の検出の有無)を待つことになった。

　翌日の金曜日, 実習でHさんを受けもつことになった看護学生のYさんがあいさつに行くと, Hさんは「娘もあなたと同じ看護大学生で, 『患者さんあっての勉強だ』と言っているので, 今度は私がお役にたてれば」と言って, Yさんが受け持つことを快諾した。入院翌日からの受け持ちとなったが, Hさんは仕事やふだんの生活についていろいろ話してくれるなど, 初日にしては関係も良好に築けているように感じられた。

　ところが, その日の夜, Hさんは再び大量に吐血し, 内視鏡的治療と輸血が行われた。内視鏡での止血は困難だったため胃切除術が検討されたが, なんとか止血でき, 治療法の具体的な検討は今後行われることになった。

　週明けの月曜日, YさんがHさんの病室を訪問し,「先週末はたいへんだったようですね。いまはご気分いかがですか?」と声をかけた。するとHさんは小

---

1) 共感的理解(感情移入的理解):対象者がその瞬間に経験している感情や主体的な意味を援助者が感じること(▶『系統看護学講座　専門分野Ⅰ　基礎看護学[2]基礎看護技術Ⅰ』, 45ページ)。

声で「やあ，来てくれたんだね」と言ってくれたが，「すまないけど少しそっと
してもらえないか？」と続けた。Hさんの声に活気はなく，顔は青白く不きげん
そうに見えた。Yさんはナースステーションに引き返し，自分がなにか気にさわ
ることを言ったのだろうか，自分のなにがいけないのだろうか，と自問自答した
がわけがわからず，自分をせめて混乱し，しだいに自分自身が硬直していくのを
感じた。

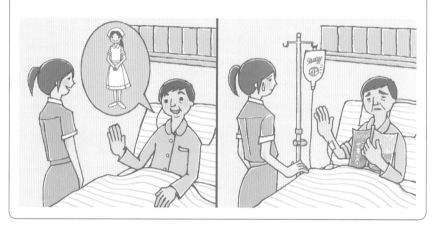

Hさんの言動の▶
理解　Hさんにどのような変化がおきたのかを理解するために，先ほど紹介した
ラザルスのコーピング理論によってHさんのこころの状態をとき明かしてみ
よう。

[1] Hさんがストレッサーと感じるできごととそれ対する情動　急な吐血に
より緊急入院をしたことだけでも，Hさんにとっては大きなストレッサーに
なっていた。そのうえ，入院中に再度大量に吐血したことにより貧血がひどく
なり，酸素運搬能も低下をきたしていると判断でき，身体的にも相当つらい状
況であると考えられる。また，繰り返す吐血に恐怖を感じ，「がんではないか」
という不安もつのっているだろう。さらに，これまで体験したことのない手術
に対する不安があり，それも，手術日時が未定という不確かさがあって，不安
が増幅しているものと考えられる。

[2] できごとと個人的・環境的要因の影響　Hさんはさまざまな社会的役割
を果たしてきた人である。Yさんが受け持つことを許可したのも，「娘も世話
になっているから」と，社会的な要求を感知し，積極的にそれを受け入れよう
としたからだろう。この時点でも，一昨日の吐血に引きつづく緊急入院という
大きなストレッサーを体験していたにもかかわらず，社会的役割，とくに父親
的役割を果たすことに価値をおいて，気丈にふるまっていたのだと思われる。
しかし，2度目の吐血による衝撃，それに引くつづく身体的負荷，疾病や手術
への不安が増大したことで，ストレッサーの大きさに耐えきれなくなり，H
さん自身が価値をおいていた社会的役割を果たせなくなっている状態だと考え
られる。Hさんはストレスへの対処として「チャレンジする傾向―積極性」
ストラテジーを用いていたと考えられる。

● どのように対処すればよいか

「青白く不きげんそうに見える顔」から，Hさんが出血に伴う貧血状態にあり，つらく感じているということが予想できる。ならば，「貧血という身体内部からのストレッサーにHさん自身が対処しきれていないのではないか」と考えられるだろう。これらは貧血の治療が行われることによって改善していくものと考えられるので，いまのところは経過をみていくのがよい。診断や治療（手術）への不安に対しては，主治医より十分な説明を受け，医学的な理解・納得をしたうえで適切な治療法が選択されるように支援していく必要がある。

看護学生のYさんは「Hさんが不きげんそうに見えた」という情報を得ることはできたが，その原因を自分自身のかかわりや言動に求めた。しかし，理論を用いて客観的にHさんをとらえ直すことで，Hさんのストレッサーとその反応である情動という構図がみえてくる。より客観的で的確なアセスメントを行うためには，基盤となるさまざまな理論の学習も必要となる。

⑤ 対象者の「こころ」の理解に役だつさまざまな理論

ここで心理に関するすべての理論を取り上げることはできないが，いくつか代表的なものを紹介する。これらの理論は，3年間あるいは4年間の学習のなかでなんらかのかたちでふれることになるが，看護学概論を学ぶこの段階でも，対象となる人々の反応の意味を理解したり，おこりうるこころの変化を予測したりするのに役だつだろう。

1 人間のニード（欲求）に関する理論——マズローの欲求段階説

心理学者マズロー A. H. Maslow は，人間の基本的なニード（欲求）を次の5つに分類した。これを階層化して示したのが図2-2である。

- **生理的ニード**：食事，排泄，睡眠などの本能的な欲求
- **安全のニード**：安全・安定・依存・保護，また恐怖・不安・混乱からの自由，保護の強固さ，秩序・法などを求める欲求
- **所属と愛のニード**：集団や家族への所属と人々との愛情に満ちた関係への切望
- **承認のニード**：安定し，しっかりとした根拠をもつ自己に対する高い評価と自己尊敬・自尊心，他者からの評価に対する欲求・願望
- **自己実現のニード**：人は自分がなりうるすべてのものになろうとする願望

最も低位の第1階層は生理的ニードであり，それが比較的よく満たされると，第2階層である安全のニードがあらわれる。この2つのニードの両方がある程度満たされると，第3階層の所属と愛のニード，続いて第4階層の承認のニードがあらわれる。しかし，すべての欲求が満たされたとしても自己実現の

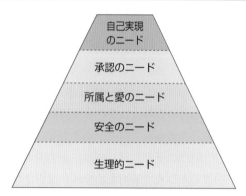

原則として，より高次の欲求は，低次の欲求が満たされてからはじめて重要性をもつが，多くの例外がある。また，マズローは「生理的ニードは85％，安全のニードは70％，愛と所属のニードは50％，承認のニードは40％，自己実現のニードは10％が充足されているのがふつうの人間ではないか」と述べている。

(Goble, F. G. 著，小口忠彦監訳：マズローの心理学．p.83，産業能率大学出版部，1972による，一部改変)

▶図2-2　マズローの欲求段階説

ニードは消えないとして，最も高位の第5階層に位置づけられている。

2 危機理論

　医療・看護場面における危機とは，人が病気や外傷によって死にいたるかもしれない状況や，重大な喪失などの困難な状況に直面し，これまでの問題解決方法では克服できないときに発生する強い不安や緊張・混乱を伴う状態をいう。このような危機にある人が，それをどのように乗りこえ，受け入れるかという分析が，さまざまな理論家によってなされ，そのモデルが示されている。ここでは，その代表的なものを簡単に紹介する。

◉ キュブラー゠ロスの死にゆく人の心理過程

　精神科医のキュブラー゠ロス E. Kübler-Ross は，200人の末期患者と面接した結果，末期の告知を受けてから死にいたるまでの心理過程には5つの段階があると考えた。この考えをもとにあらわした彼女の代表著作『死ぬ瞬間』(1969年)は，当時としては画期的な内容であり，医師をはじめとする医療従事者の教育に多く用いられた。彼女の示した5つの段階とは以下のとおりである[1]。

● 第1段階(否認と隔離)：死を認めようとしない。
● 第2段階(怒り)：死なねばならないことに対して，「なぜ自分だけ」がといるうやり場のない怒りを表出する。
● 第3段階(取り引き)：人々や神との間に約束することで死の時期を先のばしできないか取り引きしはじめる。「もう財産はいりませんから命だけを与え

てください」と神に訴えるなど，なにかにすがろうとする。

- 第4段階(抑うつ)：以上の段階を経て，取り引きがむだであることを知り患者は抑うつ状態になる。病気の進行とともに，無力感が増大し，なにもできなくなる段階である。人から癒されることのない絶対的な悲しみを経験する。
- 第5段階(受容)：自分が死にゆくことを受け入れることができる段階である。無欲になり，周囲の対象になんら 執心もない。死に対して恐怖も絶望もない。

● フィンクの危機モデル(障害受容のプロセス)

フィンク S. L. Fink は，外傷性脊髄損傷によって機能不全に陥ったケースの臨床研究と喪失に関する文献研究から，障害を受容するにいたる経過のモデルを構築した。ショック性の危機に陥った中途障害者[2]を対象に想定しており，「衝撃→防御的退行→承認→適応」の経過をふむとした。

フィンクの危機モデルは，わが国では知名度が高く，経過を介入の考え方をわかりやすくあらわしていると評価されているため[3]，看護研究でも多く用いられているが，欧米ではこのモデルを使った研究は皆無であり，その後に実証的研究や幅広い領域からの検証を受けているわけではないとの指摘もある[4]。

● ションツの危機モデル

ションツ F. C. Shontz は，のりこえがたい障害と直面した危機的状況における心理経過を「最初の衝撃→現実認知→防御的退行→承認→適応」の5段階のモデルに示した。衝撃をきちんと認知する前の前危機状態の段階をあらわしているところがフィンクと異なるが，ほぼ類似のモデルである。

● コーンの危機モデル

コーン N. Cohn は突然の身体障害を受けた患者の障害受容にいたる経過を，「ショック→回復への期待→悲嘆→防衛→適応」の5段階で示した。

● アギュララとメズイックの危機モデル(問題解決過程)

アギュララ D. C. Aguirela とメズイック J. M. Messick は危機回避にいたる過程を分析し，ストレスフルなできごとに直面して不均衡状態となった人が均衡を回復するには，バランス保持要因が重要であると考え，「均衡状態→不均衡状態→均衡回復へのニード→バランス保持要因の有無→危機回避(あるいは危機)」の5段階のモデルを構築した。「バランス保持要因」とは，そのできごとに対する知覚，社会的支援(すぐに頼ることができる人々の存在)，対処機制(ストレスを緩和するためによく用いられる行動)である。

---

1) Kübler-Ross, E. 著，鈴木晶訳：死ぬ瞬間——死とその過程について．中央公論新社，2001.
2) 先天性ではなく，傷病により人生の中途で障害をもった者をさす。
3) 小島操子：危機理論発展の背景と危機モデル．看護研究 21(5)：382，1988.
4) 山勢博彰：医療職者のための危機理論のページ(http://crisis.med.yamaguchi-u.ac.jp/model.htm)(参照 2019-10-24).

B 生涯発達しつづける存在としての人間の理解

　ここまで，看護の対象である人間を，人体の構造と機能や疾病のなりたち，心身の関連，こころの動きなどの視点から理解してきた。これら以外にもう1つの重要な視点として，「成長と発達」がある。人間は一般的に，生を受けてから親をはじめとする周囲の人々によりはぐくまれ，環境との相互作用によって成長し，職業につき，親離れをして配偶者を得て，子どもを育て，その後，老年期を迎え，やがては死にいたるというような一生涯の過程をふむ。

　この節では，人間の一生涯の変化の過程をふまえ，継続的な時間の流れを視点として人間を理解していこう。

発達とは▶　発達は「生体が発育して完全な形態に近づくこと。個体が時間経過に伴ってその心理的・身体的機能をかえていく過程。遺伝と環境を要因として展開する（『広辞苑，第7版』）」と説明される。一般に，計測可能な身長・体重などの形態的(量的)変化を「成長・発育」とよび，発達と区別することもあるが，形態的な変化と心理的・社会的要素を含めた機能面を切り離して考えることができないことから「成長・発達」と表現することもある。

生涯発達▶
しつづけるとは　発達は，社会学的には「経験の集積に基づいて比較的ゆっくりと生ずる変化も含む」[1]ととらえることができる。このような見方をすれば，人間は老人になっても，さらには死にいたるまでの時期も，継続的に成長・発達する存在であると考えることができる。人間科学である看護学は，生物学や解剖生理学的な視点，心理学的な視点に加え，社会における生活者として人間をとらえる。そのため，人間の成長・発達を統合力・経験・知恵などの成熟という視点から総合的にとらえ，人間を成長・発達しつづける存在とみるのである。

① 身体的発育

生理的早産▶　人は受精後，母親の胎内という最も安全な環境下で保護されつつ約280日の時間をかけて生物学的に成長し，約50cmの身長，約3kgの体重，約30cmの頭囲で出生する。しかし，この段階では立つことすらできない。ほかの哺乳類は，出生後，短期間で立つことや歩行することが可能になるのに比べ，ヒトの新生児の運動能力はきわめて未熟で，自力で歩くまでに約1年の期間を要する，いわば「生理的早産」の状態である。このように，人は生まれた直

---

1) 日本社会学会社会学事典刊行委員会編：社会学事典. p.718, 弘文堂, 1988.

後から「ひとりでは生きられない存在」である。人が形態的に成長するのにも人の手が必要であり，多くの人とのかかわりのなかで，社会性も含めたさまざまな機能を獲得していくことになる。

器官による▶
成長速度の違い
新生児は，乳を飲んで満腹感をおぼえる，母親に抱かれるという感触をおぼえるなど，出生時から聴覚・触覚といった感覚はすでに機能を発揮している。そして新生児は，感覚器を通してさまざまな情報を感覚的にとらえ，人としての発達に不可欠な経験をしていく。このように，人の成長は大脳を含めた神経系が先行して生じる。つまり人間の各器官の成長速度は一律ではなく，諸器官による差がみられるのである（▶図 2-3）。

出生時，身体の大きさに比べ，頭部の比率が大きいことからわかるように，神経組織は母親の胎内において最も成長が著しく，また出生後も神経組織の急成長はしばらく続く。出生後は，ほかの全身組織も急激に成長するため，体重は出生後 3 か月で約 2 倍，1 年で約 3 倍の大きさになる。乳幼児期，児童期を経て，第二次性徴（男性 11～14 歳くらい，女性 9～12 歳くらい）が始まる前には全身組織の成長が著しくなり，それを追いかけるように生殖組織が成長し，性的機能を備えることとなる。

人間をみていくときには，このような各器官の成長時期の特徴もふまえておく必要がある。たとえば，神経組織の発達が胎児期から乳幼児期に最も著しいことから，妊婦の看護では周囲の環境を含めた刺激が胎児の感覚に伝わっていることを考慮する必要があるし，乳児に接するときには，言葉が通じなくとも，五感を通じてさまざまな情報を受け取っていることを忘れてはならない。

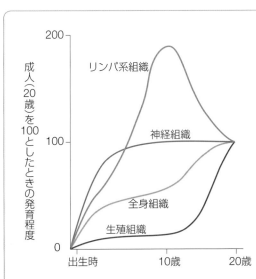

（Scammon, R. E.: The measurement of the body in childhood. In Harris, J. A. et al. (Eds): *The Measurement of Man*. Minnesota Press, 1930.）

▶図 2-3　スキャモンの成長曲線

② 心理・社会的側面における発達

全身組織の成長は，おおむね第二次性徴の数年後には終了するが，心理・社会的側面の発達は生涯続いていくものである。看護の対象者を理解するにあたっては，身体面の成長だけでなく，心理・社会的側面における発達も重視する必要がある。

心理・社会的側面の発達のとらえ方は，発達を社会への適応過程であると考えた2人の研究者，ハヴィガースト R. J. Havighurst とエリクソン E. H. Erikson の考え方が代表的なものである。

発達段階と課題▶　教育学者であるハヴィガーストは，発達を学習の側面からとらえ，次のような言葉を残した。

「生活することは学ぶことであり，成長することも学ぶことである。われわれは歩いたり，話したり……(中略)……本を読んだり……(中略)……同年輩の異性と仲よくしたりすることを学ぶ。さらに，仕事をしたり，子どもを育てたり……(中略)……，老後あまり仕事ができなくなったときには円満に隠退をしたり，40年も共に暮らした夫または妻なしにひとりで暮らすことを学ぶ。これはすべて学習の課題である。人間の発達を理解するためには，われわれは学習を理解しなければならない。人間はめいめい一生涯学習を続けるのである」[1]。

生活上のできごとはすべて**学習**であり，個人が健全な発達をとげるためには，それぞれの段階で果たすべき(学ぶべき)**課題**があるとした。そして，ハヴィガーストは発達段階を幼児期・児童期・青年期・壮年初期・中年期・老年期に区分し，それぞれの段階における課題をあげている(▶表2-1)。

ライフサイクルと▶　エリクソンは，フロイト学派の精神分析家である。エリクソンは，青年の心
危機・強さ　理療法に従事した経験から，「健康な子どもは，適切な導きを得れば意味ある諸経験の継列のなかで漸成的な発達法則にそった発達を順調にとげ……(中略)……これらの発達法則は，しだいに数を増す他者や社会的慣習との間に意味ある相互作用をなしとげる潜勢力を子どものなかにつぎつぎに生み出していく」[2]と述べ，人間はつねに社会との相互的なかかわり合いのなかで発達的に形成されていくことを説明した。つまり，人間理解の礎を社会との相互関係においたのである。

エリクソンは人生段階の全体を**ライフサイクル**という言葉で表現し，人間の発達を8段階で示した(▶表2-2，98ページ)。各発達段階の「心理・社会的危機」(表2-2のB欄)を「同調要素」対「失調要素」のかたちであらわし(乳児期な

---

1) Havighurst, R. J. 著，荘司雅子監訳：人間の発達課題と教育．p. 24，玉川大学出版部，1995．
2) Erikson, E. H. ほか著，村瀬孝雄ほか訳：ライフサイクル，その完結，増補版．p. 31，みすず書房，2001．

▶表2-1　ハヴィガーストの発達課題

幼児期	(1)歩行の学習 (2)固形の食物をとることの学習 (3)話すことの学習 (4)排泄の仕方を学ぶこと (5)性の相違を知り性に対するつつしみを学ぶこと (6)生理的安定を得ること	(7)社会や事物についての単純な概念を形成すること (8)両親や兄弟姉妹や他人と情緒的に結びつくこと (9)善悪を区別することの学習と良心を発達させること
児童期	(1)ふつうの遊戯に必要な身体的技能の学習 (2)成長する生活体としての自己に対する健全な態度を養うこと (3)友だちと仲よくすること (4)男子として，また女子として社会的役割を学ぶ (5)読み・書き・計算の基礎的能力を発達させること	(6)日常生活に必要な概念を発達させること (7)良心・道徳性・価値判断の尺度を発達させること (8)人格の独立性を達成すること (9)社会の諸機関や諸集団に対する社会的態度を発達させること
青年期	【仲間集団で習得する課題】 (1)同年齢の男女との洗練された新しい交際を学ぶこと (2)男性として，また女性としての社会的役割を学ぶこと 【独立性の発達】 (1)自分の身体の構造を理解し，身体を有効に使うこと (2)両親やほかの大人から情緒的に独立すること (3)経済的な独立について自信をもつこと (4)職業を選択し準備すること (5)結婚と家庭生活の準備をすること (6)市民として必要な知識・態度を発達させること 【人生観の発達】 (1)社会的に責任ある行動を求め，そしてそれをなしとげること (2)行動の指針としての価値や倫理の体系を学ぶこと	
壮年初期	(1)配偶者を選ぶこと (2)配偶者との生活を学ぶこと (3)第一子を家族に加えること (4)子どもを育てること	(5)家庭を管理すること (6)職業につくこと (7)市民的責任を負うこと (8)適した社会集団を見つけること
中年期	(1)大人としての市民的・社会的責任を達成すること (2)一定の経済的水準を築き，それを維持すること (3)10歳代の子どもたちが信頼できる幸福な大人になれるようにたすけること	(4)大人の余暇活動を充実すること (5)自分と配偶者が人間として結びつくこと (6)中年期の生理的変化を受け入れ，それに適応すること (7)老いた両親に適応すること
老年期	(1)肉体的な力と健康の衰退に適応すること (2)隠退と収入の減少に適応すること (3)配偶者の死に適応すること (4)自分と同じ年ごろの人々と明るい親密な関係を結ぶこと	(5)社会的・市民的義務を引き受けること (6)肉体的な生活を満足に送れるように準備すること

※Havighurst, R. J. 著，荘司雅子監訳：人間の発達課題と教育. p.24, 玉川大学出版部，1995の見出しを一部改変し，表にまとめた。

らば「基本的信頼」が同調要素，「基本的不信」が失調要素），同調と失調の葛藤から心理・社会的な強さ(生きていく力とも解釈できる)があらわれるとした。これが「基本的強さ」(D欄)である。たとえば，青年期なら，「同一性」(アイデンティティ identity)対「同一性の混乱」(アイデンティティクライシス identity confusion)という葛藤を経験することで「忠誠」という「基本的強さ」

▶表2-2 心理・社会的人生段階

発達段階	A 心理・性的な段階と様式	B 心理・社会的危機	C 重要な関係の範囲	D 基本的強さ	E 中核的病理 基本的な不協和傾向	F 関連する社会秩序の原理	G 統合的儀式化	H 儀式主義
Ⅰ 乳児期	口唇-呼吸器的, 感覚-筋肉運動的 (取り入れ的)	基本的信頼 対 基本的不信	母親的人物	希望	引きこもり	宇宙的秩序	ヌミノース的	偶像崇拝
Ⅱ 幼児期初期	肛門-尿道的, 筋肉的 (把持-排泄的)	自律性 対 恥, 疑惑	親的人物	意志	強迫	法と秩序	分別的 (裁判的)	法律至上主義
Ⅲ 遊戯期	幼児-性器的, 移動的 (侵入的, 包含的)	自主性 (自発性) 対 罪悪感	基本家族	目的	制止	理想の原型	演劇的	道徳主義
Ⅳ 学童期	潜伏的	勤勉性 対 劣等感	近隣, 学校	適格	不活発	技術的秩序	形式的	形式主義
Ⅴ 青年期	思春期	同一性 対 同一性の混乱	仲間集団と外集団：リーダーシップの諸モデル	忠誠	役割拒否	イデオロギー的世界観	イデオロギー的	トータリズム
Ⅵ 前成人期	性器期	親密性 対 孤立性	友情, 性愛, 競争, 協力の関係におけるパートナー	愛	排他性	協力と競争のパターン	提携的	エリート意識
Ⅶ 成人期	(子孫を生み出す)	生殖性 対 停滞性	(分担する)労働 と (共有する)家庭	世話	拒否性	教育と伝統の思潮	世代継承的	権威至上主義
Ⅷ 老年期	(感性的モードの普遍化)	統合 対 絶望	「人類」 「私の種族」	英知	侮蔑	英知	哲学的	ドグマティズム

エリクソンは何歳ごろにその段階に到達するかは個人差が大きく, 各発達段階の年齢を細かく設定するのは妥当ではないとし, それぞれの発達段階の具体的な年齢を示していない。

(Erikson, E. H. ほか著, 朝長正徳ほか訳：老年期——生き生きしたかかわりあい. p.34, 図表 1, みすず書房, 1997 を参考に作成)

が獲得できると考えたのである。

青年期と▶ アイデンティティ 　エリクソンの最大の功績は, **アイデンティティ**という概念を確立したことにある。青年期には「自分とはなにか」「今後, どう生きていくのか」(職業の選択も含む)などの自問自答を繰り返しながら「自分」を形成していく。葛藤するなかで「本当の自分」を実感できたときに, 自分の果たすべき役割を果たし, 信頼できる人や社会に対して忠誠を尽くすことができるようになる。

1 発達の臨界期と連続性

　ハヴィガーストもエリクソンも発達段階を示し, 各段階において獲得すべき課題について示している点では共通している。つまり, 段階的に発達をとげていくためには, それぞれの段階でなんらかの経験が必要であり, その場合は効

果が最も有効な一定の期間(臨界期)についても考慮する必要がある。たとえば,排泄のトレーニングの臨界期は幼児期であり,生来の排泄障害があって自己導尿が必要な子どもであっても,幼児期になんらかのトレーニングを始めれば技術が獲得できる。しかし,学童期から始めた場合は,なかなか身につかないことがわかっている。

エリクソンは各発達段階に経験すべき心理・社会的危機を示したが,そのときの課題だけとたたかっているのではなく,臨界的な時期が到来する前にも,その課題はなんらかのかたちで存在していること,また,1つの課題で充全な発達をなしとげてもそこで発達が終わるのでなく,次の時期でもさらなる発達をとげると述べた。たとえば,青年期にいきなりアイデンティティの問題が浮かび上がるのではなく,その前の段階から関係するできごとに遭遇しているのである。また,次の成人前期に課題をもちこしながら達成することもある。

2 成人期の発達

ハヴィガーストは成人期を壮年初期と中年期と表現し,エリクソンは前成人期と成人期と分けた。年齢的にはおおむね20歳代から60歳代半ばをさし,人生のなかでは最も長い期間である。

成人期の初期は,職業につき,配偶者を選択し,子どもを家族に加え,育て,家庭を管理するとともに,市民的責任を負うという発達課題をもつ。エリクソンはこの時期の発達危機として,「親密性」対「孤立性」をあげている。その後の成人期には,一定の経済的水準を築き,家庭においては思春期から青年期となった子どもたちが信頼できる幸福な大人になれるようにたすけ,また,大人としての市民的・社会的責任を達成すると同時に,中年期の生理的変化を受け入れることが課題となる。エリクソンの発達危機としては「生殖性」対「停滞性」があげられる。「生殖性」とは子どもを産み育てることのほか,実質的な働き手として役割を担うことを含むすべての生産的活動をさす。

3 老年期の発達

エリクソンの死後,妻のジョアン=エリクソン Joan S. Erikson が生前の夫との議論に基づき,ライフサイクルに新しい第9段階(超越)を加えた[1]。

ジョアンは,老年期にいたった人にとって,自分の人生をふり返り,自分の過去に意義を見いだし,死をもおそれることなく自分の人生を受容することが課題であるとした。具体的には,自分の人生が「価値ある存在」「あるべき人生」でなかったと気づき,人生をやり直すだけの時間がないという「絶望感」をいだいてもそれをのりこえ,「自分の人生はただ一度限りのもので,やはり

---

1) Erikson, E. H. ほか著, 朝長正徳ほか訳:老年期──生き生きしたかかわりあい. p.34, みすず書房, 1997.

そうあらねばならなかった」と受け入れることが老年期の発達課題であると述べている[1]。

　そのうえで，絶望をのりこえ，「英知」を獲得した第8段階の次の段階では，身体能力の喪失とその結果もたらされる「自律性の欠如」が大きな試練になるとした。そして，親しい人の死別など多くの悲しみと向かい合い，過去をふり返る余裕すらなく，日々の苦しみに対峙するだけの生活であるが，このような喪失を生き抜き，適切に対処して「超越」を獲得することを可能にするの力の源泉は「基本的信頼感」であるとした[2]。

老化と発達▶　心理学者のバルテス P. B. Baltes も，老年期を含めた人の生涯を「発達」という観点から研究した。バルテスによれば，人の心身の諸機能は成長したあとに老化していくというものではなく，発達初期(乳幼児期)にも機能の消失はみられるし，発達後期(老年期)にも新たに獲得される機能もあるという。つまり，獲得(成長)と喪失(老化)は出生と同時に併存して進んでいくのであって，この両者の加齢に伴う量・質のダイナミックスなかかわりのなかにおける変化を「発達」ととらえた[3]。

　平均寿命が80歳をこえる現代の高齢社会を反映し，看護の対象は高齢者が多数を占める。高齢者は身体機能の衰えによりできないことが増えてくるが，ただそれを代償するだけでなく，可能な限り機能の衰えを最小限にとどめながら，そのうえで「できなくなってしまったことを受容する」という大きな試練に立ち向かっているという視点をもって支えていくことが求められている。

C｜人間の「暮らし」の理解

　人は生活を営む存在であり，家族や学校・企業などの集団や地域をつくる存在である。ここでは「対象の理解」の最後として，看護が対象とする「生活」とはなにか，看護がどのように家族や集団・地域を対象とし，かかわるのかについて述べる。

① 生活者としての人間

生活とは▶　生活とは，一般的には「①生存して活動すること，生きながらえること，②

---

1) 佐藤眞一ほか編著：老いとこころのケア——老年行動科学入門. p.128，ミネルヴァ出版，2010.
2) Erikson, E. H. ほか著，朝長正徳ほか訳：上掲書. p.36.
3) 佐藤眞一ほか編著：上掲書. p.128.

世の中で暮らして生きてゆくこと。また，その手だて。くちすぎ（暮しをたてること）。すぎわい（世をわたるための職業）」（『広辞苑，第7版』）ととらえられている。「生きている」とは，生命体として存在しているという静的生命活動の部分と，それを前提にした動的生命活動の部分の両方の意味を含み，さらに，生活の糧や生活費の獲得といった経済的側面も含んでいるため，生活には以下の4つの側面があると考えられる。

> (1) 生物的な生命活動としての生活：生理学的側面
> (2) その人らしい日常生活（暮らし方）を送るための行動様式：文化的側面
> (3) 家族や社会における役割：社会的側面
> (4) 暮らしをたてるために必要な生計などへの焦点：経済的側面

このうち，(1)は医学と看護の対象，(2)は看護の対象，(4)は社会福祉士や精神保健福祉士などの社会福祉援助に従事する専門職（ソーシャルワーカー）の援助の対象となる。また，(3)は看護職者をはじめ患者にかかわるすべての職種が，その人を理解するうえで把握しておく必要のある事項となる。

では，「生活」を上記の4つの側面からとらえ，それぞれの側面に対して，看護がどのように介入しているのかを考えてみよう。

1 生物的な生命活動としての生活——生理学的側面

生命の維持▶ 病気にかかったり，事故に遭遇したりして，生命体としての機能を一部失ったり，機能が低下したりした場合，医療が施される。このような人に対し，その人がもつ自然治癒力を引き出し，回復をたすけるようにケアを行っていくことは看護の最大の役割である。

しかし，現在の医療技術では完全な機能回復が望めない場合，その機能を補う方法で生命維持がはかられる。たとえば，嚥下機能（ものを飲み込む機能）が著しく低下するなどして口から食事をとることができなくなった場合，高カロリー輸液[1]や経腸栄養[2]などにより，生命を維持することができる。このような生命維持の場面においても，看護はケアの役割を果たす。

生命の維持だけで▶ しかし，「生物的な生命活動の維持」を目標とすれば，高カロリー輸液や経よいか 腸栄養によって目標を達せられるが，「人間としての生活の営み」として考えた場合どうであろうか。食べる楽しみ，喜びが回復できないまま，生命が維持されるだけでよいのだろうか。このような葛藤があるだろう。このようなときこそ，看護が本領を発揮する場面である。

---

1) 高カロリー輸液とは，口から食事をとることがむずかしい場合に行われる方法である。大静脈にカテーテルを挿入し，高濃度のブドウ糖液を点滴によって投与する。
2) 鼻から管を入れたり，腹壁と胃壁内を短い管でつないだりする（胃瘻造設）ことによって，経口的に摂取ができなくても，必要な栄養量を摂取するための栄養法である。

2 その人らしい日常生活（暮らし方）を送るための行動様式──文化的側面

その人らしい生活▶
行動の継続

　嚥下ができない場合でも，看護師がその人の「食べる力」の可能性にかけ，あきらめずに嚥下機能を回復する訓練を続けたことで，ついには口からの食事が可能になり，それがその人の生きる喜びにつながり，周囲が予想していなかったような回復をみせたという例はたいへん多い[1]。本人のもてる能力を最大限生かし，これまでの日常のその人らしい生活行動が継続できるように調整し，不十分な部分はそれを補い，その人のもつ回復力が増すように援助するのが看護師の使命である。

　人には，その人がそれまでずっと継続してきた「生活の営み」がある。看護師は，その人が治療に専念せざるをえない状況になっても，病気になる前のその人らしい生活行動が継続できるように援助する必要がある。そのためには，その人の生活の仕方，つまり，飲食の好みや排泄の習慣，活動の仕方や睡眠のパターンなどについて，その人の方法や好みを知ることが必要である。そして，できるだけそれをいかした方法で援助し，できるだけ健康なときに近い生活行動ができるように支援することが大切である。

3 家族や社会においてどのような役割を果たしているのか──社会的側面

家族のなかでの▶
役割

　人は，さまざまな人との関係のなかで生きている。最も身近な他者は，生活をともにする家族であろう。家族のなかにおける役割としては，たとえば経済的な基盤をつくる働き手としての役割，家事の担い手としての役割などがあげられるだろう。夫婦共働きのように，それぞれの役割を折半している場合もある。また，年齢できまっているものではなく，高齢者でも経済的基盤の中心を担っている人もいれば，役割を子どもにゆずって老後の生活を楽しんでいる人もいる。

社会における役割▶

　さらに人々は，社会において職業生活や地域生活における役割も担っている。職業生活では，その人がどのような職業や役職かがわかれば，ある程度の社会的役割を推測することができる。地域生活においては，たとえば，自宅でピアノ教室を開いて近所の子どもたちに教えたり，仲間たちと高齢者施設で介護ボランティア活動を行ったりと，さまざまな役割を担っている人もいるだろう。また，これらの特別な活動をしていなくても，保護者会や自治会などの地域に根ざしたコミュニティで大きな役割を果たすこともあるだろう。

　このように人々が，その所属する社会のなかで生活を営んでいることを念頭

---

1) その一例として，認知症があり，拒食・失禁をしていた人が，看護師のはたらきかけによって経口的に食事摂取ができるようになったばかりか，見当識もはっきりしてきたという事例がある（川島みどり：看護の自立──現代医療と看護婦．p.71，勁草書房，1977）。

におき，看護の対象者がどのような社会的側面をもつ人なのか，その人らしさが発揮されるのはどのような場面においてなのかを理解することが重要である。その人の価値観や考えは，家族における役割や社会的役割に影響を受けていることも多く，社会的側面を知ることは，その人の全体像を把握するうえで不可欠である。

4 暮らしをたてるために必要な生計などへの焦点——経済的側面

看護の対象者のなかには，病気や障害によって生活に困窮している人もいるだろう。その場合は，社会資源を適切に利用するなどして，経済的・社会的生活が維持できるように支援する必要がある。多くの医療福祉施設にはソーシャルワーカーが配置されて専門的に機能しており，看護師は患者とソーシャルワーカーをつなぐコーディネーターとしての役割を果たす。

② 看護の対象としての家族・集団・地域

看護の対象は，第 1 章 A 節「看護の定義」（▶22 ページ）で学んだように，個人に限定されるものではなく，家族全体，学校・職域などの集団，地域社会全体へと広がりをもつ。

1 看護の対象としての家族

家族とは▶ 　家族の形態が多様化する現代社会においては，家族の定義はむずかしいものとなるが，看護学領域では，家族看護学者のフリードマン M. M. Friedman の定義がおもに用いられる。「絆を共有し，情緒的な親密さによって互いに結びついた，しかも，家族であると自覚している，2 人以上の成員」[1]という家族の定義がおもに用いられている。

　また，わが国の家族看護学研究者である鈴木と渡辺は，看護学における家族の概念を構成している特性について，以下の 5 つをあげている[2]。

> 1)保育，教育(社会化)，保護，介護などのケア機能を持っている。
> 2)社会との密接な関係を持ち，集団としてつねに変化し，発展しつづけている。
> 3)役割や責任を分担し，不断の相互作用によって，家族間に人間関係を育成している。
> 4)結婚，血縁，同居を問わず，家族員であると自覚している人々の集団である。
> 5)健康問題における重要な集団であり 1 つの援助の対象である。

---

1) Friedman, M. M. 著，野嶋佐由美監訳：家族看護学——理論とアセスメント．p.3，へるす出版，1993.
2) 鈴木和子，渡辺裕子：家族看護学——理論と実践，第 4 版．日本看護協会出版会，2012.

なぜ家族も対象と▶
するのか

では，なぜ看護の対象を，個人だけでなく家族全体とする必要性があるのだろうか。ハンソン S. M. H. Hanson は，さまざまな研究の成果から，その理由を以下のようにまとめている[1]。

(1) 健康行動や病気行動は家族のなかで学習される。
(2) 家族成員の健康問題のために家族全体が影響を受ける。
(3) 家族は個人の健康に影響を及ぼし，個人の健康や健康行動は家族に影響を及ぼす。
(4) ヘルスケアは個人だけを対象とするよりも家族に重点をおくほうが効果的である。
(5) 家族の健康を促進・維持・再構築することは社会の存続にとって重要である。

家族全体への▶
教育が必要な例

ここで，家族へのかかわりが必要な事例をいくつかあげて考えていこう。

たとえば，血糖値をコントロールできない男性の糖尿病患者で，妻が専業主婦の場合を考えてみよう。この場合，食事療法のことを本人にのみに指導するだけでは治療が成立しないことが多い。男性患者が，自分が伝え聞いた食事療法の原則やノウハウを妻に正確に伝え，妻がそれを理解して食事療法に積極的に協力しようとするのは困難である。したがって，食事をつくる家族も一緒に食事療法に取り組めるよう，患者とともに教育・支援していく必要がある。もし，家庭の食習慣全体に問題がある場合，患者の治療だけでなく，家族成員の健康維持のために，家族全員が問題を認識し，習慣を改めることを支援する必要もあるだろう。

このように，家族の成員の 1 人である患者の健康をまもるためには家族の協力が必要なばかりでなく，家族全体のアセスメントやそれに対する介入が必要なこともあるのである。

家族機能の変化▶

次に，疾患や障害により家族機能が急激に変化した家族へのかかわりについて考えてみよう。

家事・育児のいっさいを担っている核家族の主婦が入院した場合，夫は途方に暮れるだろう。妻の入院中に家事・育児と仕事を両立できるのか，具体的に子どもの世話をどうすればよいのかなど，大きくとまどうだろう。また，そのことによって患者自身が心理的な負担を感じていることは容易に推測できる。このような場合，患者の治療がスムーズに進むかどうかだけでなく，患者・夫・子どもが日常生活を営めるよう，家族の話し合いの場を設定するなどの介入も必要となる。

このように，家族全体の状況をとらえ，家族構成員それぞれの気持ちを理解し，必要な援助を提供していく必要がある。

---

1) Harmon-Hanson S. M. ほか著，村田恵子ほか監訳：家族看護学——理論・実践・研究．p. 6, 医学書院，2001.

療養の場所の選択▶
にかかわる例

最後に，高齢者夫婦のどちらかがなんらかの疾患・障害により介護が必要となり，患者本人が自宅療養を望んでいる場合の家族への対応を考えてみよう。

本人の帰りたい思いだけをかなえようと配偶者にはたらきかけるだけでなく，そのことを介護者となる配偶者がどうとらえているのか，現実的にどの程度の介護力をもっているのか，利用できる社会資源はなにか，などさまざまな情報を収集したうえで，在宅療養が実現できるのかを見きわめる必要がある。患者・家族を交えて現状をアセスメントし，打開策を考えていくのである。

以上，家族看護の視点が重要と考えられる例をあげたが，どの場合にも共通していえるのは，家族がもつセルフケア能力が最大限発揮できるように支援し，家族の危機に対処できるように家族全体を支援することが重要であるということである。そのためには，家族全体の状況を把握してかかわる必要がある。

2 看護の対象としての集団・地域

地域における▶
看護活動

看護の対象は，乳幼児から高齢者までのあらゆる発達段階の人であり，妊娠・産褥期にある人，慢性疾患をもつ人，障害をもつ人などと多様であることをこれまで学んできた。これらの人々は地域に居住し，学校，職場などの地域社会で活動している。看護職は，これらの人々が地域でその人らしく健康的に暮らすことができるように，健康増進，疾病の予防・早期発見・早期治療を支援するとともに，失ったあるいは衰えた機能を取り戻すためにリハビリテーションを支援し，また，平和な死に資するために終末期療養を支援していくこととなる。これが地域における看護活動の領域である。

訪問看護▶

地域における看護活動は，在宅看護と公衆衛生看護(地域看護)に区分できる。在宅看護には，地域で暮らす個人や家族に行う訪問看護がある。公衆衛生看護(地域看護)には，学校(保健)看護や産業(保健)看護，行政(保健)看護がある（▶第6章，234ページ）。

訪問看護は，自宅などの生活の場に看護師がおもむき，提供する看護である。わが国は今後ますます高齢化が進展し，要介護者や認知症患者の増加は避けられない。また，今後さらなる多死社会を迎えることとなるが，医療機関や介護施設の収容人員は限度があるため，訪問看護のニーズ，すなわち，地域における暮らしを支える看護に対する期待が高まっている。

地域における看護活動にはそのほか，行政における看護や学校における看護・産業における看護などがあり，それらは特定の集団や地域社会全体の健康を目ざし，集団全体にアプローチしていくものである。

学校における看護▶

学校における看護の歴史は古く，明治時代後期には伝染病予防を目的として**学校看護師**の配置が始まっている。第二次世界大戦後には，「学校教育法」の制定により名称が**養護教諭**に改められ，教職の一員として小・中学校，高等学校という集団を対象に看護活動を展開している。

産業における看護▶

職場で職員の健康管理を行う看護師(**産業看護師**)の歴史も古く，すでに大正

時代には大規模工場などで看護師の配置が始まり，第二次大戦後には一般の事業所にも広まった。今日では，労働者のメンタルヘルスケアが重視され，職場における看護活動の重要性が増している。また，従業員だけでなく，その家族も対象とした健康管理，健康相談などの看護活動も行われている。

行政における保健活動▶　保健師による保健活動の代表的なものとして，都道府県の保健所や，市区町村の保健センターなどの行政で働く保健師が行う活動がある。保健師活動で用いられる「地区診断」といった言葉に示されるように，地域そのものを看護の対象とし，地域全体の健康水準を高める活動をしている。

同じ地域に住む人々は文化を共有していることが多い。たとえば，その地域特有の食生活(独特な食べものや調理法など)があるように，同じ地域に住む人々の間で長年継承してきた生活様式や価値観・信念をもつ。生活様式や健康に対する価値観などは，そこに住む人々の健康状態を左右することもあり，地域の健康維持・向上を目的にかかわろうとするときは，その地域の文化全体を理解することが基本となる。

ゼミナール
復習と課題

❶ ホメオスタシスとはなにか，看護の使命とどのように結びつくのかを説明しなさい。
❷ ストレス反応とはどのようなものか，ストレスに対する看護の役割はなにかを説明しなさい。
❸ コーピングとはなにかを説明しなさい。
❹ マズローの欲求段階説について説明しなさい。
❺ 発達課題とはなにかを説明しなさい。
❻「その人らしい生活が継続できるように援助する」とは，どのようなことかを説明しなさい。

参考文献
1)小島操子著：看護における危機理論・危機介入——フィンク/コーン/アグィレラ/ムース/家族の危機モデルから学ぶ，第4版．金芳堂，2018．
2)椿原彰夫ほか監修，種村純ほか編集：リハビリナース，PT，OT，STのための患者さんの行動から理解する高次脳機能障害．p.68-71，メディカ出版，2010．
3)貫井英明ほか：前交通動脈瘤症例における精神症状．神経外科17(4)：335-341，2008．
4)濱村真里著：前頭葉性認知障害をもつ人の談話分析．p.101-124，大阪大学出版会，2011．
5)Maslow, A. H. 著，小口忠彦訳：人間性の心理学——モチベーションとパーソナリティ，改訂新版．産業能率大学出版部，1987．

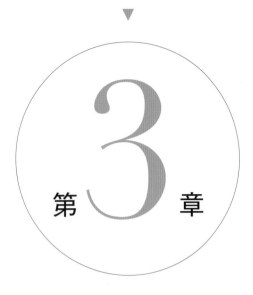

第 **3** 章

国民の健康状態と生活

本章で学ぶこと	□健康とはなにか，健康をどのようにとらえるべきかを理解する。
	□障害とはなにか，障害をどのようにとらえるべきかを理解する。
	□健康と障害，生活の関係を把握する。
	□主要な公的統計の結果から，国民全体の健康と生活の全体像を把握する。
	□現代の国民の健康と生活を考えるうえで重要ないくつかの視点を学ぶ。

健康は社会の▶
影響を受ける
　看護という仕事につくことは，ある国や社会の人々の健康や生活に深くかかわることを意味する。健康は，その人が生活する社会の影響を大きく受ける。

　健康に対する考え方や文化，風習，生活様式，政策，さらには経済状況や，上下水道などの社会インフラの整備は国により大きな違いがある。これらのことがらは相互に深く関連し合いながら，人々の健康に影響を及ぼす。

　同じ日本という国でも，看護職者が出会う1人ひとりの患者や家族の生活背景は多様であり，その健康レベルもさまざまである。病名は同じでも，個人を取り巻く家族や社会の状況は千差万別である。私たちは，それを理解したうえで，1人ひとりと向き合うことが必要となる。

　この章は，さまざまな統計資料を用いながら，わが国の国民の健康・生活の全体像をつかみ，健康を左右する社会的な要因について学ぶことで，対象の理解を深めることを目的としている。

A 健康のとらえ方

① 健康とはなにか

　健康なときに「健康とはなにか」について考えたり実感することはむずかしい。むしろ健康でなくなったとき，たとえば病気になったり身体が不自由になったときに，はじめて健康のありがたさを痛感するのではないだろうか。

1 健康の定義

WHO 健康の▶
定義
　しかし，あらためて「健康とはなにか」と問われると，簡単に答えることはむずかしい。近代医学・看護が誕生した19世紀以降，健康をいかに定義するかは多くの学者・実践家の関心の的であった。たとえばナイチンゲールは，「健康とは，ただ単に元気であることだけでなく，自分が使うべく持っているどの力も十分に使いうる状態である」[1]と述べた。しかし世界で共通する健康の定義が生まれたのは20世紀の半ばになってからである。第二次世界大戦終了直後の1946年，世界保健機関（WHO）は，「世界保健機関憲章」の前文において健康に関する定義を行った。そこには次のように記された[2]。

　健康とは，完全な肉体的，精神的及び社会的福祉の状態であり，単に疾病又は病弱の存在しないことではない。[3]

　多くの人々が生きるのに精いっぱいだった第二次世界大戦直後という時代背景を考慮すると，1人でも多くの人に自分や家族の健康に目を向けてもらうために，健康をわかりやすく定義することが世界的に必要だったといえる。

2 権利としての健康

健康は権利と明示▶
される

　「世界保健機関憲章」は，上述の健康の定義に続けて次のように述べ，健康は基本的権利であることを明確に示した[4]。

　到達しうる最高基準の健康を享有することは，人種，宗教，政治的信念又は経済的若しくは社会的条件の差別なしに万人の有する基本的権利の一である。

　この考え方は，同年（昭和21年）に公布された「**日本国憲法**」第25条第1項にも盛り込まれた。

　すべて国民は，健康で文化的な最低限度の生活を営む権利を有する。

　このように健康は**生存権**という基本的人権の1つとして明記され，人々が生きていくうえで健康がいかに重要であるかが示されたのである。
　「権利としての健康」という考え方は，1948年の国際連合第3回総会で採択された「**世界人権宣言**」に盛り込まれることで明確に位置づけられた。その第25条第1項に，次のように記されている[5]。

　すべての人々は，衣食住，医療及び必要な社会的施設等により，自己及び家族の健康及び福祉に十分な生活水準を保持する権利並びに失業，疾病，心身障害，配偶者の死亡，老齢その他不可抗力による生活不能の場合は，保障を受ける権利を有する。

---

1) Nightingale, F. 著，薄井坦子ほか訳：看護小論集．p. 42，現代社，2003．
2) 「完全な肉体的，精神的及び社会的福祉の状態」を「肉体的，精神的及び社会的に完全に良好な状態」と訳す場合もある。well-being を福祉とするか良好な状態とするかの違いである。
3) 外務省：世界保健機関（WHO）（概要）．（https://www.mofa.go.jp/mofaj/gaiko/who/who.html）（参照 2022-11-05）による，旧漢字は新漢字に改めた。
4) 外務省：世界保健機関（WHO）（概要）．（https://www.mofa.go.jp/mofaj/gaiko/who/who.html）（参照 2022-11-05）による，旧漢字は新漢字に改めた。
5) 外務省：世界人権宣言．（https://www.mofa.go.jp/mofaj/gaiko/udhr/1b_002.html）（参照 2022-11-05）．

すべての人々が ▶
健康になるために

これにより，健康は基本的な権利であり，すべての人々が「到達しうる最高水準の健康」を達成することは，最も重要な社会的目標の1つとなった。しかしその後，先進国の人々は高い水準の健康に到達できた一方，途上国では社会的混乱や貧困が進み，最低限の健康の維持さえできないような国や地域が生まれるなど，国による格差が浮きぼりになり，その対策が議論された。このなかで生まれたのが，プライマリヘルスケア，ヘルスプロモーションという2つの概念である。

WHOと国連児童基金(UNICEF)が共催した1978年の第1回プライマリヘルスケアに関する国際会議で，**プライマリヘルスケア** primary health care (PHC)に関する**アルマ-アタ宣言**が採択された。宣言のなかでは「2000年までにすべての人々に健康を Health for All by the year 2000 and beyond」という目標が打ち出され，プライマリヘルスケアは目標を達成するカギとされた。プライマリヘルスケアは，この目標を達成するための理念および方法論であり，①住民のニード指向性，②住民の主体的参加，③地域資源の有効活用，④適正な技術(原則に含めないこともある)，⑤他分野との連携を原則とする。

PHCとならんで重要な概念とされているのが，**ヘルスプロモーション**である。ヘルスプロモーションは1986年にWHOの国際会議で採択された**オタワ憲章**のなかで，「人々がみずからの健康をコントロールし，改善することができるようにするプロセス」と定義されている。

3　健康の拡大

一方，健康の概念そのものも拡大している。健康は，身体的・精神的な側面だけでなく社会的な側面からの影響を大きく受けるものである。これはなにも，医療水準や経済状況といった大きな話だけではない。身近な例でいえば，病気や障害がなくても，たとえば育児や介護の負担が大きいのに必要な支援が受けられなければ，健康的な生活を送ることがむずかしくなる。

ウェルネスという ▶
考え方

近年，健康にかわって**ウェルネス** wellness という言葉が用いられることがある。健康(ヘルス health)をより広くとらえたもので，さまざまな定義があるが，アメリカの公衆衛生医ハルバート＝ダンによる「輝くように生き生きしている状態」[1](1961年)が最初の定義として広く用いられる。ウェルネスは結果ではなく，過程をあらわすもので，個々人がより高いレベルの生活機能を目ざして，その行動を強化する方法について知識を深め，実践していくことを示す。看護職は，対象者がより高いレベルの生活機能に到達できるよう，その可能性をのばし，その行動を強化するようなはたらきかけを行う必要がある[2]。

---

1) 野崎康明：ウエルネスの理論と実践．p.43，メイツ出版，1994．
2) Karen, M. S. 著，小西恵美子・太田勝正共訳：健康増進のためのウェルネス看護診断．南江堂，1997．

② 健康でない状態とはどのようなものか

　健康(ヘルス health)やウェルネス wellness に対置される言葉は, イルネス illness である。イルネスは病気, 不健康などと訳される。しかし, WHO は健康の定義において「単に疾病又は病弱の存在しないことではない」点を強調した。これは, 「病気や障害がないこと＝健康」ととらえられてきたことの裏返しでもある。

　しかし, WHO のいう健康の条件を満たしていない場合を「健康でない」といえるかはむずかしい。慢性的な病気をかかえていても, 高齢で歩行が不自由でも, 「自分は健康だ」と考える人がいる。一方で, 疾患や障害がなくても健康ではないと考える人もいる。これら自分自身の健康のとらえ方(**主観的健康観**)は, 本人の生き方や価値観, 生活に大きく関連している。

　また, 医療の進歩によって病気のとらえ方もかわってきている。ひと昔前まで, 「がんの罹患＝死」を意味していた。しかしいまでは, がんは 2 人に 1 人がかかるありふれた病気であり, 日常生活の一時的な中断で治療できる, 部位や病期によっては十分に完治可能な病気となっている。

　つまり, 身体的・精神的・社会的に健康でないということは, 単に疾病や, 機能低下も含む障害があるということだけではあらわせない複雑さがある。また, 個々人の健康や疾病・障害に対する価値観や受けとめ方もさまざまである。このことを意識して対象を理解することが, 看護を展開する際に重要となる。

③ 障害とはなにか

　障害は一般的には身体機能の低下ととらえられている。しかし, 身近な例で考えてみると, 視力の低下を眼鏡やコンタクトレンズを使用して補い, 日常生活を送る人はたくさんいる。日常生活に支障がなければ, 視力の低下を「障害」と考える人は少ないだろう。

ICIDH での▶
とらえ方　人間は先天的あるいは後天的な疾患により身体機能が低下したり, 能力が低下することがある。WHO が 1980 年に発表した**国際障害分類** International Classification of Impairments, Disabilities, and Handicaps(ICIDH)ではこのことを「機能・形態障害」「能力障害」とよんだ。また, 疾患や障害によって差別や偏見を受けたり, 不利益をこうむることがある。このことを「**社会的不利**」とよんだ。ICIDH は, 障害を「機能・形態障害」「能力障害」「社会的不利」の 3 つのレベルでとらえたのである(▶図 3-1)。

ICF でのとらえ方▶　WHO の国際障害分類は 2001 年に改訂され, 現在は**国際生活機能分類** International Classification of Function, Disability and Health(ICF)が用いられている。ICF では, 新たに「環境因子」を加え, バリアフリーなど環境面の評価が可能になったという特徴がある。また, 「心身機能・構造」「活動」「参加」「個人因

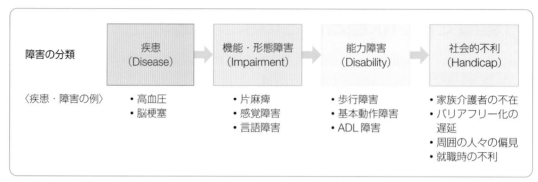

▶図 3-1　国際障害分類（ICIDH）

子」という名称が採用され，障害を規定する構成要素を①生活機能と障害，②背景因子の 2 つに大別している（▶表 3-1，図 3-2）。ICF は，「ICIDH の障害のとらえ方は直線的で不十分である」「疾患を中心としている」「マイナス面ばかりに注目している」などの意見をふまえ，障害を人の生活機能や生活能力を構成する各要素と背景因子による相互作用としてとらえ直したものである。

障害に関する世界▶ このように障害は生活機能の面から広くとらえられるようになっており，
報告書 2011 年の 6 月に WHO が発表した「障害に関する世界報告書」では，「障害とは人間の状態の一部であり，ほとんどすべての人はその人生のある時点において一時的に，あるいは恒久的に正常な機能を喪失し，高齢期まで生存する人々は生活機能面で困難が増大することを経験する。」[1] と述べている。同報告書では，全世界人口の 15% に相当する 10 億人がなんらかの障害をかかえて生活していると推計している。

医学モデルから▶ このように，健康のとらえ方は，疾患とその治療を中心とした**医学モデル**か
生活モデルへ ら，生活機能・生活状態に着目する**生活モデル**への転換が世界的に進んでいる。生活モデルでは，疾患や障害は対象の生活を困難にする一因として位置づけられており，医療職は，疾患や障害をかかえながらの生活をいかにして支えていくのかを考えることが不可欠となっている。

④ 健康と生活

1 生活をとらえる視点

看護学の分野では，対象者の生活を理解することが不可欠である。生活の定

1）WHO and WB 報告，国立障害者リハビリテーションセンター訳：障害に関する世界報告書．公益財団法人日本障害者リハビリテーション協会：障害保健福祉研究情報システム．2011（http://www.dinf.ne.jp/doc/japanese/intl/un/wrod_sum_jp.html）（参照 2022-11-05）．

▶表3-1 ICF の構成要素

構成要素		定義
生活機能と障害	心身機能・構造	心身機能：身体系の生理的機能（心理的機能を含む）である。 身体構造器官・肢体とその構成部分などの，身体の解剖学的部分である。
	機能障害 （構造障害を含む）	著しい変異や喪失などといった，心身機能または身体構造上の問題である。
	活動	課題や行為の個人による遂行のことである。
	参加	生活・人生場面へのかかわりのことである。
	活動制限	個人が活動を行うときに生じるむずかしさのことである。
	参加制約	個人がなんらかの生活・人生場面にかかわるときに経験するむずかしさのことである。
背景因子	環境因子	人々が生活し，人生を送っている物的な環境や社会的環境，人々の社会的な態度による環境を構成する因子のことである。
	個人因子	個人の人生や生活の特別な背景であり，健康状態や健康状況以外のその人の特徴からなる。

（厚生労働省：「国際生活機能分類－国際障害分類改訂版－」〔日本語版〕．＜https://www.mhlw.go.jp/houdou/2002/08/h0805-1.html＞＜参照 2022-11-18＞を参考に作成）

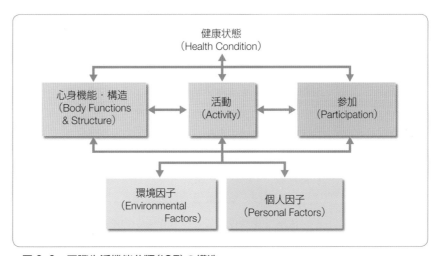

▶図3-2 国際生活機能分類（ICF）の構造

義やとらえ方については第2章C節「人間の『暮らし』の理解」（▶100ページ）で学んだため，ここでは別の切り口から生活を考えてみよう。

生活時間▶ 生活を構成する要素の1つに時間がある。生活を時間軸で考えてみると，起床時間，朝食・昼食・夕食の時間，出社・退社時間，就寝時間など，1日の生活時間はいくつかの単位に区切ることができる。この**生活時間**は，年齢や性別や仕事の種類の影響を大きく受ける。総務省が5年ごとに実施している「社会生活基本調査」は，国民の生活時間の配分および自由時間のおもな活動を調査するもので，年齢別，男女別，ライフステージ別，雇用形態別など，さまざ

まな状態にある国民の生活時間配分の平均像を知ることができる。その 2021（令和 3）年の結果によると，たとえば国民全体の平均睡眠時間は 7 時間 54 分で，5 年前より増加した。年齢別にみると 20〜49 歳で増加し 50 歳以上で横ばいである。

生活習慣▶　また，生活を習慣という個人の行動様式でみることもできる。この**生活習慣**は，健康と深く関係している。アメリカのブレスロー L. Breslow は，人が健康的な日常生活を維持するために必要な 7 つの習慣として，①朝食，②睡眠，③禁煙，④間食，⑤飲酒，⑥運動，⑦体重のコントロールをあげている[1]。

生活習慣病▶　生活習慣がその発症・進行に関与する疾患群を**生活習慣病**といい，代表的なものに高血圧・糖尿病・肥満・脂質異常症・心疾患・脳血管疾患などがある。生活習慣病は，毎日の生活習慣の積み重ねで発症する。看護職者はそのことを意識して，生活の主人公である対象者がより健康的な生活を送れるようにはたらきかけていく必要がある。

2 生活と疾患・障害の予防

疾患や障害は，日ごろの生活に気を配ることによってある程度予防することができる。リーベル H. R. Leavell とクラーク E. G. Clark は，健康レベルを 5 段階に分け，一次予防・二次予防・三次予防という考え方を提示した。

[1] 一次予防　健康増進と特異的予防に分けられる。

①**健康増進**　明確な疾患や障害はなく，何不自由なく日常生活を送っているなかで，健康を維持・増進できるように健康に関するさまざまな知識を得たり，それを生活のなかで実践することである。

②**特異的予防**　疾患に関する正しい知識をもち，その予防のための行動を実施することである。生活習慣の改善や見直し，予防歯科，予防接種などがこれにあたる。

[2] 二次予防　早期発見・早期治療である。健康診断や検診などにより疾患を早い段階で見つけること，なんらかの不調が生じたときにいち早く受診行動をとることが重要になる。異常があればすぐに必要な治療を受けることが，障害を防ぎ予後を良好に保つことにつながる。

[3] 三次予防　疾患による障害を最小限にすることおよびリハビリテーションである。疾患の進行をくいとめ，リハビリテーションなどによって機能障害を回復するだけでなく，残存能力を活用することで**生活の質**の向上を目ざし，社会復帰支援や再発予防に努める。

---

1) Breslow, L. and Breslow, N.: Health practices and disability; some evidence from Alameda County. *Preventive Medicine*, 22(1): 86-95, 1993.

3 健康とQOL

クオリティオブ▶
ライフ
　生活の質は，**クオリティオブライフ** quality of life（QOL）とよばれる。QOLはほかにも，「人生の質」「生命の質」「生命の充実度」などさまざまな日本語訳が試みられている。QOLには広範かつ深淵な意味があり，とりわけ「life」の理念が重要である。WHOはQOLを「個人が生活する文化や価値観のなかで，目標や期待，基準，関心に関連した自分自身の人生の状況に対する認識」と定義している。なお，健康と直接関連のあるQOLを，健康関連QOL health-related QOLとよんで区別することがある。

生活の質の評価▶
　QOLは尺度を用いて客観的に評価することが可能であり，比較的多く用いられるのがMedical Outcomes Study 36-Item Short Form Health Survey（SF-36）である。SF-36では8つのサブスケール（身体機能，身体機能の障害による役割制限，痛み，社会機能の制限，全体的健康観，活力，精神機能の障害による役割制限，精神状態）について，100点満点で評価することができる。

　看護職は，人々の健康や生活を直接的あるいは間接的に支え，QOLを向上させるためのはたらきかけを行うことができる職種である。

B｜国民の健康状態

① 国民の健康の全体像

1 有訴者率と通院者率

　ここからは，さまざまな公的統計の結果を用いながら，国民全体の健康や生活について理解を深めていく。

　わが国では国民の健康度をはかることを目的として，1955（昭和30）年以降「国民健康調査」が実施されてきた。しかし，疾病構造の変化などを受けて，「厚生行政基礎調査」「国民健康調査」「国民生活実態調査」「保健衛生基礎調査」の4つを統合し，1986（昭和61）年からは**国民生活基礎調査**として実施されている。調査内容は世帯数と人員，世帯の所得，世帯員の健康，介護の状況であり，健康と介護については3年ごとに行われる大規模調査で把握されている。

有訴者率▶
　「令和4年国民生活基礎調査」によると，病気やけがなどで自覚症状のある者の割合（**有訴者率**）は，人口千人あたり276.5とされている。男性よりも女性が高値であり，年齢階級とともに上昇する。80歳以上は492.7で，10代の3倍以上であり，高齢になるにつれて健康状態を良好に保つことが徐々にむずかしくなる状況が読みとれる。具体的な自覚症状としては，男女とも腰痛や肩こ

▶表 3-2　おもな自覚症状（有訴者率［人口千対］, 2022 年）

男性		女性		65 歳以上	
症状（複数回答）	有訴者率	症状（複数回答）	有訴者率	症状（複数回答）	有訴者率
［全男性］	246.7	［全女性］	304.2	［全 65 歳以上］	418.2
腰痛	91.6	腰痛	111.9	腰痛	174.7
肩こり	53.3	肩こり	105.4	手足の関節が痛む	106.6
頻尿	45.6	手足の関節が痛む	69.8	肩こり	101.9
手足の関節が痛む	40.7	目のかすみ	49.8	頻尿	93.3
鼻がつまる・鼻汁が出る	37.8	頭痛	46.8	きこえにくい	89.8

（「令和 4 年国民生活基礎調査」による）

▶表 3-3　通院者のおもな傷病（通院者率［人口千対］, 2022 年）

男性		女性		65 歳以上	
傷病（複数回答）	通院者率	傷病（複数回答）	通院者率	傷病（複数回答）	通院者率
［全男性］	401.9	［全女性］	431.6	［全 65 歳以上］	696.4
高血圧症	146.7	高血圧症	135.7	高血圧症	312.8
糖尿病	70.8	脂質異常症（高コレステロール血症等）	77.2	眼の病気	133.2
脂質異常症（高コレステロール血症等）	53.7	眼の病気	65.4	脂質異常症（高コレステロール血症等）	130.2
眼の病気	49.5	歯の病気	56.4	糖尿病	119.2
歯の病気	48.2	腰痛症	53.5	腰痛症	98.4

（「令和 4 年国民生活基礎調査」による）

りが多い（▶表 3-2）。

通院者率▶　また, 傷病で通院している者の割合（**通院者率**）は, 人口千人あたり 417.3 で, 男女比や年齢階級における差については, 有訴者率と同様の傾向を示している。傷病の内容については, 男女とも高血圧症が最も多い（▶表 3-3）。

悩みやストレス▶　このほか, 「令和元年国民生活基礎調査」では, 悩みやストレスの状況についても調査している。12 歳以上の者に日常生活での悩みやストレスの有無をたずねたところ, 「ある」と回答した者が 47.9％, 「ない」者が 50.6％ となっていた。「ある」と回答した者は, 男性 43.0％, 女性 52.4％ と女性のほうが高値を示し, 年齢階級では男女とも 30〜50 代が高かった。30〜50 代は働き盛りとして職場でも重要な職務をまかされる年代だが, 家庭においても子どもの進学や思春期の問題, 親の介護問題などさまざまなできごとが同時多発的に発生する年代でもある。このような背景があるため, 悩みやストレスがある者の割合がほかの年代よりも高くなっていたと考えられる。

2 患者の状況

患者とは▶　では，実際になんらかの疾患に罹患し，病院および診療所を受診した患者はどのくらいいるのだろうか。ここで注意が必要なのは，前述した「有訴者」「通院者」と「患者」は違うという点である。ここでいう「患者」とは，病院および診療所の受診者の傷病の状況などを明らかにする目的で行われる「**患者調査**」によって把握されたものである。調査は 3 年に 1 回，10 月中旬の 3 日間のうち医療施設ごとに定めた 1 日で行われ，その調査日の外来患者および入院患者が調査対象となる。

推計患者数▶　2020(令和 2)年の 10 月の調査日に全国の医療施設で受療した**推計患者数**は入院患者が 121 万 1300 人，外来患者が 713 万 7500 人である。これは人口の約 1% が入院しており，約 6% が外来受診したことを意味する。入院患者のうち約 97% が病院，残りが一般診療所に入院している。一方外来患者は，病院約 21%，一般診療所約 60%，歯科診療所約 19% の内訳となっている。入院・外来ともに患者の過半(入院約 75%，外来約 51%)は 65 歳以上の高齢者が占めている。

　　　入院患者を傷病分類別にみると，多い順に「精神及び行動の障害」が 236 万 6 千人，「循環器系の疾患」が 198 万 2 千人，「新生物〈腫瘍〉」が 126 万 7 千人となっている。「精神及び行動の障害」は，統合失調症や気分(感情)障害などに認知症が加わっている。「新生物〈腫瘍〉」は悪性新生物(がん)が中心である。外来患者は，多い順に「消化器系の疾患」が 1270 万 8 千人，「循環器系の疾患」が 822 万 8 千人，「筋骨格系及び結合組織の疾患」が 906 万人となっている。

受療率▶　また，人口 10 万人に対する推計患者数のことを**受療率**とよぶ。入院受療率は平成に入ってからは低下傾向であり，2020(令和 2)年は 960 となっている。また，外来受療率の総数は年齢階級によって多少の違いはあるもののおおむね低下傾向であり，2020 年は 5,658 であった。

　　　この受療率のなかで上位を占めているのが，入院では「精神及び行動の障害」(人口 10 万対 188)，「循環器系の疾患」(同 157)，「新生物〈腫瘍〉」(同 100)，外来では「消化器系の疾患」(同 1,007)，「循環器系の疾患」(同 652)，「筋骨格系及び結合組織の疾患」(同 718)である(▶表 3-4)。

平均在院日数▶　さらに，「患者調査」は 2020 年 9 月中に退院した患者の**平均在院日数**[1]を算出している。病院は 33.3 日，一般診療所は 19.0 日となっている。今回は前回調査よりも伸長したが，近年はずっと短縮傾向にある(たとえば 1990〔平成 2〕年には病院 47.4 日，一般診療所 28.2 であった)。これは，厚生労働省が医療

---

1) 平均在院日数：患者 1 人あたりの入院日数の平均を示したもの。

▶表 3-4　傷病分類別にみた受療率（人口 10 万対，2020 年 10 月）

傷病分類	入院			外来		
	総数	男	女	総数	男	女
総数	960	910	1,007	5,658	4,971	6,308
Ⅰ 感染症及び寄生虫症	13	13	13	103	96	110
結核（再掲）	2	2	1	1	1	1
ウイルス性肝炎（再掲）	0	0	0	7	7	8
Ⅱ 新生物〈腫瘍〉	100	115	87	196	178	212
悪性新生物（再掲）	89	106	74	144	148	141
胃の悪性新生物（再掲）	8	11	5	13	17	9
結腸及び直腸の悪性新生物（再掲）	14	16	12	21	24	19
肝及び肝内胆管の悪性新生物（再掲）	4	5	2	3	5	2
気管，気管支及び肺の悪性新生物（再掲）	13	17	8	15	19	11
乳房の悪性新生物（再掲）	4	0	8	28	1	53
Ⅲ 血液及び造血器の疾患並びに免疫機構の障害	4	4	5	14	8	20
Ⅳ 内分泌，栄養及び代謝疾患	24	21	26	343	312	373
糖尿病（再掲）	12	12	12	170	199	143
脂質異常症（再掲）	0	0	0	122	76	165
Ⅴ 精神及び行動の障害	188	185	190	211	198	224
血管性及び詳細不明の認知症（再掲）	20	17	23	11	6	15
統合失調症，統合失調症型障害及び妄想性障害（再掲）	113	112	114	40	42	38
気分［感情］障害（躁うつ病を含む）（再掲）	22	16	28	72	61	83
Ⅵ 神経系の疾患	100	88	111	131	115	147
アルツハイマー病（再掲）	40	28	51	36	18	53
Ⅶ 眼及び付属器の疾患	8	7	9	237	192	279
Ⅷ 耳及び乳様突起の疾患	2	1	2	76	68	83
Ⅸ 循環器系の疾患	157	151	163	652	609	693
高血圧性疾患（再掲）	4	2	5	471	418	522
心疾患（高血圧性のものを除く）（再掲）	46	44	48	103	112	94
脳血管疾患（再掲）	98	94	101	59	61	57
Ⅹ 呼吸器系の疾患	59	69	50	371	363	379
肺炎（再掲）	19	21	17	3	4	3
慢性閉塞性肺疾患（再掲）	5	7	3	12	18	7
喘息（再掲）	1	1	2	71	67	75
Ⅺ 消化器系の疾患	48	53	43	1,007	870	1,137
う蝕（再掲）	0	0	0	231	208	252
歯肉炎及び歯周疾患（再掲）	0	0	0	401	319	478
肝疾患（再掲）	5	6	4	20	22	18
Ⅻ 皮膚及び皮下組織の疾患	9	9	10	247	225	268
ⅩⅢ 筋骨格系及び結合組織の疾患	59	46	71	718	556	872
ⅩⅣ 腎尿路生殖器系の疾患	41	40	41	241	232	250
ⅩⅤ 妊娠，分娩及び産褥	11	—	22	10	—	20
ⅩⅥ 周産期に発生した病態	5	6	4	3	3	2
ⅩⅦ 先天奇形，変形及び染色体異常	4	5	4	11	10	11
ⅩⅧ 症状，徴候及び異常臨床所見・異常検査所見で他に分類されないもの	10	8	12	59	48	69
ⅩⅨ 損傷，中毒及びその他の外因の影響	107	80	132	229	233	225
骨折（再掲）	77	45	108	77	62	91
ⅩⅩ 健康状態に影響を及ぼす要因及び保健サービスの利用	8	6	10	794	650	930

（「令和 2 年 患者調査」による）

費の増大を抑制するために平均在院日数の短縮化をはかる政策を推進していることが影響している。

医療費▶　医療費とは，国民が保健・医療のために支払った費用の総額をいう。患者が自身で支払う自由診療や自己負担分だけでなく，公的医療保険制度による給付や公費による負担も含む。このうち公的医療保険制度による保険診療の対象になりうる傷病に要した費用の推計を**国民医療費**という。

　国民医療費には，保健診療の対象にならない先進医療や，正常な妊娠・分娩に要する費用，健康の維持・増進を目的とした健康診断・予防接種に要する費用などは含まれない。この国民医療費は約4割が公費（税金）で負担されており，その増大が国や地方自治体の財政を圧迫しているため，その抑制が政策の重要課題となっている。

　2020（令和2）年度の国民医療費は42兆9665億円で，人口1人あたりの国民医療費は34万600円となっている。4年ぶりの減少となったが，傾向としては調査開始以来，おおむね上昇を続けている。たとえば約30年前の1990（平成2）年と2017年を比較してみると，当時の国民医療費は20兆6074億円，人口1人あたりは16万6700円であり，それからほぼ倍増している。

3 障害者の状況

　障害者に関する調査として，在宅の障害者を対象とした「**生活のしづらさなどに関する調査（全国在宅障害児・者等実態調査）**」が2016（平成28）年に実施されている。この調査は従来行われていた「身体障害児・者実態調査」と「知的障害児（者）基礎調査」を統合し，新たに精神障害者保健福祉手帳の所持者や障害者手帳非所持者（難病等の患者など）も対象に含めたものである。

在宅の障害者数▶　これによると，在宅の障害者手帳所持者数（推計値）は559万4千人で，このうち身体障害者手帳所持者は428万7千人，療育手帳所持者は96万2千人，精神障害者保健福祉手帳所持者は84万1千人で，いずれも前回調査時より増加していた。

4 難病患者の状況

　難病とは，発病の機構が明らかでなく，治療方法が確立していない希少な疾病であって長期の療養を必要とするものである。

　難病患者に対する支援は，法定の制度としてではなく，1972（昭和47）年に制定された「難病対策要綱」に基づく予算措置として長らく実施されてきた。しかし，2014（平成26）年5月，「難病の患者に対する医療等に関する法律」（難病医療法）が成立し，新たな支援が開始されている。従来56疾病だった医療費助成の対象疾患（指定難病）は，338疾患に拡大された（2022年11月現在）。特定医療費（指定難病）受給者証の所持者数は，2021年度末の時点で102万1606人であった。このうち，対象者数が1万人以上のものを**表3-5**にあげる。

▶表3-5 特定医療費(指定難病)受給者証所持者数(2021年度末現在)

疾患	総数	疾患	総数
筋萎縮性側索硬化症	9,968	特発性拡張型心筋症	18,724
進行性核上性麻痺	12,557	特発性血小板減少性紫斑病	16,972
パーキンソン病	140,473	IgA腎症	12,447
重症筋無力症	25,568	多発性嚢胞腎	12,164
多発性硬化症／視神経脊髄炎	21,967	後縦靱帯骨化症	32,406
多系統萎縮症	11,255	特発性大腿骨頭壊死症	18,817
脊髄小脳変性症(多系統萎縮症を除く)	26,630	下垂体前葉機能低下症	19,006
もやもや病	13,431	サルコイドーシス	15,655
顕微鏡的多発血管炎	10,626	特発性間質性肺炎	17,665
全身性エリテマトーデス	64,304	網膜色素変性症	22,223
皮膚筋炎／多発性筋炎	25,259	原発性胆汁性胆管炎	16,996
全身性強皮症	26,851	クローン病	48,320
混合性結合組織病	10,009	潰瘍性大腸炎	138,079
シェーグレン症候群	18,118	一次性ネフローゼ症候群	12,221
ベーチェット病	15,122	好酸球性副鼻腔炎	17,525

(厚生労働省「衛生行政報告例(令和3年度末現在)」による,一部改変)

5 死亡の状況

死亡率▶　人口動態統計であらわされる**死亡率**(粗死亡率)とは，1年間の死亡数を総人口で割り，千倍(人口千対)あるいは10万倍(人口10万対)したものである。第二次世界大戦後，医学や医療の進歩，公衆衛生の向上などにより死亡の状況は急激に改善され，1970年代まで改善傾向が続いた。しかし，その後，人口の高齢化を反映して増加傾向に転じた。2022(令和4)年の死亡数は156万9050人，死亡率(人口千対)は12.9である。75歳以上の死亡数が全死亡数の8割近くにのぼっており，**高齢多死社会**の到来を示している(▶図3-3)。

年齢調整死亡率▶　**年齢調整死亡率**は，年齢構成が著しく異なる人口集団の間での死亡率や，特定の年齢層に偏在する死因別の死亡率などを，その年齢構成の差を取り除いて比較する場合に用いる指標である。たとえば，2022年の年齢調整死亡率(人口千対，平成27年モデル人口)は，男性14.4，女性7.9であり，年齢構成の差を取り除くと，女性のほうがかなり低いことがわかる。また，平成29年度人口動態統計特殊報告では，2015(平成27)年の都道府県別の年齢調整死亡率(人口10万対，昭和60年モデル人口)が公表されている。男性で最も低い長野(434.1)，最も高い青森(585.6)，女性で最も低い長野(227.7)，最も高い青森(288.4)には大きな開きがある。

おもな死因▶　では，日本人はどのような原因で死亡しているか。これをあらわすのが**死因**

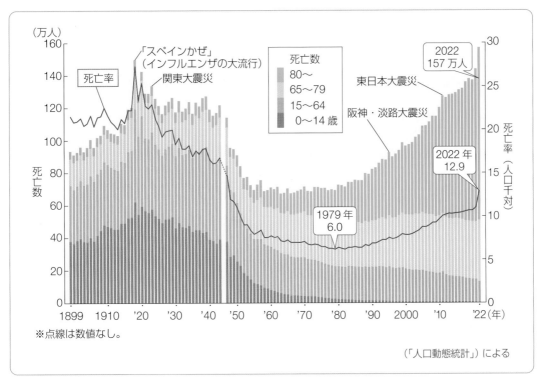

※点線は数値なし。

（「人口動態統計」）による

▶図 3-3　死亡数と死亡率（人口千対）の推移

▶表 3-6　死因別の死亡率（人口 10 万対，上位 5 位）

死因	2022 年（概数）							2021 年	
	順位	全体	順位	男性	順位	女性	順位	全体
悪性新生物〈腫瘍〉	1	316.1	1	376.5	1	259.1	1	310.7
心疾患（高血圧性を除く）	2	190.9	2	190.5	3	191.3	2	174.9
老衰	3	147.1	4	84.2	2	206.6	3	123.8
脳血管疾患	4	88.1	3	89.7	4	86.6	4	85.2
肺炎	5	60.7	5	72.2	5	49.7	5	59.6

（「人口動態統計」による）

　別の死亡率である（▶表 3-6）。日本人は，おもに悪性新生物〈腫瘍〉，心疾患（高血圧性を除く），老衰，脳血管疾患，肺炎で死亡している。戦前は結核などの感染症が多かったが，1950 年代以降，三大死因とよばれる悪性新生物，心疾患，脳血管疾患などの生活習慣病が死因の中心を占めている。加えて近年は高齢化の進展に伴う老衰や肺炎による死が増加している（▶図 3-4）。死因は年齢階級によって大きく様相が異なるため，国民全体の死因順位は人口の年齢構成の影響を受ける。年齢階級別のおもな死因を表 3-7（▶123 ページ）に示す。

　わが国の乳幼児の死亡率は，国際的にみても非常に低いレベルにある。死因の中心は生まれつきの異常や疾患，不慮の事故が多い。学齢期は最も死亡率の

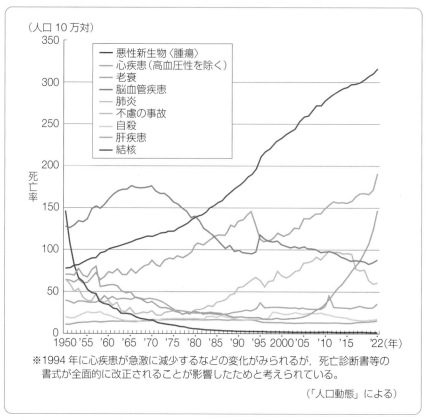

（人口 10 万対）

死亡率

- 悪性新生物〈腫瘍〉
- 心疾患（高血圧性を除く）
- 老衰
- 脳血管疾患
- 肺炎
- 不慮の事故
- 自殺
- 肝疾患
- 結核

※1994 年に心疾患が急激に減少するなどの変化がみられるが，死亡診断書等の
書式が全面的に改正されることが影響したためと考えられている。

（「人口動態」による）

▶図 3-4　おもな死因別にみた死亡率（人口 10 万対）の推移

低い年代と知られている。しかし，その後，思春期・青年期と進むにしたがい，自殺や不慮の事故といった外因死が多くなる。

　悪性新生物，いわゆる「がん」は，壮年期以降のほとんどの年齢階級で死因の第 1 位となっている。がんによる死亡は戦後一貫して増加を続けており，1981（昭和 56）年以降第 1 位を維持している。部位別の死亡数をみると，男性は気管，気管支及び肺の悪性新生物（肺がん）53,750 人，大腸の悪性新生物（大腸がん）28,099 人，胃の悪性新生物（胃がん）26,455 人の順，女性は大腸 24,989 人，気管，気管支及び肺 22,913 人，膵（膵臓がん）19,860 人の順となっている。ただし，経年の年齢構造の差を補正した年齢調整死亡率を見ると，多くのがんが横ばい傾向であることがわかる（▶図 3-5，124 ページ）。

死亡の場所▶　日本人が死を迎える場所は，病院が大半を占める（▶表 3-8，124 ページ）。1960（昭和 35）年には約 7 割を占めていた自宅は，いまでは 1 割半程度である。

② 子どもの成長と健康

周産期死亡▶　胎児が新生児となれるかどうかは，出産という関門を通過できるか否かにかかっている。妊娠満 22 週以降の死産と生後 1 週未満の早期新生児死亡を合わ

▶表 3-7 年齢階級別死因順位（人口 10 万対，2022 年〔概数〕）

年齢階級	第1位		第2位		第3位		第4位		第5位	
	死因	死亡率	死因	死亡率	死因	死亡率	死因	死亡率	死因	死亡率
0 歳	先天奇形，変形及び染色体異常	62.7	周産期に特異的な呼吸障害及び心血管障害	26.2	不慮の事故	7.8	乳幼児突然死症候群	5.7	妊娠期間等に関連する障害	5.4
1～4 歳	先天奇形，変形及び染色体異常	3.4	不慮の事故	1.7	悪性新生物	1.4	心疾患	0.8	肺炎	0.5
5～9 歳	悪性新生物	1.8	先天奇形，変形及び染色体異常	0.6	不慮の事故	0.6	その他の新生物	0.3	心疾患	0.3
10～14 歳	自殺	2.3	悪性新生物	1.6	不慮の事故	0.6	先天奇形，変形及び染色体異常	0.5	心疾患	0.4
15～19 歳	自殺	12.2	不慮の事故	3.6	悪性新生物	2.3	心疾患	0.8	先天奇形，変形及び染色体異常	0.5
20～24 歳	自殺	21.3	不慮の事故	4.5	悪性新生物	2.5	心疾患	1.4	脳血管疾患	0.5
25～29 歳	自殺	19.4	悪性新生物	4.1	不慮の事故	3.6	心疾患	2.0	脳血管疾患	0.6
30～34 歳	自殺	18.4	悪性新生物	7.9	心疾患	3.5	不慮の事故	3.4	脳血管疾患	1.7
35～39 歳	自殺	19.5	悪性新生物	14.1	心疾患	5.6	不慮の事故	3.9	脳血管疾患	3.3
40～44 歳	悪性新生物	25.4	自殺	20.5	心疾患	9.7	脳血管疾患	7.7	肝疾患	5.1
45～49 歳	悪性新生物	47.2	自殺	21.5	心疾患	18.1	脳血管疾患	12.8	肝疾患	8.8
50～54 歳	悪性新生物	82.4	心疾患	30.7	自殺	23.4	脳血管疾患	19.8	肝疾患	13.3
55～59 歳	悪性新生物	141.0	心疾患	47.6	脳血管疾患	26.0	自殺	22.8	肝疾患	18.4
60～64 歳	悪性新生物	242.2	心疾患	74.9	脳血管疾患	38.6	肝疾患	22.3	自殺	20.2
65～69 歳	悪性新生物	404.3	心疾患	112.8	脳血管疾患	58.2	不慮の事故	26.3	肝疾患	26.2
70～74 歳	悪性新生物	635.1	心疾患	190.0	脳血管疾患	99.4	肺炎	44.7	不慮の事故	42.5
75～79 歳	悪性新生物	877.3	心疾患	313.0	脳血管疾患	171.0	肺炎	95.9	不慮の事故	71.5
80～84 歳	悪性新生物	1218.7	心疾患	612.8	脳血管疾患	311.4	老衰	255.9	肺炎	219.7
85～89 歳	悪性新生物	1669.4	心疾患	1276.8	老衰	911.6	脳血管疾患	595.0	肺炎	471.9
90～94 歳	老衰	2931.5	心疾患	2566.6	悪性新生物	2026.0	脳血管疾患	1022.1	肺炎	914.4
95～99 歳	老衰	8273.4	心疾患	4870.2	悪性新生物	2274.5	脳血管疾患	1690.5	肺炎	1597.3
100 歳～	老衰	20931.0	心疾患	6811.5	脳血管疾患	2283.9	肺炎	2128.7	悪性新生物	1957.5

（「令和 4 年 人口動態統計」による）

せたものを**周産期死亡**とよぶ。2022（令和 4）年の総数は 2,527 である。その内訳は死産数 2,061 胎，早期新生児死亡 466 人となっている。

死因を児側病態と母側病態に分けてみると，児側病態では「周産期に発生した病態」と「先天奇形および染色体異常」が大半を占めている。母側病態では，

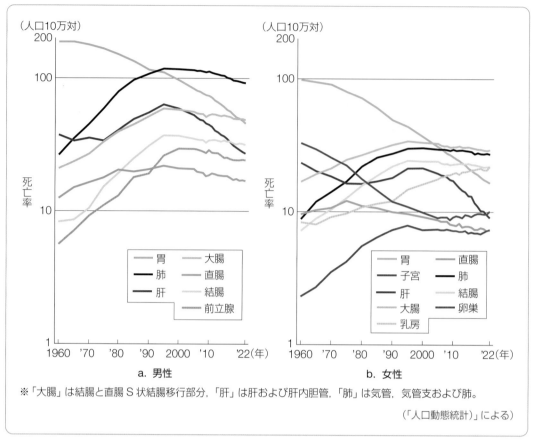

※「大腸」は結腸と直腸S状結腸移行部分，「肝」は肝および肝内胆管，「肺」は気管，気管支および肺。

（「人口動態統計」による）

▶図3-5 がんの部位別年齢調整死亡率の推移

▶表3-8 おもな死亡の場所の変化(%)

年	病院	診療所	介護医療院・介護老人保健施設	助産所	老人ホーム	自宅	その他
1960	18.2	3.7	―	0.1	―	70.7	7.4
1970	32.9	4.5	―	0.1	―	56.6	5.9
1980	52.1	4.9	―	0	―	38.0	5.0
1990	71.6	3.4	0	0	―	21.7	3.3
2000	78.2	2.8	0.5	0	1.9	13.9	2.8
2010	77.9	2.4	1.3	0	3.5	12.6	2.3
2015	74.6	2.3	2.2	―	6.3	12.7	2.1
2017	73.0	1.8	2.5	―	7.5	13.2	2.1
2019	71.3	1.6	3.0	―	8.6	13.6	1.9
2020	68.3	1.6	3.3	0	9.2	15.7	1.9
2022	64.5	1.4	3.9	―	11.0	17.4	1.8

（「人口動態統計」による）

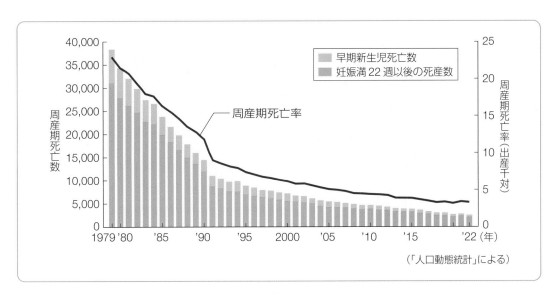

▶図 3-6　周産期死亡数および周産期死亡率の年次推移

「原因なし」「現在の妊娠とは無関係の場合もありうる母体の病態」「胎盤, 臍帯および卵膜の合併症」が多い。周産期死亡は, 出生数に妊娠満 22 週以降の死産数を加えた数の千対である**周産期死亡率**で観察される。周産期死亡数・率の年次推移を**図 3-6** に示す。2022 年は 3.3 で, ほかの先進諸国と比較しても低率となっている。

乳児死亡▶　一方, 生後 1 歳未満の死亡を**乳児死亡**とよび, 2022 年の総数は 1,356 人である。乳児死亡は, 出生千対の**乳児死亡率**で観察される。日本の乳児死亡率は, 医療の発達などにより戦後急速に改善し, 2022 年は 1.8 となっている。このうち, 生後 1 週未満の死亡は早期新生児死亡, 生後 4 週未満の死亡は新生児死亡とよび, いずれも低率である(▶図 3-7)。これらは, 先天奇形や染色体異常によるところが大きい。

　乳児死亡率は母体の健康状態や養育条件などの影響を強く受けるため, 地域の衛生状態や医療状況, 社会状態を反映する重要な指標である。世界との比較を図 3-8 に示した。

③ 高齢者と介護

現代の高齢者像▶　2013(平成 25)年に内閣府が行った「高齢者の地域社会への参加に関する意識調査」で, 70 歳以上に「支えられるべきと思う年齢」をたずねたところ, 「80 歳以上」と答える回答者が多かった。また, 「健康・スポーツ」「趣味」「地域行事」など, なんらかの活動に参加したいと思っている高齢者が 7 割をこえ, 実際になんらかの活動に参加している人も多かった。生涯現役として, 社会とつながりを持ちながら自分の生活を充実させていこうとする現代の高齢

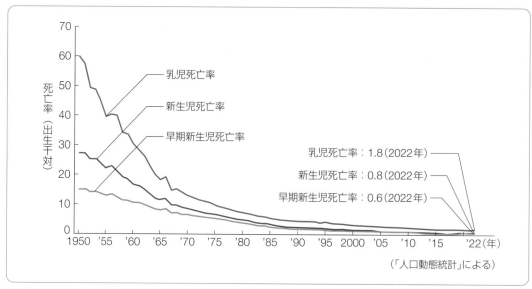

▶図 3-7　乳児死亡率・新生児死亡率・早期新生児死亡率の年次推移

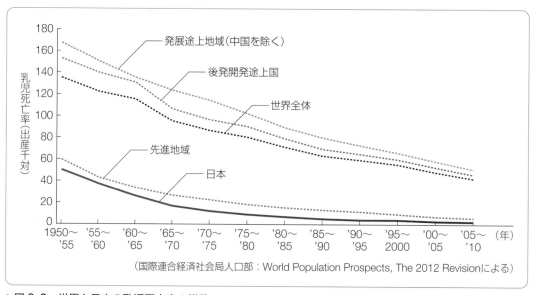

▶図 3-8　世界と日本の乳児死亡率の推移

者像がうかがえる。

要介護認定者数▶　しかし，老化に伴って身体機能や認知機能は低下する。それが一定をこえた
ときには介護が必要になる。高齢者が介護の必要な状態になったとき，「介護
保険法」に基づく介護サービスを利用するためには，**要介護（要支援）認定**[1]を

---

1) 要介護認定により介護あるいは支援が必要な状態と認められれば，要介護度が設定される。制度開始時は要支援と要介護 1～5 の区分であったが，2006 年より要支援 1～2，要介護 1～5 という区分となった。

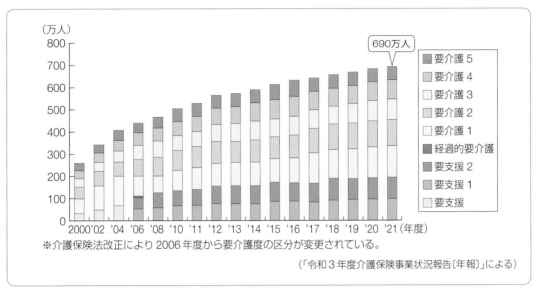

※介護保険法改正により 2006 年度から要介護度の区分が変更されている。

（「令和 3 年度介護保険事業状況報告〔年報〕」による）

▶図 3-9　要介護度別認定者数の推移

受ける必要がある。認定の結果，要介護あるいは要支援とされた要介護等認定者数は，2021（令和 3）年度末時点で約 690 万人となっており，制度開始当初（2000 年）の 256 万人から比較すると 3 倍近くに増加している（▶図 3-9）。

「国民生活基礎調査」は，各世帯の要介護者等（要介護者と要支援者）についても調査している[1]。2022（令和 4）年の調査結果によると，要介護者等の年齢は，男女とも 80 歳以上の者が 2 分の 1 以上を占めている。介護が必要となったおもな原因は，要支援者では「関節疾患」が最も多く，ついで「高齢による衰弱」「骨折・転倒」と続く。要介護者では「認知症」が最も多く，ついで「脳血管疾患（脳卒中）」「骨折・転倒」と続く（▶表 3-9）。要介護状態に移行する時期を遅らせ，予防するための支援が大切である。

おもな介護者▶　では，それぞれの世帯で要介護者等の介護をおもに誰が担っているのだろうか。おもな介護者についての調査結果によると，「同居の配偶者」が最も多く，ついで「子」「別居の家族等」の順となっている（▶図 3-10）。また，年齢階級別にみると，男女ともに 70 歳以上が半分近くを占めている。このことから，高齢者が高齢者を介護する老老介護の割合が増加している様子が理解できる。

介護の状況▶　また，同居の主介護者で「ほとんど終日介護している者」は 19.0% で，要介護度 5 以上では半数をこえる。要介護者等が受けるおもな介護内容（16 項目）について，介護サービスの利用と家族等による介護の割合も調査されているが，入浴介助や洗髪については利用割合が高い一方で，散歩，掃除，排泄介

1）3 年ごとの大規模な調査時のみ。施設入所者などを除いた在宅の者が対象である。

▶表 3-9　要介護度別にみた介護が必要になったおもな原因（2022 年）

要介護度	第 1 位		第 2 位		第 3 位	
総数	認知症	16.6%	脳血管疾患（脳卒中）	16.1%	骨折・転倒	13.9%
要支援者	関節疾患	19.3%	高齢による衰弱	17.4%	骨折・転倒	16.1%
要介護者	認知症	23.6%	脳血管疾患（脳卒中）	19.0%	骨折・転倒	13.0%
要介護 1	認知症	26.4%	脳血管疾患（脳卒中）	14.5%	骨折・転倒	13.1%
要介護 2	認知症	23.6%	脳血管疾患（脳卒中）	17.5%	骨折・転倒	11.0%
要介護 3	認知症	25.3%	脳血管疾患（脳卒中）	19.6%	骨折・転倒	12.8%
要介護 4	脳血管疾患（脳卒中）	28.0%	骨折・転倒	18.7%	認知症	14.4%
要介護 5	脳血管疾患（脳卒中）	26.3%	認知症	23.1%	高齢による衰弱	11.3%

（「令和 4 年国民生活基礎調査」による）

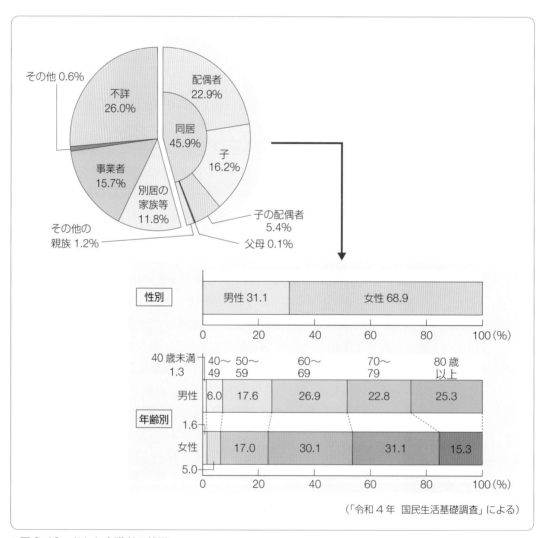

（「令和 4 年 国民生活基礎調査」による）

▶図 3-10　おもな介護者の状況

助，買い物，食事介助，洗濯，服薬の介助などは，大半を家族等の介護者のみで行っている。つまり，さまざまな介護サービスが整備されているにもかかわらず，介護の多くは家族が担っており，家族の負担が大きいことがわかる。

　家族の負担を減らすために，介護サービスの利用をすすめても，経済的な理由からサービスの利用をこばむ家族もいる。要介護者等と介護者である家族1人ひとりの生活に合わせた支援体制を関係者と一丸になって考え，構築していくことが大切である。

C｜国民のライフサイクル

　ライフサイクルは，アメリカの発達心理学者であるエリクソン E. H. Erikson によって提唱された概念の1つであり，人の一生を成長と老化に大別して示したものである。その過程のなかには，進学や卒業，就職，結婚，妊娠，出産，離婚，退職，介護，病気，死などさまざまな変化がある。これらの変化のことを，**ライフイベント**とよぶ。

　同じ家で生まれ育ったきょうだいでも，どのような人生を歩むかは1人ひとり異なっていることからわかるように，人の価値観や選択はさまざまであり，標準的なパターンを示すことはむずかしい。このため，近年では個人は選択的にライフイベントを経験するという側面に焦点をあて，ライフサイクルではなく**ライフコース**とよぶこともある。

　この節では，日本人の全体像を把握するための資料としてさまざまな公的統計の結果から，さまざまなライフイベントにおける日本人の平均的な特徴を把握していきたい。

① 平均寿命と出生

平均寿命▶　**平均寿命**は，0歳の平均余命[1]のことであり，0歳の子が何歳まで生きられるかを示す期待値である。2022(令和4)年の「簡易生命表」によると平均寿命は男性 81.05 年，女性は 87.09 年であり，年々上昇している(▶図3-11)。**表3-10**(▶131ページ)に示すとおり，日本は世界でもトップクラスの長寿国である。

出生の状況▶　**出生数**は，戦後2回のベビーブームがあったものの，1973(昭和48)年以降，低下しつづけている。1950(昭和25)年の出生数は約233万人であったが，2022年には 77万 759 人となっており，3分の1まで減ってしまっている。1

---

1) 平均余命とは，各年齢の者が平均してあと何年生きられるかという期待値をあらわしたものである。

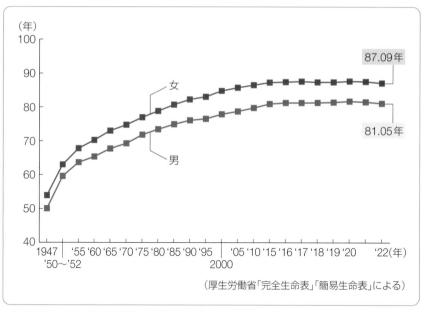

（厚生労働省「完全生命表」「簡易生命表」による）

▶図3-11　日本人の平均寿命の年次推移

人の女性が一生の間に生む子どもの数を示す**合計特殊出生率**(2022)は1.26となっており，人口は徐々に減少している（▶図3-12，132ページ）。

少子高齢化▶　平均寿命が長くなり出生数が減少すると，人口全体ではなにがおこるだろうか。年齢に着目した場合，人口を**年少人口**(0〜14歳)，**生産年齢人口**(15〜64歳)，**老年人口**(65歳以上)の3つに分けることができる。その推移を示したのが図3-13（▶132ページ）で，わが国は人口に占める子どもの割合が低下し，高齢者の割合が高まる少子高齢化が進んでいることがわかる。2022(令和4)年の年少人口割合は11.6%，生産年齢人口割合は59.4%，老年人口割合は29.0%となっている。すでにわが国では4人に1人以上が高齢者である。

老年人口割合は，**高齢化率**ともいう。高齢化率が7%以上を高齢化社会，14%以上を高齢社会，21%以上を超高齢社会とよぶことがある。わが国は超高齢社会のさらに次の段階に進もうとしている。

② 結婚と出産

50歳時の▶
未婚割合　現代のわが国では，どのような人生や生活を送るかは個人の自由であり，結婚するかどうかも個人の価値観や生活状況などによって異なる。社会の価値観の変容もあり，50歳まで一度も結婚したことのない割合を示す**50歳時の未婚割合**(以前は生涯未婚率とよばれていた)は，上昇の一途をたどっている。50歳時の未婚割合は1950(昭和25)年にはわずか1.5%だったものが，2020(令和2)年には男性28.25%，女性17.81%まで上昇している。

▶表3-10 平均寿命の国際比較

国名	作成基礎期間	男	女
日本	2022	81.05	87.09
南アフリカ	2020	62.5	68.5
カナダ	2018〜2020	79.82	84.11
アメリカ合衆国	2021	73.5	79.3
アルゼンチン	2020	74.90	81.44
ブラジル	2021	73.56	80.52
中国	2020	75.37	80.88
インド	2016〜2020	68.6	71.4
韓国	2021	80.6	86.6
シンガポール	2022	80.7	85.2
トルコ	2017〜2019	75.94	81.30
フランス	2022	79.35	85.23
ドイツ	2019〜2021	78.54	83.38
イタリア	2022	80.482	84.781
ノルウェー	2022	80.92	84.35
ロシア	2020	66.49	76.43
スペイン	2021	80.27	85.83
スウェーデン	2022	81.34	84.73
スイス	2022	81.6	85.4
イギリス	2018〜2020	79.04	82.86
オーストラリア	2019〜2021	81.30	85.41

※香港の平均寿命は2022年で，男が81.27年，女が87.16年。
（厚生労働省：平均寿命の国際比較．令和4年簡易生命表の概況．2022，〈https://www.mhlw.go.jp/toukei/saikin/hw/life/life21/index.html〉〈参照 2022-10-01〉による，一部改変）

晩婚化▶ また，はじめて結婚した年齢の平均値（**平均初婚年齢**）も上昇している。1950年には夫25.9歳，妻23.0歳だったが，2022年には夫31.1歳，妻29.7歳となっており，**晩婚化**が進んでいることがうかがえる（ここ数年は横ばい）。

出産年齢▶ 晩婚化の進展は，妊娠や出産にも影響を及ぼしている。父母が結婚生活に入ってから第1子を出生するまでの平均期間は2年を大きくこえ，年々長くなっている（2022年：2.66年）。また，出生順位別にみた母の平均年齢は，2022年には第1子30.9歳，第2子32.9歳，第3子34.1歳となっている。1950年がそれぞれ24.4歳，26.7歳，29.4歳だったことを考えると，出産年齢は大きく引き上げられたことがわかる。

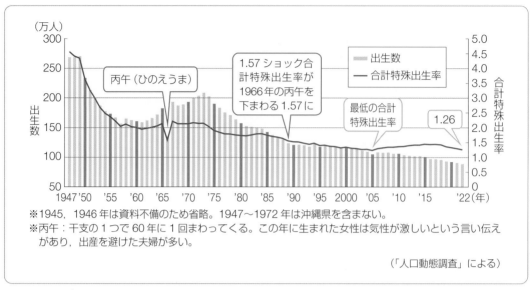

▶図 3-12　出生数と合計特殊出生率の推移

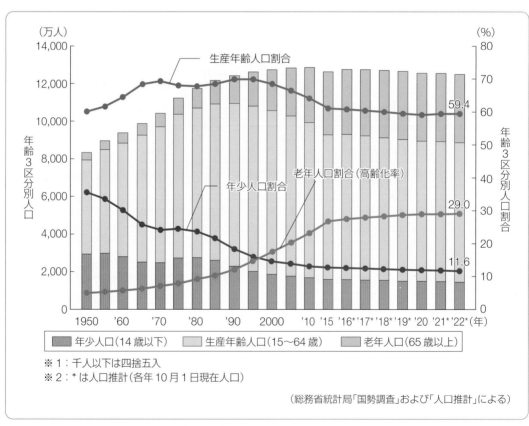

▶図 3-13　年齢 3 区分別人口および人口割合の推移

③ 家族

　　家族の定義はさまざまあるが，一般的には社会生活を営むうえで，最小かつ最も基本的な集団であるといえる。家族は，国勢調査などの人口調査においては**世帯**[1]として把握される（単身生活者も世帯に含まれる）。

世帯の状況▶　　戦後，世帯数は増加傾向にあり，平均世帯人員は減少が続いている（▶図3-14，表3-11）。これは核家族化の進展や，単身者の世帯（単独世帯）の増加などの世帯構造の変化が原因である。とくに「夫婦と未婚の子のみの世帯」と「三世代世帯」の割合が小さくなり，「単独世帯」「夫婦のみの世帯」の割合が大きくなっている（▶表3-11）。

　　2022（令和4）年の世帯構造別にみた世帯数では「単独世帯」が最も多く1785万2千世帯（全世帯の32.9%）であり，ついで「夫婦と未婚の子のみの世帯」が1402万2千世帯（同25.8%），「夫婦のみの世帯」1333万世帯（同24.5%）と続く。「ひとり親と未婚の子のみの世帯」は366万6千世帯，そのうち「母子世帯」は56万5千世帯（全世帯の1.0%）である。65歳以上の者のみか，それに18歳未満の未婚の者が加わる「高齢者世帯」は1693万1千世帯（同31.2%）であり，増加が著しい（▶表3-11）。

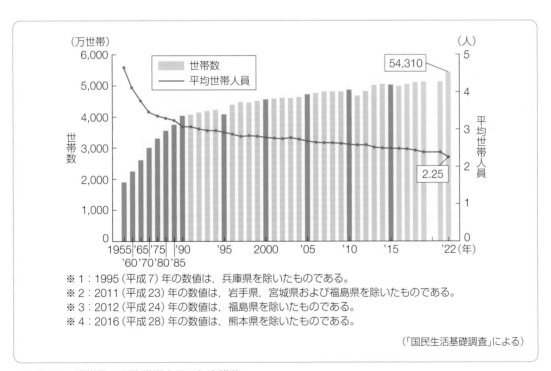

※1：1995（平成7）年の数値は，兵庫県を除いたものである。
※2：2011（平成23）年の数値は，岩手県，宮城県および福島県を除いたものである。
※3：2012（平成24）年の数値は，福島県を除いたものである。
※4：2016（平成28）年の数値は，熊本県を除いたものである。

（「国民生活基礎調査」による）

▶図3-14　世帯数と平均世帯人員の年次推移

1）世帯：住居および生計をともにする者の集団。

▶表3-11 世帯構造別，世帯類型別世帯数の年次推移（単位：千世帯）

年次	総数	世帯構造						世帯類型			
		単独世帯	夫婦のみの世帯	夫婦と未婚の子のみの世帯	ひとり親と未婚の子のみの世帯	三世代世帯	その他の世帯	高齢者世帯	母子世帯	父子世帯	その他の世帯
1992年	41,210 (100.0)	8,974 (21.8)	7,071 (17.2)	15,247 (37.0)	1,998 (4.8)	5,390 (13.1)	2,529 (6.1)	3,688 (8.9)	480 (1.2)	86 (0.2)	36,957 (89.7)
1995年	40,770 (100.0)	9,213 (22.6)	7,488 (18.4)	14,398 (35.3)	2,112 (5.2)	5,082 (12.5)	2,478 (6.1)	4,390 (10.8)	483 (1.2)	84 (0.2)	35,812 (87.8)
1998年	44,496 (100.0)	10,627 (23.9)	8,781 (19.7)	14,951 (33.6)	2,364 (5.3)	5,125 (11.5)	2,648 (6.0)	5,614 (12.6)	502 (1.1)	78 (0.2)	38,302 (86.1)
2001年	45,664 (100.0)	11,017 (24.1)	9,403 (20.6)	14,872 (32.6)	2,618 (5.7)	4,844 (10.6)	2,909 (6.4)	6,654 (14.6)	587 (1.3)	80 (0.2)	38,343 (84.0)
2004年	46,323 (100.0)	10,817 (23.4)	10,161 (21.9)	15,125 (32.7)	2,774 (6.0)	4,512 (9.7)	2,934 (6.3)	7,874 (17.0)	627 (1.4)	90 (0.2)	37,732 (81.5)
2007年	48,023 (100.0)	11,983 (25.0)	10,636 (22.1)	15,015 (31.3)	3,006 (6.3)	4,045 (8.4)	3,337 (6.9)	9,009 (18.8)	717 (1.5)	100 (0.2)	38,197 (79.5)
2010年	48,638 (100.0)	12,386 (25.5)	10,994 (22.6)	14,922 (30.7)	3,180 (6.5)	3,835 (7.9)	3,320 (6.8)	10,207 (21.0)	708 (1.5)	77 (0.2)	37,646 (77.4)
2013年	50,112 (100.0)	13,285 (26.5)	11,644 (23.2)	14,899 (29.7)	3,621 (7.2)	3,329 (6.6)	3,334 (6.7)	11,614 (23.2)	821 (1.6)	91 (0.2)	37,586 (75.0)
2016年	49,945 (100.0)	13,434 (26.9)	11,850 (23.7)	14,744 (29.5)	3,640 (7.3)	2,947 (5.9)	3,330 (6.7)	13,271 (26.6)	712 (1.4)	91 (0.2)	35,871 (71.8)
2017年	50,425 (100.0)	13,613 (27.0)	12,096 (24.0)	14,891 (29.5)	3,645 (7.2)	2,910 (5.8)	3,270 (6.5)	13,223 (26.2)	767 (1.5)	97 (0.2)	36,338 (72.1)
2018年	50,991 (100.0)	14,125 (27.7)	12,270 (24.1)	14,851 (29.1)	3,683 (7.2)	2,720 (5.3)	3,342 (6.6)	14,063 (27.6)	662 (1.3)	82 (0.2)	36,184 (71.0)
2019年	51,785 (100.0)	14,907 (28.8)	12,639 (24.4)	14,718 (28.4)	3,616 (7.0)	2,627 (5.1)	3,278 (6.3)	14,878 (28.7)	644 (1.2)	76 (0.1)	36,187 (69.9)
2021年	51,914 (100.0)	15,292 (29.5)	12,714 (24.5)	14,272 (27.5)	3,693 (7.1)	2,563 (4.9)	3,379 (6.5)	15,062 (29.0)	623 (1.2)	63 (0.1)	36,165 (69.7)
2022年	54,310 (100.0)	17,852 (32.9)	13,330 (24.5)	14,022 (25.8)	3,666 (6.8)	2,086 (3.8)	3,353 (6.2)	16,931 (31.2)	565 (1.0)	75 (0.1)	36,738 (67.6)

※上の（ ）内の数字は，構成割合（単位は％）を示す。
※2020年はコロナ禍により調査が中止された。
※世帯構造とは，世帯を①単独世帯（世帯員が一人だけの世帯），②夫婦のみの世帯（世帯主とその配偶者のみで構成する世帯），③夫婦と未婚の子のみの世帯（夫婦と未婚の子のみで構成する世帯），④ひとり親と未婚の子のみの世帯（父親または母親と未婚の子のみで構成する世帯），⑤三世代世帯（世帯主を中心とした直系三世代以上の世帯），⑥その他の世帯，に分類するものをいう。②～④は核家族世帯と称される。
※世帯類型とは，世帯を①高齢者世帯（65歳以上の者のみで構成するか，またはこれに18歳未満の未婚の者が加わった世帯），②母子世帯（死別・離別・その他の理由〔未婚の場合を含む〕で，現に配偶者のいない65歳未満の女と20歳未満のその子のみで構成している世帯），③父子世帯（死別・離別・その他の理由〔未婚の場合を含む〕で，現に配偶者のいない65歳未満の男と20歳未満のその子のみで構成している世帯），④その他の世帯，で分類するものをいう。

（「国民生活基礎調査」による）

世帯についてはこのほか，65歳以上の者のいる世帯について，世帯構造別の世帯数が把握されている（▶表3-12）。65歳以上の者のいる世帯は全世帯の約5割に上り，「夫婦のみの世帯」が最も多く，「単独世帯」，「親と未婚の子のみ

▶表 3-12　65 歳以上の者のいる世帯（単位：千世帯）

年次	65 歳以上の者のいる世帯	全世帯に占める割合(%)	単独世帯	夫婦のみの世帯	親と未婚の子のみの世帯	三世代世帯	その他の世帯	(再掲)65 歳以上の者のみの世帯
1992 年	11,884 (100.0)	28.8 —	1,865 (15.7)	2,706 (22.8)	1,439 (12.1)	4,348 (36.6)	1,527 (12.8)	3,666 (30.8)
1995 年	12,695 (100.0)	31.1 —	2,199 (17.3)	3,075 (24.2)	1,636 (12.9)	4,232 (33.3)	1,553 (12.2)	4,370 (34.4)
1998 年	14,822 (100.0)	33.3 —	2,724 (18.4)	3,956 (26.7)	2,025 (13.7)	4,401 (29.7)	1,715 (11.6)	5,597 (37.8)
2001 年	16,367 (100.0)	35.8 —	3,179 (19.4)	4,545 (27.8)	2,563 (15.7)	4,179 (25.5)	1,902 (11.6)	6,636 (40.5)
2004 年	17,864 (100.0)	38.6 —	3,730 (20.9)	5,252 (29.4)	2,931 (16.4)	3,919 (21.9)	2,031 (11.4)	7,855 (44.0)
2007 年	19,263 (100.0)	40.1 —	4,326 (22.5)	5,732 (29.8)	3,418 (17.7)	3,528 (18.3)	2,260 (11.7)	8,986 (46.6)
2010 年	20,705 (100.0)	42.6 —	5,018 (24.2)	6,190 (29.9)	3,836 (18.5)	3,348 (16.2)	2,313 (11.2)	10,188 (49.2)
2013 年	22,420 (100.0)	44.7 —	5,730 (25.6)	6,974 (31.1)	4,442 (19.8)	2,953 (13.2)	2,321 (10.4)	11,594 (51.7)
2016 年	24,165 (100.0)	48.4 —	6,559 (27.1)	7,526 (31.1)	5,007 (20.7)	2,668 (11.0)	2,405 (10.0)	13,252 (54.8)
2017 年	23,787 (100.0)	47.2 —	6,274 (26.4)	7,731 (32.5)	4,734 (19.9)	2,621 (11.0)	2,427 (10.2)	13,197 (55.5)
2018 年	24,927 (100.0)	48.9 —	6,830 (27.4)	8,045 (32.3)	5,122 (20.5)	2,493 (10.0)	2,437 (9.8)	14,041 (56.3)
2019 年	25,584 (100.0)	49.4 —	7,369 (28.8)	8,270 (32.3)	5,118 (20.0)	2,404 (9.4)	2,423 (9.5)	14,856 (58.1)
2021 年	25,809 (100.0)	49.7 —	7,427 (28.8)	8,251 (32.0)	5,284 (20.5)	2,401 (9.3)	2,446 (9.5)	15,044 (58.3)
2022 年	27,474 (100.0)	50.6 —	8,730 (31.8)	8,821 (32.1)	5,514 (20.1)	1,947 (7.1)	2,463 (9.0)	16,915 (61.6)

※2020 年はコロナ禍により調査が中止された。
※「親と未婚の子のみの世帯」は「夫婦と未婚の子のみの世帯」および「ひとり親と未婚の子のみの世帯」をいう。

（「国民生活基礎調査」による）

の世帯」と続く。

世帯の将来推計▶　国立社会保障・人口問題研究所の将来推計[1]によると，世帯数は 2023 年に 5419 万世帯まで増加するが，その後減少に転じ，2040 年には 5076 万世帯まで減る予想である。「単独世帯」や「夫婦のみの世帯」，「ひとり親と未婚の子

---

1) 国立社会保障・人口問題研究所：日本の世帯数の将来推計(2018(平成 30)年推計)。

のみの世帯」の割合が増加し，「夫婦と未婚の子のみの世帯」などの割合がさらに減少する可能性が指摘されている。また，世帯主が65歳以上の世帯は，2040年には2242万世帯になると推計されている。こちらも，「単独世帯」と「ひとり親と未婚の子のみの世帯」の割合は増加するが，ほかの世帯構成は減少すると指摘されている。

本章のまとめ▶　ここまでさまざまな公的統計を使いながら，国民の健康と生活についてみてきた。看護職には，統計的な資料を読むことを苦手として敬遠する人が少なくない。しかし「近代看護の祖」であるナイチンゲールは，統計資料を使って看護を展開した（▶第1章A-③「看護の歴史」，14ページ）。私たちが出会う1人ひとりの患者や家族を取り巻く社会状況は千差万別であるが，国や社会の全体像を統計的に理解したうえで，1人ひとりと向き合うことが，個人を深く理解し支援するために不可欠である。

ゼミナール

復習と課題

❶ 自分にとってどのような状態が健康であるか，健康でないかを考えなさい。

❷ 本章で学んだもの以外に，どのような健康の定義があるか調べなさい。

❸ 国際障害分類（ICIDH），国際生活機能分類（ICF）の違いを説明しなさい。

❹ 本章で紹介した公的調査・公的統計の実際の報告書（結果の概要や統計表など）をみてみなさい。

参考文献
1）猪飼修平：病院の世紀の理論．有斐閣，2010.
2）健康の社会的決定要因に関する委員会：最終報告書要旨——一世代のうちに格差をなくそう：健康の社会的決定要因に対する取り組みを通じた健康の公平性．(http://www.who.int/kobe_centre/mediacentre/JA_Closing_the_Gap_Executive_summary.pdf)（参照 2019-11-05）.
3）厚生労働統計協会編：国民衛生の動向 2019/2020．厚生労働統計協会，2019.

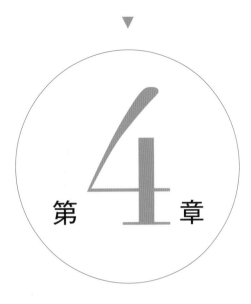

第 **4** 章

看護の提供者

本章で学ぶこと ┃ □わが国における看護職の成立と発展，現在のかたちになるまでの経緯を学ぶ。

□わが国の看護職（看護師，准看護師，保健師，助産師）の資格と養成制度について学ぶ。

□わが国の看護職者の就業状況と免許取得後の継続教育の概要を理解し，看護職としての「キャリア開発」について考える。

□わが国の看護職者の養成と教育，他職種との業務分担に関する問題点と課題を理解する。

A 職業としての看護

　　ここでは，わが国において，看護職という職業がどのような社会的背景のなかで確立し，発展してきたのかについて述べる。

　　看護職の名称として，現在は保健師・助産師・看護師・准看護師という名称が用いられているが，これは 2001（平成 13）年の「保健婦助産婦看護婦法」（現「保健師助産師看護師法」）の改定により，保健婦・助産婦・看護婦・准看護婦が改称されたものである。そのため本章では，2000 年以前の看護職の表記としては，当時の呼称に基づき保健婦・助産婦・看護婦・准看護婦を用いており，これらの名称を含めた法令などの表記についても当時のままとしている。

　　また，2001 年の中央省庁の再編に伴い，厚生省は厚生労働省に改組されているが，これらの組織の名称についても当時のもので表記している。

① 職業としての看護のはじまり
（明治期から第二次世界大戦終結までの看護）

1 産婆・看護婦・保健婦のはじまり

産婆規則▶　現在の助産師のおこりである産婆は，古来より女性が妊娠や出産に際してたすけ合ってきたなかから熟練者が派生するというかたちで，しだいに誕生してきた。そしてすでに江戸時代には，女性の職業として世間の人々から認められる地位を得ていた。

　　明治時代に入ると，政府は産婆と医師の業務を区分し，産婆は基本的には医師の指示を受けなければならないことや，投薬してはならないことなどを定めた。明治中期ごろからは産婆学校や産婆講習所が整備されるようになり，産婆という職業がしだいに近代化されていった。1899（明治 32）年には，政府により「産婆規則」が定められ，産婆の試験・免許・業務・養成教育などが全国で

統一された。

看護婦規則▶ 　明治維新前後の一連の戦闘では多くの人々が負傷し、さらに噴火や地震など
の自然災害でも被災者が多く発生した。このような人々の救護や看護は、男性
が担う場合が多かったが、徐々に女性が行うようになった。また、都市部では
病院が開設され、そこでも女性が患者の世話などをしはじめた。ただし、この
ころは看護の教育や訓練を受けないまま働く者が多く、名称も看護婦や看病婦
などさまざまによばれていた。

　明治期の半ば以降は、看護婦学校や看護婦講習所が徐々に設立されていった
のに伴い、病院で働く女性のなかに専門的教育を受けた者が増えはじめた(▶
図 4-1)。これらの養成所で教育を受けた者のなかには、患者個人と契約してそ
の患者の自宅や病院へおもむいて看護するという、派出看護に従事する者もい
た。また一部の看護婦は日清戦争(1894〜1895 年)・日露戦争(1904〜1905
年)・第一次世界大戦(1914〜1918 年)において負傷兵の看護にあたった。政府
は、1915(大正 4)年に「**看護婦規則**」を公布し、看護婦に関する試験や免許な
どの諸規定を全国で統一した。

保健婦規則▶ 　大正期に入るころから、一部の産婆や看護婦が地域を巡回する事業や保健相
談事業などを行うようになり、また 1923(大正 12)年の関東大震災の際にも看
護婦が巡回して、被災者を看護した。その後、まず東京や大阪などの都市部に
おいて、一部の病院や民間団体に所属する看護婦が訪問事業によって公衆衛生
看護(▶233 ページ)を展開するようになり、やがて同様の事業が地方の農村部へ
と波及していった。

　1935(昭和 10)年、東京市は京橋区内に**特別衛生地区保健館**を設立し、地域
住民への保健指導事業を開始した。これを皮切りに相ついで保健所が設立され、

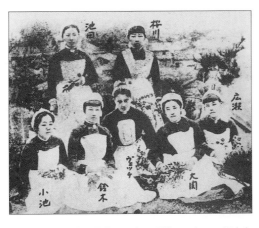

イギリスより招聘された看護
教師ヴェッチ A. Vetch と桜
井女学校付属看護婦養成所 1
回生の生徒たち(1887〔明治
20〕年)。この養成所は、わ
が国第 3 番目の看護教育機
関である。

(日本看護歴史学会編集：日本の看護 120 年——歴史をつくるあなたへ. p. 187, 日本看
護協会出版会, 2008 による)

▶図 4-1　わが国の初期の看護教育機関

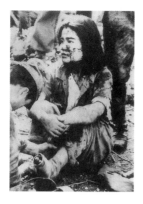

沖縄では高等女学校などの生徒が，1～2か月の衛生教育を受けただけで最前線に動員された。こうした学徒看護隊員は，壕(自然洞窟)を利用した野戦病院で，水くみ，傷病兵の食事・排泄の世話，汚物の処理，手術時の雑役などに従事して看護婦を補佐した。兵士をたすけたいという使命感で重労働に耐えながらも，やがて爆撃にあったり，壕内の劣悪な環境からマラリアや赤痢に罹患したりして，多くが戦争の犠牲となった。

(写真：白梅同窓会編：白梅. p.289，クリエイティブ21，2000による)

▶図4-2　手当てを受ける学徒隊員

保健婦が訪問看護事業を展開していった。政府は1937(昭和12)年に「保健所法」を制定して保健衛生行政を確立させ，1941(昭和16)年には「保健婦規則」を制定して保健婦に関する制度を成立させた。

2 戦中期の看護

　1931(昭和6)年の満州事変から太平洋戦争へと続く，いわゆる「十五年戦争」では，看護婦が急激に不足していった。そのため，軍の病院では1年間という速成的な教育によって看護婦を養成するようになった。また，政府は「看護婦規則」を改正し，看護婦免許の取得可能な年齢を満18歳以上から17歳以上に変更し，最終的には16歳以上にまで引き下げた。太平洋戦争末期の沖縄などでは，傷病兵の看護のために看護婦のみならず看護学生や女学校生徒まで動員された(▶図4-2)。

　このように，戦時下では看護婦の増員がはかられたが，それは同時に，数多くの若い女性たちの尊い命を奪うことにもつながった。

② 職業としての看護の確立(終戦時から昭和中期の看護)

1 占領期の看護改革

　1945(昭和20)年，第二次世界大戦に敗れたわが国は，ただちに連合国軍最高司令部(GHQ/SCAP，以下GHQ)による占領下におかれ，まもなく新しい憲法が施行された(1947〔昭和22〕年)。新憲法下でさまざまな制度改革が実行され，女性ははじめて参政権を獲得した。

　戦前は尋常小学校1～2年以外は男女別学であったが，戦後改革で学校教

育における男女共学が認められるようになり，また小学校と中学校における計9年間が義務教育の年限と定められた。このような戦後改革によって，女性の社会的地位が大きく近代化した。

GHQ 看護課の活動▶ 看護に関する諸制度も，占領時代にさまざまに改革された。GHQ 公衆衛生福祉局のなかに看護課が設置され，初代看護課長**オルト** G. E. Alt，2 代目**オルソン** V. Ohlson らが看護改革を指導した。その一方で，厚生省では医務局内に看護課が設立され，看護職者が看護課長となって GHQ 看護課と協働した。オルトらは，全国の病院や保健所を視察し，病院施設の不備や看護制度の立ち後れなどを指摘して，改善を指導した。

一連の改革において基本になっていたのは，病者に限らず，すべての人々の健康の保持・増進に向けて総合的に看護するという**総合看護**の考え方であった。この考え方に基づいて，新しい看護教育・看護行政・看護管理などを少しずつ定着させていったのである。

また，保健婦・助産婦・看護婦の資質を向上させることが急務とされるなか，看護教育も改められることになった。この改革のために，1946(昭和21)年，GHQ 看護課と厚生省看護課は，聖路加女子専門学校と日本赤十字社看護婦養成所を統合して**東京看護教育模範学院**を誕生させた。そして GHQ と厚生省の主要な人々が授業を行って独自の教育を展開し，それを全国からの視察者に開放して新しい看護教育のモデルを示した。

教育を改善するには看護教員の資質も重要であるため，このころから看護教員に対する講習会が開催されるようになった。さらに，これとは別に，病院の看護婦長らに対する研修も開催されるようになり，看護管理者への継続教育も開始された。

2 保健婦助産婦看護婦法の制定

前述のとおり，戦後の看護改革の基本的な方針は，総合看護であった。そこで，もともと産婆・看護婦・保健婦がばらばらに成立し，別々な規則で規定されていた戦前の制度にかえて，看護職として統合することが模索された。

政府が 1947(昭和22)年に「保健婦助産婦看護婦令」を制定したことによって，看護職の統合を求める取り組みは制度として結実したことになる。ただしこの政令は戦時下の国民医療法体制に基づいていたため，同法の廃止に伴って廃止され，これにかわって 1948(昭和23)年，「**保健婦助産婦看護婦法**」(現「保健師助産師看護師法」)が制定された。この法律は「保健婦助産婦看護婦令」の内容をほぼ引き継いでおり，この制定によって，看護職の人々は資質の向上や専門職としての自立を目ざしていくことになった。

日本看護協会▶ 看護職を 1 つととらえる考え方は，職能団体のあり方にも影響を及ぼした。戦前は産婆・看護婦・保健婦それぞれが職能団体を設立していたが，1946(昭和21)年に日本産婆看護婦保健婦協会が結成され，1951(昭和26)年には**日本**

看護協会と改称された。

甲種看護婦と
乙種看護婦 ▶ 　ただしこのような職能統合の動きのなかで，別な事態も発生していた。「保健婦助産婦看護婦法」では，看護婦を甲種と乙種に分けたのである。甲種看護婦とは，高等学校卒業後に 3 年の看護教育を受け，国家試験に合格した看護婦とされた。乙種看護婦は中学校を卒業したあとに 2 年の看護教育を受け，乙種看護婦試験に合格した看護婦であり，医師，歯科医師または甲種看護婦の指示を受けて看護業務を行うこととされた。

　この制度では，戦前の「看護婦規則」に基づく看護婦は甲種看護婦と同じ看護業務に従事できたが，甲種看護婦になるには国家試験に合格しなければならなかった。また乙種看護婦は，重症者を看護することなど，一部の業務に従事してはならないとされていた。これらのことから，この制度を実際に運用すると問題や混乱が発生し，当事者の反対をまねいた。

准看護婦養成制度 ▶ 　やがて 1951(昭和 26)年に同法が改正され，甲種と乙種の区別をなくして看護婦資格は 1 本化された。しかしその一方で，准看護婦という別の資格が新設され，准看護婦は医師，歯科医師または看護婦の指示を受けて看護業務を行うと定められた。この制度が新設されたのは，当時は戦後の復興期にあり，早急におおぜいの看護婦を養成する必要があったが，当時の女性の高等学校進学率が 30% 台と低く，高い教育水準の看護婦だけでは必要な人数をまかなえなかったからである。

　このような経緯により開始された准看護師養成は，その後，養成所が急増し養成者数も急増した。1951 年の養成開始から 16 年後の 1967(昭和 42)年には，就業准看護婦数は看護婦数を追い抜き，その後 1979(昭和 54)年に再逆転するまでの 12 年間は，准看護師がわが国の看護職の主流であった。

3 看護に関する諸制度の整備

医師の補助から
看護ケアへ ▶ 　GHQ による占領は 1952(昭和 27)年に終わり，わが国の人々はみずからの力で，さらに諸制度の再建を続けることになった。看護に関しても，占領が終わる前後にさまざまな新制度が誕生した。その 1 つは，1950 年に始まった完全看護制度で，社会保険制度において看護ケアを点数化したものである。

　それまで看護婦は医師を補助することを中心的業務にしており，患者の入院生活を世話していたのはおもに家族や付き添い者であった。しかしこの完全看護制度によって，看護婦の業務を「患者への看護ケア」へと修正していくことができた。この制度は 1958(昭和 33)年に基準看護制度となった。

労働条件の改善 ▶ 　明治期以来，病院で働く看護婦はつねに過酷な労働をしいられてきた。戦後のこのころでも，多くの臨床現場では，人手不足のために超過勤務が多く，1 人で夜勤するなどの厳しい状況が続いていた。学校養成所を増設して卒業者を増やしても，現場の需要に追いつかず，看護婦不足は解消されなかった。

　このような状況のなか，国民皆保険制度が 1961(昭和 36)年に完成した(▶

258ページ）。これにより人々が医療を受けやすくなったことで，医療への需要は飛躍的に増加し，病院数ならびに病床数が急激に増加した。その結果，看護婦不足はますます悪化した。

これに対して，1959（昭和34）年から翌年にかけて，全国の数多くの病院の看護婦が，増員や賃上げを求めてつぎつぎにストライキを決行し，社会の注目を集めた。1963（昭和38）年には全日本国立医療労働組合（全医労）の要求に応じて人事院[1]が看護婦の勤務状況を調査し，ようやく1965年，1人夜勤を廃止することと，1か月の夜勤回数を8日以内にとどめることが適当とする判定を下した。これは，2人以上で8日以内ということから**ニッパチ判定**とよばれ，看護婦の労働条件の指針とされた。

男性看護職の名称▶ ここまでは看護婦・准看護婦という名称を用いて述べてきたが，これは女性の場合の名称であり，男性の看護職者は当初，看護人・准看護人と称されていた。しかし，1968（昭和43）年に「保健婦助産婦看護婦法」が改正され，これらの名称は**看護士・准看護士**に変更された。

教育制度の変化▶ 看護教育制度にも，いくつかの改変があった。1957（昭和32）年には**看護婦2年課程**が開設された。さらに，1964（昭和39）年には高等学校に**衛生看護科**が誕生し，高等学校における准看護婦教育が開始された。また，1967年からは看護婦学校養成所の教育において，保健の要素も加え，より総合的に看護を教授するようになった。

上述の教育内容の改変により，看護婦の資質はさらに向上したが，その背景には時代の要請があった。このころ，つまり昭和中期という時代は，高度経済成長で産業が発展し，人々の暮らしが豊かになった反面，人々の健康課題はそれまでの感染症を中心としたものから，脳血管疾患やがん，交通傷害，公害，薬害などと，より多彩になった。また，医療も高度化・複雑化した。看護職は，これら時代の要請にこたえることで，より確かな専門職へと歩みはじめたのである。

③ 職業としての看護の充実（昭和後期から平成初期の看護）

1 看護教育の高等教育化

戦前，看護教育を行う学校養成所の多くは施設・設備などが十分でなかったが，戦後しだいに改善され，専修学校に切りかわっていた。やがて，一部の専修学校が短期大学へ，さらに大学へと移行するようになった。新設される短期大学や大学も増えはじめ，看護教育が高等教育機関で行われるようになって

---

1) 人事院は，国家公務員の給与や任用などの人事管理を行う内閣の所轄下の行政機関である。

いった[1]。

　短期大学で看護教育が開始されたのは，1950(昭和25)年に誕生した天使女子短期大学と聖母女子短期大学である。また，1952年に高知女子大学に，わが国初の大学の看護学過程がおかれた。この翌年には東京大学医学部衛生看護科においても看護学教育が開始されるなど，看護系の短期大学や大学はその後も徐々に増設されていった。さらに，高等学校衛生看護科の教員を養成することをおもな目的として，1966(昭和41)年に熊本大学教育学部特別教科看護教員養成課程が設置され，1979(昭和54)年には，千葉大学に最初の看護系大学院が誕生した。

2 看護婦の人員確保

配置基準と▶
需給計画
　前述したように，戦後も病院の看護婦不足は慢性的に続いていた。これを改善するために，1972(昭和47)年に診療報酬制度が改定され，病院における看護婦の数が改められて，入院患者3名あたり看護要員1名以上という特1類看護が新設された。さらに2年後には特2類看護，1988年には特3類看護と，より手厚い配置基準が新設された(▶特1類〜特3類看護の詳細については264ページ)。これらの基準のうちどれを満たそうとするかは各病院が自由に選択するため，病院ごとに格差を残してはいたものの，この制度の導入によって看護婦の勤務状況は段階的に改善されていった。また，厚生省が1974年以来，5〜10年ごとに看護婦の需給計画をたてて，看護婦の確保に努めたことも効果をあげた。

地域医療計画の▶
導入
　一方，医療供給体制については，病院・病床数でみる限り，戦後は順調に充足されていったが，都市部と地方に大きな格差を残していた。政府は，1985(昭和60)年の「医療法」改正(第1次)によって，各都道府県に地域医療計画をたてることを義務づけた。これは，各都道府県をいくつかの医療圏に分け，医療圏ごとに必要病床数を算出させ，医療供給体制の格差を是正するとともに，病床数を必要数以上増やさないようにするための計画であった。

　しかしそうなると，医療計画が決まったあとは増床できなくなることをおそれ，都道府県ごとの地域医療計画が策定される前のわずかな期間に，全国の数多くの病院が一斉に増床を行った(いわゆる「かけ込み増床」)。増床すればそのぶん看護婦を雇わなければならないため，結果的にその前後の数年間に再び看護婦不足が生じ，社会的に大きな問題となった。

　こうした急激な人員不足の事態を受けて，1992(平成4)年，「看護婦等の人材確保の促進に関する法律」(現「看護師等の人材確保の促進に関する法律」)

---

1) 専修学校とは，「学校教育法」の第124条に基づき，同法第1条に掲げる学校(幼稚園，小学校，中学校，高等学校，大学，高等専門学校など)以外で，修業年限1年以上など一定の基準を満たすものである。専門課程をおく専修学校は，専門学校とよばれる。

が策定・施行された。この法律に基づいて再就職者への職業紹介や離職期間が長い者への復職支援の研修などを行うナースセンター事業が開始され，就業している者の離職を減らしたり，一度離職した者の再就職を促進したりするなどの取り組みに力が入れられるようになった。

3 看護学の学会活動

　看護教育を高等教育化し，看護の現場において看護師の人員が確保できたとしても，それだけでは看護を発展させることはできない。看護が発展していくためには，看護実践のなかにある看護の知識や技術を，看護学という学問体系に発展させ普及させていかなければならない。そのためには看護職者が学会を設立し，看護研究を発表し合ってその成果を共有するといった学術活動を行うことも不可欠となる。

　看護系の学会活動は，1967(昭和42)年の**日本看護学会**の発足に始まる。この学会は日本看護協会を母体としており，看護協会に加入している看護職者が交流し，学習する機会として定着・発展していった。

　さらに，1981(昭和56)年には**日本看護研究学会**と**日本看護科学学会**が設立された。この2つはいずれも看護学の総合的な学会であり，以降毎年，学術集会を開催し，学会誌を発行するなど，精力的な学会活動を続けている。

　これらの学会における学術活動が，実践の科学としての看護学を発展させる大きな推進力となっていった。1990年代以降は専門分野ごとの学会が相ついで設立され，2022(令和4)年度末現在，日本看護系学会協議会に加盟している学会だけでも49に上る。

4 准看護婦養成の停止を求める運動

　准看護婦制度については，当初から制度廃止を求めるさまざまな運動が展開されていた。そのおもな理由は，看護婦と准看護婦は実質的に同じ業務に従事しているにもかかわらず賃金などに格差があること，異なる資格者が同じ業務を担えることが制度的に矛盾していることなどである。

　当事者である准看護婦は，早くから制度廃止を求め，1969(昭和44)年には「全国准看護婦の集い」を結成し，制度廃止と看護婦への移行教育を明確な要求事項とした。その後，日本看護協会も，この制度を廃止すべきとする意見を公表して厚生省に要望書を提出し，1976(昭和51)年には准看護婦制度廃止総決起大会を開いて国会に陳情した(▶図4-3)。しかしこうした活動も，制度廃止の実現にはつながらなかった。

准看護婦問題調査▶検討会の提言　厚生省は1985(昭和60)年から「看護制度検討会」を設けて審議を重ね，その結論を1987年に「看護制度検討会報告書」として発表した。しかし，このなかでも，准看護婦制度を存続させるか廃止させるかについて，1つの結論には達しなかった。

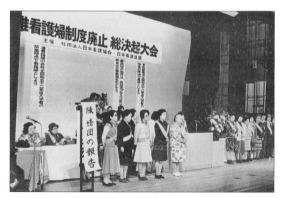

日本看護協会と日本看護連盟の共催で，1976年3月24日，東京の日本青年館ホールで開催された。全国から約1,000人が集まった。

(看護界ニュース．看護学雑誌40(4)：335，1976による)

▶図4-3　准看護婦制度廃止総決起大会

　厚生省はさらに1995(平成7)年，「准看護婦問題調査検討会」を発足させ，翌年に報告書を発表した。この報告書は非常に画期的なもので，准看護婦の養成や就労の実態を明らかにするとともに，21世紀初頭の早い段階をめどに准看護婦の養成を停止することを提言した。これを受けて准看護婦から看護婦への移行教育案が議論されたが，日本医師会が制度存続を強く要求するなかで実現にはいたらなかった。

　2004(平成16)年からは看護師2年課程通信制が開始され，准看護師の看護師資格取得の道が拡大されたが，准看護師制度そのものはいまだに継続されている。

5　看護職における男女共同参画と看護職の名称変更

　「保健婦助産婦看護婦法」は，1948(昭和23)年の制定時には，保健婦と助産婦を女性に限っていたため，男性は，看護人・准看護人としてのみ看護職として働くことができた。先述したように，これらは1968(昭和43)年以降は看護士・准看護士という名称に変更されたが，相かわらず看護に従事する男性にとっては，保健婦と助産婦になる道は閉ざされてきた。

　1993(平成5)年にようやく同法が改正され，男性が保健士の名称を用いて保健婦と同じく保健指導に従事できるようになった。ただし，男性が助産の業を行うことについては賛否両論があり，現在も議論が続けられている。

　看護職の名称が性別によって異なることも，長らく問題視されていたが，さまざまな場において男女共同参画が推進されるなかで，2001(平成13)年，「保健婦助産婦看護婦法」が改正され，保健婦(士)，助産婦，看護婦(士)，准看護婦(士)の名称がそれぞれ保健師，助産師，看護師，准看護師に改められた(施

行は 2002〔平成 14〕年 3 月 1 日）。また同法の名称も「保健師助産師看護師法」に変更された。

④ 職業としての看護の発展（現在の看護）

1 看護の専門分化

高齢化の急速な進展，疾病構造の変化，人々のライフスタイルの多様化のなかで，今日，人々の健康問題もまた多様化・複雑化している。こうした健康問題に取り組む看護職者については，量的確保，すなわち必要な人数が充足しているかどうかだけではなく，質的確保，すなわち提供する看護が専門職にふさわしいすぐれた質のものであるかどうかが，いままで以上に問われるようになってきた。

看護の質を向上させるための 1 つの方策として，特定分野の看護に熟練し，スペシャリストとして活動する看護職者がいくつかの病院で育成されはじめた。1995（平成 7）年には日本看護協会が，**専門看護師**と**認定看護師**を制度化した。専門看護師および認定看護師については，あとで詳しく述べる（▶165 ページ）。

2 看護教育の大学教育化

大学教育化▶ 1990 年代後半から，看護教育の大学教育化が急激に進んだ。1989（平成元）年にわずか 12 校であった看護系大学は，2022 年には 303 校に上り，卒業生の数でみると，看護師学校養成所（3 年課程，2 年課程，5 年一貫教育）の卒業者 57,802 人のうち，大学卒業者は 23,767 人と 41.1％ を占めるまでになった。

大学院教育▶ 多くの看護系大学には，大学院も設置されている。大学院の教育課程には博士前期課程（修士課程）とその後の博士後期課程（博士課程）とがある。一般的に，博士前期課程に入学するには大学を卒業している必要があるが，多くの大学院では，そうではない者に対しても，一定の条件で受験資格を認定する制度を設けるなどして門戸を広げている。

看護系大学院では，看護学研究に本格的に取り組むことに加え，専門看護師の養成教育を受けられるところもある。大学院の修了生たちは，看護管理者や専門看護師などの役割を担って現場で活躍したり，看護系大学の教員となって看護学の教育と研究に携わったりしている。

編入学▶ 看護系大学には編入学という制度をもつところもある。当初，編入学できるのは短期大学卒業者のみであったが，1998（平成 10）年からは看護専門学校の卒業者にも拡大された。近年は編入学制度をもつ大学が減少しているが，新たに，他大学を卒業した者を対象とする学士入学制度や学士編入学制度を設けている大学もある。

このように現在では，多くの看護職者に看護系大学で教育を受ける道が開か

れている。大学や大学院を卒業した看護職者が，さまざまな看護の現場で，今後一層活躍していくことが期待される。

3 看護職の業務範囲の再検討

医療・看護へのニーズが高まる一方で，看護師をはじめ医療従事者の数は戦後一貫して不足している。とくに，2000(平成12)年以降は，医師不足が社会問題化し，国もその対応を迫られた。その結果，医師不足をなんらかのかたちで他職種が補えないかという観点での検討がされはじめた。

他職種のなかでも最も注目されたのが看護職である。看護職については，まず，2002(平成14)年に厚生労働省医政局長から，従来は医行為として医師にしか行えない業務とされていた静脈(内)注射を，診療の補助行為とみなしてよいとする通知が出された。これ以降，静脈(内)注射は診療の補助業務として看護職が行ってよい業務として認められた。

さらに，2014(平成26)年6月に「特定行為に係る看護師の研修制度」が創設された。この「特定行為」とは，従来医行為とみなされていた行為のうち21区分38行為を特定行為として列挙したもので，「特定行為に係る看護師の研修」を受講し認定された看護師は，これらの行為を医師の包括的な指示のもとで，ある程度の裁量をもって行うことができることになった(▶178ページ)。

これらは，一部の医行為を診療の補助行為として，看護業務の範囲に新たに加えたものであり，専門看護師とこれまでの認定看護師(▶165ページ)が，従来の看護業務の範囲内で専門分化し看護ケアを深化させているものとは根本的に性質が異なる。特定行為に係る研修を受けた看護師が，どのように看護の専門性を拡大・深化させていくことができるかは未知数であり，今後注目していく必要がある。

4 看護職の確保と定着に向けた支援対策

潜在看護師▶　看護職者には，せっかく免許を取得したのにさまざまな事情で働きつづけることができず，いったん離職したのちに再就職しないでいる人，いわゆる「潜在看護師」が少なくない(▶B-③「看護職者の就業状況」，159ページ)。

こうした事態に対し，国は，出産・育児など生活上の制約があっても仕事をやめずに働きつづけられる就業環境の整備(ワークライフバランスの推進)や，交代制勤務ができなかったり短い時間しか働けなくても正社員として働きつづけられるような雇用形態の工夫(短時間正社員制度)など，長期に就業を継続できるための施策を打ち出してきている。2014(平成26)年には，「看護師等の人材確保の促進に関する法律」の改正により，看護職が病院等を離職する際，氏名，連絡先，保健師籍・助産師籍・看護師籍・准看護師籍の登録番号等の個人情報を都道府県ナースセンターに届け出ることが努力義務化された。都道府県ナースセンターでは，潜在看護師に対し，求職情報や潜在看護師を対象とした

看護技術研修などの情報提供や相談等を行い，再就職への意欲と自信をもってもらうための支援が展開されている。

新人看護師の ▶
離職対策

一方，新人看護師についても，その年に就職した人のうち1割近くが1年以内に離職してしまうといった事態が問題視され，職場への定着が大きな課題となった。新人看護師の場合，職場での研修等が不十分なため仕事が習得できず職場になじめないということが離職につながりやすい。そこで2009（平成21）年に，「看護師等の人材確保の促進に関する法律」が改正され，新人看護師等の研修が病院等の開設者に対して努力義務化された。

⑤ 職業としての看護の新たな展開（これからの看護）

高齢化への対応 ▶

わが国は現在，諸外国に例をみないスピードで高齢化が進行している。また，疾病構造は以前から慢性疾患中心に移行している。高齢者にとって適切な医療・看護ならびに介護を提供していくためには，これまでの病院や施設への入院・入所を中心としたあり方を見直すことが必要になってきた。

厚生労働省は，約800万人いる団塊の世代が75歳以上となる2025年をめどに，地域の包括的な支援・サービス提供体制（地域包括ケアシステム，▶245ページ）の構築を推進している。これは，高齢者の尊厳の保持と自立生活の支援を目的とした，高齢者が可能な限り住み慣れた地域で，自分らしい暮らしを人生の最期まで続けることを支えるシステムだとされている。

こうしたなかで看護職者も，これまでのように病院・施設中心だった看護から，地域での人々の暮らしと，そのなかでの健康の維持・増進を支える看護へと役割を大きくシフトさせることが必要になった。これからは，勤務先が病院であろうが地域の訪問看護ステーションであろうが，その人に必要な看護を，地域ぐるみで継続して提供していくことが求められるのである。

看護職の担い手 ▶
の拡大

一方，高齢化と同時に少子化と人口減少も進展している。これにより，看護職の担い手も減少してきている。少子高齢社会を質の高い看護で支えていくためには，質の高い看護職者を確保する必要がある。そのためには，これまで高等学校新卒の女性が中心であった看護職志願者を，男性や既卒者・社会人経験者，さらには外国の人々にも広げていく必要がある。

加えて，看護職者数が十分ではないなかでは，ケアのすべてを看護職者が実施することは不可能であり，看護補助者や介護職者という，関連する職種の人たちと適切に役割分担し協働していくことが求められる。看護補助者や介護職者に，看護ケアのどの部分をどのように分担してもらうのか，そしてどのようにチームワークをとり協働していくのかは，今後ますます重要な課題となっていくであろう。

時代と社会の変化のなかで，これからの職業としての看護は，どのような役割を担うのか。そしてそのためには，どのような養成制度であることが望まし

いのか。これらを考えていくことも，これからの看護を担う皆さんに課せられた重要な課題なのである。

B 看護職の資格・養成制度・就業状況

① 看護職の資格

1 看護職の資格法——保健師助産師看護師法

看護職とは，あらゆる健康レベルの人々が，健康的な生活を営み，その人らしく生きることを支援する専門職である。前述のとおり，わが国における看護職の資格免許には保健師・助産師・看護師・准看護師の4種類があり，これらの免許・試験・業務・罰則などについては「**保健師助産師看護師法**」とよばれる法律で規定されている。すなわち看護職は，法律によって社会的な身分や地位が保障されると同時に，業務上の責任と権限が定められているのである。

2 看護師

◉ 看護師の定義

看護師は，「厚生労働大臣の免許を受けて，傷病者若しくはじよく婦に対する**療養上の世話又は診療の補助**を行うことを業とする者」と定義されている(第5条)[1]。ここでいう「業」とは，反復・継続する意思をもって行為をすることであり，その行為に対する報酬を受けたかどうかは関係ない。

◉ 看護師の免許

看護師の免許を取得するためには，看護師国家試験に合格し，**厚生労働大臣の免許**を受けなければならない(第7条第3項)。この受験資格は，所定の学校養成所において必要な教育課程を修めた者だけに認められる。つまり，看護師養成所などを卒業して得られるのは，あくまでも試験の受験資格である。

また，看護師国家試験に合格しただけで免許が与えられるわけでない。試験の合格者は厚生労働省に免許交付を申請し，**看護師籍**に登録されることではじ

---

1) 法律の条文中の太字，ルビ，( )による補足説明は筆者(以下，同じ)。また，「2 看護師」(▶150ページ)から「6 資格に共通する規定」(▶154ページ)までに紹介する法律の条・項・号番号は，とくに明記がない場合，すべて「保健師助産師看護師法」のものである。

めて看護師免許が交付され(第12条第3項)，登録された日から業務を行うことが可能になる。

◉ **看護師の業務**

「看護師でない者は，第5条に規定する業をしてはならない。ただし，医師法又は歯科医師法の規定に基づいて行う場合は，この限りでない」(第31条第1項)と規定されており，医師と歯科医師を除き，看護師以外の者が看護師の定義にある業を行うことを禁じている。これを**業務独占**という。

3 准看護師

◉ **准看護師の定義**

准看護師は，「都道府県知事の免許を受けて，**医師，歯科医師又は看護師の指示を受けて**，前条に規定すること(傷病者若しくはじよく婦に対する療養上の世話又は診療の補助)を行うことを業とする者」と定義されている(第6条)。つまり，准看護師が第6条に規定する業を行う際には，医師，歯科医師または看護師の指示が必要となる。したがって，准看護師が療養上の世話をする際には，看護師はケアの必要性を判断し，適切な指示を出すことを求められる。

◉ **准看護師の免許**

准看護師の免許を取得するためには，准看護師試験に合格し，**都道府県知事の免許**を受けなければならない(第8条)。准看護師試験に合格したあとには，都道府県に免許交付を申請することにより**准看護師籍**に登録され，准看護師免許が交付される(第12条第4項)。

◉ **准看護師の業務**

「准看護師でない者は，第6条に規定する業をしてはならない。ただし，医師法又は歯科医師法の規定に基づいて行う場合は，この限りでない」(第32条)とされ，看護師と同じように業務独占が規定されている。

4 保健師

◉ **保健師の定義**

保健師は，「厚生労働大臣の免許を受けて，**保健師の名称を用いて**，保健指導に従事することを業とする者」と定義されている(第2条)。

◉ **保健師の免許**

保健師の免許を取得するためには，保健師国家試験だけでなく看護師国家試験に合格し，厚生労働大臣の免許を受けなければならない(第7条第1項)。この受験資格は看護師学校養成所を卒業し，さらに1年間の保健師養成課程を修めることで得られる。国家試験合格後は看護師と同じように，厚生労働省への申請により**保健師籍**への登録により免許が交付される(第12条第1項)。

◉ **保健師の業務**

「保健師助産師看護師法」では「保健師でない者は，保健師又はこれに類似

する名称を用いて，第 2 条に規定する業をしてはならない」（第 29 条）と，保健師の名称を用いた保健師業務の禁止を規定している（**保健業務における名称独占**）。保健指導は，「医師法」で医師が「保健指導を 掌 る」（「医師法」第 1 条），「保健師助産師看護師法」で助産師が「妊婦，じよく婦若しくは新生児の保健指導を行う」（第 3 条）と規定されていたり，看護師が日常的に患者への保健指導を行っていたりするように，保健師の業務独占ではない。あくまでも，保健師の名称を用いて保健指導を行うことが禁じられている。

　また，保健師免許の付与要件に看護師国家試験の合格があるため，保健師は第 5 条に規定する看護師の業を行うことができる（第 31 条）。

◉ 保健師の義務

　保健師が行う保健指導であっても，療養中の患者へ指導する場合は，主治医の指示を受けなければならない（第 35 条）。そして，地域で働く保健師は，就業地の保健所の所長から指示を受けたときは，これに従うことが義務づけられている（第 36 条）。

5　助産師

◉ 助産師の定義

　助産師は，「厚生労働大臣の免許を受けて，**助産又は妊婦，じよく婦若しくは新生児の保健指導を行うことを業とする女子**」と定義されている（第 3 条）。わが国では，女子に限定された国家資格は助産師のみである。

◉ 助産師の免許

　助産師の免許を取得するためには，助産師国家試験だけでなく看護師国家試験に合格し，厚生労働大臣の免許を受けなければならない（第 7 条第 2 項）。この受験資格は，保健師と同じように，看護師養成所を卒業し，さらに 1 年間の助産師養成課程をおさめることで得られる。助産師国家試験合格後は，他の資格と同じように，厚生労働省への申請により**助産師籍**への登録により免許が交付される（第 12 条第 2 項）。

◉ 助産師の業務

　この法律では，「助産師でない者は，第 3 条に規定する業をしてはならない。ただし医師法の規定に基づいて行う場合は，この限りではない」（第 23 条）と，助産師の業務独占を規定している。また，保健師と同様に，助産師免許の付与要件に看護師国家試験の合格があるため，助産師も第 5 条に規定する看護師の業を行うことができる（第 31 条第 2 項）。

◉ 助産師の義務

　助産師は，臨時応急の場合をのぞき，妊婦，産婦，じょく婦，胎児または新生児に異常が認められたら，医師の診察を受けることをすすめなければならず，同時にこうした場合に助産師が処置することは禁止されている（第 38 条）。つまり，助産師の業務は正常な経過をたどる妊娠・出産の介助に限られている。

そして，助産師に業務独占内容(第3条)の求めがあった場合には，正当な事由がなければ，これを拒否できないという規定がある(第39条)。出生証明書，死産証書または死胎検案書などの交付が求められた場合も拒否できない(第39条第2項)。これらを**応召義務**という。応召義務は，医師・歯科医師や薬剤師にも規定されているが，看護職では助産師のみに義務づけられている。

さらに，助産師には，出産介助をしたときの助産録の記載も義務づけられており，これは5年間保存しなければならない(第42条第1項・第2項)。

6 各資格に共通する規定

◉ 免許の欠格事由

「保健師助産師看護師法」の第9条は，免許を取得できない場合があることを定めている。これは，その程度によって免許の付与を決定することから，**相対的欠格事由**という。具体的には，①罰金以上の刑に処せられた者，②保健師，助産師，看護師または准看護師の業務に関し犯罪または不正の行為があった者，③心身の障害により保健師，助産師，看護師または准看護師の業務を適正に行うことができない者として厚生労働省令で定めるもの，④麻薬，大麻またはあへんの中毒者であることが要件として定められている。

◉ 処分

また，免許を取得したのちに相対的欠格事由が発生した場合や，保健師，助産師，看護師，准看護師としての品位を損ずるような行為があった場合は，厚生労働省の医道審議会などで検討し，免許の取り消しや業務停止などの処分を命じられることがある(第14条・第15条)。こうした処分を命じられたのち，再度免許を受けようとする場合には，再教育を受けることが義務づけられており(第15条の2)，これにより医療・看護の安全が確保されている。

◉ 業務従事者届の義務

保健師，助産師，看護師，准看護師の仕事をしている者は，2年ごとに就業地の都道府県知事へ業務従事者届を提出しなければならない(第33条)。これにより，わが国で働いている看護職の就業状況を把握することができる。

◉ 業務範囲

保健師・助産師・看護師・准看護師の業務については禁止の規定もある。医師・歯科医師が実施しなければ衛生上危害が生ずるおそれのある医行為は**絶対的医行為**といわれ，看護師などが行うことはできない(第37条)[1]。これに対し，医師・歯科医師の指示のもとで行うことができる医行為を**相対的医行為**といい，これが看護師の業務で規定されている「診療の補助」にあたる。

診療の補助のうち，特定行為と規定されている人工呼吸器やドレーンの管理

---

1) ただし，臨時応急の手当をし，または助産師がへその緒を切り，浣腸を施しその他助産師の業務に当然に付随する行為をする場合は，この限りでない。

などの一部の行為は，**特定行為研修**を受けることで，医師の包括的指示のもと手順書に従って実施できる。

● 守秘義務

保健師・看護師・准看護師は「正当な理由がなく，その業務上知り得た人の秘密を漏らしてはならない」（第42条の2）とされ，これは保健師・看護師または准看護師でなくなったあとにおいても同様であるとされている。この規定を**守秘義務**という。この規定では助産師が除かれているが，助産師の守秘義務については，以前から医師・薬剤師や弁護士などとともに「刑法」第134条の1で規定されているからである。

なお，守秘義務は，法律だけではなく看護職の職能団体である日本看護協会の「看護者の倫理綱領」（▶203ページ）にも定められており，看護専門職者がみずから内面に備えるべき倫理でもある。

● 名称独占

保健師・助産師・看護師・准看護師には，その名称またはこれにまぎらわしい名称を用いてはならないと規定されている。これを**名称独占**という（第42条の3）。

② 看護職の養成制度

1 看護基礎教育と養成制度

保健師・助産師・看護師・准看護師の受験資格を得るための教育課程は**看護基礎教育** basic nursing education といわれる。これらの教育課程をもつ教育機関は，大学院・大学・短期大学・専修学校・高等学校など多岐にわたっている（▶図4-4）。ほかの医療関係職種の養成制度と比較してみると，看護職の教育課程はきわめて多様な「複線型」になっている（▶図4-5，156ページ）。

こうした看護職の学校養成所は，保健師・助産師・看護師については国からの指定を，准看護師については都道府県からの指定を受けなければならず，これらに関しては「保健師助産師看護師法施行令」に規定がある。また，それぞれの学校養成所の就業年限・教育内容・教員数・施設設備などの諸条件については，文部科学省と厚生労働省が合同で定めた「保健師助産師看護師学校養成所指定規則」（指定規則）で規定されている。

指定規則が定める教育内容は，時代と社会の変化に伴い看護職者に期待される役割が増大するなかで，見直し・改正が重ねられてきている。こうした改正は，看護基礎教育の質を保証し，看護職者の水準を一定にし，ひいては看護サービスの質を保証することにつながっている。

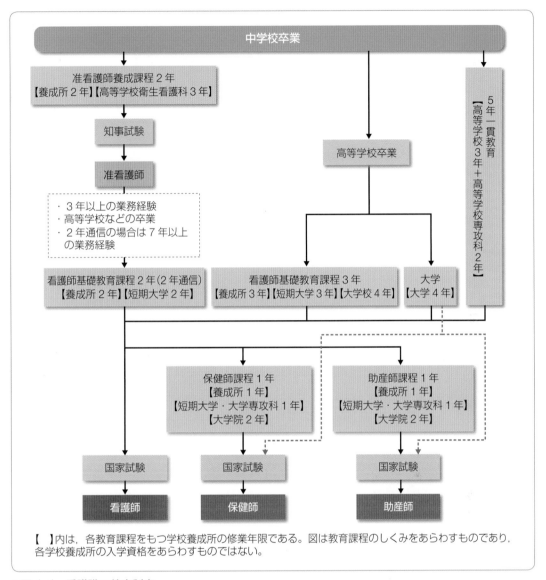

【 】内は，各教育課程をもつ学校養成所の修業年限である。図は教育課程のしくみをあらわすものであり，各学校養成所の入学資格をあらわすものではない。

▶図 4-4　看護職の教育制度

2 看護師の養成制度

資格試験の▶
受験資格

　看護師の資格を得るためには，看護師の教育課程で看護師国家試験受験資格を得たうえで，看護師国家試験に合格しなければならない。看護師国家試験受験資格は，「保健師助産師看護師法」第21条で定められており，次のいずれかに該当する者でなければならない。

●看護師国家試験受験資格
(1) 文部科学大臣の指定した学校教育法に基づく大学において看護師になるの

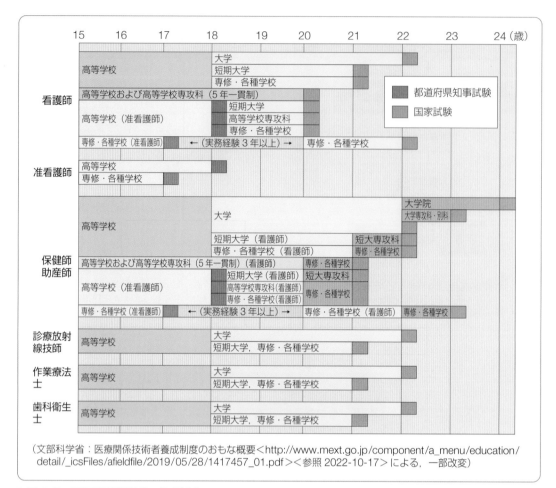

（文部科学省：医療関係技術者養成制度のおもな概要<http://www.mext.go.jp/component/a_menu/education/detail/_icsFiles/afieldfile/2019/05/28/1417457_01.pdf><参照 2022-10-17>による，一部改変）

▶図 4-5　医療関係技術者の養成制度

に必要な学科をおさめて卒業した者
(2) 文部科学大臣の指定した学校において 3 年以上看護師になるのに必要な学科をおさめた者
(3) 都道府県知事の指定した看護師養成所を卒業した者
(4) 免許を得たあと 3 年以上業務に従事している准看護師または高等学校もしくは中等教育学校を卒業している准看護師で，(3)に規定する大学，学校または養成所において 2 年以上修業したもの
(5) 外国の看護師業務に関する学校もしくは養成所を卒業し，または外国において看護師免許に相当する免許を受けた者で，厚生労働大臣が(1)から(3)までに掲げる者と同等以上の知識および技能を有すると認めたもの

養成課程▶　看護師の養成は，大学・短期大学・専修学校で行われている。看護師課程は，3 年課程と，准看護師課程を終えた者が看護師免許取得を目ざして進学する 2 年課程（いわゆる「進学コース」）とに大別されて，上記の(1)(2)(3)が 3 年課程，(4)が 2 年課程となっている。ただし，この課程名称の年数と実際の修業年限

は学校養成所によって異なっており，上記(1)の大学の場合は 4 年間，(2)と(3)の場合は 3 年間，(4)の場合は 2 年間である。また，(3)と(4)の定時制課程では修業年限がそれぞれ 1 年長くなる。

学校養成所数▶ 学校養成所の数は，3 年課程の場合，1989(平成元)年は大学 12 校，短期大学 54 校，養成所 396 校の合計 462 校であったものが，2022(令和 4)年には大学は 303 校，短期大学 14 校，養成所 543 校の合計 860 校となっている。

2 年課程の場合，1989 年は短期大学 16 校，養成所 349 校，高等学校専攻科 42 校の合計 407 校であったものが，2022 年には短期大学 2 校，養成所 134 校，高等学校専攻科 6 校の合計 142 校で，2002(平成 14)年に新設された中学校卒業からの 5 年一貫教育が 80 校である。

このように，近年の約 30 年間で，3 年課程では大学数が著しく増加し，看護師課程の大学化が急速に進んだ一方で，2 年課程の学校数は減少している。

一学年定員▶ また，年間の養成者数の目安となる一学年定員をみてみると，2022(令和 4)年では，3 年課程の場合，大学は 2 万 5825 人，短期大学は 930 人，養成所は 2 万 7146 人の計 5 万 3901 人，2 年課程は約 7 分の 1 の 7,882 人である。つまり，年間約 6 万人が看護師資格の取得を志して入学しており，このうち，大学への入学者の一学年定員に占める割合は約 4 割である。最終的に，これら看護師課程を修了した者が看護師国家試験を受験し，毎年約 5〜6 万人が看護師資格を得ている。

3 准看護師の養成制度

資格試験の▶
受験資格 准看護師の資格を得るためには，准看護師の教育課程で都道府県知事試験の受験資格を得たうえで，准看護師試験に合格しなければならない。准看護師試験受験資格は，「保健師助産師看護師法」第 22 条で定められており，以下のいずれかに該当する者でなければならない。

●准看護師試験受験資格
(1) 文部科学大臣の指定した学校において 2 年の看護に関する学科をおさめた者
(2) 都道府県知事の指定した准看護師養成所を卒業した者
(3) 前述の看護師国家試験受験資格のうち，(1)〜(3)，(5)のいずれかに該当する者
(4) 外国の学校もしくは養成所を卒業し，または外国において看護師免許に相当する免許を受けた者のうち，前述の看護師国家試験受験資格(5)に該当しない者で，厚生労働大臣の定める基準に従い，都道府県知事が適当と認めたもの

学校養成所数・▶
一学年定員 准看護師の養成は，専修学校・高等学校衛生看護科などで行われており，修業年限は 2 年である。養成所数は 2022(令和 4)年現在 200 校，一学年定員は

8,166人であり，いずれも年々減少している。入学者の背景をみると，30歳以上の者の割合が約4割を占め，また，看護学以外の分野の高等教育や他業種の就業を経験してから入学してくる者が，ほかの教育課程に比べて多い。

なお「保健師助産師看護師法」では，准看護師課程に入学するための学歴要件は中学卒業以上となっているが，現在は高校卒業以上の学歴を有して入学してきている者が全体の8割以上に上る。

看護師資格の取得▶ 准看護師が看護師資格を取得するためには，看護師2年課程を修了する必要がある。この教育課程への入学は，中学卒業者で3年以上の業務経験を有するか，高等学校を卒業している必要がある。看護師2年課程には，全日制，定時制と通信制があり，働きながらでも学べる課程になっている。なお，通信制は，7年以上の業務経験が入学要件になっている。

4 保健師の養成制度

**資格試験の▶
受験資格** 保健師の免許を得るためには，保健師教育課程を終えて保健師国家試験の受験資格を得たうえで，保健師国家試験に合格しなければならない。保健師国家試験受験資格は，「保健師助産師看護師法」第19条で定められており，以下のいずれかに該当する者でなければならない。

> ●保健師国家試験受験資格
> (1) 文部科学大臣の指定した学校において1年以上保健師になるのに必要な学科をおさめた者
> (2) 都道府県知事の指定した保健師養成所を卒業した者
> (3) 外国の保健師学校もしくは養成所を卒業し，または外国において保健師免許に相当する免許を受けた者で，厚生労働大臣が(1)(2)と同等以上の知識および技能を有すると認めたもの

また，保健師免許の付与要件に保健師国家試験の合格だけでなく，看護師国家試験の合格がある。つまり，看護師国家試験に合格できなければ，保健師国家試験に合格しても保健師免許の申請はできない。ただし，そののちに看護師国家試験に合格すれば保健師免許を申請することができる。

養成課程▶ 保健師の養成は，大学院・大学・短期大学専攻科・専修学校で行われている。修業年限は「保健師助産師看護師法」で1年以上と規定されている。大学での4年間の教育においては，看護師課程と保健師課程を統合したカリキュラムで養成が行われている。また一部の大学では，短期大学や専修学校において看護師の教育課程を卒業した人に対する編入学制度があり，編入学先の大学で保健師国家試験受験資格を得ることもできる。

2011(平成23)年に行われた文部科学省の「大学における看護系人材養成の在り方に関する検討会」の最終報告書において，大学での教育課程を看護師課程のみとするか，保健師課程を統合するか，あるいは保健師課程を学生が選択

できる制度(選択制)にするかを，各大学が選択できるようにすべきだという提言がなされた。これを受けて制度改正が行われた結果，2019(令和元)年度末には，全国で約9割の大学が保健師課程を選択制に変更した。また，この検討会の報告書が，保健師課程を大学専攻科や大学院におくことも考慮すべきだと提言したことを受け，近年，大学院に保健師課程を設置するところも増加しつつある。

学校養成所数▶ 保健師の養成所数は，2022(令和4)年現在で，大学院19校，大学専攻科4，大学262校，短期大学4校，養成所15校である。大学数の増加とともに養成所数も増加し，平成に入ってから約4倍になっている。学校養成所全体の保健師課程の一学年定員は，養成者数の目安としても重要な数値である。保健師課程の一学年定員は，2022年現在9,013人で，約90%は大学が占めている。

5 助産師の養成制度

資格試験の▶
受験資格 助産師の資格を得るためには，助産師の教育課程で助産師国家試験の受験資格を得たうえで，助産師国家試験に合格しなければならない。助産師国家試験受験資格は，「保健師助産師看護師法」第20条で定められており，下記のいずれかに該当する者でなければならない。また，保健師と同様に，免許の付与要件に看護師国家試験の合格がある。

●助産師国家試験受験資格
(1) 文部科学大臣の指定した学校において1年以上助産に関する学科をおさめた者
(2) 都道府県知事の指定した助産師養成所を卒業した者
(3) 外国の助産師学校もしくは養成所を卒業し，または外国において助産師免許に相当する免許を受けた者で，厚生労働大臣が(1)(2)と同等以上の知識および技能を有すると認めたもの

養成課程▶ 助産師の養成は，大学院・大学専攻科・大学・短期大学専攻科・専修学校で行われており，修業年限は「保健師助産師看護師法」で1年以上と規定されている。大学では保健師課程と同様に，看護師課程と助産師課程を統合したカリキュラムによる養成が，選択制によって実施されている。2004(平成16)年からは大学院への助産師課程の設置がはじまり，その数は年々増加している。

2022(令和4)年現在で，助産師課程が設置されているのは，大学院49校，大学専攻科43校，大学92校，短期大学専攻科3校，養成所43校であり，一学年定員は2,798人となっている。

③ 看護職者の就業状況

2020(令和2)年末現在，全国で165万9035人の看護職者が就業している。就業場所は，病院・診療所といった医療機関だけでなく，地域の保健所や保健

▶表4-1　就業場所別にみた看護職者数および構成割合（2020年末現在）

	保健師		助産師		看護師		准看護師	
	実人員	割合	実人員	割合	実人員	割合	実人員	割合
総数	55,595	100.0	37,940	100.0	1,280,911	100.0	284,589	100.0
病院	3,559	6.4	23,321	61.5	883,715	69.0	101,628	35.7
診療所	2,301	4.1	8,562	22.6	169,343	13.2	92,389	32.5
助産所	4	0.0	2,369	6.2	267	0.0	68	0.0
訪問看護ステーション	307	0.6	37	0.1	62,157	4.9	5,347	1.9
介護保険施設等[※1]	1,603	2.9	—[※2]	—[※2]	100,701	7.9	70,477	24.8
社会福祉施設	519	0.9	23	0.1	22,021	1.7	10,555	3.7
保健所	8,523	15.3	354	0.9	1,543	0.1	43	0.0
都道府県	1,429	2.6	65	0.2	2,099	0.2	39	0.0
市区町村	30,450	54.8	1,474	3.9	7,544	0.6	903	0.3
事業所	3,789	6.8	29	0.1	5,176	0.4	1,063	0.4
看護師等学校・養成所または研究機関	1,194	2.1	1,562	4.1	17,519	1.4	46	0.0
その他	1,917	3.4	144	0.4	8,826	0.7	2,031	0.7

※1：「介護保険施設等」とは，「介護老人保健施設」「介護医療院」「指定介護老人福祉施設」「居宅サービス事業所」「居宅介護支援事業所」などをいう。
※2：「助産師」は，「介護保険施設等」について調査していない。

（「令和2年　衛生行政報告例（就業医療関係者）の概況」による）

センター，訪問看護ステーションや介護サービス関連の福祉施設，学校の保健室，企業，看護教育機関など多岐にわたり，看護職者の活躍は，保健・医療・福祉のさまざまな分野に拡大している（▶表4-1）。

1 看護師の就業状況

就業者数▶　看護師の就業者総数は，毎年数万人ずつ増加しており，2020年末現在は128万911人である。このうち男性看護師は10万4365人と全体のわずか8.1％にすぎないが，実数はこの10年間で約2倍に増加している。

就業場所▶　看護師の就業場所として最も多いのは病院の88万3715人（69.0％）で，ついで診療所の16万9343人（13.2％）となっており，約82％が医療機関で就業している。医療機関以外では，割合こそ少ないものの，福祉施設や訪問看護ステーションなどの多様な場所に看護師は就業している。わが国は超高齢社会を迎え，医療や介護を必要としながら地域で生活する高齢者が増加しており，医療機関以外での看護師の役割の発揮が，今後ますます期待されている。

離職と潜在看護師▶　就業者数が増加している一方で，毎年一定数の看護師が仕事を離れている。

日本看護協会が毎年調査している看護職全体の離職率は約 10% と発表されているが、この数値には、看護師の仕事から離れる人だけでなく、働く場所をかえて働きつづけている人も含まれている。看護師の資格をもちながら看護師として働いていない**潜在看護師**は、2010（平成 22）年の推計で約 70 万人いるとされている。看護師の離職理由は、結婚・出産・育児といったライフイベントや健康問題などの個人的な理由と、勤務体制や仕事内容への不満などの職場環境に関する理由とに大別されるが、現実には双方がからみ合っている。

　将来的な看護職員需要の予測によると、2025（令和 7）年には約 196〜206 万人が必要だと推計されており、看護職員確保のために、看護職員の養成促進、定着促進、潜在看護職員の再就業支援の対策が進められている（▶148 ページ）。

2 准看護師の就業状況

就業者数▶　准看護師の就業者総数は、2003（平成 15）年の 42 万 4343 人をピークに毎年減少しており、2020 年末現在 28 万 4589 人である（▶表 4-1）。このうち男性看護師は 2 万 726 人（7.3%）であり、この割合は看護師とほぼ同じである。

就業場所▶　准看護師の就業場所として最も多いのが病院の 10 万 1628 人（35.7%）で、ついで診療所の 9 万 2389 人（32.5%）である。過去 30 年間をみると、病院で就業する准看護師の割合は減少傾向にあり、福祉施設や訪問看護ステーション・居宅サービスなどの福祉や地域の場で働く准看護師の割合が増加している。

3 保健師の就業状況

就業者数▶　就業保健師の総数は年々増加しており、2020 年末現在 5 万 5595 人である（▶表 4-1）。

就業場所▶　保健所や市町村保健センターなどの行政機関で働く保健師（行政保健師）は、最も多く、2020 年末現在 4 万 402 人（72.6%）である。行政保健師は、地域住民に対して訪問指導・健康相談・健康教育などの保健サービスや福祉サービスなどを提供し、地域の健康課題を診断し、総合的な健康施策を企画・立案・実施・評価している。また近年は、地域包括ケアシステムの構築や災害対策の分野でも活躍している。

　産業分野で働く保健師は、労働者の健康を管理し、健康な職場環境の整備を目ざしている。学校で働く保健師は、養護教諭として学校の保健教育や保健管理・保健組織活動を担っている。

　このほかに、病院・診療所などの医療機関で活躍する保健師もおり、患者・家族のスムーズな退院や、充実した在宅療養のための支援を地域と連携しながら行っている。また、地域包括支援センターで働く保健師は、高齢者や障害者などの生活を、地域の保健・医療・福祉機関との連携・調整をはかりながら支援している。

4 助産師の就業状況

就業者数▶　就業助産師の総数は年々増加しており，2020年末現在3万7940人である（▶160ページ，表4-1）。

就業場所▶　助産師の就業場所で最も多いのは，病院の2万3321人（61.5%）で，ついで診療所の8,562人（22.6%）である。助産所の就業者数は2,369人（6.2%）で，出生数の減少を背景に，総数に占める割合は長期的にみれば減少傾向にある。また，助産師は助産所を開業することができ，助産所のなかには出張で自宅での出産介助を行うものや，出産を取り扱わずに母乳管理のみを行うところもある。

　　助産師は，病院においては，助産師と医師との役割分担のなかで，正常分娩を取り扱う院内助産所や，妊婦や妊産婦の健康診査と保健指導を行う助産師外来の開設が進められている。こうした周産期のケアでは，子どもをもつ父親にも父性をはぐくむような支援を行っている。

　　また，助産師は，周産期だけでなく女性のあらゆるライフステージにおける健康の維持・増進を目ざすウイメンズヘルスケアの担い手でもある。たとえば，思春期では第二次性徴期の正常な成長・発達につながる支援を行い，更年期では卵巣機能の低下に伴う変化への支援を行っている。

C｜看護職者の継続教育とキャリア開発

① 看護における継続教育

　　看護における継続教育は，大学院や教育機関で行われる**卒後教育**と，病院などの各施設内外で行われる**現任教育**とに大別される。これらは，看護の専門職として，つねに最善のケアを提供するために必要な知識・技術・態度の向上を促すための学習を支援する活動である。日本看護協会の「看護者の倫理綱領」には，「看護者は，常に，個人の責任として継続学習による能力の維持・開発に努める」とあり（▶203ページ），看護職者はこうした機会を活用し，専門職としての自己研鑽に努める責任を負っている。

　　継続教育は，看護基礎教育での学習を基盤とし，体系的に計画された学習や個々人が自律的に積み重ねる学習，研究活動を通じた学習などさまざまな形態をとる学習を支援するように計画されるものである。日本看護協会では，こうした継続教育の基準を作成することにより，継続教育の体系化を促進し，看護職のキャリア開発を支援している。そこでは，継続教育の範囲を，①新人教育，

②ジェネラリストを育成する教育，③スペシャリストを育成する教育，④管理者を育成する教育，⑤教育者・研究者を育成する教育，の5つに分けており，それぞれの継続教育が一定水準以上の質を保てるよう組織および運営に関する基準を明記している。

1 卒後教育

卒後教育 post-graduated education は，広義には学校卒業後の教育全体のことを示し，狭義には看護基礎教育課程を卒業後の高等教育，つまり学位取得を目ざす大学編入や大学院教育のことを示す。

2 現任教育

現任教育 employee staff development は，個人の役割遂行に関連する知識・技術を向上させ，ひいては組織全体の資質の向上を目的として行われる教育である。これは看護基礎教育に積み上げられる教育であり，おのおのの病院など施設内で行われる院内教育と，日本看護協会などの外部団体の研修などに派遣して行われる院外教育とがある。

● 院内教育

院内教育とは▶　院内教育とは，それぞれの施設で雇用している看護職者に対して，施設が提供する看護サービスの質の維持・向上のために企画・実施される教育である。院内教育は，各施設の理念や方針のもとに独自に企画されるもので，施設の規模や専門性，人的・物的資源や資金，確保される教育時間などによってもその内容はさまざまである。

OJTとOff-JT▶　院内教育はその教育形態によって，**集合教育**と**機会教育** on the job training（**OJT**）とに分けられる。集合教育は，対象となる看護職者を一堂に集めて行う教育形態であり，**Off-JT** ともいわれる。仕事に共通することがらや技術についての教育は，人数をまとめて実施したほうが確実かつ効率的である。研修は院内の教育計画に基づいて実施され，その内容によって，対象者は看護職員全体であったり，経験年数や役割，役職別であったりする。一方，OJTは，日々の看護実践を通して上司や先輩看護師から直接指導を受けながら学んでいくという教育形態である。

院内教育の種類▶　院内教育は，その目標によって，おもに次の3つに分けることができる。

　[1] **新人看護職員教育**　新人看護職員教育は，新人看護職員が基礎教育で学んだことを土台に臨床実践能力を高め，医療における安全確保や質の高い看護を提供し，専門職業人として自己研鑽を積むための最初の教育である。ここで学習する臨床実践能力は，①看護職員として必要な基本姿勢と態度，②技術的側面，③管理的側面で構成されている。

　各施設では，集合教育で講義やシミュレーション演習を行って知識や技術の

向上をはかり，OJT を通してこれらの能力の到達度を確認し，個別指導を行うなどしている。また，新人看護職員 1 人に対して，プリセプターとよばれる経験のある先輩看護師 1 人が 1 対 1 で指導したり相談に応じたりする**プリセプターシップ**という制度を取り入れる施設も少なくない。

2010（平成 22）年度から「保健師助産師看護師法」および「看護師等の人材確保の促進に関する法律」の一部改正により，卒後臨床研修制度が努力義務化された。これに伴い厚生労働省は「新人看護職員研修ガイドライン」を策定し，各施設はこれに基づいて新人看護職員研修を実施することが求められるようになった。ガイドラインに基づく研修の実施がむずかしい中小規模の施設などでは，ほかの施設の研修や職能団体が行う研修が受けられるように都道府県が調整している。

[2] クリニカルラダーに基づく教育　クリニカルラダーとは，看護職者の能力評価のために，臨床実践能力の項目とその発達段階とを階段（ラダー）のように段階的に表現したものである。これは，ベナー P. Benner の理論（▶43 ページ）に基づいて開発されたものであり，そのねらいを能力開発におく場合，キャリアラダーとよばれることがある。

クリニカルラダーは，主としてジェネラリスト[1]の能力評価や教育に活用され，各施設の教育計画も，ラダーの各段階の到達目標を念頭において企画されることが多い。クリニカルラダーの臨床実践能力の構成要素は，看護実践能力・マネジメント能力・人間関係能力・教育研究能力などからなり，これらを 4〜5 段階に分類したものが多い。

なお，日本看護協会では，領域や働く場にとらわれず活用可能な，全国共通の標準化されたクリニカルラダーの開発を行っている。

[3] 最新の知識・技術の習得を目標にした教育　看護を取り巻く状況はめまぐるしく変化しており，それに合わせて必要となる最新の情報や，新しく開発された知識・技術を習得することは不可欠である。各施設では，それぞれの必要性に応じて，このような教育をトピックス的に行っている。

● 院外教育

近年，看護に関する研修は，厚生労働省，職能団体である日本看護協会や都道府県看護協会，看護系の専門学会，あるいは出版社や民間研修機関などによって多数行われている。各施設では，これらの外部での研修に看護職員を計画的に派遣したり，各人が自主的に参加するよう情報提供して促したりするなどしている。

院外研修としてはそのほかに，日本看護協会が認定を行う専門看護師・認定

---

1) ジェネラリストとは，担当する領域を特定せず，患者に最適な看護を志向し，直接実践する看護職者のことである。

看護師・認定看護管理者についての教育がある。これらについては次に詳しく述べる。

② 専門看護師・認定看護師・認定看護管理者

　専門看護師・認定看護師・認定看護管理者は，日本看護協会が認定している資格である。専門看護師と認定看護師はスペシャリストとして，より高度で専門的な看護実践の提供と看護の質向上に寄与している。

　2002(平成14)年の診療報酬改定以降，病院内への専門看護師・認定看護師の配置によって診療報酬の算定が可能になる分野が広がっている。そのため，専門看護師・認定看護師の需要が高まり，教育機関および登録数も年々増加している。また，各施設に専門看護師・認定看護師がいる場合，その名称の広告が可能であり，専門看護師・認定看護師の需要をさらに高くしている。

1 専門看護師(CNS)

専門看護師制度の▶
誕生
　保健・医療・看護の知識や技術が複雑化・高度化し，ヘルスケアニーズがますます多様化するなか，看護職者にはより質の高いサービスを提供することが求められるようになってきた。こうした社会からの要請を受けて，1987(昭和62)年，厚生省(現厚生労働省)の「看護制度検討会報告書」において専門看護婦の育成が提言され，これを受けた日本看護協会が資格制度の創設を検討し，1994(平成6)年に専門看護師制度を発足させた。

専門看護師とは▶
　専門看護師 certified nurse specialist(CNS)とは，複雑で解決困難な看護問題をもつ個人や家族および集団に対して，水準の高い看護ケアを効率よく提供するための，特定の専門看護分野の知識・技術を深めた者である。その役割は，**実践・相談・調整・倫理調整・教育・研究**の6つである。

　専門の分野として，2022年12月現在，①がん看護，②精神看護，③地域看護，④老人看護，⑤小児看護，⑥母性看護，⑦慢性疾患看護，⑧急性・重症患者看護，⑨感染症看護，⑩家族支援，⑪在宅看護，⑫遺伝看護，⑬災害看護，⑭放射線看護の14分野が認定されており，合計3,155名が専門看護師として登録されている(▶167ページ，表4-2)。

　専門看護師の教育は看護系大学院修士課程で行われ，2023年4月度現在，認定されている専門看護師教育課程は，107大学327課程である。この教育課程を修了し，日本看護協会における認定審査に合格した者が専門看護師として認定される。なお，この資格は5年ごとに更新することが必要である。

2 認定看護師(CN)

認定看護師制度の▶
誕生と再構築
　先述のように，専門看護師になるには看護系大学院修士課程修了が条件となっている。しかし，専門看護師制度の創設当時は看護系大学院の数は少なく，

専門看護師だけでは質の高い看護を求める社会の要請にこたえることができない状況があった。そこで，すでに臨床経験が豊富ですぐれた看護実践を提供している看護師に，特定の看護分野のケアに関して特別に教育・訓練することにより，さらに良質のケアを提供することを目ざして，日本看護協会は 1995(平成 7)年に認定看護師制度を発足させた。

制度発足から 20 年以上が経過し，超高齢社会を迎えるわが国では，複数の疾患をかかえる対象者の増加や，病院から地域・在宅へ医療の場が移行し，医療を取り巻く環境が変化してきた。また，2015(平成 27)年から特定行為研修が開始され，一部の診療の補助行為について，研修を受けた看護師は医師の包括的指示のもと，手順書により実施が可能になった。こうした背景を受けて，2020(令和 2)年より，認定看護師制度は，一部の分野を再編し，教育内容に特定行為を組み込む再構築が行われることとなった。

認定看護師とは▶　**認定看護師** certified nurse(CN)とは，ある特定の看護分野において，熟練した看護技術と知識を有することが認められた者であり，その役割は，**実践・指導・相談**の 3 つである。これまでの認定看護師制度における認定看護分野は，21 分野(A 課程)で，登録されている認定看護師は，2022 年 12 月現在，2 万710 名である。2020 年からは新たな制度のもと，一部の分野統合と分野名変更があり，19 分野(B 課程)になる(▶表 4-3)。B 課程で登録されている認定看護師は，2022 年 12 月現在 2,550 人である。

認定看護師の教育期間は 1 年以内であり，特定行為研修を組み込んでいない場合(A 課程)は 600 時間以上，特定行為研修を組み込んでいる場合(B 課程)は 800 時間程度と規定されている。2023 年 4 月現在，認定されている認定看護師教育課程は 34 教育機関 56 教育課程である。この教育課程を修了し，日本看護協会における認定審査に合格した者が認定看護師として認定される。認定看護師は専門看護師と同様に，5 年ごとの資格更新が必要である。

3 認定看護管理者(CNA)

認定看護管理者 certified nurse administrator(CNA)とは，管理者としてすぐれた資質をもち，創造的に組織を発展させることができる能力を有すると認められた者をいう。2022 年 12 月現在，5,001 名が登録されている。

認定看護管理者制度は，看護管理者の教育と資格認定を体系化したものであり，その教育は，ファーストレベル 105 時間，セカンドレベル 180 時間，サードレベル 180 時間の 3 段階で行われ，サードレベルを修了すれば認定審査の受審が可能になる。これ以外にも，看護師長相当以上の看護管理経験が 3 年以上ある者で，大学院において看護管理に関連する学問領域の修士号を取得している者は認定審査を受審できる。

▶表 4-2　専門看護師の登録者数

分野	人数
がん看護	1,054
精神看護	411
地域看護	31
老人看護	248
小児看護	300
母性看護	93
慢性疾患看護	262
急性・重症患者看護	387
感染症看護	100
家族支援	89
在宅看護	119
遺伝看護	21
災害看護	37
放射線看護	3
合計	3,155

（2022 年 12 月現在）

▶表 4-3　認定看護師の登録者数

2019 年までの分野（A 課程）	人数	2020 年からの分野（B 課程）	人数
救急看護	1,174	クリティカルケア	545
集中ケア	1,025		
皮膚・排泄ケア	2,070	皮膚・排泄ケア	603
緩和ケア	2,525	緩和ケア	129
がん性疼痛看護	739		
がん化学療法看護	1,624	がん薬物療法看護	130
訪問看護	668	在宅ケア	53
感染管理	3,049	感染管理	263
糖尿病看護	769	糖尿病看護	193
不妊症看護	172	生殖看護	1
新生児集中ケア	419	新生児集中ケア	6
透析看護	282	腎不全看護	28
手術看護	669	手術看護	75
乳がん看護	363	乳がん看護	25
摂食・嚥下障害看護	1,088	摂食嚥下障害看護	101
小児救急看護	245	小児プライマリケア	16
認知症看護	1,970	認知症看護	196
脳卒中リハビリテーション看護	742	脳卒中看護	50
がん放射線療法看護	372	がん放射線療法看護	21
慢性呼吸器疾患看護	300	呼吸器疾患看護	57
慢性心不全看護	445	心不全看護	58
合計	20,710		2,550

（2022 年 12 月現在）

③ 看護職のキャリア開発

キャリア開発とは▶　ここまで述べてきたように，今日，看護という職業には，自己の能力を高め仕事の幅を広げるためのさまざまな機会が用意されている。

　それゆえ看護職者には，資格を得て働きはじめたあとも，自分の仕事をどう広げ深めていきたいのか，同時に，看護職としての職業生活と生活全体とのバランスをどのようにとって，仕事を含めた人生をどう切りひらいていきたいのかを，みずから主体的に考え行動していくことが必要になってくる。こうした取り組みのことを**キャリア開発**という。

　キャリアという言葉は，狭義には経歴・職業という意味だが，広義にはさまざまな定義がある。ここではさしあたり「生涯における職業生活を通じての自

己実現過程」[1]であるという定義を紹介しておこう。

　また，このキャリアの開発は，1 人ひとりの看護職者が，みずから主体的に行うことであると同時に，そうした看護職者を雇い入れる経営組織の側が，組織をよりすぐれたものにするために，スタッフへの支援として行うことでもある。それゆえ看護職者には，自分の職場すなわち所属する組織の側の，キャリア開発の方針や内容をよく理解し，上手に活用していくことが望まれる。

▶看護職として
　どう生きるか

　このように，看護職のキャリア開発は，看護職として働きつづける限り，ずっと問われつづけていく課題である。看護の扉を開きはじめたばかりの皆さんには，いまはまだ卒業して看護師免許を取得するところまでしか想像できないかもしれない。しかし，卒業後に始まる長い看護職としての人生において，単に勉強することや資格を取得することそのものを目的にするのではなく，これらを通じて「看護職である私」がどう生きていきたいのかを，いま，そして新人期，中堅期といった人生の節目節目に，ぜひ考えていってほしい。

D｜看護職の養成制度の課題

　ここまでみてきたように，看護職の資格免許や養成教育のありようは，「保健師助産師看護師法」や「医療法」などの法制度によって規定されている。そして，時代や社会の変化に伴い，養成教育のあり方にも変化が求められ，法制度が新たにつくられたり（制定），かえられたり（改正）していくのである。

　制度を学ぶこととは，こうした法制度が，「なぜ，つくったり，かえたりしているのか，そのカラクリを理解すること」である。これを通して，「これから，どのようにつくったり，かえたりしていけばよいか」を考え，発言できるようになることが学習の最終的な目標である。

　わが国の法制度の制定や改革手法は審議会方式が多く，各種の検討会での議論が重視されることは先述した（▶145 ページ）。表 4-4 は，最近約 10 年間の，看護職養成に関する検討会の一覧である。これを見れば，この間，看護職養成をめぐってなにが議論されてきたかの概要がわかるだろう。

　疾病構造の変化，少子高齢多死化，そして人口減少が急速に進む時代を迎えて，今後，看護職者にはどのような役割が求められ，そうした役割を担う人材を，どのようなしくみと教育内容・方法によって育成していけばよいのだろうか。以下では，近年のいくつかの検討会を紹介しながら，今後の看護職養成制度の課題を整理していく。

1）平井さよ子：看護職のキャリア開発. p. 45, 日本看護協会出版会, 2002.

▶表 4-4　近年の看護職養成に関連する検討会等一覧

報告書発表年 （検討会開催年）	検討会	報告書
2007 年 （2006～2007 年）	看護基礎教育の充実に関する検討会	看護基礎教育の充実に関する検討会報告
2008 年 （2008 年）	看護基礎教育のあり方に関する懇談会	看護基礎教育のあり方に関する懇談会論点整理
2009 年 （2008～2009 年）	看護の質の向上と確保に関する検討会	看護の質の向上と確保に関する検討会中間とりまとめ
2010 年 （2009 年）	今後の看護教員のあり方に関する検討会	今後の看護教員のあり方に関する検討会報告
2011 年 （2009～2011 年）	看護教育の内容と方法に関する検討会	①第一次報告（2010 年） ②看護教育の内容と方法に関する検討会報告
2011 年 （2009～2011 年）	大学における看護系人材養成の在り方に関する検討会（※）	①第一次報告（2009 年） ②大学における看護系人材養成の在り方に関する検討会最終報告
2011 年 （2009～2011 年）	新人看護職員研修に関する検討会	①中間まとめ（2009 年） ②看護教育の内容と方法に関する検討会報告
2012 年 （2011～2012 年）	看護師国家試験における母国語・英語での試験とコミュニケーション能力試験の併用の適否に関する検討会	看護師国家試験における母国語・英語での試験とコミュニケーション能力試験の併用の適否に関する検討会報告書
2013 年 （2010～2013 年）	チーム医療推進会議	特定行為に係る看護師の研修制度について
2014 年 （2013～2014 年）	新人看護職員研修ガイドラインの見直しに関する検討会	新人看護職員研修ガイドラインの見直しに関する検討会報告書
2016 年 （2014～2016 年）	保健師に係る研修のあり方等に関する検討会	保健師に係る研修のあり方等に関する検討会最終とりまとめ～自治体保健師の人材育成体制構築の推進に向けて～
2017 年 （2016～2017 年）	大学における看護系人材養成の在り方に関する検討会（※）	看護学教育モデル・コア・カリキュラム
2019 年 （2018～2019 年）	看護基礎教育検討会	看護基礎教育検討会報告書

※は文部科学省。それ以外は厚生労働省。

① 看護職養成の場としくみに関する課題

1 看護教育の 4 年制化と大学教育化

教育年限の延長の▶
必要性
　看護基礎教育の基本形である，看護師 3 年課程の教育年限は，戦後，「保健師助産師看護師法」が制定されてからずっと 3 年のままである。しかし，社会の変化と看護ニーズの変化・増大のなかで，教育年限の 4 年への延長を要望する声があがっている。2003(平成 15)年の「新たな看護のあり方に関する検討会報告書」においては，大学教育の拡充を含めた，看護学教育年限の延長

が提言された。

このような行政側の動きを受けて，職能団体である日本看護協会も，2006(平成18)年5月の通常総会において，「看護師の基礎教育制度の改正について」という議案を可決した。そして現在も「4年間の看護師基礎教育の推進」に関する事業を活発に行っている。

看護基礎教育の▶
大学化をめぐって
看護教育の年限を4年に延長するには，①専門学校(専修学校・各種学校)の教育年限を3年から4年に延長する，②4年制の大学課程を増やしていく，の2つの選択肢がある。先述のとおり，わが国では，1990年代後半から急速に看護教育の大学化が進み，現在では1学年定員の約4割を大学が占めるにいたった。このように，看護職養成教育が専門学校と大学とで二分される複線構造については，これまで折にふれ問題視されてきたが，いまだ解決の方向はみえていない。

2009(平成21年)に成立した，「保健師助産師看護師法及び看護師等の人材確保の促進に関する法律の一部を改正する法律」では，「保健師助産師看護師法」第21条における看護師国家試験の受験資格を有する者の筆頭に，「文部科学大臣の指定した大学(短期大学を除く)において看護師になるのに必要な学科を修めて卒業した者」が明記された。このことは，国みずからが，今後の看護基礎教育は大学教育を中心に考えていくことを表明したものと受けとめられた。

しかし，看護基礎教育を，すべて4年制大学で行うべきだという意見，すなわち看護基礎教育の大学化については，必ずしも看護関係者全体の賛同が得られているとはいえない。大学化が進行しているとはいえ，看護師養成課程の1学年定員の過半数は，いまなお専門学校・専修学校・各種学校によって担われており，大学だけで必要な養成数をまかなえるのかという危惧がある。あるいは，看護職志願者への門戸を広げるためには，専門学校も必要だという意見もある。さらに，同じ専門学校でも，准看護師制度を基礎におく看護師2年課程をどうするかという問題も残る。

このような困難をのりこえて，複雑な看護職養成の場としくみを，どのようなプロセスで整理・統合していくかが，今後の看護職養成制度の重要な課題の1つだといえる。

2 准看護師養成の停止

看護職養成制度におけるもう1つの大きな課題は，戦後長らく議論されてきた准看護師養成制度をどうするかということである。これについては現在，根本的な解決のための議論，すなわち養成停止に関する議論が棚上げされたまま，ほぼ行われていない状態である。

看護師2年課程▶
通信制
准看護師養成制度をめぐっては，2003(平成15)年，「保健師助産師看護師養成指定規則の一部を改正する省令」が公布され，2004年4月から，看護師2

年課程通信制による就業経験 10 年以上[1]の准看護師を対象とした看護師教育が開始された。2006 年 3 月には制度初年度に開設した 3 校が最初の国家試験合格者 507 名(合格率は 80.7%)を出し，以後徐々に増加したが，2009 年以降は徐々に減少してきている。2022 年には全国で 15 校，1 学年定員計 3,230 名である。

現在も就業者だけでも約 30 万人という数の准看護師に対して，2 年課程通信制の定員枠はあまりにも少なすぎる。にもかかわらず他方では，学生が集まらないことが原因で，すでに閉校や募集停止をした学校も出てきている。一見矛盾しているようだが，この原因は，希望していてもなかなか進学できないような准看護師の働く環境の厳しさにある。

2 年課程通信制では，通信制授業を基本としつつも，面接授業や試験のための通学日や病院見学実習に通う日が必要である。通学のためにはどうしても仕事を休まなければならないが，准看護師が働く職場の多くは，人員不足のために超過勤務が多く，休暇もなかなかとれないといった厳しい労働環境にある。通信制は，准看護師として働きながら通学することが前提だが，こうした事情で入学を断念せざるをえなかったり，たとえ入学できても退学を余儀なくさせられたりするケースがあとを絶たない。2 年課程通信制への進学に際しては，准看護師自身の意欲や努力もさることながら，働きながら学べるような労働環境づくりが不可欠である。

依然として続く▶ 准看護師養成　なにより根本的な問題は，准看護師養成が依然として継続されていることである。先述のとおり，20 年以上も前の 1996(平成 8)年，厚生省「准看護婦問題調査検討会報告書」は，「21 世紀の早い段階を目途に看護婦養成教育の統合を」と提言した。それから 13 年後の 2009(平成 21)年には，「保健師助産師看護師法」が改正され，大学における看護教育を拡充していくという方向性も示された。

にもかかわらず，この先も准看護師養成が続いていくことは，結果的に，看護職者の間の教育や労働環境の格差を拡大し，ひいては，看護全体の質の向上や待遇改善，社会的地位の向上の大きな足かせになるであろう。

2018(平成 30)年から開始された「看護基礎教育検討会」においては，准看護師分科会が設けられ，再びこの教育に対する議論が行われた。しかし，制度の枠組みはかえず，カリキュラムの改正にとどまってしまった。

半世紀以上にわたる准看護師制度問題についての議論を，2 年課程通信制の新設という部分的な対処に終わらせず，どのようにして養成停止と希望する准看護師全員への移行教育を実現させるかが，いまなお課題として残されている。

---

1) 入学のための経験年数は，2018(平成 30)年から，対面授業を増やしたうえで経験 7 年以上に緩和された。

3 新人看護職員研修の努力義務化

新人看護職員▶
研修の法制化
　2009(平成21)年には，「看護の質の向上と確保に関する検討会」が「中間と
りまとめ」を公表し，看護師不足対策として，離職防止対策や潜在看護師への
再就業支援とともに，新人看護職員研修への財政的支援が必要であることを提
言した。そして同年，「保健師助産師看護師法及び看護師等の人材確保の促進
に関する法律の一部を改正する法律案」が成立した。

　この法改正のポイントは以下の3点である。

> ① 看護師の国家試験の受験資格を有する者の筆頭に，大学において看護師にな
> 　るのに必要な学科を修めて卒業した者が明記された(「保健師助産師看護師
> 　法」〔以下，同法〕第21条)
> ② 戦後はじめて保健師国家試験の受験資格および助産師国家試験の受験資格の
> 　修業年限が見直され，文部科学省の指定した学校における修業年限を6か
> 　月以上から1年以上に延長した(同法第19, 20条)。
> ③ 卒後臨床研修(新人看護職員研修)の努力義務化が法制度に規定された(同法
> 　第28条の2)(「看護師等の人材確保の促進に関する法律」第3, 4, 5, 6条)。

新人看護職員研修▶
ガイドライン
　上記を受けてさらに2011(平成23)年の厚生労働省「新人看護職員研修に関
する検討会報告書」では，新人看護職員研修の具体的なガイドラインや技術教
育の方法も明示され，その後も見直し・改善が行われている。このガイドライ
ンは臨床実践能力の構造を図4-6で示し，それぞれの要素(Ⅰ 基本姿勢と態度，
Ⅱ 技術的側面，Ⅲ 管理的側面)について，到達目標を示している。

　以上のように，これまで個々の施設にまかせきりだった新人看護職員研修が，
ようやく法制化されたことの意義はきわめて大きい。ただし，これはまだ「努
力義務」にとどまり強制力をもつものではない。今後はさらに，財政的支援の
確保も含めて，新人にとって必要な研修が，施設や地域の格差なく確実に実施
されるような条件を，どのように整備していくかが課題となっていく。

② 看護基礎教育の内容・方法をめぐる検討

　専門学校教育を含めた基礎教育全体については厚生労働省，大学に特化した
検討の場合は文部科学省と管轄省庁は分かれることになるが，両者の検討課題
や内容は，交差しながらほぼ同時平行で進んでいる(▶図4-7, 174ページ)。た
とえば2010(平成22)年に報告書を出した厚生労働省の「看護教育の内容と方
法に関する検討会」は2011年にも報告書を出し，文部科学省の「大学におけ
る看護系人材養成の在り方に関する検討会」も同年に最終報告書を出すなどし
ている。

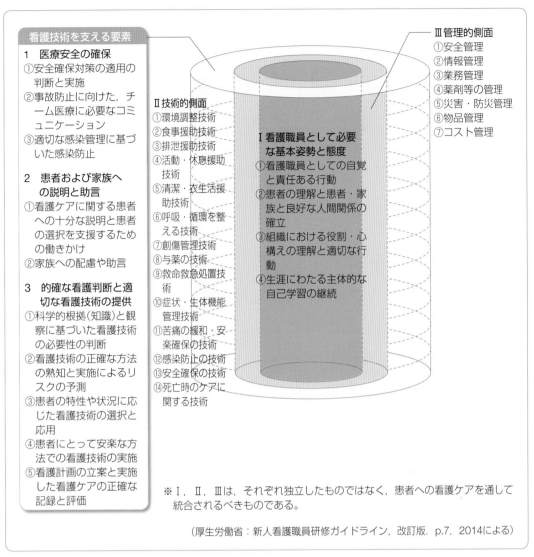

看護技術を支える要素

1 医療安全の確保
①安全確保対策の適用の判断と実施
②事故防止に向けた，チーム医療に必要なコミュニケーション
③適切な感染管理に基づいた感染防止

2 患者および家族への説明と助言
①看護ケアに関する患者への十分な説明と患者の選択を支援するための働きかけ
②家族への配慮や助言

3 的確な看護判断と適切な看護技術の提供
①科学的根拠(知識)と観察に基づいた看護技術の必要性の判断
②看護技術の正確な方法の熟知と実施によるリスクの予測
③患者の特性や状況に応じた看護技術の選択と応用
④患者にとって安楽な方法での看護技術の実施
⑤看護計画の立案と実施した看護ケアの正確な記録と評価

Ⅱ技術的側面
①環境調整技術
②食事援助技術
③排泄援助技術
④活動・休息援助技術
⑤清潔・衣生活援助技術
⑥呼吸・循環を整える技術
⑦創傷管理技術
⑧与薬の技術
⑨救命救急処置技術
⑩症状・生体機能管理技術
⑪苦痛の緩和・安楽確保の技術
⑫感染防止の技術
⑬安全確保の技術
⑭死亡時のケアに関する技術

Ⅰ看護職員として必要な基本姿勢と態度
①看護職員としての自覚と責任ある行動
②患者の理解と患者・家族と良好な人間関係の確立
③組織における役割・心構えの理解と適切な行動
④生涯にわたる主体的な自己学習の継続

Ⅲ管理的側面
①安全管理
②情報管理
③業務管理
④薬剤等の管理
⑤災害・防災管理
⑥物品管理
⑦コスト管理

※Ⅰ，Ⅱ，Ⅲは，それぞれ独立したものではなく，患者への看護ケアを通して統合されるべきものである。

(厚生労働省：新人看護職員研修ガイドライン，改訂版．p.7，2014による)

▶図4-6 臨床実践能力の構造

1 2009年カリキュラム改正

カリキュラムとは▶ 看護基礎教育の内容・方法を決めるのは，「**保健師助産師看護師学校養成所指定規則**」(以下，指定規則)で定めるカリキュラムで，専門学校は，これに従って教育を行っている。大学は，各大学が特色や教育方針を反映させた独自のカリキュラムをつくるが，国家試験受験資格との関係で，指定規則のカリキュラムの内容を満たしている必要がある。

看護師に▶ 看護師課程についての直近のカリキュラム改正は，2009(平成21)年である。
求められる能力 この改正は，厚生労働省の「看護基礎教育の充実に関する検討会」が2007(平成19)年の報告書において，さまざまな課題のなかでも，とくに新人看護職員

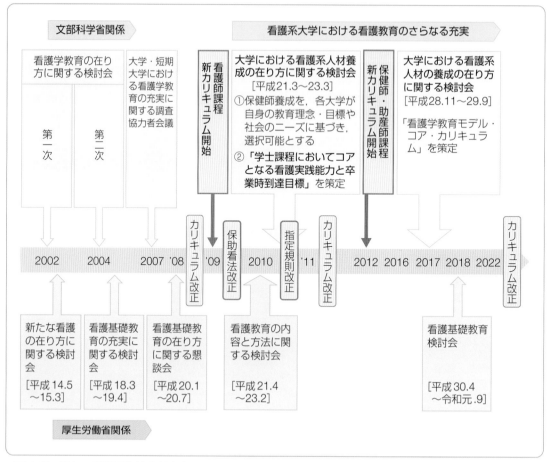

▶図 4-7　近年の看護師等養成制度改正および看護教育行政の動き

の臨床実践能力の低下に対する早急な対応が不可欠だと指摘し，10 年以上ぶりに看護基礎教育のカリキュラムの見直しを提言したことを契機としている。その報告書では，保健師・助産師・看護師それぞれの教育課程で習得すべき技術内容と到達度が明示され，取得すべき単位数が増やされたほか，看護師教育課程では「統合分野」や「統合科目」の創設が提言されていた。

求められる能力の▶
明示　　　翌 2008 年には，厚生労働省「看護基礎教育のあり方に関する懇談会」が，今後の医療情勢の変化を見すえて，これからの看護職者に求められる資質・能力，ならびにその養成のための看護基礎教育の充実の方向性について提言を行った（「論点整理」）。ここでは，看護職者に求められる能力が，次のように整理された。

ⅰ）医療従事者に求められる一般的・普遍的な資質・能力（知的・倫理的側面）
ⅱ）専門職としての資質・能力（技術的側面）
　①専門職として基本となる資質・能力
　②急性期医療等を担うために必要な資質・能力

③生活を重視した看護を提供するために必要な資質・能力
④看護の発展に必要な資質・能力

これらの検討会の結果を受けて，2009(平成21)年に「保健師助産師看護師学校指定規則」が改正され，現在にいたる新しいカリキュラムが始まったのである。

教育内容の精査と充実 ▶ 「看護基礎教育のあり方に関する懇談会」は，今後の方策として，大学教育を主体とした基礎教育の充実をはかるとともに，現行の多様な養成課程を量・質両面から評価し，改善・充実させていくこと，状況変化に対応できる能力を身につけられるようなカリキュラムの精査，そして実証研究などによるエビデンスに基づき，広く国民的コンセンサスを得ながら看護基礎教育を充実させていくことの必要性などを提言した。

これらを受けて，より具体的な検討を行ったのが，2009(平成21)年4月から2011(平成23)年2月にかけて開催された厚生労働省「看護教育の内容と方法に関する検討会」である。この検討会では，①看護職者が免許取得前に学ぶべき事項の整理と具体的な教育内容の見直し，②看護師養成機関内における教育方法の開発・活用，③効果的な臨地実習のあり方，④保健師および助産師教育のあり方についての主として4点が議論された。

卒業時の到達目標の明示 ▶ その結果，2010(平成22)年の「一次報告」では保健師・助産師教育について，2011年の「検討会報告」では看護師教育について，それぞれ各職種に求められる実践能力と，卒業時までの到達目標・到達度が明示され，実践能力育成のための方策が以下のように提言された。

① 教育内容を横断して授業科目を設定することや，講義と実習を交互に行うなど実践と思考を連動させながら学ぶことができるようにすることが効果的であるとした。
② 今後の課題として，教員等については学生の能力を評価する方法の開発と研鑽を行うとともに，教員等の数の充実や質の向上をはかることなどがあげられた。
③ また，看護師等養成所においては教員が自校の教育について自己点検・自己評価を行いその評価結果を公表することや，第三者評価を導入することも今後の課題であるとされた。

2 看護学教育モデル・コア・カリキュラム

大学すなわち学士課程の教育内容については，文部科学省所管の検討会で検討されてきた。2009(平成21)年の「大学における看護系人材養成の在り方に関する検討会」では，大学教育の方向性を大きくかえる検討がなされた。それまで大学では，あらゆる看護ニーズに対応できる専門職養成を目ざし，保健

師・看護師・助産師に共通の看護学の基礎を教授するという考え方であったが，社会の変化や看護ニーズの多様化に即してこれを見直し，学士課程においてコアとなる看護実践能力と卒業時到達目標を改めて策定した。その結果，それまで大学カリキュラムでは保健師と看護師の両方が必修だったものが，各大学の教育理念や地域のニーズに合わせて保健師課程は選択制とすることが可能になった。

　その後もさらに，地域包括ケアシステムの構築やチーム医療の推進，医療安全のさらなる確保など，看護職者に求められる実践能力は変化してきている。そこで，2016(平成 28)年には「大学における看護系人材養成の在り方に関する検討会」が再び設置され，大学における看護師養成教育の充実と社会に対する看護の質の保証のための検討がなされた。その結果，2017(平成 29)年に「**看護学教育モデル・コア・カリキュラム～『学士課程においてコアとなる看護実践能力』の修得を目指した学修目標～**」が発表された(▶表 4-5)。各大学には，ここに示された学修目標を，カリキュラムの編成や評価の参考としていかすことが求められている。

3 「看護基礎教育検討会」とカリキュラム改正

　先述した社会と看護ニーズの変化は，当然，看護職養成全体にも影響する。厚生労働省は，これからの社会の変化に即した看護基礎教育の内容や方法を検討することを目的に，2018(平成 30)年に「看護基礎教育検討会」を立ち上げ，2019 年 10 月，検討報告が発表された。これを受けて指定規則が改定され，2022 年度から新カリキュラムがスタートした。

　この検討会では，看護師，保健師，助産師，准看護師それぞれの分科会に分かれて具体的な議論が進められ，ほぼ報告書どおりのカリキュラム改正となった。そのうち，看護師学校養成所におけるおもなカリキュラムの改正内容を以下に述べる。

　まず，現在の「専門分野Ⅰ」「専門分野Ⅱ」「統合分野」の区分を「専門分野」にまとめ，全体の単位数は 5 単位増とし，102 単位とすることとなった(3年課程)。在宅看護の重要性をふまえ，現行では「統合分野」に位置づけられている「在宅看護論」を，生活者に対する看護という視点からすべての領域の根本にあると考え，「地域・在宅看護論」と改称したうえで早い初期の段階から教育を行わせるために「基礎看護学」の次に位置づけられることになった。

　さらに，高齢化に伴い対象患者が重なり合っている「成人看護学」と「老年看護学」の臨地実習の単位数が，柔軟なカリキュラム編成が可能となるよう 1つにまとめられた。また，臨地実習全体の単位数は現状の 23 単位を維持しつつも，領域ごとの最低単位数を設定し，領域ごとの単位数をある程度自由に設定できるようにすることなどが示されている(3 年課程)。なお，5 単位の増加分は，情報通信技術(ICT)を活用するための基礎的能力の養成やコミュニケー

▶表4-5　看護学教育モデル・コア・カリキュラム（2017年10月）

看護者として生涯にわたり修得を求められる資質・能力	
○看護系人材として求められる基本的な資質・能力	1　プロフェッショナリズム 2　看護学の知識と看護実践 3　根拠に基づいた課題対応能力 4　コミュニケーション能力 5　保健・医療・福祉における協働 6　ケアの質と安全の管理 7　社会から求められる看護の役割の拡大 8　科学的探究 9　生涯にわたって研鑽し続ける姿勢

学士課程卒業時までに修得するレベル		
	A　看護系人材（看護職）として求められる基本的な資質・能力	A-1　プロフェッショナリズム A-2　看護学の知識と看護実践 A-3　根拠に基づいた課題対応能力 A-4　コミュニケーション能力 A-5　保健・医療・福祉における協働 A-6　ケアの質と安全の管理 A-7　社会から求められる看護の役割の拡大 A-8　科学的探究 A-9　生涯にわたって研鑽し続ける姿勢
看護実践能力の修得に必要な学修目標	B　社会と看護学	B-1　人々の暮らしを支える地域や文化 B-2　社会システムと健康 B-3　社会における看護職の役割と責任
	C　看護の対象理解に必要な基本的知識	C-1　看護学に基づいた基本的な考え方 C-2　生活者としての人間理解 C-3　生物学的に共通する身体的・精神的な側面の人間理解 C-4　疾病と回復過程の理解 C-5　健康障害や治療に伴う人間の身体的・精神的反応の理解
	D　看護実践の基本となる専門基礎知識	D-1　看護過程展開の基本 D-2　基本的な看護技術 D-3　発達段階に特徴づけられる看護実践 D-4　健康の段階に応じた看護実践 D-5　心のケアが必要な人々への看護実践 D-6　組織における看護の役割
	E　多様な場における看護実践に必要な基本的知識	E-1　多様な場の特性に応じた看護 E-2　地域包括ケアにおける看護実践 E-3　災害時の看護実践
	F　臨地実習	F-1　臨地実習における学修 F-2　ケアへの参画
	G　看護学研究	G-1　看護研究における倫理 G-2　看護研究を通した看護実践の探究

（文部科学省：大学における看護系人材養成の在り方に関する検討会：看護学教育モデル・コア・カリキュラム──「学士課程においてコアとなる看護実践能力」の修得を目指した学修目標. 2017による）

　　　　　　　　ション能力強化のため，「基礎分野」で1単位増，病態生理や解剖生理，薬理学の充実のため，「専門基礎分野」の「人体の構造と機能」および「疾病の成り立ちと回復の促進」で1単位増，臨床判断能力や倫理的判断・行動に必要な基礎的能力を養う演習の強化のために，「専門分野」の「基礎看護学」で1

単位増，対象者および対象者の療養の場の拡大をふまえ，「専門分野」の「地域・在宅看護論」で 2 単位増にあてられた(3 年課程)。

　なお，2 年課程については，単位数は異なるが，おおむね同趣旨の改正がなされた。

　看護基礎教育検討会報告書では，カリキュラム改正にかかる教育内容以外にも，免許取得前に修得すべき到達目標と到達度の見直しなども行われた。到達目標については，2011(平成 23)年の「看護教育の内容と方法に関する検討会」の報告書で示された案に対する改正案(▶表 4-6)が示されている。

③ 「特定行為に係る看護師の研修制度」の開始

高度実践看護師
創設の提言▶
　先述のように，近年，看護系大学院の増加に伴い，専門看護師(CNS)という高度実践看護師の養成数が増えはじめている(▶165 ページ)。一方，これとは別に，新たに「特定看護師(仮称)」という高度実践看護師を創設しようという案が，2010(平成 22)年 3 月，厚生労働省「チーム医療の推進に関する検討会報告書」で提言された。

提言の背景と
これまでの経緯▶
　この提言によると，「特定看護師(仮称)」とは，「専門的な臨床実践能力を有する看護師が，医師の指示を受けて，従来一般的には『診療の補助』に含まれないものと理解されていた一定の医行為(特定の医行為)を実施できる資格」である。しかし，この提言がなされた背景には，2003(平成 15)年に医師の臨床研修が必修化されたころから激化した地域での医師不足と，それに伴う「医療崩壊」があった。

　まず，政府の諮問機関である規制改革会議が 2008(平成 20)年 12 月，深刻化する医師不足問題への迅速な対応のため，「海外においては，わが国の看護師には認められていない医療行為(検査や薬剤の処方など)について，専門性を高めた看護師が実施している事例が見受けられる」として，アメリカのナースプラクティショナーのような資格を早急に検討すべきだと提言した。

　ナースプラクティショナーとは，アメリカの高度実践看護師資格の 1 つである。看護師が大学院修士課程(近年では博士課程)を修了し，試験に合格して得られる資格で，看護ケアと合わせて，病歴の聴取と身体の診察，比較的軽度な急性疾患の診断などを行う，看護モデルと医学モデルを合わせたような資格である。しかし，わが国においては，「医師法」の「医師でなければ，医業をなしてはならない」(第 17 条)との定めや，「保健師助産師看護師法」の医療行為の禁止(第 37 条)が定められているため，アメリカのナースプラクティショナーのような資格を創設するのは，いまのところ不可能である。

特定行為に係る
看護師の研修制度
の創設▶
　そこで，現行の法制度下でも実施可能な医療行為を「診療の補助」の枠を広げて含め，看護師にも実施できるようにしようとして生まれたのが，2014(平成 26)年 6 月に創設され，2015 年 10 月から開始された「特定行為に係る看護

▶表 4-6 看護師に求められる実践能力と卒業時の到達目標（改正案）

看護師の実践能力	構成要素		卒業時の到達目標
I群 ヒューマンケアの基本的な能力	A. 対象の理解	1	対象者の状態を理解するのに必要な人体の構造と機能について理解する
		2	胎生期から死までの生涯各期の成長・発達・加齢の特徴に関する知識をもとに対象者を理解する
		3	対象者を身体的・心理的・社会的・文化的側面から総合的に理解する
	B. 実施する看護についての説明責任	4	実施する看護の根拠・目的・方法について対象者の理解度を確認しながら説明する
	C. 倫理的な看護実践	5	看護職としての倫理観を持ち，法令を遵守して行動する
		6	対象者の尊厳を守る意義を理解し，価値観，生活習慣，慣習，信条等を尊重した行動をとる
		7	対象者の情報の取扱い及び共有の方法を理解し，適切な行動をとる
		8	対象者の選択権及び自己決定権を尊重し，対象者及び家族の意思決定を支援する
	D. 援助的関係の形成	9	対象者と自分の境界を尊重しながら関係を構築する
		10	対人技法を用いて，信頼関係の形成に必要なコミュニケーションをとる
		11	必要な情報を対象者の状況に合わせた方法で提供する
II群 根拠に基づき，看護を計画的に実践する能力	E. アセスメント	12	健康状態のアセスメントに必要な客観的・主観的情報を系統的に収集する
		13	情報を整理し，分析・解釈・統合し，看護課題の優先順位を判断する
	F. 計画	14	根拠に基づき対象者の状況に応じた看護を計画する
		15	看護計画の立案にあたって，対象者を含むチームメンバーと連携・協働する必要性を理解する
	G. 実施	16	計画に基づき看護を実施する
		17	対象者の状態に合わせて，安全・安楽・自立／自律に留意しながら看護を実施する
	H. 評価	18	実施した看護の結果を評価し，必要な報告を行い記録に残す
		19	評価に基づいて計画の修正をする
III群 健康の保持増進，疾病の予防，健康の回復にかかわる実践能力	I. 健康の保持・増進，疾病の予防	20	生涯各期における健康の保持増進や疾病予防における看護の役割を説明する
		21	環境が健康に及ぼす影響と予防策について理解する
		22	対象者及び家族に必要な資源を理解し，健康の保持・増進に向けた生活に関する支援を行う
	J. 急速に健康状態が変化する対象への看護	23	急速に健康状態が変化する（周術期や急激な病状の変化，救命救急処置を必要としている等）対象の病態や，治療とその影響について理解する
		24	基本的な救命救急処置の方法を理解し，模擬的に実践する
		25	健康状態の急速な変化に気付き，迅速に報告する

▶表 4-6　つづき

看護師の実践能力	構成要素	卒業時の到達目標	
		26	合併症予防のために必要な看護を理解し，回復過程を支援する
		27	日常生活の自立／自律に向けた回復過程を支援する
	K. 慢性的な変化にある対象への看護	28	慢性的経過をたどる人の病態や，治療とその影響について説明する
		29	対象者及び家族が健康課題に向き合う過程を支援する
		30	健康課題を持ちながらもその人らしく過ごせるよう，生活の質（QOL）の維持・向上に向けて支援する
		31	急性増悪の予防・早期発見・早期対応に向けて継続的に観察する
	L. 終末期にある対象への看護	32	終末期にある対象者の治療と苦痛を理解し，緩和に向けて支援する
		33	終末期にある対象者の意思を尊重し，その人らしく過ごせるよう支援する
		34	終末期にある対象者及び家族を多様な場においてチームで支援することの重要性を理解する
IV群 ケア環境とチーム体制を理解し活用する能力	M. 看護専門職の役割と責務	35	看護職の義務を法令に基づいて理解するとともに，その役割と機能を説明する
		36	看護チーム内における看護師の役割と責任を理解する
	N. 安全なケア環境の確保	37	リスク・マネジメントを含む医療安全の基本的な考え方と看護師の役割について説明する
		38	感染防止策の目的と根拠を理解し，適切な方法で実施する
		39	関係法規及び各種ガイドラインに従って行動する
	O. 健康・医療・福祉チームにおける多職種との協働	40	保健・医療・福祉チームにおける看護師及び他職種の機能・役割を理解する
		41	対象者をとりまく保健・医療・福祉関係者間の協働の必要性について理解する
		42	対象者を含むチームメンバーと連携・共有・再検討しながら看護を実践する
	P. 地域包括ケアシステムにおける看護の役割	43	地域包括ケアシステムの観点から多様な場における看護の機能と役割について理解する
		44	日本における健康・医療・福祉の動向と課題を理解する
		45	諸外国における保健・医療・福祉の動向と課題を理解する
V群 専門職者として研鑽し続ける基本能力	Q. 継続的な学習	46	看護実践における自らの課題に取り組み，継続的に専門職としての能力の維持・向上に努める必要性と方法を理解する
	R. 看護の質の改善に向けた活動	47	看護の質の向上に努める必要性を理解する
		48	看護実践に新たな技術やエビデンスに基づいた知見を活用し，批判的吟味をすることの重要性を理解する

※実践については，看護職員や教員の指導のもとで行う。

師の研修制度」である。これは「地域における医療および介護の総合的な確保を推進するための関係法律の整備等に関する法律」における「保健師助産師看護師法」の改正によるものである。

制度の目的について厚生労働省は，「2025 年に向けて，さらなる在宅医療等の推進を図っていくためには，個別に熟練した看護師のみでは足りず，医師又は歯科医師の判断を待たずに，手順書により，一定の診療の補助（例えば脱水時の点滴〔脱水の程度の判断と輸液による補正〕など）を行う看護師を養成し，確保していく必要」があり，「今後の在宅医療等を支えていく看護師を計画的に養成していくことが，本制度創設の目的」としている[1]。

特定行為とは▶　「特定行為」とは，これまで医行為とみなされていた行為のうち看護師が実施可能と結論づけられたものを，21 の特定行為区分，38 の特定行為として列挙したものである（▶表 4-7）。これらの行為は，個別の指示や研修の実施などの条件が満たされれば，すべての看護師が診療の補助として行えるものだとされた。とくに「特定行為に係る看護師の研修」を受講して修了が認定された看護師は，これらの行為を医師の個別の指示ではなく，手順書に基づく事前の包括的な指示のもとで，すなわち，ある程度の裁量をもって行うことができることになった。

研修機関と▶　制度開始後，指定研修機関は徐々に増え，2023（令和 5）年 3 月時点で 360 機
研修修了者　関，研修修了生は 2023（令和 5）年 3 月時点で 6,875 名となった。修了生の就業場所は，9 割が病院であり，上記の制度の目的にある「今後の在宅医療等を支えていく看護師を計画的に養成していくこと」とはかなりズレがある。しかし，研修制度はまだ始まったばかりであり，研修修了者がどのような役割を担っているのかも不明である。今後，病院から地域・在宅までのさまざまな現場で，どのような区分・行為について，どのくらいの数の研修修了者が必要とされるのか，逆に，どのような受講希望者がどの程度見込まれるのかも未知数である。

特定行為研修制度▶　看護師の診療補助業務に，特定行為というこれまで医行為とされていたもの
に対する期待と　を追加・拡大することについては，看護職者の間でも評価が分かれる。看護師
懸念　が特定行為を実施できれば，医師不足を補うことができ「患者を待たせなくてすむ」というタスクシフティング（業務移譲）の効果を評価する声や，新たな役割によって看護職が能力を発揮するチャンスが広がると期待する声もある。

一方，ただでさえ看護師も不足しているのに，特定行為として診療の補助業務が増せば，ますます看護師が十分な看護ケアを行えなくなってしまうといった批判や，看護を二の次にして特定行為ばかりに力を注ぐ，「ミニドクター」をつくってしまうのではと懸念する声もある。さらに，ようやく定着しはじめた専門看護師制度との関係はどうなるのか，准看護師制度をそのままにして，

---

1) 厚生労働省：特定行為に係る看護師の研修制度の概要．(https://www.mhlw.go.jp/stf/seisakunitsuite/bunya/0000070423.html)（参照 2019-11-09）．

▶表4-7 特定行為区分と特定行為

特定行為区分の名称	特定行為
呼吸器（気道確保にかかるもの）関連	経口用気管チューブまたは経鼻用気管チューブの位置の調整
呼吸器（人工呼吸療法にかかるもの）関連	侵襲的陽圧換気の設定の変更
	非侵襲的陽圧換気の設定の変更
	人工呼吸管理がなされている者に対する鎮静薬の投与量の調整
	人工呼吸器からの離脱
呼吸器（長期呼吸療法にかかるもの）関連	気管カニューレの交換
循環器関連	一時的ペースメーカの操作および管理
	一時的ペースメーカリードの抜去
	経皮的心肺補助装置の操作および管理
	大動脈内バルーンパンピングからの離脱を行うときの補助の頻度の調整
心嚢ドレーン管理関連	心嚢ドレーンの抜去
胸腔ドレーン管理関連	低圧胸腔内持続吸引器の吸引圧の設定およびその変更
	胸腔ドレーンの抜去
腹腔ドレーン管理関連	腹腔ドレーンの抜去（腹腔内に留置された穿刺針の抜針を含む。）
ろう孔管理関連	胃ろうカテーテル若しくは腸ろうカテーテル又は胃ろうボタンの交換
	膀胱ろうカテーテルの交換
栄養にかかるカテーテル管理（中心静脈カテーテル管理）関連	中心静脈カテーテルの抜去
栄養にかかるカテーテル管理（末梢留置型中心静脈注射用カテーテル管理）関連	末梢留置型中心静脈注射用カテーテルの挿入
創傷管理関連	褥瘡または慢性創傷の治療における血流のない壊死組織の除去
	創傷に対する陰圧閉鎖療法
創部ドレーン管理関連	創部ドレーンの抜去
動脈血液ガス分析関連	直接動脈穿刺法による採血
	橈骨動脈ラインの確保
透析管理関連	急性血液浄化療法における血液透析器または血液透析濾過器の操作および管理
栄養及び水分管理にかかる薬剤投与関連	持続点滴中の高カロリー輸液の投与量の調整
	脱水症状に対する輸液による補正
感染にかかる薬剤投与関連	感染徴候がある者に対する薬剤の臨時の投与
血糖コントロールにかかる薬剤投与関連	インスリンの投与量の調整
術後疼痛管理関連	硬膜外カテーテルによる鎮痛薬の投与および投与量の調整
循環動態にかかる薬剤投与関連	持続点滴中のカテコールアミンの投与量の調整
	持続点滴中のナトリウム，カリウムまたはクロールの投与量の調整
	持続点滴中の降圧薬の投与量の調整
	持続点滴中の糖質輸液または電解質輸液の投与量の調整
	持続点滴中の利尿薬の投与量の調整
精神及び神経症状にかかる薬剤投与関連	抗けいれん薬の臨時の投与
	抗精神病薬の臨時の投与
	抗不安薬の臨時の投与
皮膚損傷にかかる薬剤投与関連	抗がん薬その他の薬剤が血管外に漏出したときのステロイド薬の局所注射および投与量の調整

（厚生労働省：特定行為区分とは＜https://www.mhlw.go.jp/stf/seisakunitsuite/bunya/0000077098.html＞＜参照 2019-11-07＞による，一部改変）

また看護師養成の複線を増やすのかといった疑問や批判もある。

看護の質と▶
特定行為研修

特定行為に係る研修を受けた看護師が，研修成果をどのように看護の質の向上にいかしていくことができるかは，いまのところ未知数である。認定看護師課程に特定行為研修が組み込まれるようになったことは先述のとおりだが（▶166ページ），今後も医師の過重労働を解決するための，「医師の働き方改革」の一方策として，特定行為研修の拡大は推進されていくであろう。

しかし最も大切なことは，この制度が看護の質をどのように高め，どのように患者や市民に貢献するかということである。その点で，今後も，研修制度のゆくえに注目していく必要がある。

◉ 本節のまとめ

以上をとおして，皆さんが現在受けている看護教育のありようは，過去からの長い議論の末にできあがったものであることが理解できたと思う。看護職者の養成制度については，これからも時代と社会の変化を受けて，さまざまな検討とそれを受けての法改正がなされていくことになる。こうした動きに，自分なりの意見や考えをもてるよう，今後も制度や政策の動きに関心をもち，積極的に情報収集していってほしい。

ゼミナール

復習と課題

❶ わが国の看護職の資格免許と養成制度の種類をまとめなさい。
❷ 看護師・保健師・助産師・准看護師それぞれの資格を取得するまでの流れと，現在の就業状況についてまとめなさい。
❸ 継続教育として行われている教育にはどのようなものがあり，それぞれの特徴はどのようなものであるか述べなさい。
❹ 日本看護協会が認定している専門資格をあげなさい。
❺ あなたの学校のカリキュラムと，看護師学校指定規則のカリキュラムとを比較して，特徴を述べなさい。

参考文献

1) 金子光編著：初期の看護行政——看護の灯たかくかかげて．日本看護協会出版会，1992.
2) 亀山美智子：近代日本看護史 I ～IV．ドメス出版，1985.
3) 川上武：現代日本医療史．勁草書房，1965.
4) 看護行政研究会編修：看護六法，2019 年版．新日本法規，2019.
5) 看護史研究会編：看護学生のための日本看護史．医学書院，1989.
6) 日本看護歴史学会編：日本の看護のあゆみ——歴史をつくるあなたへ．日本看護協会出版会，2014.
7) 厚生省：医制百年史．ぎょうせい，1976.
8) 厚生省：看護制度検討会報告書．1987.
9) 厚生省：准看護婦問題調査検討会報告書．1996.
10) 厚生省：少子・高齢社会看護問題検討会報告書．1994.
11) 厚生労働省：新たな看護のあり方に関する検討会報告．2003.
12) 厚生労働省：看護基礎教育における技術教育のあり方に関する検討会報告．2003.

13）厚生労働省：新人看護職員の臨床実践能力の向上に関する検討会報告．2004．
14）厚生労働省：医療安全の確保に向けた保健師助産師看護師法等のあり方に関する検討会報告．2005．
15）厚生労働省：看護基礎教育の充実に関する検討会報告．2007．
16）厚生労働省：看護基礎教育のあり方に関する懇談会論点整理．2008．
17）厚生労働省：看護の質の向上と確保に関する検討会．2009．
18）厚生労働省：今後の看護教員のあり方に関する検討会．2010．
19）厚生労働省：看護教育の内容と方法に関する検討会．2011．
20）厚生労働省：新人看護職員研修に関する検討会．2011．
21）厚生労働省：チーム医療推進会議 議事録．2013．
22）厚生労働省：特定行為に係る看護師の研修制度．2015
23）厚生労働省：看護基礎教育検討会 報告書．2019．
24）野村陽子：看護制度と政策．法政大学出版会，2015
25）斉藤しのぶ：概説；看護学教育モデル・コア・カリキュラムのねらいと活用．看護教育 59（3），214-221．
26）酒井シヅ：日本の医療史．東京書籍，1982．
27）杉森みど里：看護教育学，第 6 版．医学書院，2016．
28）全国准看護婦（士）看護研究会編：准看護婦（士）白書．桐書房，1994．
29）日本看護協会編：看護白書，平成 30 年版．日本看護協会出版会，2018．
30）日本看護協会出版会編：平成 30 年看護関係統計資料集．日本看護協会出版会，2018．
31）文部科学省：看護学教育の在り方に関する検討会報告書．2004．
32）文部科学省：大学における看護系人材養成の在り方に関する検討会報告書．2011．
33）文部科学省：大学における看護系人材養成の在り方に関する検討会 議事録．2017．
34）文部科学省：看護学教育・モデル・コア・カリキュラム──「学士課程においてコアとなる看護実践能力」の修得を目指した学修目標．2017．

▼

第5章

5

看護における
倫理

本章で学ぶこと	□倫理とはなにか，看護職を目ざすなかで，なぜ倫理を学ぶ必要があるのかを理解する。
	□医療・看護において，なぜ倫理が重視されるようになったのか，その歴史的経緯を理解する。
	□医療・看護をめぐる倫理的問題には，どのようなものがあるかを理解する。
	□看護職がどのような倫理規定をもち，これをどのように活用すべきかを学ぶ。
	□医療・看護をめぐる倫理原則を理解し，倫理的問題や倫理的ジレンマの解決にどのように取り組むべきかを学ぶ。

A 現代社会と倫理

① 倫理について

1 なぜ倫理について学ぶのか

　皆さんは「倫理」という言葉に，どのような印象をもつだろうか。「りっぱなこと」「模範的な行動」といった，なにかとても理想的なことのように思うだろうか。あるいは「こうすべき」「こうすべきでない」といった，誰かから強制されたり批判されたりするような，かた苦しさを感じるだろうか。

▶看護における倫理とは　看護における倫理について考えるということは，患者・利用者にとってなにが本当に「よい（善い）こと」であるのか，つまり，「よい看護とはなにか」を考えることである。患者・利用者にとってわるいできごとや状況に対して，「このままでは患者さんがかわいそうだ」と悩み，「私にできることはなんだろうか」と考えたときにはすでに，倫理について考え，倫理的問題の解決策を模索しはじめているといえる[1]。

▶倫理を学ぶ目的　倫理を学ぶ目的は，看護職者や看護職を目ざす学生が，患者・利用者にとってなにが本当によいことであるのか，あるいはわるいことを避けるためにはどうすればよいのかを考えるための手がかりを得ることにある。ここで「考えるための手がかり」と表現したのは，なにが最も「よいこと」であるのかは，患者・利用者の個別性や，看護職者との関係も含めた個々の状況，さらには社会的な状況にも照らし合わせて，そのときどきに考え，判断していかなければならないからである。

▶「よいこと」とはなにか　なにが「よいこと」であるのか，なにが倫理的であるのかといった問いについては，絶対に正しいといえる答えはなかなか見つからない。これはかなりつ

1）川上由香：学生とともに学ぶ「看護倫理」．看護教育 51(4)：286-291，2010．

らいことである。たいてい，このつらさに耐えかねて，つい一方的な見方だけ
で割りきった答えを出そうとしたり，答えを出し急いで問題を単純化したりし
てしまいがちであるだろう。けれども，なかなか答えの見つからないつらさに
耐えながら，それでも患者・利用者にとって真に「よいこと」とはなにかをね
ばり強く考え抜く姿勢こそが，看護と倫理を学ぶにあたって最も必要な態度な
のである。

2 倫理，道徳，法

倫理とはなにか▶　倫理（エシックス ethics）とは「人間の行いのよしあし」，言いかえれば「よ
いこととはなにか」についての知識の体系である。

　人々が社会をつくり動かしていくなかでは，その構成員1人ひとりや集団・
組織において，「この行いはよいことだ」とか「これをするのはわるいことだ」
といった，善悪の価値観が共有されるようになってくる。倫理とは，こうした
価値観を支える考え方，言いかえれば，それに関する知識のまとまり・体系で
ある。

倫理と道徳の違い▶　倫理とよく似た言葉に道徳（モラル moral）がある。両者はほぼ同じ意味で用
いられるが，厳密には，倫理に道徳や次に述べる法が含まれるとする考え方と，
逆に，道徳に倫理や法が含まれるとの両方の考え方がある。さしあたりここで
は，「道徳が個人や家族などの小集団に用いられることが多いのに対し，倫理
は個々人の関係から社会にいたるまでより広範に用いられることが多い」[1]と
押さえておこう。個人がなにを「よいこと」と考えるかは，個人の道徳（観）に
よって異なることがあってもよいが，看護職として「よいこと」とはなにかは，
職業に共通した倫理として確立されることが必要だからである。

法とはなにか▶　他方，法（法制度）は，倫理や道徳よりもはるかに明確な社会の善悪の基準
である。そして，法はそれをまもらなければ，それを取り決めた社会（国家や地
方公共団体など）からなんらかの罰が与えられるという点で，外部からの強制
力をもつ「外的規範」である。これに対して，倫理や道徳は外部からの強制力
がなくても，個人や集団が自分たち自身の価値観として内面化し，自発的にま
もろうとする「内的規範」である。

倫理，道徳，法の▶　このようにみてくると，法は最低限の倫理・道徳であるといえるし，法は倫
　　　関係　　理・道徳の一部であり，重なってもいる。それゆえ，法と倫理，あるいは道徳
との違いや区別にこだわることにはあまり意味はなく，倫理について考える際
には，近接する法や道徳との関連も含めて幅広くとらえていくことが必要なの
である。

---

1) 日本看護協会：倫理とは何か（https://www.nurse.or.jp/nursing/practice/rinri/text/
basic/what_is/index.html）（参照 2019-11-09）

3　現代の医療・看護と倫理

　現代社会の構造は非常に複雑であり，そこで生きる人々のニーズや価値観も多様化してきている。医療においても，科学技術の発展により治療や検査は高度化・複雑化し，患者にとっては治療等の選択肢が非常に増え，また，医療を提供する職種や集団・組織も一層複雑になってきている。

　こうしたなかでは，たとえば，現代の医療レベルでは回復の見込みの薄い患者に対し，どこまで高度な検査や治療を続けるのか，そのためにどこまでつらい生活上の制限を加えるべきかなどといった悩みが，たえずつきまとう。また，たとえ治療や検査の選択肢はたくさんあったとしても，誰もがそれらを自由に選べるわけではない。その人自身の知識や情報の量，社会的な地位や経済力，学力などによっても，なにをどう選ぶかの判断は大きく影響を受ける。

　このように，患者・利用者のおかれる状況や医療ニーズも非常に多様化してきており，なにが本当に「よいこと」なのかの判断に迷うケースが増えてきている。だからこそ，倫理という知識体系を手がかりにじっくり考える必要性が高まっているのである。

② 職業倫理としての看護倫理

1　職業倫理

職業倫理の重要性▶　近年，営利企業の不祥事が続くなかで，企業倫理や経営倫理が厳しく問われている。これらは文字どおり，企業体を含む経営組織に共通する倫理のことである。一方，専門的な職業集団にはそれぞれの社会的役割・責務に応じた職業倫理が求められる。分業化が進み，それぞれの職業の担う役割が細分化し専門化が進むと，その職業集団の外部から，法によって「してはならないこと」をこと細かに規制することには限界が生じてくる。だからこそ，職業倫理は重要になってくる。

　私たちの生活に直結する食品製造会社を例に考えてみよう。食品を製造する過程においては，衛生管理や流通，製品の管理などについてさまざまな法規制がある。しかし，いくら厳しく規制されたとしても，関係省庁や消費者が，工場のラインのすみずみまで監視することはできないし，そこで働く人たちの日々の意識や態度，行動を規制することもできない。

　つまり，法によって外側から規制するよりも大切なことは，そこで働く人々が，誰に言われなくても「工程の衛生管理は規則どおりに行わなければならない」と思っていることであり，極端な例でいえば「食品のラベルに虚偽の製造年月日を記載してはならない」という信念をしっかりもっていることである。そしてその根底では，「人々に安全な食品を提供することが重要だ」という価

値観が共有されていなければならない。

このように現代社会においては，それぞれの職業集団がそれぞれの専門性に応じて自分たち自身の倫理，すなわち職業倫理を明確化し，それを自覚しまもっていこうとする取り組みが不可欠なのである。

2 職業倫理としての看護倫理

看護職者の倫理すなわち**看護倫理**も，職業倫理の1つである。

看護職への法的規制 ▶ 看護職は公的な資格免許のもとでの職業であるから，倫理以前にさまざまな法的規制もある。たとえば，看護職の守秘義務（業務上知りえた患者個人の秘密を保持し，ほかにもらさない義務）については，法的な規定がある。保健師・看護師・准看護師については「保健師助産師看護師法」（第42条の2）に定められ，助産師については「刑法」（第134条）の秘密漏示罪で規定されている。また，医療事故をおこし患者・利用者に害を与えた場合は，民事責任（損害賠償），刑事責任（刑罰），行政責任（資格・免許の停止・取り消しなど）という，3種類の法的責任が問われることになる。

なぜ守秘義務をまもるのか ▶ しかし，あらためて考えてみよう。なぜ看護職者は「その業務上知りえた人の秘密をもらしてはならない」のだろうか。看護職者がそれをしない一番の理由は，自分が法的に罰せられるのを避けるためではないはずである。看護職者が守秘義務を遵守（じゅんしゅ）するのは，患者の個人情報を不用意にもらして患者に不利益を与えてはならない，あるいは患者と信頼関係を築くためにも不可欠だと考えるからである。

つまり，患者との関係において，患者の秘密をまもり，プライバシーを保護すべきであるということが，看護職者自身の内的規範になっていてはじめて，看護職者は確実に守秘義務を遵守することができ，同時に，社会からの信頼を得ることができるのである。

医療従事者の倫理はなぜ重要か ▶ さらに，さまざまな職業倫理のなかでも，看護職者をはじめとする医療従事者の職業倫理は社会的にとりわけ重要である。なぜなら，先の食品偽装の例であれば，消費者は不信をいだいた企業の食品は買わないという選択もできるし，他社の食品を買うという選択もできる。しかし看護や医療といったサービスは，それが必要な状態，たとえば病気になったりけがをしたりしたときに，治療や看護を受けないという選択肢はほとんどないし，ある病院と別の病院の治療や看護を見比べてから選ぶこともむずかしい。

すなわち，治療や看護といった医療サービスは，国民の誰もが利用する，きわめて公共性の高いサービスであり，かつ，消費者に選択の余地の少ないサービスであるという特徴をもっている。だからこそ，これを提供する職業集団の倫理が社会的にもより重要になるのである。

B 医療をめぐる倫理の歴史的経緯と看護倫理

① 患者の権利とインフォームドコンセント

1 インフォームドコンセントの誕生

パターナリズム▶　古くから医師の倫理的指針とされてきたものに，古代ギリシアの医師ヒポクラテスの言葉をまとめた「ヒポクラテスの誓い」がある。ここには「医師は，自分の能力と判断に基づいて医療を患者のためになるように行い，けっして害になるものを与えない」と書かれている。しかし，医師の患者への説明義務や，患者自身が納得し主体的に医療を選ぶことの重要性については言及されていない。このように医療においては長らく，医師が強い父親のように患者を庇護し，患者は厳しい父親に子どものように従うべきだとするパターナリズム（父権主義）の考え方が根強かった。いわゆる「おまかせ医療」である。

当然，患者自身が納得し主体的に医療を選ぶことなど想定されていなかったから，医師の患者への説明義務が重視されることもなかった。

人権意識の高まり▶　しかし，1960 年代以降，こうした医療のあり方が大きく変化した。1960 年代のアメリカにおいては，公民権運動（有色人種の公民権保障と人種差別撤廃のための運動）をきっかけに社会全体で人権意識が高まり，医療の独善的・権威主義的なあり方が厳しく批判された。そして，医師は十分な説明を行ったうえで，最終的な判断・決定を患者自身の自己決定にゆだねるべきだという声が高まったのである。

こうした動きのなかで，ナチス政権下のドイツで行われた人体実験に関する国際軍事裁判の結果採択された「ニュルンベルク綱領」（1947 年）を倫理的な原則として，新たに誕生したのがインフォームドコンセントである。

インフォームド▶
コンセント　インフォームドコンセント informed consent とは，患者の「真実を知る権利」，すなわち説明を求める権利と医師の説明義務，ならびに医療に対する患者の選択権（同意もしくは拒否），すなわち「患者の自己決定権」を原則とする考え方で，その後急速に広まった。1975 年には，1964 年に採択された世界医師会の「医の倫理に関するヘルシンキ宣言」が修正され，インフォームドコンセント指針が盛り込まれることとなった（▶198 ページ）。

2 わが国におけるインフォームドコンセントの広がり

導入と混乱▶　わが国では 1970 年代に，医事法学者や生命倫理学者によってインフォーム

ドコンセントの考え方が紹介された。しかし，当初はなかなか理解されず，これを「説明と同意」と翻訳したことが医師中心の表現だと批判されて「納得と同意」に訳し直されるなど，その解釈においても混乱が続いた(それゆえ，現在は訳語ではなくインフォームドコンセントと表記されることが一般的である)。

　また，インフォームドコンセントの前提となる診療録(カルテ)開示についても，その法制化に日本医師会が抵抗を示すなど，定着には困難が多かった。

医療法への明記▶　しかし，その後 1991(平成 3)年には，日本生活協同組合連合会医療部会総会(現日本医療福祉生活協同組合連合会)において，わが国初の「患者の権利章典」が定められるなど，患者の権利の確立を求める声は高まっていった。1997(平成 9)年の「医療法」の改正においては，医療提供の理念として「医療の担い手は，医療を提供するに当たり，適切な説明を行い，医療を受ける者の理解を得るよう努めなければならない。」(第 1 条 4 の 2)という内容が追加され，インフォームドコンセントの重要性と医療従事者の説明責任が法的にも明記されることとなった。

看護とインフォー▶　インフォームドコンセントとは，患者の情報を得る権利，選択の自由の権利
ムドコンセント　を保障し，自己決定の権利を支える具体的な実践である。インフォームドコンセントにおける看護職者の役割は 2 つある。1 つは診療をめぐって，患者が医師の説明を十分理解し，疑問や不安を十分表出し解決し，納得して診療が受けられるよう手だすけすることである。もう 1 つは看護職者自身も，みずからが行う看護をめぐって，その内容や意味を患者に説明し，看護援助の過程に患者の参加を促すことである。

　このように看護職者は，医療のあらゆる場面で，患者が知り，選択し，自己決定できるよう，その権利を擁護しなければならない。権利を擁護することをアドボカシー advocacy，権利擁護者をアドボケイト advocate という。看護職者は，患者のアドボケイトでなければならないのである(▶203 ページ，「看護者の倫理綱領」)。

② 患者の意思決定支援と守秘義務

1 意思決定支援

意思決定の▶　患者がみずから受ける医療について意思決定する際には，インフォームドコ
3 つのかたち　ンセントによって「自分で決める」だけでなく，医療者と話し合い，情報や思いを共有しつつ「一緒に決める」こともある。また，「医師におまかせする」ことも，それを患者が自発的に選択したのであれば，意思決定の 1 つのかたちだといえる。

　実際の意思決定にはこれら 3 つが複雑に交わっているから，3 つは明確に区

別できないし，どれが一番よいともいえない。看護職者が果たすべき役割は，患者と医師(看護職者)との関係性をふまえながら，患者がそのときどきの状況や思いに応じて，納得のいく意思決定が行えるよう支援することである。

事前指示書▶　患者の意思が尊重されるためには，それを示し伝える方法がカギになる。病状が重篤化した場合や終末期など，意思決定できない状態に陥ることを想定して，あらかじめ医療についての希望を意思表示しておく書類を**事前指示書**(アドバンス-ディレクティブ advance directive)という。具体的には，医療内容についての希望，たとえば尊厳ある死を迎えるための延命治療の打ちきりや，臓器提供の可否の希望を書面に記しておく**リビングウィル** living will や，心肺蘇生を拒否する **DNR**（do not resuscitate），医療に関連する意思決定者としてあらかじめ法的に代理人を指名しておく**医療判断代理委任状**がある。

アドバンス-ケア-▶
プランニング
(ACP)
　事前指示書のようにある時点で書面を作成するのでなく，治療の初期，あるいはもっと早い段階から，先のことを予測し考えながら，本人と医療者が一緒にケア計画を作成・実施していく活動を，**アドバンス-ケア-プランニング** advance care planning(ACP)という。「プランニング」と現在進行形で表現されるように，これは，本人の意思が尊重されるような対応を，本人と医療者とがともに話し合い考えていく合意形成のプロセスである。

　アドバンス-ケア-プランニングにおいて看護職者には，患者自身の暮らし方や家族関係，生死に関する価値観など，まさに患者の人生全体に関心を寄せ，理解しながら支援していくことが求められる。

2 代理意思決定

　小児や障害者，重篤な状態の患者など，本人との意思疎通が不可能な場合，かつ，リビングウィルなどの事前指示書も存在しない場合には，ほかの誰か(個人または複数人)が代理で意思決定を行う必要がある。医療における代理意思決定のあり方には，①代替判断(本人の意向があらかじめわかっている場合，それを代弁する)と，②最善利益(本人の意向がまったくわからない場合，第三者が本人にとって最善であろうことを推測して行う)とがあるが，優先順位は①のほうが高い。

　現実には，誰が代理意思決定を行うかがむずかしい問題となる。民法には成年後見制度というものがあるが，この制度は基本的に財産管理や売買契約などに関する代理権限を定めたもので，後見の範囲に医療上の代理意思決定は含まれていないため，どう活用できるかはケースバイケースである。

　看護職者はまず，代理意思決定を担う人が誰であろうが，その人に配慮し，不安や負担の軽減をはからねばならない。そして，患者本人の意向があらゆる方法によって確認・推定され，それが尊重されるような代理意思決定が行われるよう支援しなければならない。

3 守秘義務の遵守と個人情報保護

守秘義務とは,「業務上知りえた秘密を保持する義務」である。高度情報化社会においては,守秘義務の遵守が一層求められている。看護職の守秘義務については,先述のとおり「保健師助産師看護師法」(第42条の2)および,「刑法」(第134条)に法的責任が明確に規定されている(▶154ページ)。

個人情報保護▶　情報通信技術の発展に伴い,個人情報を保護するという新たな考え方が生まれた。2005(平成17)年には**「個人情報の保護に関する法律」**(個人情報保護法)が制定され,カルテや看護記録といった医療情報などの情報の保護・開示・利用に関して規定されている。「個人情報」とは,生存する個人に関する情報であって,特定の個人を識別することができる,氏名・性別・生年月日・顔画像など個人を識別する情報に限られず,個人の身体・財産・職種・肩書きなどの属性に関するすべての情報のことである。「個人情報保護法」では,死者に関する情報は対象ではないが,それが同時に生存する遺族などに関する情報でもある場合には,当該法律の対象となる。

情報の保護についてはさらに厚生労働省から,**「医療・介護関係事業者における個人情報の適切な取扱いのためのガイダンス」**が公表され,各機関における責任体制の明確化と患者・利用者窓口の設置,個人情報[1]を研究や診療に活用する際の取り扱い,安全管理措置等に関する事業者の義務や責任体制などについて詳しく解説されている。

情報開示と▶
看護職の役割　情報の開示・利用については,「個人情報保護法」に,患者から診療記録の開示を求められた際の開示規定がある。ただし「本人又は第三者の生命,身体,財産その他の権利利益を害するおそれがある場合」(第18条第4項第1号)など,場合によっては開示しなくてよいという除外規定があり,現実にはまだ不十分な面がある。それゆえ看護職者には,こうした法規定の限界をこえて,看護倫理に基づき患者の知る権利と自己決定を支えていく努力が求められる。

③ 現代医療におけるさまざまな倫理的問題

医療の高度化・複雑化が進むなかで,今日,倫理的な配慮や判断が求められる課題はますます増加している。以下では,医学的な診断・治療をめぐる代表的な倫理的問題をいくつか紹介する。

---

1) 医療・介護関係事業者が保有する生存する個人に関する情報のうち,医療・介護関係の情報を対象とし,診療録などの形態に整理されていない場合も該当する。個人識別符号(当該情報単体から特定の個人を識別できるもの)も個人情報に含む。医療・介護関係における個人識別符号としては,たとえばDNAの塩基配列,医療保険の保険者番号などが該当する。

なお，こうした医学・医療をめぐる倫理的問題を取り扱う代表的な学問分野は「生命倫理学」（バイオエシックス）である。それ以外に，医師などの臨床家によって，「医療倫理学」「臨床倫理学」といった分野からのアプローチも進められている。

1 性をめぐる倫理的問題

性とはなにか▶　性は，男女の別という単純なものではない。人間の性は基本的に，性自認（自分がどの性だと認識しているか），性志向（どの性の人を性的パートナーに選ぶか），身体的な性器の形態や機能，の組み合わせでなりたつ。さらにこれに，社会的に期待される性役割（男らしさ，女らしさなど）への応答の状況が組み合わさるため，人間の性のあり方は非常に多様である。多くの人は，生物学的な性機能と性自認が一致し，性的志向は自分とは異なる性に向けられる（性的マジョリティ）。しかし，この組み合わせのどこかが異なる人も必ず存在する。この人たちは，**性的マイノリティ**，**LGBT**[1]などとよばれる。

性をめぐる▶
倫理的問題　　わが国においては，1998（平成10）年にはじめて性別適合手術が公式に行われ，医療における性の問題がにわかに注目された。性別適合手術とは，性自認と性器の形態・機能が一致しない（性同一性障害・性別違和）人に，本人の性同一性に合わせた外科手術を行うものである。これについて，医療が人間の性にどこまで介入してよいのかという議論が巻きおこった。

　　こうした医学的介入の問題のみならず，性的マイノリティの人々は，マジョリティを基準とする社会において，日々の生活はもちろん，進学や就職，婚姻や家族形成といった人生のあらゆる段階で，不自由や困難に直面している。加えて社会的な差別や偏見は根強く，これらは性的マイノリティの人たちの健康を害する要因にもなっている。

性の多様性と▶
看護職者の役割　　性のありようは人間の本質にかかわるが，プライバシーにかかわることもあって，これまで医療・看護のなかで大きく取り上げられてはこなかった。しかし近年，性的マイノリティの人たちの社会的発言を受けて，医療においてもさまざまな課題が明らかになってきている。人々の生命と生活にかかわる看護職は，性的マイノリティについての正しい知識をもち，自分自身のなかの差別意識や偏見を排除しながら，こうした人々への適切な支援を考えていく必要がある。

2 生殖をめぐる倫理的問題

母胎内の胎児を診断する技術のことを出生前診断という。こうした技術の進歩は，胎児期から母胎内での治療が可能な疾患（副腎性器症候群や胎児不整脈）

---

1) レズビアン lesbian，ゲイ gay，バイセクシュアル bisexual，トランスジェンダー transgender の頭文字を合わせた表現である。

を治療したり，出生直後からの治療を準備できるようになるなどの恩恵をもたらした。反面，診断の結果，胎児に障害の可能性があるとわかった場合に，選択的人工妊娠中絶を行うことの是非(善悪)という倫理的問題が浮上した。

人工妊娠中絶をめぐる問題 ▶　人工妊娠中絶の是非についてはさらに，優生思想(すぐれた子孫は残し，劣った子孫は残さないという考え方)を支持するか否か，胎児の人格・人権を認めるか否かという立場の違い，あるいは宗教上の理由などもからみ，激しく意見が対立している。

生殖補助医療をめぐる問題 ▶　また，**生殖補助医療** assist reproductive technology(**ART**)の進歩に伴う倫理的問題も重大である。生殖補助医療とは，不妊症の人が子どもをもつための技術で，人工授精や体外受精，代理出産などがある。

　生殖補助医療の進歩は，不妊に悩む夫婦・カップルに希望を与えた反面，代理出産による親子の法的関係や遺伝的関係の混乱，凍結保存した卵子・精子の取り扱いの問題(たとえば，保存されていた精子で夫の死後に受精させることの是非)など，社会全体にかかわる複雑な倫理的問題を生じさせている。

3 死をめぐる倫理的問題

　医療技術の進歩は，多くの疾患治療に貢献すると同時に，治癒・回復をみないまま生命を維持させる，延命のための技術も発達させた。

　治癒の見込みのない患者であっても，治療方法が見つかる可能性がある限り延命させることは，医療として必要であろうか。治る見込みのない患者を「スパゲッティ症候群」とよばれるほど多数のチューブで機械につなぎ，とにかく延命させようとすることは果たして人間的であろうか。延命措置が普及するなかで，このような延命と生命の質(QOL)との関係が問われるようになった。それが，尊厳死ならびに安楽死をめぐる倫理的問題である。

尊厳死とは ▶　日本尊厳死協会では，**尊厳死**を「不治で末期に至った患者が，本人の意思に基づいて，死期を単に引き延ばすためだけの延命措置を断わり，自然の経過のまま受け入れる死のこと」としている[1]。ここで問題になってくるのは，「不治で末期」の判断と同時に，本人の意思をどのように確認するかである。後者については，先述のリビングウィルがなされていることが望ましいが，法的な位置づけはあいまいである。

安楽死とは ▶　**安楽死**にはさまざまな定義があるが，おおむね，激しい苦痛を伴う死期の迫った不治の傷病者を，本人の希望に従って苦痛の少ない方法で人為的に死なせることを意味する。安楽死はわが国では認められていないが，オランダやスイス，アメリカのオレゴン州など認められている国・地域もある。安楽死の区分は論理的には以下の[(1)または(2)]×[(3)または(4)]の4通りになるが，現

---

1) 日本尊厳死協会：リビングウィル Q&A(https://www.songenshi-kyokai.com/question_and_answer.html)(参照：2019-11-09).

代では尊厳死と同様，患者の自発的な意思があることが前提になっているので，(4)は社会的に容認されえない。

(1) 積極的：薬物を投与するなどして物理的に死にいたらしめる。
(2) 消極的：延命治療の中止や苦痛の緩和により結果的に死にいたらしめる。
(3) 自発的：正常な精神状態における患者本人の意思による。
(4) 非自発的：患者本人の意思によらない。

　安楽死については，自殺の容認につながること，患者の死に手を貸すことは医療者が患者に危害を加えることを容認することになるといった批判がある。さらに，本当に不治なのかどうか誤診の可能性が絶対ないとはいえないこと，新たな治療法が開発される可能性が否定できないこと，本人の意思が直前にかわるかもしれないことといった批判もある。

4　遺伝子診断・治療をめぐる倫理的問題

遺伝子診断の▶
むずかしさ
　遺伝子情報とは，1人ひとりが生まれつきもつ，生涯かわることのない遺伝子の情報であり，究極の個人情報である。この遺伝子情報を診断・治療に役だてるのが遺伝子診断・治療で，その範囲は，先述の出生前診断や，あらゆる年代での発症前診断，発症後の確定診断などに拡大している。しかし，たとえ疾患にかかわる遺伝子が解明されても，予防法や治療法が確立している例はまだ少ない。遺伝子上の疾患リスクが判明しても，いつ発症するのか，本当に発症するのかも含めて，その後どう経過するのかがわからないことも多く，健全な器官や臓器を予防的に切除するかどうかなど，患者を深く悩ませてしまうこともある。さらに診断結果が，本人をこえて家族の遺伝子情報に関係し，影響を与えてしまうこともある。このような場合，遺伝子情報は，患者にとって「知らないでいる権利」の保障のほうが重要になることもある。

手軽な遺伝子▶
検査の拡大
　一方，現在は，医療機関を介さずインターネットや薬局で，生活習慣病などの罹患リスクや，体質，能力の検査から親子鑑定まで，遺伝子情報を手軽に調べるサービス（DTC遺伝学的検査）が多数提供されている。1991年に始まったヒトゲノムの解読が2003年に終了して以降，これを用いた医療技術は発展の一途をたどっているからである。

　しかし，遺伝子情報はきわめて多数の情報を含む個人情報であることから，この管理と取り扱いには特段の配慮が必要で，さまざまな学会などが指針・ガイドラインを作成している。

　医療技術の進歩は，数多くの恩恵をもたらしたと同時に，私たちに人類がいまだかつて経験したことのない難問を突きつけているのである。

専門的支援の▶
必要性
　こうしたことから，遺伝子診断については，本人や家族が，それを受ける意味をよく知って判断することが一層重要になってくる。わが国では2005（平成17）年にはじめて，認定遺伝カウンセラーの制度ができた。これは，遺伝子診断・治療を必要としている患者・家族の意思決定を支えるため，さまざまな情

報提供と，心理的，社会的支援を専門的に行う資格で，看護職者にもこの認定を受けて活躍する者が少なくなかった。

さらに 2017(平成 29)年からは，日本看護協会による**遺伝看護専門看護師**の認定が開始された。この役割は，対象者の遺伝的課題を見きわめ，意思決定支援と生涯にわたる療養生活支援を行い，世代をこえて必要な医療・ケアを受けることができる体制の構築とゲノム医療の発展に貢献することとされている。

5 移植医療をめぐる倫理的問題

移植医療とは，病気や事故によって臓器が機能しなくなった人に，ほかの人の健康な臓器を移植して機能を回復させる医療である。臓器提供者(ドナー)が死体である**死体移植**と，近親者など生きている人がドナーになる**生体移植**とがある。死体移植のなかでも脳死移植に関しては，臓器提供者(ドナー)の生前の意思確認と脳死状態であるかどうかの判定の適正さが問題となる。臓器提供者(ドナー)の脳死判定をめぐっては，脳死判定基準を医学の進歩に従ってたえず見直す必要があること，ならびに，脳死にいたっていないのに脳死と誤判定してしまうことをどう防ぐかが現在もなお問題となっている。

脳死・臓器移植については，1997(平成 9)年に，「臓器の移植に関する法律」(臓器移植法)が施行されたが，その後も提供臓器が不足し，臓器移植の件数はのびなやんだ。そこで，2009(平成 21)年に「臓器移植法」が法改正され，臓器提供の基準が見直された(2010 年施行)。

この改正法では，従前どおり臓器提供には本人の意思決定が最優先されることは当然であるものの，①本人の意思が明確でない場合は家族の承諾によって臓器提供が可能，②15 歳未満の者でも家族の同意によって臓器提供が可能，③親族への臓器の優先提供の意思を書面によって表示できる，などの変更が加えられた。これ以降，脳死状態でのドナーは増加したが，心停止後のドナーはむしろ減少した。現在も，欧米では死体移植が生体移植より多いのに対し，わが国では生体移植のほうがはるかに多いが，これはよしあしで判断すべきことではない。臓器移植は，法整備だけの問題ではなく，脳死を人の死とするかなどの死生観も含めた文化の問題が大きく影響しているからである。

6 再生医療をめぐる倫理的問題

再生医療と▶
ES 細胞の問題

移植医療が拡大しないなかで，わが国では再生医療に大きな関心がよせられている。**再生医療**とは，人体の組織が欠損した場合に，それを自己修復させるため，多種多様な細胞をつくることのできる分化多様性をもつ幹細胞を活用する方法である。1998(平成 10)年に，人間の胚から ES 細胞(胚性幹細胞)がつくられた。ここで使われた胚は，体外受精などで使われなくなった余剰胚であるが，それでも，受精卵の生存に関与する胚を破壊してよいかのどうか，倫理的に疑問が投げかけられた(ただし，わが国の「母体保護法」では，受精卵の

生存可能性と無関係な余剰胚の破壊に法的な問題はないとされる)。

iPS 細胞の成功と▶
倫理的問題

　その後 2006(平成 18)年には，京都大学の山中らが，胚細胞ではなく体細胞から iPS 細胞(人工多能性幹細胞)をつくり出すことに成功し，2012(平成 24)年にはノーベル生理学・医学賞を授与された。その後，2014(平成 26)年には，世界で初めて目の難病(加齢黄斑変性)に対し iPS 細胞を用いた移植手術が，2019(令和元)年には，iPS 細胞から作成した角膜シートの移植手術が成功するなど，iPS 細胞を用いた再生医療は大きな注目を集めている。

　このように，再生医療は，これまで有効な治療法のなかった疾患の治療ができるようになるなど，国民の期待が高い一方，移植細胞のがん化や拒絶反応など安全性の問題を残している。なによりも，遺伝子をどこまで操作してよいのか，再生医療をなににどこまで利用してよいのかといった根本的な問題を，今後も考えつづけていくことが重要である。

④ 医療専門職の倫理規定

1 専門職と倫理

　専門職とはなにかについて述べた古典的な「専門職論」の定義においては必ず，倫理規定をもつことが専門職の不可欠の条件としてあげられている。事実，さまざまな職業のなかでも，より専門性が高く，まとまった職能団体を形成する職業集団ほど，独自の成文化した倫理規定をもつことが多い。倫理規定は，その職業集団の倫理問題への認識や取り組みを示すものであり，かつ社会に対する誓約といった意味ももつものである。

2 世界医師会・日本医師会の取り組み

　医療における人権の問題を世界で最初に扱ったのは，1947 年の「ニュルンベルク綱領」であった。これは，ナチス政権下のドイツが強制収容所で行った人体実験の犯罪性を裁く基準となった「生体実験に関する 10 か条の規範」のことである。この規範では，医学の発展のために人体実験は不可避であるが，それが認められる条件として，インフォームドコンセントの基本原則をふまえることが必要であるとされている。

世界医師会の▶
取り組み

　「ニュルンベルク綱領」を受けて，真っ先に行動をおこしたのは世界医師会であった。世界医師会は，翌 1948 年の世界医師会第 2 回大会において，人命尊重を基本理念とした医師の職業倫理に関する声明であるジュネーブ宣言を採択した(▶巻末資料，374 ページ)。また，その翌年の 1949 年の第 3 回大会では，ジュネーブ宣言をさらに具体化した「医の倫理の国際綱領」を，さらに 1964 年には，これらの医師の責務をふまえ，今度はとくに医学研究を行う際の勧告としてヘルシンキ宣言を策定・採択したのである。

いったん採択された規定も，その後の時代のニーズに合わせてさらに修正されていく。ジュネーブ宣言は直近の 2017 年改訂を含めてこれまで合計 5 回の修正・改訂がなされ，ヘルシンキ宣言は直近の 2013 年改訂を含めてこれまで合計 7 回の改訂・2 回の注記追加がなされている。とくに近年のヘルシンキ宣言の改訂では医学研究をめぐる倫理原則の追加が目だち，2000 年の改訂では，「すべての医学研究のための基本原則」ならびに「メディカル・ケアと結びついた医学研究のための追加原則」が整理され，臨床試験・治験についての考え方が示された。さらに 2008 年の改訂では，研究成果や臨床試験に関する情報等の公表や，アクセスのオープン化を義務づける内容が加わり，2013 年の改訂では，研究を行った結果，損害を受けた被験者が適切な補償と治療を受けられるようにすることなどの内容が追加された。

また，1981 年に第 34 回世界医師会総会で採択された患者の権利に関するリスボン宣言は，診療を受けるすべての患者にインフォームドコンセントが必要であることを訴え，医師の説明義務と患者の自己決定権の保障を明確化した画期的なものであった（▶巻末資料，374 ページ）。

日本医師会の▶
取り組み

一方，日本医師会は 1951 年に「医師の倫理」を採択したが，世界の動きをよそにその後長らく倫理規定の見直しはなされず，50 年を経た 2000（平成 12）年にようやく新たな「医の倫理綱領」を採択した（▶巻末資料，374 ページ）。

3 国際看護師協会の取り組み

世界医師会の動きにおくれをとるまいと，世界ではじめて看護職の倫理規定を策定したのは，アメリカ看護師協会 American Nurses Association（ANA）であった。ANA は当時世界最大の職業団体として社会的責務を認識し，1950 年に看護師の倫理規定の原型ともいえる「看護婦の規律」を採択した。

国際看護師協会 International Council of Nurses（ICN）は，設立当初から看護職者の倫理と法的側面に関心を示していた。しかし最初の倫理規定の採択は 1953 年の「看護婦の倫理国際規律」であり，これが 1973 年に大幅改訂され「国際看護婦倫理綱領」へ，その後 27 年を経て現在の「ICN 看護師の倫理綱領」へと受け継がれ，現在のものは 2021 年の改訂版である（▶表 5-1）。

近年の改訂▶

2000 年の「ICN 看護師の倫理綱領」では，前文で「人権の尊重が看護の本質に備わっている」と明言された。2005 年版では，人権に文化的権利とみずから選択し生きる権利が加えられた。2021 年版では，「看護師は，敬意，正義，共感，応答性，ケアリング，思いやり，信頼性，品位といった看護専門職の価値観を体現する」という文言が加わったのが特徴的である。また，綱領の本文においては，4 つの基本領域が再編され，「看護師とグローバルヘルス」が加わったのが特徴的である。

▶表 5-1　ICN 看護師の倫理綱領（2021 年版）

1.　看護師と患者またはケアやサービスを必要とする人々

1.1　看護師の専門職としての第一義的な責任は，個人，家族，地域社会，集団のいずれかを問わず，看護ケアやサービスを現在または将来必要とする人々（以下，「患者」または「ケアを必要とする人々」という）に対して存在する。

1.2　看護師は，個人，家族，地域社会の人権，価値観，習慣および宗教的・精神的信条がすべての人から認められ尊重される環境の実現を促す。看護師の権利は人権に含まれ，尊重され，保護されなければならない。

1.3　看護師は，個人や家族がケアや治療に同意する上で，理解可能かつ正確で十分な情報を，最適な時期に，患者の文化的・言語的・認知的・身体的ニーズや精神的状態に適した方法で確実に得られるよう努める。

1.4　看護師は，個人情報を守秘し，個人情報の合法的な収集や利用，アクセス，伝達，保存，開示において，患者のプライバシー，秘密性および利益を尊重する。

1.5　看護師は，同僚およびケアを必要とする人々のプライバシーと秘密性を尊重し，直接のコミュニケーションにおいても，ソーシャルメディアを含むあらゆる媒体においても，看護専門職の品位を守る。

1.6　看護師は，あらゆる人々の健康上のニーズおよび社会的ニーズを満たすための行動を起こし，支援する責任を，社会と分かち合う。

1.7　看護師は，資源配分，保健医療および社会的・経済的サービスへのアクセスにおいて，公平性と社会正義を擁護する。

1.8　看護師は，敬意，正義，応答性，ケアリング，思いやり，共感，信頼性，品位といった専門職としての価値観を自ら体現する。看護師は，患者，同僚，家族を含むすべての人々の尊厳と普遍的権利を支持し尊重する。

1.9　看護師は，保健医療の実践・サービス・場における人々と安全なケアに対する脅威を認識・対処し，安全な医療の文化を推進する。

1.10　看護師は，プライマリ・ヘルスケアと生涯にわたる健康増進の価値観と原則を認識・活用し，エビデンスを用いた，パーソン・センタード・ケアを提供する。

1.11　看護師は，テクノロジーと科学の進歩の利用が人々の安全や尊厳，権利を脅かすことがないようにする。介護ロボットやドローンなどの人工知能や機器に関しても，看護師はパーソン・センタード・ケアを維持し，そのような機器は人間関係を支援するもので，それに取って代わることがないように努める。

2.　看護師と実践

2.1　看護師は，自身の倫理的な看護実践に関して，また，継続的な専門職開発と生涯学習によるコンピテンスの維持に関して，それらを行う責任とその説明責任を有する。

2.2　看護師は実践への適性を維持し，質の高い安全なケアを提供する能力が損なわれないように努める。

2.3　看護師は，自身のコンピテンスの範囲内，かつ規制または権限付与された業務範囲内で実践し，責任を引き受ける場合や，他へ委譲する場合は，専門職としての判断を行う。

2.4　看護師は自身の尊厳，ウェルビーイングおよび健康に価値を置く。これを達成するためには，専門職としての認知や教育，リフレクション，支援制度，十分な資源配置，健全な管理体制，労働安全衛生を特徴とする働きやすい実践環境が必要とされる。

2.5　看護師はいかなるときも，個人としての行動規範を高く維持する。看護専門職の信望を高め，そのイメージと社会の信頼を向上させる。その専門的な役割において，看護師は個人的な関係の境界を認識し，それを維持する。

2.6　看護師は，自らの知識と専門性を共有し，フィードバックを提供し，看護学生や新人看護師，同僚，その他の保健医療提供者の専門職開発のためのメンタリングや支援を行う。

2.7　看護師は，患者の権利を擁護し，倫理的行動と開かれた対話の促進につながる実践文化を守る。

2.8　看護師は，特定の手続きまたは看護・保健医療関連の研究への参加について良心的拒否を行使できるが，人々が個々のニーズに適したケアを受けられるよう，敬意あるタイムリーな行動を促進しなければならない。

2.9　看護師は，人々が自身の個人，健康，および遺伝情報へのアクセスに同意または撤回する権利を保護する。また，遺伝情報とヒトゲノム技術の利用，プライバシーおよび秘密性を保護する。

2.10　看護師は，協働者や他者，政策，実践，またはテクノロジーの乱用によって，個人，家族，地域社会，集団の健康が危険にさらされている場合は，これらを保護するために適切な行動をとる。

2.11　看護師は，患者安全の推進に積極的に関与する。看護師は，医療事故やインシデント/ヒヤリハットが発生した場合には倫理的行動を推進し，患者の安全が脅かされる場合には声を上げ，透明性の確保を擁護し，医療事故の可能性の低減のために他者と協力する。

2.12　看護師は，倫理的なケアの基準を支持・推進するため，データの完全性に対して説明責任を負う。

3.　専門職としての看護師

3.1　看護師は，臨床看護実践，看護管理，看護研究および看護教育に関するエビデンスを用いた望ましい基準を設定し実施することにおいて，重要なリーダーシップの役割を果たす。

3.2　看護師と看護学研究者は，エビデンスを用いた実践の裏付けとなる，研究に基づく最新の専門知識の拡大に努める。

3.3　看護師は，専門職の価値観の中核を発展させ維持することに，積極的に取り組む。

3.4　看護師は，職能団体を通じ，臨床ケア，教育，研究，マネジメント，およびリーダーシップを包含した実践の場において，働きやすい発展的な実践環境の創出に参画する。これには，看護師にとって安全かつ社会的・経済的に公平な労働条件のもとで，看護師が最適な業務範囲において実践を行ない，安全で効果的でタイムリーなケアを提供する能力を促進する環境が含まれる。

3.5　看護師は，働きやすい倫理的な組織環境に貢献し，非倫理的な実践や状況に対して異議を唱える。看護師は，同僚の看護職や他の（保健医療）分野，関連するコミュニティと協力し，患者ケア，看護および健康に関わる，査読を受けた倫理的責任のある研究と実践の開発について，その創出，実施および普及を行う。

3.6　看護師は，個人，家族および地域社会のアウトカムを向上させる研究の創出，普及および活用に携わる。

3.7 看護師は，緊急事態や災害，紛争，エピデミック，パンデミック，社会危機，資源の枯渇に備え，対応する。ケアやサービスを受ける人々の安全は，個々の看護師と保健医療制度や組織のリーダーが共有する責任である。これには，リスク評価と，リスク軽減のための計画の策定，実施および資源確保が含まれる

4. 看護師とグローバルヘルス

4.1 看護師は，すべての人の保健医療へのユニバーサルアクセスの権利を人権として尊重し支持する。
4.2 看護師は，すべての人間の尊厳，自由および価値を支持し，人身売買や児童労働をはじめとするあらゆる形の搾取に反対する。
4.3 看護師は，健全な保健医療政策の立案を主導または貢献する。
4.4 看護師は，ポピュレーションヘルスに貢献し，国際連合(UN)の持続可能な開発目標(SDGs)の達成に取り組む。(UN n. d.)
4.5 看護師は，健康の社会的決定要因の重要性を認識する。看護師は，社会的決定要因に対応する政策や事業に貢献し，擁護する。
4.6 看護師は，自然環境の保全，維持および保護のために協力・実践し，気候変動を例とする環境の悪化が健康に及ぼす影響を認識する。看護師は，健康とウェルビーイングを増進するため，環境に有害な実践を削減するイニシアチブを擁護する。
4.7 看護師は，人権，公平性および公正性における，その責任の遂行と，公共の利益と地球環境の健全化の推進とにより，他の保健医療・ソーシャルケアの専門職や一般市民と協力して正義の原則を守る。
4.8 看護師は，グローバルヘルスを整備・維持し，そのための政策と原則を実現するために，国を越えて協力する

※訳注：この文書中の「看護師」とは，原文では nurses であり，訳文では表記の煩雑さを避けるために「看護師」という訳語を当てるが，免許を有する看護職すべてを指す。

(日本看護協会訳：ICN 看護師の倫理綱領(2021 年版). <https://www.nurse.or.jp/nursing/international/icn/document/ethics/index.html><参照 2022-11-08>による，表に改変)

4 わが国の看護倫理への取り組み

　　　　日本看護協会の倫理規定への取り組みは，日本医師会以上に遅かった。すでに ICN が 1953 年に倫理規定を採択していたにもかかわらず，日本看護協会独自の倫理規定の策定は，1988(昭和 63)年の「**看護婦の倫理規定**」を待たねばならなかったのである。

わが国における▶
「看護倫理」観
　　　　では，わが国の看護職者はそれまで，どのように内的規範としての看護倫理を整備してきたのだろうか。その経緯を少しふり返ってみる。

　　　　わが国で看護倫理という用語がはじめて用いられたのは終戦後の 1951(昭和 26)年，「保健婦助産婦看護婦法」および同法に基づく看護学校指定規則の「看護学」のなかの「職業調整」の備考欄に「(看護倫理を含む)」と記載されたときだといわれている[1]。その後，看護倫理がどのように扱われてきたかは，高田の整理によれば以下のとおりである[2]。

　　　　1967(昭和 42)年に行われた看護学校指定規則改正前後までは，看護倫理においては，総じて奉仕的精神が強調され，医師の権限や組織の規律と秩序への服従が重視された。看護職者のあり方としては，冷静さや従順さ，清楚さといった態度の一側面が「美徳」として強調された。しかし，こうした考え方は，

---

1) 岡本恵里：がん看護・ターミナルケアにおける倫理的問題——看護者・看護学生が抱える倫理的問題状況への悩みと対処行動. 臨牀看護 28(5)：657-662, 2002.
2) 高田早苗：看護倫理をめぐる議論. 日本看護協会編：看護白書 平成 15 年版——看護倫理・認定看護師制度・資料編. p.4-19, 2003.

▶表5-2　看護倫理をめぐる経緯

時期	経緯
終戦後〜1970年ごろ	過去を引きずった「美徳中心」の倫理の時期
1970年ごろからの約20年	空白の期間ともいえるほど，「看護倫理」という言葉が消える
1988年	日本看護協会「看護婦の倫理規定」の制定
1990年代以降	看護倫理が取り上げられる機会が多くなる
2003年	「看護師の倫理規定」が「看護者の倫理綱領」へと改定される
2021年	「看護者の倫理綱領」が「看護職の倫理綱領」

（高田早苗：看護倫理をめぐる議論．日本看護協会編：看護白書 平成15年版——看護倫理・認定看護師制度・資料編．p.4，2003による，一部改変）

民主主義の普及と看護教育の発展のなかで，窮屈（きゅうくつ）なお仕着（しき）せとして敬遠されるようになり，その後の約20年間，看護倫理という言葉は姿をひそめる。その後1988（昭和63）年に，日本看護協会が「看護婦の倫理規定」を制定してその普及に努め，再び新しい姿でクローズアップされるにいたった。

　このように，わが国において看護倫理は，戦後の一時期の長い空白期間を経て，1990年代以降になってようやく新たに議論されるようになったという経緯がある（▶表5-2）。

日本看護協会▶
による倫理規定
　かなり遅れて制定された「看護婦の倫理規定」であったが，基本的内容はおおむね網羅（もうら）されたものであった。本文は10の項目を軸に示され，前半5項目が「看護婦が対象に対し看護を実践するときの規律を示し」た職業人としての行動指針，後半の5項目が「よい看護を実現するための体制づくり，教育および研究の必要性を規律として示したもの」という構成であった。

　1990年代に入ると，医療の高度化・複雑化，国民の医療に対する権利意識の高まり，そして医療政策のたび重なる改変は，医療・看護の状況を大きく変化させ，看護職者はさらに多くの倫理的問題に直面するようになった。日本看護協会は，2000年に「ICN看護師の倫理綱領」が採択されたこともふまえて，2002年度から倫理規定の見直し作業に取り組み，2003（平成15）年に新しい「看護者の倫理綱領」を公表した。その後，看護を取り巻く環境や社会情勢の大きな変化を受けて再度の見直し作業を行い，2021（令和3）年3月に「看護職の倫理綱領」を公表するにいたった（▶表5-3）。

● 日本看護協会「看護職の倫理綱領」

　現在，わが国の看護職者にとって，最も身近で基本的な倫理規定が，日本看護協会「看護職の倫理綱領」である。この綱領は前文と16の本文で構成されている。表5-3に，前文と16の本文の各項目を掲載し，本文全体を**巻末資料**（▶370ページ）に掲載する。

綱領の意味▶　前文において，この綱領が看護職者にとっての行動指針であり，看護の実践

▶表5-3 看護職の倫理綱領

前文

　人々は，人間としての尊厳を保持し，健康で幸福であることを願っている。看護は，このような人間の普遍的なニーズに応え，人々の生涯にわたり健康な生活の実現に貢献することを使命としている。

　看護は，あらゆる年代の個人，家族，集団，地域社会を対象としている。さらに，健康の保持増進，疾病の予防，健康の回復，苦痛の緩和を行い，生涯を通して最期まで，その人らしく生を全うできるようその人のもつ力に働きかけながら支援することを目的としている。

　看護職は，免許によって看護を実践する権限を与えられた者である。看護の実践にあたっては，人々の生きる権利，尊厳を保持される権利，敬意のこもった看護を受ける権利，平等な看護を受ける権利などの人権を尊重することが求められる。同時に，専門職としての誇りと自覚をもって看護を実践する。

　日本看護協会の『看護職の倫理綱領』は，あらゆる場で実践を行う看護職を対象とした行動指針であり，自己の実践を振り返る際の基盤を提供するものである。また，看護の実践について専門職として引き受ける責任の範囲を，社会に対して明示するものである。

本文

1. 看護職は，人間の生命，人間としての尊厳及び権利を尊重する。
2. 看護職は，対象となる人々に平等に看護を提供する。
3. 看護職は，対象となる人々との間に信頼関係を築き，その信頼関係に基づいて看護を提供する。
4. 看護職は，人々の権利を尊重し，人々が自らの意向や価値観にそった選択ができるよう支援する。
5. 看護職は，対象となる人々の秘密を保持し，取得した個人情報は適正に取り扱う。
6. 看護職は，対象となる人々に不利益や危害が生じているときは，人々を保護し安全を確保する。
7. 看護職は，自己の責任と能力を的確に把握し，実施した看護について個人としての責任をもつ。
8. 看護職は，常に，個人の責任として継続学習による能力の開発・維持・向上に努める。
9. 看護職は，多職種で協働し，よりよい保健・医療・福祉を実現する。
10. 看護職は，より質の高い看護を行うために，自らの職務に関する行動基準を設定し，それに基づき行動する。
11. 看護職は，研究や実践を通して，専門的知識・技術の創造と開発に努め，看護学の発展に寄与する。
12. 看護職は，より質の高い看護を行うため，看護職自身のウェルビーイングの向上に努める。
13. 看護職は，常に品位を保持し，看護職に対する社会の人々の信頼を高めるよう努める。
14. 看護職は，人々の生命と健康をまもるため，さまざまな問題について，社会正義の考え方をもって社会と責任を共有する。
15. 看護職は，専門職組織に所属し，看護の質を高めるための活動に参画し，よりよい社会づくりに貢献する。
16. 看護職は，様々な災害支援の担い手と協働し，災害によって影響を受けたすべての人々の生命，健康，生活をまもることに最善を尽くす。

（日本看護協会：看護職の倫理要領．<https://www.nurse.or.jp/nursing/practice/rinri/rinri.html><参照 2021-11-09>による）

をふり返る際の基盤であること，「看護の実践について専門職として引き受ける責任の範囲を，社会に対して明示するもの」であることが述べられている。

綱領の構成▶　本文は 16 の項目で構成されている。本文の 1・2 では人権の尊重，人間の平等の重要性を表明し，本文の 3〜7 では，看護実践にかかわる倫理規範として，対象者との信頼関係，権利擁護，守秘義務の遵守，安全と保護の重要性，実施した看護についての責任について述べられている。

　続く 8 では，看護職自身の継続学習，9 では多職種協働，10 では看護の質保証，11 では，知識・技術の創造と看護学の発展に寄与する責任，12・13 では，よりよい看護サービス提供に責任をもつために看護職者みずからの健康や品行を保持・増進することの重要性を述べている。

　14・15 は，より広い視野にたって看護職者の社会的責任に言及した部分で，よりよい社会づくりに貢献することの重要性を明示している。16 は新たに加

わった内容で，災害時の行動について示している。

1人ひとりの▶
内的規範として
このような倫理規定はもちろん，単に策定し，公表すれば終わりになるのではない。これを社会に公表した以上，看護職者1人ひとりに，この内容を十分理解し，みずからの内的規範として取り入れ，規範に基づいた行為や行動がとれるように努力する責任が課せられるのである。

C 看護実践における倫理問題への取り組み

① 看護の本質としての看護倫理

● 看護の本質としてのアドボカシー

医療をめぐって倫理が問われるようになった経緯には，先述したように，従来のパターナリスティックな医学・医療への反省と，患者の権利，患者の自律性の尊重があった。

こうした医療の倫理的な問題は，哲学者や倫理学者が生命倫理学の領域で，臨床医学者たちは医療倫理や臨床倫理といった領域でそれぞれに論じてきた。では，看護職者による看護倫理は，それらとどのように異なるのだろうか。

看護の本質とは▶
なにか
看護倫理を問う前に，看護の本質とはなにかをふり返ってみよう（▶10ページ）。近代看護の創始者であるナイチンゲールは，「自然が病気や傷害を予防したり癒したりするのに最も望ましい条件に生命をおくことである。」[1]とし，回復する主体は患者自身であると明言した。また，看護とは「病気の看護ではなくて，病人の看護というところに注意してほしい」[2]とも述べている。それから約100年後に，ヘンダーソンは「看護師は時に，意識を失っている人の意識となり，自ら命を断とうとする人に代わって生命の熱愛者として立ち，足を切断された人の足，光を失ったばかりの盲人の目，赤ん坊の移動の手だて，若い母親の知識と自信，身体が弱り果てて，あるいは引っ込み思案のために物が言えない人のための“声”となる」[3]と述べ，看護援助とは「その人ができる

1) Nightingale, F. 著，湯槇ます監修，薄井坦子ほか訳：ナイチンゲール著作集　第2巻. p. 125-128, 現代社，1974.
2) Nightingale, F. 著，湯槇ます監修，薄井坦子ほか訳：上掲書. p. 125.
3) Henderson, V. 著，湯槇ます・小玉香津子訳：看護の基本となるもの，再新装版. p. 15, 日本看護協会出版会，2016.

だけ自立できるようにしむけるやり方で行う。」[1]べきものだと述べた。

　著名な二大理論家の著述をみただけでも、看護とは、患者自身の自立 independence と自律 autonomy を支え援助する、あくまでも患者中心の営みであることがよくわかる。

看護職者の役割▶　かつてのパターナリスティックな医療のなかでも、現代の高度に専門化した医療のなかでも、患者の権利はつねにおびやかされやすい状態にある。そうしたなかで看護は、患者の権利を擁護し代弁すること、つまり**アドボカシー** advocacy のはたらきをもつものであり、看護職者は患者の権利擁護者・代弁者すなわち**アドボケイト** advocate でなければならない。

　そして患者中心の看護において最も重要なことは、看護職者は単に患者の権利や意見を代弁するのではなく、患者を**エンパワー** empower する（援助する、力づける）ことによって、彼ら自身が発言できるようにすることなのである。

② 医療をめぐる倫理原則とケアの倫理

1 倫理原則

倫理原則とは▶　看護職者として、倫理的な態度や行動をとるためにはどうすればよいのだろうか。ここでは、その手がかりとなる倫理原則と、ケアの倫理について説明しよう。

　ある特定の集団においては、それぞれの専門性に応じて「倫理的な態度や行動とはなにか」を導くための基盤となる原則がある。これを「倫理原則」という。医療にかかわる専門職の倫理原則としては、ビーチャム T. L. Beauchamp とチルドレス J. F. Childress が示した倫理原則が最も有名である。この倫理原則は「**自律尊重、善行、無危害、公正**」の4つで構成される[2]。一方、看護倫理学者であるフライ S. T. Fry らは、看護実践において重要な倫理原則を「**善行と無危害、正義、自律、誠実、忠誠**」の5つとした[3]。

　図5-1に示したように、双方の倫理原則は順序や表現がやや異なるものの、内容的にはほぼ対応する。ただし、看護倫理学者であるフライの倫理原則には、ビーチャムらのそれにはない「誠実・忠誠」が入れられている点が特徴的だといえる。

各原則の意味▶　次では、これらをもう少し詳しくみてみよう。

---

1) Henderson, V. 著、湯槇ます・小玉香津子訳：上掲書. p.14.
2) Beauchamp, T. L. & Childress, J. F. 著、永安幸正ほか監訳：生命医学倫理. p.15, 成文堂, 1997.
3) Fry, S. T. & Johnstone, M-J. 著、片田範子・山本あい子訳：看護実践の倫理——倫理的意思決定のためのガイド、第3版. p.23, 日本看護協会出版会, 2010.

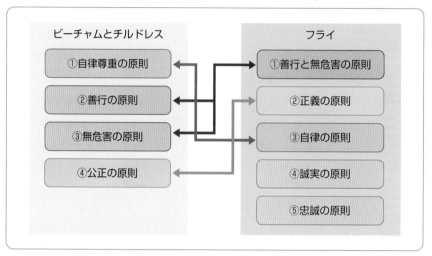

▶図5-1　医療をめぐる代表的な倫理原則

[1] **自律尊重の原則** autonomy　自律とは，人が「自分のことは自分で決める」ということである。自律の原則の基盤には，人は本来自立している，あるいは自立しうる存在であるという考えがある。だからこそ人は自己を管理する能力をもっており，自分で選択した計画に基づいて行為を決定し実行するといった自由が許されていると考えるのである。

　人の自律性を尊重するということは，その人の価値観や信念を尊重し，どのように行為し，そしてどのような結果がもたらされるかの両方について，その人自身に選ぶことが認められなければならない。

[2] **善行の原則** to do good for the patients　人がなんらかの行為を他者に行うときは，その行為が他者にとってよいこと，あるいは利益を生み出すものである必要があるということである。ここでいう利益とは，金銭的な利益に限らず，その人にとってなんらかの得になることや有利になることのすべてが含まれる。

　なお，「よいこと」をなさねばならないというこの原則は，次の「無危害の原則」を同時に満たす必要がある。

[3] **無危害の原則** do not harm　他者に対して有害なことをしないということである。人がなんらかの行為を他者に行うときは，その行為が他者にとって有害なものであってはならない。

[4] **正義・公正の原則** justice　正義と公正は英語でいうとどちらもジャスティス justice で，両者はほぼ同じ意味である。この原則においては，行為の対象となる人をすべて平等に，公平に扱う必要がある。しかし，たとえば患者をケアする際，1人の看護職者の時間や体力には限界があるから，複数いる患者の誰にいつどのようなケアを行うことが最も適切なのかを考え，優先順位をつけて行動しなければならない。

　同じように，正義や公正は，限られたベッド数のなかで誰を受け入れるのか，限られた医療費をどのような人にどう配分するのかといった，組織や社会における資源や利益の分配の公平性や平等性の確保においても問われる。

　[5] 誠実の原則 veracity　具体的にいうと「真実を告げること」「うそをつかないこと」そして「だまさないこと」である。正直であることは信頼関係の基本として医療従事者にはとくに重要である。これは「自律尊重の原則」とも密接に関係する。たとえば，患者が自律的な判断や選択をする際には，病気や治療についての真実(正しい情報)が知らされなければ適切な判断や選択はできない。

　[6] 忠誠の原則 fidelity　これは，人とのかかわり合いにおいて誠実であることを意味する。守秘義務の遵守や，日常的なケアにおいて「約束をまもること」といった日常的なかかわりのなかで期待されることがらである。人を人として尊重するためにまもるべき基本的なことがらであると同時に，専門職に対してはより強く求められることがらである。

2 倫理的ジレンマ

　以上に紹介した倫理原則の1つひとつは，いうまでもなくどれも重要なことである。では，これらのすべてに従えば，自動的に倫理的な判断や意思決定ができ，倫理的な行動がとれるようになるのだろうか。そこには1つの難問が待ち受けている。

実際の医療場面と▶
倫理原則
　倫理原則を医療の例にあてはめて考えてみよう。「自律尊重の原則」は，患者中心の看護を目ざす看護職者としては，ごく当然のことのようにも思える。しかし現実には，「患者には専門的なことはわからないのだから」「患者が事実を知って混乱すると気の毒だから」と医療者側が考え，患者に正確な情報を伝えず，十分な説明なしにケアを実施するようなことがある。これらは，がんの告知や高齢の患者への病状説明の場面などでしばしばみられる。これは，診断や治療にかかわることだけではない。看護においてはたとえば，清拭をする時間や傷の処置をする場所などを患者が選べるということはあまりない。ほとんどの場合，看護職者や，診療スケジュールの都合で決められる。つまり，患者の意思や患者自身の選択権は二の次にされてしまっている。

倫理原則の対立▶
　患者にはわからないし気の毒だから情報提供をしないという医療者側の言い分は，患者によかれと思っているという点では「善行の原則」や「無危害の原則」に従っているといえなくもない。しかし，真実を告げないという点では明らかに「忠誠の原則」「誠実の原則」に反しているし，その結果，患者の選択権を奪っている点で「自律尊重の原則」にも反している。一方，患者が清拭の時間や処置の場所を選べないということは「自律尊重の原則」に反するが，もしすべての患者が希望する時間に希望する場所で清拭をすることになったら，現在の人員体制では看護職者の手が足りなくなって，ほかのケアを行うのに差

しさわりが出てしまうであろう。ここでは，「自律尊重の原則」と「正義・公正の原則」が対立する。

ジレンマと▶
道徳的苦悩

このように，倫理原則は，そのすべてを満たそうとしても，あちらをたてればこちらがたたないといった状態，すなわち**倫理的ジレンマ**に陥ることがしばしばある。

なお，ジレンマとは異なり，とるべき行動がわかっていても，それをやりとげるための権限がなかったり，他者に妨害されたり圧力をかけられるなど，他の制約によって正しい行動をとることができない状況もある。これは道徳的苦悩 moral distress という。

3　ケアの倫理・ケアリングの倫理

上記のような倫理原則の限界に対して，教育学者であるノディングズ N. Noddings の示したケアリングの倫理は，看護の倫理を導き出すためのもう1つの方向性を示すものであった。

ケアとは，▶
ケアリングとは

ここでいう「ケアリング caring」とは，メイヤロフ M. Mayeroff のいう「一人の人格をケアするとは，最も深い意味で，その人が成長すること，自己実現をすることをたすけること」[1]であり，「ケアする人」とは，他者を尊厳のあるかけがえのない1人として感じ，自分自身を実現するために相手の成長をたすけようと試みるのではなく，相手の成長をたすけることによって自分自身を実現する人という意味である。

またギリガン C. Gilligan は『もうひとつの声』[2]のなかで，ケアを支えることは「権利」や「正義」といった規範から考える倫理学ではなく，悩みや苦しみをもった目の前の人間の具体的状況にこたえようとすることによってはじめて可能だと論じた。

相互関係のなかで▶
考える倫理

これをノディングズの『ケアリング』[3]が発展させて，道徳や倫理に関する問題の議論を，先述のような倫理原則，すなわち原理とか定義などから始めることは形式的であり，そのように取り組むべきではないと批判した。そして，ケアの倫理においては，ケアリングの考え方によって看護職者自身が自分のあり方を見定め，具体的な状況に自分をおいて「ケアする人の立場で」取り組まねばならないと述べたのである。

つまり，ケアの倫理すなわち倫理的判断や行為は，ケアリングの概念に基づき行われることで，ケアする人とされる人とが，その状況やできごとのなかで

---

1) Mayeroff, M. 著，田村真・向野宣之訳：ケアの本質——生きることの意味．p. 13，ゆみる出版，1987．
2) Gilligan, C. 著，岩男寿美子訳：もうひとつの声——男女の道徳感のちがいと女性のアイデンティティ．川島書店，1986．
3) Noddings, N. 著，立山善康ほか訳：ケアリング——倫理と道徳の教育女性の観点から．晃洋社，1997．

対話を重ね，深く理解し合いながら，なにが最も倫理的であるかをともに考え決断していくことができると主張する。ここでは，なにが倫理的であるかは，誰かがつくった基準(たとえば倫理原則)に頼るのではなく，また看護職者だけで考えるのでもなく，看護職者が患者・利用者との相互関係のなかで，患者・利用者とともに考えていくことなのである。

4 倫理的問題への取り組み方──倫理的態度とは

看護そのものが ▶
本来倫理的
　看護職者はその援助のあらゆる場面で，患者や利用者にとって「なにが最も必要な(適切な)援助か」を考える。それが完璧にできるかどうかは別としても，そのように考え努力することが「よい看護職者の姿」であることを否定する人はいないだろう。

　このように考えてみると，あえて倫理，倫理と強調しなくても，看護実践そのものが本来倫理的な行いであり，看護職者がよりよい看護を行おうと努力することは，そのまま倫理的な行いであるともいえる。

自分の看護を ▶
ふり返る
　ただし，日々看護を行ってさえいれば，それだけで倫理的なのかというと，そう単純ではない。看護は，患者の生命と生活に深くかかわる仕事であるがゆえに，いったんかかわり方を間違えば逆にわるい結果をもたらすこともある。意図的ではないにせよ，よかれと思ってしたことがかえって害悪となる場合もある。自分が行った看護が，はたしてその患者・利用者にとって本当に「よいこと」であったかどうかを，看護職者はつねにふり返らなければならない。

倫理原則の用い方 ▶
　先に紹介した倫理原則は，「それに従っておきさえすればだいじょうぶ」というようなマニュアルではないし，自動的に正しい答えを出してくれるものでもない。医療者は，倫理原則をふまえ，次のような行動を伴いながら考えつづけなければならない[1]。

(1) 状況に対して関心をもつこと。
(2) できるだけ多くの正しい情報を集めること。
(3) 情報に基づいて，よりよいと思う行為を考えること。
(4) その行為を実行に移すこと。
(5) その行為の結果に対する責任をもつこと。

③ 看護実践場面での倫理的ジレンマ

　前述のとおり看護職者は，臨床の看護実践場面において，日常的にさまざまな倫理的ジレンマに遭遇する。そのなかで看護職者には，患者にとって「よいこと」はなにかを考えて判断し，行動していくことが求められる。では，実際

---

1) 松葉祥一：生殖生命倫理学講義．助産雑誌 61(9)：772-777，2007．

にどのようなジレンマが生じているのかを臨床場面から考えてみたい。

事例⑨ 患者の間食を目撃してしまった看護学生

Ⅰさんは60歳の女性で，2型糖尿病と診断を受けており3日前から教育入院をしている。入院直後から運動療法として，毎日午前と午後に，散歩や階段の昇り降りを熱心にしている。2日前からは，指導を受けて食事療法にも取り組みはじめた。

Ⅰさんは看護学生のJさんに，「食べることが好きだから，好きなときに好きなだけ食べられないのはつらいわ。でも，自分のからだのことだから，これからはがんばらないとね」と話した。食事指導の際には栄養士の話を熱心に聞き，カロリー計算の方法について質問する様子も見られていた。

ところがある日，Jさんが病室を訪れると，ちょうどⅠさんがお菓子を食べているところだった。ⅠさんはJさんの姿をみると，あわててお菓子を隠しながら，「娘がね，せっかく持ってきてくれたからわるいなと思ってね。今日だけのことだから，お願い，看護師さんには言わないでね」と，きまりわるそうに言った。Jさんは「そうなんですか」としか言えなかった。その後，同じように教育入院をしている同室患者が，「今日だけじゃないのよ。Ⅰさん，よく娘さんからお菓子を差し入れてもらって食べているのよ」と，こっそりJさんに伝えてきた。

Ⅰさんは，空腹時の血糖値が150～200mg/dLと高いため，間食にお菓子を食べると，血糖値がさらに上昇するおそれがある。Jさんは，このことを看護師に報告すべきかどうか悩んでいる。

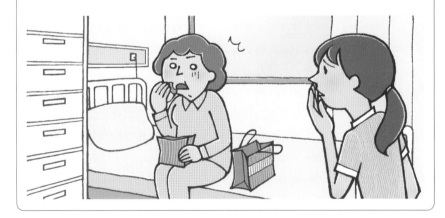

---

1 どのようなジレンマが生じているのか

この事例で看護学生のJさんは，Ⅰさんにとって食事療法は重要であり，間食はやめてほしいと思っているが，Ⅰさんの間食を看護師に報告することは，Ⅰさんとの信頼関係をそこない，Ⅰさんの自尊心を傷つけてしまうのではないか，というジレンマを感じている。

Ⅰさんは空腹時の血糖値が150～200mg/dLと基準値よりも高く，血糖コン

トロールを行っていく必要がある。2型糖尿病は慢性疾患の1つであり，悪化すると網膜症・腎症・神経障害などの合併症を引きおこす。そのため，食事療法・運動療法・薬物療法を中心にしたセルフケアが重要になってくる。Iさんも，このまま血糖コントロールが不十分な状態が続くと，将来的に合併症を引きおこすおそれがあるため，生活習慣を見直し食事療法・運動療法を継続していく必要がある。つまり，Iさんの間食を看護師に報告し，解決策を見いだしていくことは，他者に「よいこと」をなさねばならないという「善行の原則」にそった看護である。

しかし一方で，「今日だけのことだから，お願い，看護師さんには言わないでね」というIさんとの約束を破って，Iさんの同意を得ないまま看護師に報告してしまうと，Iさんの信頼をそこなうことにつながる。また，「業務上知り得た対象の情報は，本人の同意なしにもらしてはいけない」という守秘義務に反することになる。さらに，Iさんが「間食してしまう患者さん」「食事療法を実行できない意志の弱い患者さん」として医療者からみられ，Iさんの自尊心を傷つけてしまう可能性も予測される。

つまり，間食を行っていることを報告しても，報告しなくても，Iさんになんらかの不利益をもたらす可能性がある。すなわち，倫理的ジレンマが生じている状況なのである。

2 なにをなすべきか

2型糖尿病の治療では，食事療法・運動療法・薬物療法を中心にしたセルフケアが重要になってくると述べたが，患者がそのセルフケアを継続していくことは容易ではない。糖尿病治療の目標は「糖尿病のない人と変わらない寿命と日常生活の質(QOL)の実現を目指すこと」[1]である。これまでの生活習慣を見直し，患者が病気とうまく付き合いながら，自分らしく生活するためのセルフケア方法を身につけ，それを維持できるように援助していくことが必要である。

そのために，まず看護学生のJさんは，Iさんがなぜ「看護師さんには言わないでね」と言っているのかを考えることが大切である。Iさんは「食事療法を実行できない自分がわるい」ととらえ，自分自身のことを情けないと感じている可能性がある。また，「間食をやめたいと思うのにやめられない」というような困難を看護師に伝えられていない可能性もある。このままの状態では，生活習慣を見直して病気とうまく付き合っていくことはできない。

そしてJさんは，「間食していること」を問題にするのではなく，「Iさんはこれまでどのような食生活を送ってきたのだろうか」「どういうときに間食したくなり，どういうときに間食を控えておこうと思うのだろうか」と，Iさん

1）日本糖尿病学会：糖尿病治療ガイド 2022-2023．2022．

の生活やIさん自身の思いに関心を寄せることが大切である。

　このような，Jさんの態度や姿勢は，Iさん自身に，うしろめたさや「なにを困難に感じているか」といった感情と考えの表出をうながすことにつながる。そのうえでJさんはIさんに，「看護師たちとIさんの思いや考え，困りごとを共有したい」と申し出てもよいだろう。それはIさんを一方的に指導してもらうためではなく，IさんがIさんらしく生活していける方法を，専門家である看護師の力を借りながら一緒に考えていくためであり，そのことをIさんに伝え，承諾を得ることが大切である。

　看護者自身が，いま，かかえている倫理的ジレンマに率直に向き合い，これを解決する方法をあらゆる方面から考え抜いて行っていく努力こそが，患者にとってのよりよい看護につながっていくのである。

④ 倫理的課題に取り組むためのしくみ

1 臨床倫理委員会

　看護が組織のなかで行われる以上，組織内部での倫理的取り組み，とりわけ現場でおこる倫理的問題を適切に解決していくことは，個人だけでなく，組織にとっても重要な課題である。

　医療・看護の組織において，倫理的課題に取り組むためには，「臨床倫理委員会」のような専門委員会を設置することが適切である。なぜなら，医療現場で発生する倫理的問題や課題は非常に複雑であり，それぞれに適切な助言を与えたり，組織内での方針を決めたりするなどの仕事は，重要であるがたいへんな労力を要するからである。

　高田らが2005(平成17)年に行った調査結果によれば，全国の病院のうち「臨床倫理委員会」を設置しているところは近年急増しているが，現在の設置率は全体の1/3にすぎず，その活動も多くが必ずしも活発とはいえない実態があることがわかった[1]。また，臨床倫理委員会への看護部門のかかわりも，積極的といえる施設はまだ少数で，今後一層の積極的な関与が必要であると考えられる。

　看護職者は，最も患者の近くで活動し，それゆえ患者をめぐる倫理的問題や課題に最も気づきやすい立場にある。先の倫理綱領にもあるように，患者にとってよりよい医療・看護に責任をもつための行動として，今後，病院などの組織においては，臨床倫理委員会の設置や，設置された委員会への看護部門・看護職員の一層の理解と積極的な関与が求められるであろう。

---

1) 高田早苗ほか：臨床倫理委員会の設置と活動内容に関する実態調査．第9回日本看護管理学会大会講演抄録集．p.154-157，2005．

2 看護研究における倫理と研究倫理委員会

研究がはらむ▶
危険性

医療における倫理問題への取り組みの歴史が，戦争中の医学研究における人体実験を契機として始まったことからもわかるように，医療・看護におけるもう1つの重要な倫理的課題が，研究における倫理である。看護学研究の目的は医学研究とは異なるが，人，とりわけ病者や障害者といわれる「傷つきやすい」人を対象にすることが多い点では共通している。

看護における人権の尊重やプライバシーの保護などは，臨床でも日常的に配慮されていることであるが，患者などを対象として研究を行う場合には，その過程でおこりうるさまざまな場面を想定して，一層の倫理的配慮が必要になる。

また，ふだんは看護サービス提供者である看護職者が，患者を対象に研究を行おうとした場合，看護職者という「地位」が患者に対し，研究協力を拒否できなかったり，いやでも従わざるをえないなどの，なんらかの権力・圧力(ポジションパワーとよばれる)がはたらく危険性があることにも十分に留意する必要がある。

このように研究においては，臨床実践とはまた異なるさまざまな倫理的問題を生じる危険性がある。だからこそ，研究計画の段階で，研究の実施による倫理的問題を回避するための倫理的配慮を，あらかじめ綿密にしておくことが必要になってくるのである。なお，研究倫理について検討する際には，日本看護協会看護倫理検討委員会による「看護研究における研究倫理チェックリスト」などを参考にして計画をたてるとよいであろう(▶表5-4)。

研究倫理委員会▶

近年では，研究倫理に関する専門委員会として，多くの大学・研究機関や臨床現場において，「研究倫理委員会」が設置されるようになった。こうした研究倫理委員会の役割は，けっして研究の実施を制限することではない。研究倫理委員会は，研究の計画段階からの審査を通じて，研究実施の段階で対象者の権利をそこなうことがないように，倫理的問題を未然に防止することがその役割である。

同時に，十分な倫理的配慮を行えるように助言を与えることも役割となる。その結果，看護実践の質の向上につながるようなよりよい研究成果が得られ，研究者だけでなく，患者などの利益に寄与することができるよう導くことに，研究倫理委員会の最大の役割があることを理解しておく必要がある。

◉ 本章のまとめ

看護倫理とはなにかについて，次の2つの視点から説明してきた。

(1) 職業倫理は，分業化・複雑化する社会において，あらゆる職業において必須のものであること

(2) 看護者の職業倫理すなわち看護倫理とは，患者の権利擁護という点において，看護の本質そのものであること

これに加えて，さらに理解しなければならないこととして，次の(3)がある。

▶表5-4　看護研究における研究倫理チェックリスト

看護者は，研究計画・実施に際し，少なくとも下記の項目について倫理的配慮が十分なされているか自己吟味することが必要である。

基本的な事柄（研究全体を通して）
□対象者の安全および人権の擁護，とくに研究に関する知る権利・自己決定の権利に対する配慮ができているか？
□個人情報や秘密の保持などプライバシーに配慮できているか？
□通常の実践家と研究者の役割・活動を明瞭に区別することができているか？
□専門的知識，研究方法，研究の意義等の吟味，文献検討は十分行われているか？

研究計画書
□倫理的配慮が明記されているか？
□研究によって得られる利益（協力者・社会）と不利益のバランスが検討されているか？
□予測される研究対象者の不利益・不自由・リスク等を最小にする方法を講じているか？
□研究対象者の選定手続きの公平さは保たれているか？
□研究対象者の個人情報保護（匿名性の確保）の方法は十分か？
□研究協力依頼書や同意を得る方法が明記され，同意書が添付されているか？
□研究参加の拒否により研究対象者に不利益がないことが実質的に保障されているか？
□研究対象者の責任・判断能力に応じて，代諾者の同意を得る方法は明示されているか？

研究依頼書・同意書
□研究の目的・内容・手順がわかりやすく，適切に説明されているか？
□研究協力に伴う不快，不自由，不利益，リスクなどが説明されているか？
□いつでも参加を拒否，辞退でき，それによる不利益はないことが説明されているか？
□研究対象者からの質問に答える準備が説明され，連絡方法が説明されているか？
□研究対象者の匿名性，個人情報がどのようにまもられるか説明されているか？
□研究結果の公表方法について説明されているか？
□同意書には，研究の説明，日付および研究対象者の署名欄が記されているか？
□同意書の1つを研究対象者に渡しているか？

データ収集中およびその後
□データ収集中も，断る権利を保障できているか？
□実践家としての第一義的な責務を果たし，ケア優先でデータ収集を行っているか？
□研究対象者に不利益がないように最善を尽くしているか？
□データや資料を厳重に管理し，個人情報の保護に努めているか？
□有効な看護方法が明らかになったときには，その看護を提供できるように配慮しているか？

研究の公表（論文・発表）
□対象者に対して行った倫理的配慮を明記しているか？
□個人や対象集団の特定につながる情報の記載はないか？
□文献，使用した測定用具・モデルについては引用を明記しているか？

※おのおのの項目をチェックする際は「看護研究における倫理指針」を参照すること。
（看護倫理検討委員会：看護研究における倫理指針，平成15年度．p.20，日本看護協会，2004による）

(3) 看護倫理とは，看護職者自身が進んで内面化し，これに従いみずからを律するために用いるものである

　倫理規定の制定・修正をはじめとする看護職者の倫理的課題への取り組みは，そのときどきの医療の動向や患者・市民の意識の変化などの社会的要因の影響を受けつつなされてきた。しかしながら，看護職者がこうした取り組みを重ねてきたのは，けっして他者や外部の社会から強制されるからではなく，取り組む側の自発性にゆだねられていることを強調してきた。

　つまり看護倫理とは，看護職者1人ひとりが，みずからの規範としてこれを主体的に選び，内面化し，これに従いみずからを律することではじめて，倫理たりえるのである。そして看護倫理は，看護職者が専門職であるための不可欠の条件なのである。

　看護師を目ざして学びはじめたばかりの学生の立場でも，ここまで述べてき

たさまざまな倫理規定に対してなんらかの印象をもったことであろう。十分納得できることも，よくわからないこともあったかと思う。看護倫理は，誰かが決めてくれるものではなく，一度決めたからといってかえられないものでもない。これをきっかけに，これから学ぶ臨床でのさまざまなできごとを，看護職者の倫理規定と照らし合わせながら，看護のあり方を，そして倫理規定を，自分自身で考えふり返ることが大切である。

課題 考えてみよう①　患者の個人情報をどのように扱うか

　次の事例は，学生が実習でよく遭遇しそうな場面である。事例を読み，なぜこのような状況に陥ってしまったのか，あなたがこの看護学生だったらどうするかを考えてみよう。

> **事例**
>
> 　Kさんは70歳の女性で，股関節の手術を受けたあと，退院に向けてリハビリテーションを行っている。看護学生のLさん（実習での受け持ち2日目）は，Kさんの自宅での生活について情報を得て，退院後も自立した生活が送れるように援助したいと思っている。Kさんは明るい性格で，看護師や同室患者とはいつも笑顔で話をしている。Lさんが手術前の生活についてたずねたときも，股関節の痛みがあって階段の昇降がたいへんだったこと，掃除や洗濯などの家事は工夫しながら行っていたことなど，多くのことを笑顔で話してくれた。ただ，Lさんが「家事はご家族が手伝われていたのですか？」とたずねたときには「そうね」と返答するのみで，家族についてなにも話そうとはしなかった。Lさんは，Kさんのカルテに「内縁の夫と同居している」と記載があったことを思い出し，「ご主人が家事を手伝ってくださるとたすかりますね」と話した。するとKさんは「なぜあなたが主人のことを知っているの。担当の看護師さんにしか話していないはずだけど」と強い口調で言われた。Lさんはどう返答してよいかわからなくなった。
>
>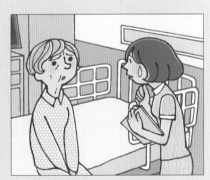

●なぜこのような状況に陥ってしまったのだろうか。

①看護学生はどのように考えていたのだろうか。

　看護学生のLさんは，Kさんが股関節の痛みをがまんしながら家事を行っていたと聞いて，家族の協力が得られれば負担が減るのではないかと考えた。

家族の状況を知るには，カルテからの情報収集が必要であり，カルテの情報は看護学生も共有してよい情報だと思っていた。そのため，Kさんが家族について話そうとしていないことに気づいていたにもかかわらず，カルテに記載されていた家族に関する情報を，そのままKさんに伝えてしまった。

②Kさんは看護学生の言葉をどのように受け取っただろうか。

　Kさんにとって家族のことは，他人にはむやみにふれてほしくないことがらで，自分が信頼できると思った担当の看護師にしか話していなかった。それなのに，知り合って2日目の看護学生のLさんが，なぜ家族のことを知っているのだろうかと不審に思っている。

▶あなたがこの看護学生だったら，このとき，どのようにKさんに返答するだろうか。そしてこのあと，どのようにKさんにかかわっていくだろうか。考えてみよう。

課題　**考えてみよう②　患者の尊厳をまもるとはどういうことか**

　次の事例は，実習で学生がよく遭遇しそうな場面である。事例を読み，看護師のMさんへのかかわり方をどう思うか，あなたがこの看護学生，あるいは看護師だったらどうするかを考えてみよう。

事例

　Mさんは45歳の女性で，夫と小学生の娘との3人暮らし。現在は乳がんの終末期で入院しており，ベッド上で起き上がることもつらい状態である。数日前からは下痢のため，おむつを使用している。看護学生のNさんは，Mさんから「すみません，下着をかえてもらえますか」と言われたため，担当看護師と一緒に洗浄の用意をしてMさんのもとを訪れた。看護師は「Mさん，お通じが出たのですね。すぐにおむつかえますね」と言って，ベッド周囲のカーテンを閉めておむつ交換を始めた。その間，看護師は，横を向いて臥床しているMさんの背中側から，「やわらかい便が出ていますね。まだ出そうですか」「前までよごれているからきれいにしますね」と，やや大きめの声で話しかけていた。しかし，それに対しての返答はなく，おむつ交換の間中，Mさんはずっと目を閉じていた。看護師は「Nさん，よく見てね。ここによごれが残りやすいからきれいにね」などとNさんにもあれこれ声をかけていた。Mさんの肩を支えていたNさんは，Mさんの体に力が入り，こわばっているのを感じていた。

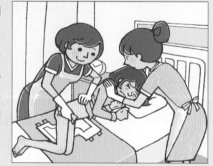

●看護師のMさんへのかかわり方についてどう思うか。

①看護師はどこに関心を向けていたのだろうか。

　看護師は，Mさんが身体的に衰弱していることから，排泄援助を手ばやく安楽に行うことが大切だと考えていた。また，Mさんの今後の排便コントロールのためには，排便状況の観察も必要だと考えていた。おむつ交換の際には，看護師はMさんの背中側に立っていたため，Mさんに聞こえやすいように大きめの声で説明しなければと思っていた。さらに看護学生のNさんに対しては，おむつ交換を見学するのははじめてだから，ていねいに説明してあげようという気持ちがはたらいていた。

②Mさんはどのような気持ちでいたのだろうか。

　排泄は，誰にも知られず，安心できる場所で，1人で行いたい行為である。しかし今回Mさんは，身体状態が悪化したため，おむつを装着せざるを得なくなった。Mさんがあえて「下着をかえてくれませんか」と言ったのは，「おむつ」という単語にさえ抵抗を感じていたからである。おむつ交換の際に看護師が，Mさんや看護学生のNさんに対して発した言葉に，Mさんは，自分の排泄を他者にゆだねざるを得ない苦痛や情けなさを感じていた。さらに，看護師の話し声が同室患者に聞こえてしまい，自分がおむつを装着していることや排泄援助を受けていることを周囲にさらしてしまうのではないかという恥ずかしさもあった。看護師の問いかけに返答もせず，身体をかたくこわばらせていたMさんは，その場から逃げることすらできず，そのときが過ぎ去るのをじっとがまんするしかなかった。

▶あなたがこの看護学生だったら，この場面で気づいたことや感じたことを，教員や実習指導者にどのように伝えるだろうか。考えてみよう。

▶あなたがこの看護師だったら，このあと，どのようにMさんにかかわっていくだろうか。考えてみよう。

ゼミナール
復習と課題

❶ 道徳・倫理・法の違いについて述べなさい。

❷ インフォームドコンセントが，アメリカにおいてどのような経緯で誕生したのか述べなさい。

❸ 看護におけるインフォームドコンセントにはどのようなことがあるか，具体例をあげなさい。

❹ ビーチャムとチルドレスによる4つの倫理原則について述べなさい。

❺ ケアリングの倫理とはなにか述べなさい。

❻ あなたの学校や実習病院の，倫理委員会の活動について調べてみなさい。

❼ 実習などでの経験から，倫理的ジレンマを感じた事例，道徳的苦悩を感じた事例をそれぞれあげ，どのように解決すればよいかをグループで話し合いなさい。

参考文献

1) 赤林朗・大林雅之編：ケースブック医療倫理．医学書院，2002．
2) 厚生労働省：人を対象とする医学系研究に関する倫理指針（https://www.mhlw.go.jp/file/06-Seisakujouhou-12600000-Seisakutoukatsukan/0000168764.pdf）（参照 2019-9-4）．
3) 国際看護師協会：看護研究のための倫理のガイドライン．インターナショナルナーシングレビュー 20(1)：60-70，1997．
4) 品川哲彦：倫理学の話．ナカニシヤ出版，2015．
5) 清水哲郎：本人・家族の意思決定を支える：治療方針選択から将来に向けての心積りまで．医療と社会，25(1)：35-48，2015．
6) 中山和弘・岩本貢編：患者中心の意思決定支援——納得して決めるためのケア．中央法規，2011．
7) 日本看護協会編：看護者の基本的責務——基本法と倫理．日本看護協会出版会，2003．
8) 日本看護協会編：看護白書，平成 16 年版．日本看護協会出版会，2004．

9) 服部健司ほか：医療倫理学の ABC，第 4 版．メヂカルフレンド社，2018．
10) 平尾真知子著：資料にみる日本看護教育史．看護の科学社，1999．
11) 吉田みつ子：看護倫理——見ているものが違うから起こること．医学書院，2013．
12) Beauchamp, T. L. & Childress, J. F. 著，永安幸正ほか監訳：生命医学倫理．成文堂，1997．
13) Davis, A. J. 監修，見藤隆子ほか編：看護倫理——理論・実践・研究．日本看護協会出版会，2002．
14) Faden, R. R. ほか著，酒井忠昭ほか訳：インフォームド・コンセント——患者の選択．みすず書房，2007．
15) Fry, S. T. & Johnstone, M-J 著，片田範子ほか訳：看護実践の倫理——倫理的意思決定のためのガイド，第 3 版．日本看護協会出版会，2010．
16) Gilligan, C. 著，岩男寿美子訳：もうひとつの声——男女の道徳観のちがいと女性のアイデンティティ．川島書店，1986．
17) Mayeroff, M. 著，田村真ほか訳：ケアの本質——生きることの意味．ゆみる出版，2006．
18) Noddings, N. 著，立山善康ほか訳：ケアリング——倫理と道徳の教育女性の観点から．晃洋社，1997．
19) Thompson, E. J. ほか著，ケイコ・イマイ・キシほか監訳：看護倫理のための意思決定 10 のステップ．日本看護協会出版会，2004．
20) Lowe, B. 著，北野喜良ほか監訳：医療の倫理ジレンマ解決への手引き——患者の心を理解するために．西村書店，2003．

第6章

看護の提供の
しくみ

本章で学ぶこと

□看護におけるサービスという考え方について理解を深める。

□チーム医療に携わるさまざまな職種を把握し，チームの機能を理解する。

□看護サービスの提供の場と，それぞれの場における看護サービスを把握する。

□看護にかかわるさまざまな法制度を理解し，またそれがつくられる過程についても理解する。

□看護サービスを提供する人員の配置と，サービスの評価が決定されるしくみについて把握する。

□看護サービスの管理について，その対象や組織，リーダーシップの概要とともに理解する。

□医療事故がおこる過程と，それを防止するための対策について理解する。

　本章では，「社会においてサービスとして提供される看護」に焦点をあて，看護サービスが生産され，提供される場としての施設や地域，看護サービス全体に関係する法や，行政・政策および経済のしくみについて学ぶ。そして最後に，個々のサービス提供組織のあり方やサービスそのもののマネジメントについて述べていく。

A｜サービスとしての看護

①「看護とはなにか」の3つの視点

看護における▶
サービスとは

　看護におけるサービスとは，どのようなことをさすのだろうか。たとえば広井は，ケア論の3つの場面として，①臨床的／技術的レベル，②制度／政策的レベル，③哲学／思想的レベルの3つを区分している[1]。これと同様に「看護とはなにか」について整理し，区分すると，次の3つの視点にまとめることができる(▶図6-1)。

(1) 臨床技術としての看護

(2) 思想・哲学としての看護

(3) サービスとしての看護

　それぞれの視点からはどのような看護の姿が浮かび上がり，またそれぞれはどのような関連性をもつのかを以下に述べていく。そこから，看護におけるサービスという考え方についての理解を深めていこう。

1) 広井良典：ケアを問いなおす(ちくま新書). pp.16-18, 筑摩書房, 1997.

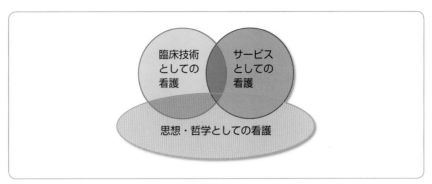

▶図6-1 「看護とはなにか」を考える際の3つの視点

1 臨床技術としての看護

　看護の中心にあるのは，看護する人とされる人との関係，すなわち，看護する人が，行為や言葉を介して対象となる人を援助することを契機に生まれる相互関係である。

　こうした関係において看護する人は，対象となる人にどのような援助行為が必要か，あるいはどのようなコミュニケーションが適切であるかといったことを，対象となる人からの反応を受けとめつつ考え，探究する。看護とはまず，こうして蓄積されていく援助の行為やコミュニケーションの方法としてとらえることができる。そして現実に，看護職者は，つねに臨床技術としての看護を，開発し，実践し，評価し，そして改善しつづけている。

　このような面からみると，看護とは，1つの専門的な臨床技術の体系としてとらえることができる。そのありようを探究すること，これが「看護とはなにか」を考える際の1つ目の視点である。

2 思想・哲学としての看護

　一方，上記のような看護の営みを，歴史・社会的な側面から考えてみることも必要である。つまり，看護は，人類の長い歴史や社会の発展の段階において，どのような意味や価値をもち，あるいはどのように意味づけられ，価値づけられてきたのであろうか，ということについて考察していくことである。

　歴史・社会における看護の思想的・哲学的な意味や価値を探究することは，「看護とはなにか」の本質に迫る重要な研究方法である。今日，私たちが手にすることのできる多くの看護の理論書や哲学書には，先人たちがこのような視点で看護を探究してきた成果が示されている。

　現代社会は，政治および経済システムのグローバル化，産業における分業化，そして医学を含む科学技術における高度化・先端化が急激に進行している。こうしたなかで，看護の思想的・哲学的な意味や価値を探究する作業は，ますます重要さを増している。

3 サービスとしての看護

　「看護とはなにか」を考える際の，もう1つの大切な視点，それが，本章で扱う「サービスとしての看護」である。この視点は，看護を社会・経済的な側面からみるものであり，看護とは，公的な看護職資格を得て働く労働者が，患者・利用者に対して提供するサービスであると説明することができる。

　サービスとは，経済学において次のように定義されている。すなわち，人間の欲求やニーズを満足させるモノやはたらきの総称を財というが，財には，形あるモノとしての物財と，はたらきそのものが有用性をもつ無形のサービスとがある。つまり，広義の財には，モノとサービスの両方を含めた意味がある。

　いうまでもなく，看護とはモノ，すなわち有形物ではない。看護職者の行為，すなわち看護というはたらきそのものが，患者のニーズ，ひいては社会的ニーズを満たすという意味で，看護は無形の財，すなわちサービスなのである。

　これまで，看護を「サービス」と表現することには，看護職者のなかでも抵抗を感じる人が少なくなかった。しかし，上で述べたように，看護もまた社会において展開される1つの経済活動であるということ，すなわち看護が，看護職者の労働によって生み出されるサービスであり，これが経済システムのなかで(わが国の場合は主として社会保険制度のなかで)取り引きされているという事実を，無視することはできない。

②3つの視点の相互関連

　ここまで述べてきた3つの視点は，それぞれが別個にあるのではなく，相互に関連し合っている。

　たとえば，看護技術の成果をどのように評価するか，あるいは，今後これらがどのような方向で開発されるべきかといったことは，臨床技術としてのあり方のみならず，歴史・社会的状況をふまえた思想的・哲学的(ないしは倫理的)な意味や価値とも突き合わせながら考えられなければならない。

　一方，いかにすばらしい看護技術が開発されたとしても，それが現実の社会において，実際にサービスとして人々に提供できるような(つまり購入してもらえるような)社会・経済のシステムがなければ，技術開発の本来の目的は達成されない。そしてこうしたシステムづくり，すなわち社会保障制度や医療政策の策定や実施を検討する際には，単に経済的側面からのみ考えるのではなく，看護の技術的な可能性や，社会にとっての看護の価値や意味といった視点を合わせた検討が不可欠である。

　このように，「看護とはなにか」を考える際には，ここで述べた3つの視点それぞれからの探究と同時に，相互を関連づけることによって，さらに看護の本質に迫ることが可能になるのである。

B 看護サービス提供の場

① 看護サービスの担い手とチーム医療

1 看護サービス提供をともに担う職種

看護サービスの中心的な担い手である看護職者は，看護師・准看護師・助産師・保健師の4つの資格で構成される。しかし，今日の高度化・複雑化した保健・医療・福祉の現場においては，看護職者が単独で看護サービスを提供することはほとんどないといってよい。

看護サービス提供を支える多くの職種▶ たとえば，「保健師助産師看護師法」で看護師の業務と定められている「診療の補助」の多くは，診療を行う医師とはもちろん，薬剤師や臨床検査技師などのさまざまな医療専門職種[1]との連携・協働のもとに行われる。看護職者の専門性がより発揮される「療養上の世話」についても，近年では看護補助者や介護福祉士などと協働して行う場合が多くなっている。

また，病院に入院している患者の療養生活の支援は，給食に携わる栄養士や調理師のほか，リネン[2]などの寝具類の交換や，病室の清掃および環境整備，物品・設備などの維持・保守管理などに携わる，直接のサービス提供を陰で支えるさまざまな技術職員も関与している。これに加えて，経営面のさまざまな事務作業にあたる職員などの働きも不可欠である。

看護サービス提供にかかわる多くの専門職種▶ 現在，医療従事者のうち国家資格とされる職種としては，以下のようなものがある（▶巻末資料，366ページ）。

医師，歯科医師，薬剤師，保健師，助産師，看護師，理学療法士（PT），作業療法士（OT），言語聴覚士（ST），視能訓練士（ORT），義肢装具士，歯科衛生士，歯科技工士，診療放射線技師，臨床検査技師，衛生検査技師，臨床工学技士，あん摩マッサージ指圧師，柔道整復師，救急救命士，はり師，きゅう師。

これらに加えて，地域包括ケアの推進により，医療と福祉の連携の機会も増し，看護職者が**社会福祉士・精神保健福祉士・介護福祉士**などの福祉領域の専門職種（▶巻末資料，367ページ）とともに働く機会が増えている。

2 チーム医療とはなにか

さまざまな職種が役割を分担し，チームとして医療・看護にあたることは，

---

1) 医療従事者のうち医師と歯科医師を除いたものは，コメディカルとよばれることもある。ただし看護師をコメディカルに含めないことも多い。
2) リネン linen とは，亜麻の繊維でつくった織物をさすフランス語「リンネル」が転じたもので，シーツや枕カバーなどを意味する。

チーム医療とよばれ，このチームを医療チームとよぶ。しかし，ただ単に同じ組織に多数の職種がいるというだけでは，チーム医療をしているとはいえない。

チームとはなにか▶ 　共通の目的をもち協働する複数の人々の集まりは，組織，集団，あるいはチームとよばれる。組織と集団とはほぼ同じ意味だが，それらとチームとの違いは，相乗効果を強調している点である。ロビンス S. P. Robbins は，チームとは，複数人の構成メンバーが協調し，ともに働くことにより，構成メンバー単独の投入力の総和以上の業績・成果をあげるという相乗効果（シナジー効果）を生むものでなければならないと述べている[1]。チームワーク，すなわちチームが機能するということも同じである。

多職種協働と▶
多職種連携
　患者の生活を24時間見まもる看護職者は，従来からチームで看護を行うことが不可欠な職種である。さらに今日は，さまざまな医療従事者とチームを組んで協働しなければならない看護の課題が山積している。それは看護に限ったことではなく，医師の診断・治療も，疾病予防や健康増進活動も，生活をまもりゆたかさを追求する営みもすべて，単一の職種でなしとげられるものではない。

　それゆえ現在は，保健・医療・福祉のさまざまな職種が，共通の目的達成（問題解決）のために動く，多職種協働，多職種連携といった考え方が重視されるようになった。多職種協働は同一の場にいる人々の取り組み，多職種連携は離れた異なる場にいる人々の取り組みというニュアンスで用いられる。協働も連携も，それを担う多職種チームでのアプローチである。

多職種チームの▶
3つのモデル
　多職種チームは，そのアプローチの違いによって，以下の3つのモデル[2]に整理される。

　①マルチディシプリナリーモデル multidisciplinaly model　さまざまな職種のチームメンバーが，場所と手段を共有して一緒に働くが，通常はそれぞれ職種ごとに独立して活動し，必要な場合はカンファレンスなどで計画を調整する。医療の場合は，指示権限のある医師を上位におく階層的なチームになりやすい。

　②インターディシプリナリーモデル interdisciplinary model　チームメンバーは他の職種とのコミュニケーションを積極的にはかり，平等に話し合いに参加し，アセスメントや目標設定をともに行う。ただし，実際の計画や活動は，職種ごとに独立して行う傾向が強い。マルチディシプリナリーモデルとトランスディシプリナリーモデルとの中間である。

　③トランスディシプリナリーモデル transdisciplinary model　職種の専門性の境界を互いにこえて活動するチームである。多職種間で常時コミュニケー

---

1) Robbins, S. P. 著，高木晴夫監訳：組織行動のマネジメント入門から実践へ．pp. 168-190，ダイヤモンド社，1997.
2) 菊池和則：多職種チームの3つのモデル――チーム研究のための基本的概念整理，社会福祉学39(2)：273-290，1999.

ションをはかるだけでなく，アセスメントと計画立案，実際の活動やそのための教育・訓練も，ともに行う。

3 チーム医療の条件

前述したチームの分類には，優劣があるわけではない。実際にどのような種類のチームが必要であるかは，解決しなければならない課題・問題と，そのチームの利点や強みとの組み合わせによってさまざまに決まる。つまり，望ましい医療チームの種類とは，けっして固定的なものではなく，患者のニーズに合わせて，これを充足させるためにふさわしい種類が臨機応変に選ばれるべきなのである。

さらに，医療においてチームが，与えられた課題の解決に向かって効果的に機能するためには，以下のような条件を満たす必要がある。

組織づくりの条件▶ まず，組織づくりにあたっては，以下が重要な条件となる。

(1) 患者を中心にすえた医療チームの体制づくり

(2) チームメンバーの役割および責任の確認と明確化

(3) チーム内の医療従事者間のコーディネーター(調整役)の決定

チーム運営の条件▶ また，実際のチーム運営にあたっては，

(1) チーム内でのケース検討や治療計画の作成に際して，基本的に患者や家族の参加を妨げないこと

(2) チームのメンバーは，他職種の専門性を十分に理解したうえで，効果的かつ十分なコミュニケーションをはかること

(3) チームのメンバーは，それぞれの専門性をいかして患者のニーズをくみ上げ，得られた情報をほかのメンバーと共有すること

(4) チームのメンバーは，組織の一員としての自覚と責任意識をもち，民主的な組織運営に努めるとともに，みずからの主張を理性的に行うこと

などが重要な条件となる[1]。

② 看護サービス提供の場

ここでは，近年急速に拡大している看護サービス提供の場について，医療施設と地域(福祉，産業，学校などの場も含む)とに分けて説明し，最後に両者をつなぐ継続看護のあり方について述べていく。

ⓐ 医療施設における看護

現在わが国で医療施設とされるのは，「医療法」に定義されている医療提供

---

1) 松岡千代・石川久展：「チームワーク」認識に関する研究．香川県立医療短期大学紀要 2，pp.17-24，2000．

▶表6-1　医療法における定義（要旨）

施設	定義
病院	医師または歯科医師が，公衆または特定多数人のために医業または歯科医業を行う場所。20人以上の患者を入院させるための施設のあるもの。
特定機能病院	病院であって，①高度の医療を提供する能力，②高度の医療技術の開発および評価を行う能力，③高度の医療に関する研修を行わせる能力および，④厚生労働省令で定める診療科名を有し，⑤400人以上の患者を入院させるための施設を有する病院。
地域医療支援病院	国，都道府県，市町村，特別医療法人その他厚生労働大臣の定める者の開設する病院で，①ほかの病院または診療所から紹介された患者に対し医療を提供し，かつ②当該病院の建物の全部もしくは一部，設備，器械または器具を，当該病院に勤務しない医師，歯科医師，薬剤師，看護師その他の医療従事者の診療，研究または研修のために利用させるための体制が整備され，③救急医療を提供する能力を有し，④地域の医療従事者の資質の向上をはかるための研修を行わせる能力を有する病院。
診療所	医師または歯科医師が，公衆または特定多数人のために医業または歯科医業を行う場所。患者を入院させるための施設のないもの，または19人以下の患者を入院させるための施設のあるもの。
助産所	助産師が公衆または特定多数人のために，その業務を行う場所。助産所は，妊婦，産婦または褥婦10人以上の入所施設をもつことはできない。
介護老人保健施設（介護保険法）	要介護者であって，主としてその心身の機能の維持・回復をはかり，居宅における生活を営むことができるようにするための支援が必要である者に対し，施設サービス計画に基づいて，看護，医学的管理のもとにおける介護および機能訓練その他必要な医療，ならびに日常生活上の世話を行うことを目的とする施設。
介護医療院（介護保険法）	要介護者であって，主として長期にわたり療養が必要である者に対し，施設サービス計画に基づいて，療養上の管理，看護，医学的管理のもとにおける介護および機能訓練その他必要な医療，ならびに日常生活上の世話を行うことを目的とする施設。

施設すなわち，病院，診療所，助産所，介護老人保健施設，介護医療院の5種類である（▶表6-1）。

1 病院における看護

病院とは▶　医療施設のなかで最も規模が大きく，また最も多くの看護職者が働く場であるのが病院である。「医療法」において病院は「医師または歯科医師が，公衆または特定多数人のために医業または歯科医業を行う場所。20人以上の患者を入院させるための施設のあるもの」と定義されている。2020（令和2）年10月現在，全国の病院の総数は8,238施設で，2020年10月現在の就業看護職員数は約107万人（常勤換算従事者数[1]）である（看護師約82万7000人，准看護師約9万700人，看護業務補助者約15万3000人）。

病院には，特定機能病院や，地域医療支援病院とよばれるものがある。これ

1)「医療施設調査」の常勤換算従事者数による。以下，本節の就業看護職員数は本調査による。なお，第4章の159〜162ページの各看護職者の就業者数は「衛生行政報告例」による実人員であり，数字に若干の相違がある。また，「医療施設調査」のみ看護業務補助者も看護職員数に含めている。

らは，それぞれ「医療法」で定める要件を満たすことで称することができる。

特定機能病院▶ 　特定機能病院は，高度の医療を提供し，開発・評価する能力をもつなどの要件を満たしている病院である。現在，すべての都道府県に 1 か所以上存在しており，大学医学部附属病院と国立がん研究センター中央病院，国立循環器病研究センター病院，国立国際医療研究センター病院，および大阪府立病院機構大阪国際がんセンター，静岡県立静岡がんセンターなど 88 か所が承認を受けている(2022 年 12 月現在)。

地域医療支援病院▶ 　地域医療支援病院は，救急医療を提供する能力をもち，地域の医療従事者の資質の向上をはかるための研修を行う能力をもつなど，地域における医療の確保のために必要な支援を行う病院である。685 か所が承認されている(2022 年 9 月現在)。

　なお，過去には総合病院という種別も設けられていたが，現在これは廃止されている。

病床区分▶ 　以上のような病院の種類とは別に，病院にはさらに**病床区分**というベッド単位での種別が設けられている。現在，病床区分には，**一般病床**，**療養病床**，**精神病床**，**感染症病床**および**結核病床**の 5 つがあり，すべての病床はこれらのいずれかに区分されることになる。

● 開設者からみたわが国の病院の特徴

　医療施設については，「国公立」や「民間」などの表現がしばしば使われる。これは，病院の開設者を意味しているが，厚生労働省の統計においては，病院の開設者は，大きく，①国，②公的医療機関，③社会保険関係団体，④医療法人，⑤個人，⑥その他の 6 区分，さらに細かな統計上は 26 に区分されている。

公的医療機関▶ 　いわゆる「国公立」のうち「公立」は，**公的医療機関**をさす。公的医療機関には，厚生省(現在の厚生労働省)の告示(「医療法」第 31 条の規定による公的医療機関の開設者，1951〔昭和 26〕年 8 月 22 日厚生省告示第 167 号)に規定された，①地方公共団体(都道府県・市町村，地方独立行政法人)，②日本赤十字社，③社会福祉法人恩賜財団済生会，④社会福祉法人北海道社会事業協会，⑤全国厚生農業協同組合連合会の会員である厚生(医療)農業協同組合連合会(厚生連)，⑥国民健康保険団体連合会の 6 種類がある。

わが国の病院の特徴▶ 　2022(令和 4)年 10 月現在，国と公的医療機関の開設による病院の割合は，施設数で約 2 割，病床数で約 3 割である。すなわち，わが国の病院は，施設数では約 8 割，病床数では約 7 割が**医療法人**などの，いわゆる民間経営である。これは，わが国は明治以降長らく，民間の医師が自由に病院を開設できる**自由開業医制**をとってきたためである。なお，病院の病床規模をみると，200 床未満の中小規模病院が全病院の約 7 割を占める。このように，わが国では民間の中小規模の病院の割合が高いことが大きな特徴である。

● 病院における看護サービス

入院の目的に▶
応じた看護の提供

「医療法」における病院の定義に，20床以上の病床（入院のためのベッド）を有することが明記されていることからもわかるように，病院のおもな機能は入院である。入院の目的は，①検査，②治療，③症状観察，そして感染症などの場合の④隔離などである。こうした機能をもつ病院における看護の役割は，上記①〜④のそれぞれにおける専門的な看護サービスを提供することである。

　なお，かつては，これ以外に安静・静養を主目的に入院することもしばしばあった。しかし，医療費の増加が社会問題化し，医療資源の効率的な利用が重視されるようになった今日では入院期間（在院日数）の短縮化がはかられ，保険診療の場合は基本的に，検査・治療に関係しない安静・静養だけのための入院はありえない。また，検査・治療も，その実施や状態観察のために長時間を要するものに限られ，簡単なものであれば入院を必要としない外来での日帰り検査や日帰り手術などが推奨されている。

　近年，入院の条件が厳しくなっており，その結果，入院している患者は，病院・病床の種別にかかわらず，重症度が高くなっている。それゆえ，看護職者の業務の1つである診療の補助も，きわめて高度化・複雑化している。また，そのような高度医療を受ける患者への療養上の世話，すなわち日常生活支援や精神的援助なども，看護独自の役割として，きわめて重要になってきている。

　なお，専門的な看護サービスの内容は，病院や病床の種別，つまり先端医療を担う特定機能病院と，比較的よくある疾患を扱う一般の病院，そして慢性期でリハビリテーションやセルフケア支援が中心となる療養病床などによって大きく異なる。しかし，看護サービスの基本は，患者の個別性に応じた援助であり，それは病院・病床の種別が異なってもかわりないことを，看護職者として十分に理解しておく必要がある。

2 診療所および病院の外来における看護

診療所とは▶
「医療法」において，**診療所**とは「医師または歯科医師が，公衆または特定多数人のため医業または歯科医業を行う場所であって，患者を入院させるための施設を有しないもの，または19人以下の患者を入院させるための施設を有するもの」と定義されている。このうち，歯科医業を行うものを**歯科診療所**，それ以外のものは**一般診療所**とよばれる。また，入院施設のないものは**無床診療所**，施設のあるものは**有床診療所**とよばれる。

　2020（令和2）年10月現在，一般診療所は10万2612施設（うち有床診療所6,303施設），同年10月現在の就業看護職員数は26万4746.9人（常勤換算従事者数）となっている。なお，開設者別にみると，一般診療所については全体の約96%（歯科診療所は99%）が民間経営で，病院以上に圧倒的に「民間」中心である。

診療所の機能▶　なお，診療所の主たる機能は，基本的に病院の外来機能と同様であり，わが国の場合，病院にも外来があり，診療所にも有床診療所が存在するなど，診療所と病院の役割が整理されていないという制度上の問題がある。

● 診療所および病院の外来における看護サービス

サービス提供の場所が診療所であるか病院であるかにかかわらず，外来における看護職者の役割は，在宅で療養しつつ外来通院によって診療を受ける人々へのケアである。外来通院する人というと，入院するほど重症ではない患者というイメージをいだきやすいが，実際には，外来通院者の健康レベルは非常に多様であり，それに伴い医療・看護にも多様な役割が求められる。

外来通院患者には，高血圧や糖尿病などの慢性疾患の自己管理を必要とする人や，入院治療を終えて在宅で療養するリハビリテーション期にある人，あるいは自宅でターミナル(終末)期を迎えようとする人もいる。それゆえ看護職者には，患者の在宅療養を支えるために，身体状況の変化を見逃さず適切に対応するとともに，日常生活や家族の状況を把握し，療養上の指導や精神的援助を行うことも必要である。

このように，さまざまな健康レベルの患者を対象とする外来看護には，非常に多様な役割が求められている。加えて外来看護は，これから入院する人や退院してきた人を対象とするという点で，後述する継続看護，すなわち看護の継続性を維持するうえでも重要な役割を担っている。

ただし，こうした外来看護の役割の大きさ・幅広さにもかかわらず，「医療法」のうえでは，外来には30人の患者に対して看護職員1人をおくとされているだけで，十分な看護職員の配置が制度化されていない。このことは，後述する地域包括ケアを推進するうえでも大きな問題となる。

3 介護老人保健施設・介護医療院における看護

介護老人保健施設▶
とは　病院から在宅(あるいは福祉施設)に移行するまでの間の医療・看護サービスを提供する中間施設として，1986(昭和61)年の「老人保健法」改正によって老人保健施設が創設された。老人保健施設は，2000(平成12)年の「介護保険法」の施行とともに，介護保険で利用できる施設として位置づけられ，名称も現在の介護老人保健施設に変更された。2021(令和3)年10月現在，全国の介護老人保健施設は4,279施設で，約4万9000人(実人員数)の看護職者[1]が従事している。

---

1) 介護老人保健施設の従事者数は「令和3年介護サービス施設・事業所調査」によると，看護師(保健師および助産師含む)が約3万人，准看護師が1万9000人となっている(2020年10月末現在)。

介護医療院▶　医療や介護を必要とする高齢者が増加するなかで，病院から介護老人保健施設を経て在宅などへという流れはなかなか進まなかった。この打開策として，病院での治療を必要とするほどの重症度ではないが，長期的に医療と介護を必要とする人のための新たな施設の開設が2018(平成30)年からはじまった。これが**介護医療院**である。

　介護医療院は，2017年の「介護保険法」改正で，「要介護者であって，主として長期にわたり療養が必要である者に対し，施設サービス計画に基づいて，療養上の管理，看護，医学的管理の下における介護及び機能訓練その他必要な医療並びに日常生活上の世話を行うことを目的とする施設として，都道府県知事の許可を受けたもの」(第8条第29項)と定められた。すなわち，介護医療院とは，医療の必要な要介護高齢者の長期療養(医療と介護)と生活のための施設で，新たにつくるのではなく，病院の療養病床や介護老人保健施設からこれに転換することが推奨されている。しかし，2021(令和3)年10月現在に開設数は617施設にとどまっている。

　なお，前述の介護老人保健施設と介護医療院とは，「介護保険法」に基づく施設であるが，政策上は医療施設に含めて扱われることになっている[1]。

●介護老人保健施設と介護医療院における看護サービス

　介護老人保健施設と介護医療院とは，在宅などへの復帰を目ざすか，長期の療養生活を支えるかの違いはあるが，長期にわたる認知症や慢性疾患の管理，日常生活のケア，そして機能回復や残存機能維持のためのリハビリテーションによるセルフケア能力の回復を支える場であるという点で，看護職の果たすべき役割は共通しており重要である。

　しかし，これらの施設でのケアサービスは，制度上は介護サービスとよばれ，看護の役割がともすれば不明確になりがちである。加えて，従事者数自体も看護職員数は介護職員の2分の1以下であり，専門的役割が発揮しにくい。本来，これらの施設においては，医師が中心になりがちな医療施設とは違って，看護職員と介護職員，さらに医師や理学療法士や作業療法士も含めた全職種の対等な関係に基づく，チームでの取り組みが重要である(▶223ページ)。これらの施設の看護職者には，利用者へ質の高いケアを提供するために，介護職員をはじめとするさまざまな職種と効果的に連携・協働し，これをリードしていくことが，今後一層重要な役割となるであろう。

---

1) たとえば「介護保険法」第106条において「介護老人保健施設は，医療法にいう病院又は診療所ではない。ただし，医療法及びこれに基づく命令以外の法令の規定(健康保険法，国民健康保険法その他の法令の政令で定める規定を除く。)において「病院」又は「診療所」とあるのは，介護老人保健施設(政令で定める法令の規定にあっては，政令で定めるものを除く。)を含むものとする」と定められている。

4 助産所における看護

助産所とは▶ 　助産所とは,「医療法」第2条において「助産師が公衆又は特定多数人のためその業務(病院又は診療所において行うものを除く。)を行う場所」とされ,9床までの入所施設を有することができるとされている施設である。2020(令和2)年度末での助産所の数は2,650施設,このうち分娩を取り扱う助産所の数は341施設(令和2年度衛生行政報告例),2020(令和2)年末の就業助産師数の総数3万7940人のうち,助産所に勤務する助産師は2,369人(開設者を含む)である。

　なお助産所の大きな特徴として,ほかの医療施設の管理者が医師でなければならないのに対し,助産師が管理者になれるという点があげられる。

●助産所における看護サービス

　助産所では,妊娠中の指導から出産の介助,出産後の育児指導や母親の乳房管理,さらには家族計画にいたるまで,一貫したケアが行われている。ただし,助産所が対象とできるのは正常産に限られ,異常のある場合には,すみやかに嘱託医の指示を受けねばならないため,助産所の開設は嘱託医なしにはできない。

　少子化が進み,出産回数は減少しているが,回数が限られているために,かえって出産に対する質の高いケアのニーズが増大している。また,助産所は,単に分娩の介助のみを行う場ではない。核家族化および子どもの減少により,助産所における妊娠から出産・育児までを含めた次世代育成の過程にそったサービスの重要性はますます高まっている。したがって,施設数こそ少ないものの,助産所におけるサービスの意義は今後ますます明確になるであろう。

ⓑ 地域における看護

1 地域における看護の特質

●「地域」とは

　地域 community(コミュニティ)と聞いて,なにをイメージするだろうか。一般的に,地域とは「地理的な条件で区切られている一定の範囲」を示すことが多いが,ただの地図上の概念ではない。地域は「人々が生活する場」であり,そこでの郷土食や伝統的な祭りなど,共通する文化・風習・価値観がある。このほか地域のなかには,人々が働く場,学校,医療機関,保健機関,介護・福祉施設,商業施設,文化施設など,人々が生活のなかで利用するさまざまな場や施設があり,さらには道路や公共交通機関,上下水道・電気・ガスなどの生活インフラもある(▶図6-2)。

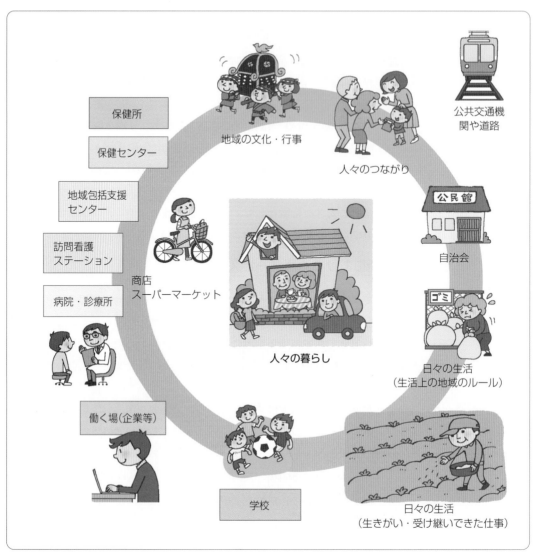

▶図6-2 地域のイメージ

　　　このような人々が生活する場としての地域の特徴をふまえながら，そこに住む人々を集団としてとらえ，健康を支援するのが，地域における看護活動の1つの特徴である。この場合，医療機関や保健所など，保健・医療にかかわるさまざまな機関は，地域における社会資源としてとらえられる。**社会資源**とは，健康や生活に問題が生じた際，その人が健康の回復や生活の維持などのために活用できるあらゆるもののことである。たとえば公的な機関・制度・サービス，民間の団体・個人，物資や情報などがあげられる。

　一方，医療において，地域という言葉は「医療施設以外の場」という意味ももつ。この場合の「地域」は，病気や障害をもつ人々が退院後に「生活する場」であり，かつ「療養する場」である。そして，住み慣れた家（自宅）や医療施設以外の施設（福祉施設），そのほかの生活の場[1]の周辺が「地域」としてと

らえられる。このような自宅やそれ以外の生活の場で療養する人に看護を提供するのも，地域における重要な看護活動の１つである。

● 地域における看護の対象

　地域のとらえ方は，看護の対象をどのように考えるかによって，大きく２つに分かれる。１つは地域を「生活する人々の集団」としてとらえ，地域住民（働く人々や学校に通う人々も含む）を丸ごと看護の対象とするとらえ方である。そしてもう１つは，地域を医療施設以外の療養の場ととらえ，居宅等[1]で生活する療養者を看護の対象とするとらえ方である。この場合，地域は看護の提供の場である。前者は**公衆衛生看護**における特徴的な対象のとらえ方であり，後者は**在宅看護**における特徴的な対象のとらえ方である。

　地域には，生まれてから亡くなるまでの，あらゆるライフサイクルにある人々，そして，健康な人（疾病がなく，その徴候もない人）から疾病をもつ人までの，あらゆる健康レベルの人々が生活している。地域における看護の対象となるのは，これらすべての人々である（▶図6-3）。ライフサイクルに応じた看護の特徴は，今後，「成人看護学」「老年看護学」「小児看護学」などの科目で学ぶ。ここでは，健康レベルの違いによる看護の特徴，および「場」の違い関連した特徴について，簡単にふれる。

[1] **健康な人々への看護の特徴**　健康な人々とは，「疾病がなく，その徴候もない」，あるいは最近血圧が高くなってきたとか，血糖値が高くなってきたと

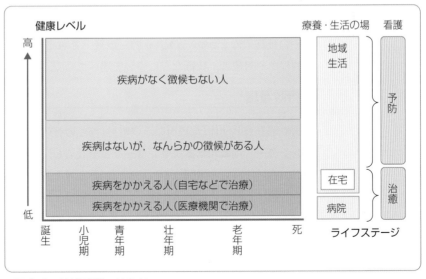

▶図6-3　地域看護の対象者

1) 自宅だけでなく，それ以外の生活の場（有料老人ホームやケアハウスなどの施設など）を含めた場合，「居宅等」と表現される。

かなどの「疾病はないが，なんらかの徴候はある」人々である。これらの人々への看護は，健康の維持や増進，疾病の予防（健康支援）が中心となる。

　これらの人々への看護の提供においては「どの集団に所属しているか」が重要な要素になる。たとえば，学童期や青年期の子どもたちは「学校」という集団に所属し，成人期の人々は「職場」（事業所）という集団に所属していることが多い。このように，地域で暮らす健康な人々への看護においては，それぞれが所属する集団の場の特性に応じた健康支援が重要となる。そのため，公衆衛生看護には，後述する学校看護や産業看護などの専門領域が含まれるのである。

[2] 居宅等で療養する人々への看護の特徴　地域には，先述のとおり病気や障害をもちながら自宅などで療養生活を送る人がいる。たとえば，第1章C節で紹介したDさん（▶62ページ）のように，脳梗塞の発症後，治療を急性期病院で受け，その後，リハビリテーションによりある程度機能が回復したところで退院し自宅で生活する人であり，ほかにもがんのターミナル期にあって自宅で疼痛コントロールを行いながら生活をする人，あるいは難病や精神疾患などの慢性疾患をもちながら生活する人などもあげられる。看護職者はこれらの人々のニーズに応じて，病気の再発を防ぎ回復を促進したり，症状の悪化を防ぎ，安定した状態を維持したりするための支援を行う。その人が病気や障害をもちながらも，慣れ親しんだ地域で，その人が望む，その人らしい質の高い生活を送ることができるように支援することが，看護職の重要な役割である。

2　多様な場における看護活動

地域における▶
看護の種類
　地域における看護活動の場には，保健所・市町村保健センター・地域包括支援センター，学校，企業など，訪問看護ステーションや医療機関，介護保険施設や福祉施設などがある（▶表6-2）。以後，それぞれの場における看護活動の法的根拠や対象者，特徴などについて述べていく。

● 行政看護

　国や地方公共団体（都道府県，市町村）などの行政機関は，**保健所や市町村保健センター，地域包括支援センター**などを設置し，保健師などの看護職を配置している。これらの機関はそれぞれ一定の地域を管轄し，その地域の住民すべてを対象に，健康の保持・増進のための支援などの活動を行っている。憲法第25条の「すべて国民は，健康で文化的な最低限度の生活を営む権利を有する」という生存権保障の規定に基づき，国や地方公共団体には住民すべての健康をまもる義務があるからである。

行政における▶
看護の特徴
　これらの機関において，看護は行政サービスの一環として，基本的に無料で提供される。医療機関における看護は救急などの一部の場合を除き，基本的に患者や家族の求めに応じて提供されるのに対し，行政における看護は，みずから支援を求めてくる人だけでなく，保健師などが地域に出向いたり，健康診査

▶表6-2 地域におけるおもな看護活動の場・法的根拠・対象

領域	場	法的根拠	おもな看護の対象	活動を担うおもな看護職
行政看護	保健所	地域保健法	管轄の地域に住むすべての人々	保健師
	市町村保健センター	地域保健法	市町村に住むすべての人々	保健師
	地域包括支援センター	介護保険法	管轄の地域に住む高齢者とその家族	保健師（もしくは地域での活動経験がある看護師）
学校看護	学校	学校保健安全法 学校教育法	児童・生徒等，教職員，保護者	養護教諭の資格をもつ保健師・看護師
産業看護	企業等	労働基準法 労働安全衛生法	企業などで働く就労者とその家族	看護師〔産業看護師〕，保健師〔産業保健師〕
在宅看護	訪問看護ステーション	介護保険法，健康保険法，高齢者の医療の確保に関する法律など	医師が必要と認めた傷病者，介護保険の要介護・要支援の認定を受けた者	看護師〔訪問看護師〕
	医療機関			
その他	居宅介護支援事業所，介護保険施設，福祉施設	介護保険法など	介護保険の要介護・要支援者，福祉施設等に入所・通所する高齢者	看護師，介護支援専門員（ケアマネジャー）の資格をもつ看護職

※〔　　〕内は通称。学会等による同名の認定資格があるものもある。

や健康相談などの保健活動の場から見つけ出した，ヘルスニーズをもつ人々に対しても提供される。行政における看護の対象は，個人だけでなく，地域の健康づくり活動や健康をまもるための生活環境改善や，保健医療福祉が連携した地域包括ケアの推進など，地域全体であることも特徴である。

行政看護を▶提供する機関　**[1] 保健所**　「地域保健法」の定めにより，都道府県や政令指定都市，中核市などが設置する（2023〔令和5〕年4月現在，全国468か所）。保健所は，地域における公衆衛生の向上と増進をはかることを目的に設置され，疾病の予防・健康増進・環境衛生などの公衆衛生活動の中心的な機関として，地域住民の生活と健康に重要な役割を果たしている。保健所には保健師のほか，医師・歯科医師・薬剤師・獣医師・診療放射線技師・管理栄養士など，その業務を行うために必要な職員がおかれている。

保健所の保健師が支援を行う個別の対象は，おもに精神障害者，難病患者，結核・エイズなどの感染症患者，児童虐待のリスクがある親子や障害をかかえる子どもの親など，専門的な保健サービスを必要とする人々である。保健師は，これらの対象者がさまざまな保健医療福祉のサービスを利用しながら地域で生活ができるように支援したり，対象者の疾病の進行を予防したり，感染がほかの住民に拡大するのを防いだりするための活動を行っている。

また，個別の対象者への支援以外では，災害の発生や感染症の流行などに備えた健康危機管理体制の整備や地域の健康に関する情報の収集・分析，健康の

保持・増進に役だつ情報の地域住民への提供，健康問題の発生要因や対策に関する調査研究，市町村に対する技術的な支援，さらには地域包括ケア推進のための多職種とのさまざまな連携活動など，その活動は多岐にわたる。

　今日，保健師は，増加する乳幼児虐待への対応とその予防や，新型インフルエンザなどの新興感染症への対応，災害発生に対する危機管理，増加する自殺の予防対策など，複雑で多様な健康問題への対応を迫られている。

[2] 市町村保健センター　地域住民に対して身近な対人保健サービスを総合的に行う拠点であり，「地域保健法」によって市町村に設置が認められている（2023〔令和5〕年4月現在，全国2,419か所）。

　市町村保健センターには，保健師や栄養士，歯科衛生士などの職種が配置されていることが多いが，どのような専門職種をおくかは，各市町村が任意に決めることができる。市町村保健センターの保健師の活動は対人サービスが基本であり，すべてのライフサイクルにある人々が対象である。

　たとえば，乳幼児とその親に対しては，家庭訪問や乳幼児健康診査および育児相談の実施によって，親の育児不安を軽減し，乳幼児の疾病や障害の早期発見を目的に行われている。なお近年は，乳幼児虐待の問題が深刻であり，ほかの部門と連携した予防活動が急務である。壮年期・中年期・老年期にある人々に対しては，生活習慣病予防などの健康づくり活動や介護予防活動などを，精神障害者や身体障害者に対しては，各種の個別相談や支援を行っている。

　なお，市町村の保健師は，保健部門だけではなく，介護保険や障害者福祉，児童福祉などを担う福祉部門にも配置されている。

[3] 地域包括支援センター　現在，認知症高齢者やひとり暮らしの高齢者が増加している。高齢者ができる限り住み慣れた地域で生活しつづけるためには高齢者とその家族への支援が必要である。地域包括支援センターは，その中心的な役割を果たす機関として2005（平成17）年の「介護保険法」改正に盛り込まれ，2006（平成18）年度から各市町村に設置されている。

　このセンターの機能は，①高齢者やその家族を対象とした相談・支援の実施，②高齢者虐待の早期発見や予防などの権利擁護，③包括的・継続的ケアマネジメント支援，④介護予防ケアマネジメント，の4つである。職員には保健師（または地域ケアの経験のある看護師），主任介護支援専門員（主任ケアマネジャー）[1]，社会福祉士の3種の専門職がおかれている。このうち保健師・看護師は，高齢者の身体的・精神的状態のアセスメント，ほかの医療・福祉・保健機関や多職種との連携やネットワークの構築，高齢者のニーズに応じたサー

---

1) 主任介護支援専門員（主任ケアマネジャー）は，2005年の「介護保険法」改正によって新設された資格である。一定の経験（原則として介護支援専門員の実務経験5年以上）をもち，都道府県による所定の専門研修課程を修了した者が認定される。介護保険サービスや他の保健・医療・福祉サービス提供者との連携，地域のネットワークづくり，一般ケアマネジャーへの助言，困難事例への支援・対応判断・指導などの役割を担う。

ビスの調整などの役割を担っている。

地域包括支援センターの機能の1つに，**地域ケア会議**の開催がある。この会議は，医療機関や地域の多職種が協働して個別事例の支援策について検討する実務者レベルのものから，そこから蓄積された手法や地域課題を関係者と共有するものまでさまざまである。医療機関も含めた地域における多職種連携を推進する機会であり，かつ地域課題を解決する政策提言にもつながる内容であるため，地域包括ケアシステムの構築を推進する重要な機能の1つである。

● 学校看護

学校看護とは▶　学校看護とは，幼稚園，小・中・高等学校，大学などの学校における看護活動をいう。対象は「学校保健安全法」に定められている「学校における児童生徒等（在学する幼児・児童・生徒または学生）および職員」（第1条，第2条）であるが，さらに児童生徒等の家族や小学校周辺の地域も対象とする考え方もある。

　学校における看護活動は，おもに**養護教諭**や特別支援学校・学級に配置された看護師によって行われる。養護教諭の職務は「学校教育法」によって「養護をつかさどること」と定められているが，1972（昭和47）年の保健体育審議会答申により「養護教諭は専門的立場からすべての児童生徒の保健および環境衛生の実態を的確に把握して，疾病や情緒障害，体力，栄養に関する問題等心身の健康に問題を持つ児童生徒の個別の指導にあたり，また健康な児童生徒についても健康の増進に関する指導にあたる」と解釈されている。わが国の養護教諭は，必ずしも看護師である必要はないが，海外では学校看護師（スクールナース）として，必ず学校に看護職がおかれている国もある。

養護教諭の▶
免許と職務　養護教諭の免許は，一種，二種，専修免許に分けられており，その取得のために求められる条件は，以下のとおりである。

> **一種免許**
> （1）看護師の免許を受け，1年課程の養護教諭養成機関を卒業
> （2）保健師の免許を受け，半年以上の養護教諭養成機関を卒業
> （3）養護教諭養成課程のある4年制大学で必要な科目を取得
> **二種免許**
> （1）保健師の免許取得後，都道府県教育委員会に申請[1]
> （2）短期大学の養護教諭養成機関を卒業
> **専修免許**
> 　課程認定を受けた大学院を修了

養護教諭は，保健室の運営や救急処置，救急体制の整備，健康診断・健康相

1）「文部科学省令で定める科目」のうち「日本国憲法」「体育」「外国語コミュニケーション」「情報機器の操作」（各科目2単位）の修得が必要である。

談といった業務のほか，児童生徒が健康への正しい知識をもち，健康を保持する適切な行動を身につけられるように指導したり，学校の環境を安全に保ち，健康へのリスクが生じないよう管理する役割を果たす。

近年は，子どものメンタルヘルスやアレルギーへの対応といった課題も増しており，養護教諭は，学校における唯一の看護職として，ますます多岐にわたる活動を担うようになっている。

● 産業看護

産業看護とは▶　産業看護とは，企業等における労働者(働く人々)を対象に提供される看護活動である。日本産業衛生学会による定義では，「事業者が労働者と協力して，産業保健の目的を自主的に達成できるように，事業者，労働者の双方に対して，看護の理念に基づいて組織的に行う，個人・集団・組織への健康支援活動である」(2005年)とされている。

産業看護活動の基本となる法律は，「労働基準法」および「労働安全衛生法」である。

産業看護職▶　産業看護職は，企業などの事業者・工場に雇われて，産業医，衛生管理者，安全衛生推進者，作業環境測定士，臨床検査技師そして栄養士などと協働して産業保健活動を行う看護職である。事業所などにおける産業看護職の配置については，これを義務づける法的な規定はまだないが，現在，全国で8千人前後の看護職が事業所などに勤務している[1]。

産業看護の対象は労働者であり，対象年齢は学校卒業後から定年退職前までと幅広い。対象となる労働者が家計収入の主たる担い手である場合には，労働者の健康をまもる産業看護職の活動は，対象者自身のみならず，生計をともにする家族に対しても影響をもつこととなる。

産業看護の活動▶　産業看護のおもな活動内容は，以下の5つに整理することができる。
(1) 労働者の健康をまもるため，企業内の衛生管理体制を整える**産業看護管理**
(2) 労働者の健康診断，健康相談や健康教育などを行う**健康管理**
(3) 有害物質への曝露(ばくろ)など，身体に悪影響を及ぼす環境がないよう，適正な作業環境の管理を行う**作業環境管理**
(4) 労働時間や作業内容の適正化をはかり，労働者の負担を軽減する**作業管理**
(5) 労働者が健康障害防止のために適正な行動がとれるよう教育する**労働衛生教育**

近年，職場の長時間労働が，ストレスに起因する身体的・精神的疾患，自殺の発生などの問題を生じさせている。そこで，2015(平成27)年12月から，「労働安全衛生法」による職場におけるストレスチェック制度が義務化され，

---

1) 日本看護協会出版会編：令和4年 看護関係統計資料集. p.3, 日本看護協会出版会, 2023.

チェックの結果，面接指導が必要とされた場合には，保健師がこれを担うようになった。また，がん，糖尿病，脳卒中，メンタルヘルスなどの病気をもつ患者が，治療を受けながら就労を継続できることが大きな課題となっている。これに対して，2018（平成30）年から，医療機関と企業とが連携し，労働者の治療と就労の両立を支援する「両立支援コーディネーター」[1]の養成と配置が進められるようになった。

● 在宅看護

病院から地域へ▶
移行する看護活動

近年，人口の高齢化に伴う「2025年問題」が指摘されている。「2025年問題」とは，2025年に団塊の世代が75歳以上を迎え，人口の4人に1人が75歳以上の高齢者となり，医療・介護・福祉サービスの需要が一挙に増加するのに対し，わが国の社会保障制度が維持できるかどうかという危惧をさす。これへの対応として，国は，2014（平成26）年6月25日に「地域における医療及び介護の総合的な確保を推進するための関係法律の整備等に関する法律」（医療介護総合確保推進法）を公布・施行した（▶251ページ）。

この法改正の主眼は，**地域包括ケアシステム**である。これは，療養の場の病院から地域への移行，つまり，現在の病院での入院中心の療養モデルを，急性期にある人以外は在宅での療養を中心とする「地域モデル」へ移行させることを意図している。これを契機に，在宅療養を支えるケアシステムづくりと，在宅看護の質的・量的な充足が，急ぎ求められることになった。

わが国の在宅▶
看護の経緯

わが国における在宅看護は，1991（平成3）年の「老人保健法」改正によって老人訪問看護制度が創設されたことによって，老人訪問看護ステーションの開設が急速に進み拡大した。1994（平成6）年には「健康保険法」が改正され，高齢者だけでなく疾病・負傷などによる在宅療養者にも訪問看護[2]が提供されるようになり，老人訪問看護ステーションは訪問看護ステーションに改称された。さらに，2000（平成12）年4月の「介護保険法」の施行後は，訪問看護は居宅サービスの中核として位置づけられている。

現在，在宅で療養を必要としている人々は，訪問看護ステーションや病院・診療所などの医療機関から，訪問看護サービスの提供を受けることができる。これにより，高度な医療管理を必要とする人や，重度の障害をもつ人も，訪問看護をはじめとする多様なサービスを利用しながら，住み慣れた自宅でその人

---

1)「がん，糖尿病，脳卒中，メンタルヘルスなどの病気や障害がある労働者がスムーズに職場復帰できるように，医療機関にかかわっている早期の段階から対象者の依頼を受けて介入する職種。復職支援コーディネーターともいう」（豊田章宏ほか：脳卒中に罹患した労働者に対する治療と就労の両立支援マニュアル．独立行政法人労働者健康安全機構，2017による）。

2) 訪問看護とは，看護職が生活の場を訪問し看護を提供することをいう。訪問看護は在宅看護を実践するための1つの方法である。

らしい生活を送ることが可能となった。2025年に向けて，今後より多くの医療ニーズをもつ療養者が病院から地域に移行することが予測され，地域における看護には，一層大きな力が求められている。

在宅看護を▶
提供する施設

在宅看護を提供する施設は，訪問看護ステーションと医療機関に分けられる。

[1] 訪問看護ステーション　管理者は看護職と定められている。スタッフには看護師・保健師・助産師のほか，理学療法士や作業療法士などもおかれている。社団法人全国訪問看護事業協会の「2023年訪問看護ステーション数調査」によると，2023(令和5)年5月現在の全国の訪問看護ステーション数(稼働数)は1万4304施設である。

訪問看護の対象者は，乳幼児から高齢者までのあらゆる年代であり，急性期の治療を終えた退院患者や慢性期にある在宅療養者，生まれつき重い障害をもった乳幼児，精神障害者，ターミナル期にある人々など多様である。現在，在宅人工呼吸療法や在宅酸素療法などといった医療依存度が高い在宅療養者が増えている。このような療養者に必要な看護を提供するためにも，訪問看護を担う看護職には豊富な経験と熟練した技術が必要とされる。近年は，新卒者でも就職可能なように，研修体制を充実させたステーションが増えている。

訪問看護を担う看護職は，療養者に直接的な看護を提供するだけでなく，療養者を取り巻く医療機関や保健所・市町村保健センター，福祉機関などと連携をとりながら，療養者のニーズにあった支援なども調整していく役割ももつ。

[2] 医療機関からの訪問看護　訪問看護は，訪問看護ステーションからだけではなく，病院や診療所などの医療機関内に設置された訪問看護部などから提供される場合もある。医療機関内の訪問看護部門は，独立した部門としておかれる場合もあれば，外来部門や地域連携室などのなかに訪問看護担当部門として配置される例もある。医療機関からは，訪問看護のほか，主治医やソーシャルワーカーなどによる訪問が行われる場合もある。医療機関から行う訪問看護の利点は，患者にかかわったほかの職種や，患者が入院していた病棟や外来との連携がとりやすく，継続性のある看護が提供しやすいことがあげられる。

● 地域におけるその他の場

従来，医療機関が中心であった看護の提供の場は，地域に拡大している。とくに2000(平成12)年4月の「介護保険法」の施行により，在宅における看護・介護サービスが充実したことで，デイサービス・デイケア・グループホームなどの居宅サービス事業所，介護老人福祉施設，社会福祉施設，訪問看護ステーションなどで働く看護師が増加した。たとえば，2011(平成23)年と2019(令和元)年の就業看護職者の場所別の就業割合をみると[1]，居宅サービス等が

---

1) 日本看護協会出版会編：令和4年看護関係統計資料集．p.3，日本看護協会出版会，2023.

3.0% から 4.2% に，社会福祉施設が 1.5% から 1.8% に，介護老人福祉施設が 2.3% から 2.6% にと増加している。この間，就業看護職者の総数は増えているため，実人数でみればかなりの増加である。これに対し，病院で働く看護職は 62.0% から 60.5% と減少している。地域の施設で活動する看護職が増加しつつあることがデータからも読み取れる。これらの施設は病院と違って，1 施設あたりの看護職者の配置人数が少ないため，看護職者には，介護職員をはじめとするさまざまな他職種と協働しながら質の高い看護を提供する力が求められる。

一方，「介護保険法」によって創設された職種に，**介護支援専門員(ケアマネジャー)** がある。介護支援専門員のおもな職務は，介護保険による要介護認定を受けた要介護者のニーズをアセスメントし，ニーズにそった介護サービス計画(ケアプラン)を立案すること，計画実施のためのサービスの調整を行うこと，介護保険サービスの利用者本人や家族にかわって，費用の計算や請求を行ったりすることである。

介護支援専門員になるためには，看護職・理学療法士・社会福祉士・介護福祉士・医師・薬剤師・栄養士などで 5 年以上の経験をもち，所定の研修を受け，さらに試験に合格することが必要とされる。介護支援専門員には看護職も多く，看護の専門性をいかしたアセスメントや計画立案により，利用者に適切なサービスを提供している。

ⓒ 継続看護

1 継続看護とは

医療機関で入院生活を送ったのちに，病気や障害をもったまま住み慣れた家に帰る人は多い。この場合，本人や家族には多くの不安が生じる。たとえば，脳卒中で半身麻痺などの障害を残して家に帰った場合，これまでのように自宅のトイレや風呂が使用できるかどうか，患者や家族はたちまち不安になるであろう。そのため，第 1 章 C 節でも述べたように(▶61 ページ)，看護職者は入院中から，患者が帰る自宅の家屋の状況などを把握し，自宅での生活を想定したリハビリテーションを行うのである。しかし，病院などの医療施設の看護職者には，在宅での看護を経験したことのない人も多い。それゆえ，患者の退院生活を円滑に進めるために，在宅看護を担う看護職者などとの連携が欠かせなくなってくる。

たとえば，退院後に人工呼吸器の使用が必要な患者や家族は，たとえ入院中に看護職者から機器の使用や管理を指導されていたとしても，自宅に帰ってから自分たちだけで機器を使用・管理することに不安をいだくものである。この場合，在宅看護を担う看護職者が，病院での指導内容を把握したうえで適切に支援することで，患者や家族は安心して自宅での療養を開始できるであろう。

　このように，療養の場やケアの提供者がかわる際に重要になるのが**継続看護**である。継続看護は，1969年にカナダのモントリオールで開催された国際看護師協会(ICN)大会において，「その人にとって必要なケアを，必要な場所で，適切な人によって受けるシステムである」と定義されている。

　継続看護がとくに重要になるのは，外来通院していた患者が入院するときや，急性期から回復期へといった病気の段階の変化に伴い，病院や病棟を移動したり，病院や施設から自宅などへ移動したりするときなどである。いずれの場合も，それぞれの場にいる看護職どうしが連携し，切れ目なく継続した看護を提供することが必要である。このような看護職どうしの連携を「看看連携」とよぶ。看看連携においては，とくに以下の4点についての情報共有が重要とされる[1]。

(1) 対象者の入院中の経過，今後おこりうる状況とその予測，本人・家族らへの説明の状況

(2) 継続してケアが必要な事柄

(3) 退院時に指導した内容と本人・家族らの理解状況や技術の習得状況

(4) 入院中に把握した今後の治療や療養・介護に対する本人・家族らの思い

2 地域医療連携

地域医療連携とは▶　地域医療連携とは，地域の病院，診療所，介護老人保健施設などの医療施設が連携し，各施設がそれぞれの特徴をいかしながら1つの地域医療システムをつくり，最適な医療サービスを提供しようという考え方で，2008(平成20)年度から都道府県の作成する医療計画に盛り込まれたものである。

　現在，地域医療連携については，それぞれの地域において，「**5疾患5事業および在宅医療**」それぞれに対して，個別の体制の構築が求められている。「5疾患5事業および在宅医療」とは，①がん，②脳卒中，③急性心筋梗塞，④糖尿病，⑤精神疾患の5疾患，①救急医療，②災害時における医療，③へき地の医療，④周産期医療，⑤小児救急医療を含む小児医療の5事業，および在宅医療の総称である。

地域連携クリティ▶
カルパス　地域医療連携体制の構築を考えるときに，医療・看護の継続性を保つための重要なツールとして取り入れられたのが「地域連携クリティカルパス」(地域連携パス)である。これは，疾病の発症後，患者が急性期から回復期を経て，早期に自宅などに帰れるよう，複数の医療施設が共有して用いる標準的な治療計画のことである。この計画には，医師による治療だけでなく，看護職，リハビリテーション専門職，管理栄養士，薬剤師など多職種によるリハビリテーションや生活指導の計画などが含まれている。

---

1) 波川京子ほか編：在宅看護学．p.18，クオリティケア，2010．

地域連携クリティカルパスの活用により，患者に対し，急性期から在宅までの切れ目のない継続的な医療・看護を提供することが期待できる。地域連携クリティカルパスは疾患ごとにさまざまな種類があるが，現在は，「脳卒中地域連携パス」「がん地域連携パス」などが多くの地域で用いられている。

地域連携室▶ 近年，地域医療連携を推進し，入院患者に継続的な医療・看護を提供するために，病院内に地域連携室[1]という部署をおくところが増加している。地域連携室では，外部の医療施設，介護保険施設，診療所や訪問看護ステーションなどとの連携をはかり，入院患者の転院や退院に向けた支援を行っており，同時に，転院や退院に伴う患者の経済的・心理的・社会的な問題の解決にも取り組んでいる。

地域連携室に配置される職種は，看護職や医療ソーシャルワーカーなどであることが多い。ここでの看護職者の役割は，患者の入院後なるべく早い段階から，現在の入院生活に責任をもつ病棟の看護職者と連携しながら，病状の経過や生活動作の回復状況を把握し，退院時や退院後に予測されるリスクや課題などを幅広くアセスメントし，退院に向けた支援を行うことである。

地域連携における▶
看護職の役割 地域医療連携においては，看護職者どうしだけでなく，医師・薬剤師・リハビリテーション専門職・管理栄養士など，さまざまな職種が，職種の垣根をこえて連携・協働する必要がある。看護職は多職種のなかでも，患者の全体像を統合的にアセスメントでき，かつ多職種全体の動きを把握しやすい立場にあることが多い。それゆえ看護職は，所属する医療施設内においても，外部の医療施設などとの連携においても，多職種連携を推進するためのコーディネーター的な役割を担えるよう努力しなければならない。

3 継続看護の実際

図6-4は，継続看護を考えるうえで重要になる病院内の部門や外部の施設・機関を模式図で示したものである。以下ではこの図を参考にしながら，病院における入院・退院時，地域への療養の場の移行に伴う継続看護の実際について，簡単に紹介する。

● 入院・退院における継続看護

疾病の回復に伴う治療の場の移行は，前述したように，必ずしも一直線に進むわけではない。たとえば慢性疾患や難治性の疾患の患者の場合には，定期的に受診し，病状の変化に応じて繰り返しの入退院や転院が必要となる場合も多い。ここではある病院を例に，入院時や退院時における継続看護の実際をみていく。

---

1) 地域医療連携室，患者支援室，患者連携センターなど，医療機関によって名称はさまざまである。

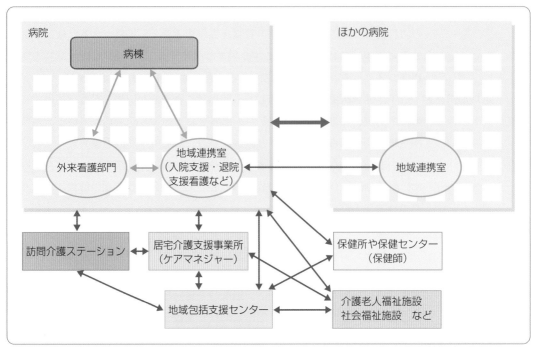

▶図6-4 病院内・外および地域との継続看護のイメージ

　ある病院では，地域連携室に入院支援と退院支援を担う看護職者がそれぞれ配置されている。入院支援を担う看護職者は，外来の看護職者から外来受診で入院予定となった患者についての連絡を受けて患者と面談し，心理的不安や経済的問題などに対応するほか，外来の看護職者を介して，外来にいる間に，先に医師に説明をしてもらえるよう段取りをつけることもある。入院予定の病棟の看護職者に対しては，必要に応じて事前に患者の情報を提供し，あらかじめ受け入れの準備をしてもらえるようにするなど，さまざまな側面から患者の入院を支援している。

　一方，退院支援を担う看護職者は，患者の入院後，早い段階から患者や家族と面談し，入院前の生活状況や退院後の心配ごとなどについてを確認している。また，必要に応じて関係する多職種でのカンファレンスを開催し，患者の意向にそった退院後の生活が実現できるように，支援計画の立案もしている。退院前には，施設や在宅看護を担う看護職，そのほか患者にかかわることが予想されるさまざまな職種が集まり，退院前カンファレンスを開催し，退院後も心配なく療養生活が送れるよう支援している。こうした退院支援は，自宅などへの移行だけでなく，ほかの医療機関や施設への移行においても同様である。

　上記はあくまでも一例であり，入院支援や退院支援の役割を担う看護職の活動は，医療施設によっても，患者のおかれた状況によってもきわめて多様である。病院への入院前後におけるこれらの支援は，継続看護の重要な要として，今後も一層拡大・強化されていくであろう。

● 療養の場の地域への移行に伴う継続看護

患者にとって入院生活とは，基本的に一時的な通過点であり，生活の拠点は自宅(あるいはこれに準じる施設など)である。病気が完全に回復して退院できればよいが，現在は，病気をもったまま療養の場を自宅に移すための退院も多い。このような場合，病院の看護職者と在宅看護を担う看護職者とが緊密な連携を行い，継続看護を実現することがとくに重要となってくる。

現在，病院から地域への療養の場の移行が，国の政策としても重要な課題となっている。それゆえ，前述した医療施設における退院支援部門の設置や，退院支援を担う看護職者の病棟への配置も急速に拡大している。地域への移行がよりスムーズに進むよう，退院後に利用する訪問看護ステーションの看護職者が病院におもむき，病院の看護職者と共同で患者に退院指導を行うといった取り組みも推進されている。

このほか，病院の看護職と保健所・保健センターの保健師との連携が必要な場合もある。たとえば，出産後の母親の育児不安が強く，産後うつや虐待などのおそれがある場合には，退院後に行政の保健師による支援が受けられるよう，確実につないでいく必要がある。

以上のように，これからの看護職者には，患者がどこにいても切れ目なく必要な看護が受けられるよう，地域・在宅と病院などの施設との全体を見通して，看護の継続性を考えることのできる力が不可欠なのである。

4 地域包括ケアシステムの構築

わが国は現在，世界のどの国も経験したことがないような超少子高齢社会・人口減少社会に突入している。働く世代の減少により，超少子高齢社会に対応するための財源の不足や，医療・介護労働力の不足も懸念されている。

先述の通り，団塊の世代が 75 歳以上を迎える 2025 年には，人口の 4 人に 1人が 75 歳以上の高齢者になり，医療・介護・福祉サービスの需要が一挙に増加することが予測され，社会保障制度の維持・継続が危ぶまれている(▶239ページ)。これに対応するために，厚生労働省が構築を急いでいるのが**地域包括ケアシステム**とよばれる総合的な体制である。

地域包括ケアシス▶
テムの概要
地域包括ケアシステムとは，「高齢者が重度な要介護状態となっても住み慣れた地域で自分らしい暮らしを人生の最期まで続けることができるよう，住まい・医療・介護・予防・生活支援が一体的に提供されるケア体制」[1] と説明されている。具体的には，住まい・医療・介護・生活支援・介護予防の 5 つが，

---

1) 厚生労働省：地域包括ケアシステム.
(https://www.mhlw.go.jp/stf/seisakunitsuite/bunya/hukushi_kaigo/kaigo_koureisha/chiiki-houkatsu/)(参照 2019-11-12).

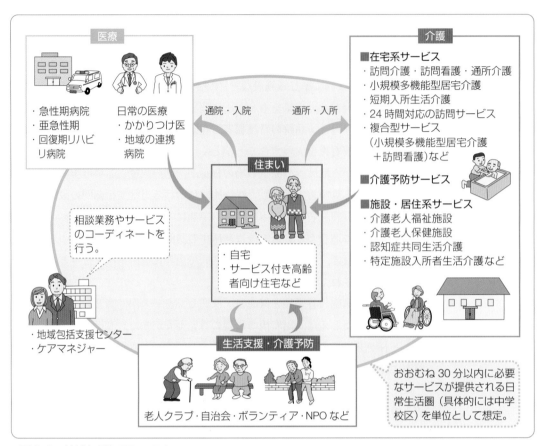

▶図6-5　地域包括ケアシステム

高齢者の住む「日常生活圏」[1]で，包括的に提供される体制を構築することが目ざされている（▶図6-5）。

　地域包括ケアシステムを構築するためには，先述のように地域の医療施設，保健所・保健センター，介護保険施設・事業所，福祉施設，その他関係するさまざまな施設の連携（施設間連携）と，医療・看護・介護・福祉その他のさまざまな職種の連携（多職種連携）とが不可欠である。看護職者には，継続看護を確実に実施し，地域のさまざまな職種と「互いに顔の見える関係」を築き連携を推進することを通して，地域包括ケアシステムの構築に貢献することが期待されている。

1）おおむね中学校区の範囲であり，平均人口約1万人が想定されている。

C 看護をめぐる制度と政策

① 看護制度 ——看護サービスと看護職者にかかわる法制度

1 制度とはなにか

「制度」という言葉には本来，国家や公共・民間の団体や組織を運営していくために定められたしくみや決まりといった意味がある。法治国家であるわが国においては，制度とはなんらかの法の制度をさすことが多い。

一方，「看護制度」というと，看護職者の養成(資格)制度をさすものとして用いられることが多いが，ここではそうした狭い意味ではなく，看護職個人ならびにその組織を，直接または間接に規定する法の総称，すなわち看護サービスと看護職者にかかわる法の総体として広くとらえ，概観していくこととする。

2 わが国における法の体系

法や法制度のことを「法律」とよぶことがあるが，法律とはあくまでも，法の制度の体系全体のなかの，一種である。

わが国の法は，憲法を最高規範として体系化されている(▶表6-3)。そして法は，国が定めるものと地方公共団体(自治体)が定めるものとに大きく区分することができる。憲法や法律そして政令といった影響力・拘束力の強い法は，すべて国レベルのもので，地方公共団体(自治体)が定める条例や規則は，憲法や法律と矛盾しない範囲でのみ，それぞれの自治体が独自に定めることができるものである。

看護をはじめとする保健・医療・福祉分野は，個々人の生命や生活にかかわり，提供されるサービスの専門性が高いため，よりこまやかで具体的なしくみや取り決めが必要となる。基本的な柱は法律で定め，具体的な部分は法律にひもづけられた政令や省令に定め，さらに具体的な運用は告示や通知・通達で補うという法の体系は，その点で合理的だといえる。

3 衛生法規

看護サービスや看護職者に最もかかわりの深い法として，まずあげられるのは衛生法規である。**衛生法規**とは，国民の健康の維持増進および疾病の回復にかかわる法のまとまりをさす呼称であり，通常，**医事法規，薬事法規，保健衛生法規，予防衛生法規，環境衛生法規**の5つのグループから構成される。なお，保健衛生法規，予防衛生法規，環境衛生法規は**公衆衛生法規**としてまとめられることもある。

▶表6-3　わが国における法の体系

国レベル	憲法 （日本国憲法）	立法・行政・司法の三権すべてが従う最高の法規。
	法律	国会の議決を経て制定される法規（例：保健師助産師看護師法）。
	政令	憲法や法律で規定された内容を実施するため，または法律の委任に基づいて内閣が制定する命令（例：保健師助産師看護師法施行令）。
	省令	法律もしくは政令を実施するため（実施命令），あるいは法律や政令の委任に基づき（委任命令）行政機関の長である各省の大臣が制定する命令（例：保健師助産師看護師学校養成所指定規則）。
地方公共団体（自治体・都道府県・市町村）レベル	条例	地方公共団体の長（都道府県知事，市町村長など）が，国の法令に違反しない範囲や程度において，議会の承認を経て定めるもの（例：准看護師〔都道府県免許〕の試験委員）。
	規則	地方公共団体の長（都道府県知事，市町村長など）が，その権限によって定める命令。
国際レベル	条約	国家と国家の間の取り決め（例：国際労働機関の国際看護職員条約〔わが国は未批准〕）。
厳密には法規ではないがこれに類似したもの	告示	国または地方公共団体の行政機関が法規に基づいて実施した一定の行政処分（厚生労働省による看護師養成所の指定や国家試験の実施など）を，広く一般に知らせるために行う行為。
	通知・通達	法令の円滑な実施をはかるために，行政機関が所管の法令の施行に関して管轄下の行政機関に発する文書通知のこと。保健師助産師看護師法の施行に関しては，法令改正時の通知，試験に関する事務，養成所の運営に関する指導要領など，さまざまな通達が，厚生労働事務次官，健康政策局から都道府県知事あてに多数出されている。
不文法に属するもの	慣習法	慣習に基づいて成立し，法としての効力を認められるもの。
	判例法	裁判における先例である判例が法としての効力をもつと認められたもの。

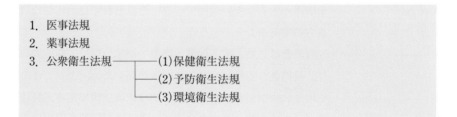

1. 医事法規
2. 薬事法規
3. 公衆衛生法規 ── (1)保健衛生法規
　　　　　　　 ── (2)予防衛生法規
　　　　　　　 ── (3)環境衛生法規

　衛生法規のなかで，最も直接的に医療・看護にかかわりをもつ医事法規は，「医療法」と各種の従事者法とで構成されている。以下ではまず，「医療法」について，その概要と近年の改正の動向を述べる。

● 医療法

設置主旨と沿革▶　「医療法」は，1948（昭和23）年に，医療サービスを提供する病院，診療所および助産所の開設と管理に関して，人的構成，構造設備，管理体制，医療計画，医療法人の業務，広告規制などを定めた法律として制定された。現行の「医療法」は，次の9章で構成されている。

第1章：総則
第2章：医療に関する選択の支援等
第3章：医療の安全の確保
第4章：病院，診療所及び助産所
第5章：医療提供体制の確保
第6章：医療法人
第7章：地域医療連携推進法人
第8章：雑則
第9章：罰則

戦後，「医療法」において，はじめて病院と診療所が明確に分けられた。病院は20床以上の病床をもつものと規定され，一定数以上の医師・看護師などの医療従事者の配置や，診療室・処置室・調剤室などの設置が義務づけられた。その後「医療法」は，終戦直後の復興期から高度経済成長期を過ぎるまで，わが国の医療機関を近代化しつつ拡大する役目を果たしてきた。

急ピッチで進む▶
医療法改正
「医療法」制定以降，わが国の医療は，病院数と病床規模拡大の道をひたすら進んでいった。しかし「医療法」自体は1948（昭和23）年の制定以降，基本部分の改正は長らくなされなかった。「医療法」の最初の本格的な改正が行われたのは，法制定後，実に36年を経た，1985（昭和60）年になってからのことである。1985（昭和60）年の「医療法」改正を，**医療法第一次改正**という。これは，戦後医療の大きな転換ともいえる改革であった。そしてこれ以降，2014（平成26）年の第六次改正にいたるまで，「医療法」は急速に改正が重ねられてきた（▶表6-4）。

第一次改正ではまず，増えつづける病院・病床に歯どめをかけるため，各都道府県に，病床数の目標数，つまり上限値を含めた「地域医療計画」の策定が義務づけられた。事実上これは，わが国における歴史上はじめての病院の増床規制となった。なお，この地域医療計画の策定には1989年までという期限が設けられた。そのため，病院によっては地域医療計画が策定され増床規制が始まる前に，できるだけ増床しておこうとした施設もあった。これは「かけ込み増床」とよばれ，一時的に病床が増えたため，これを稼動させるために看護職者の需要が一気に高まり，その結果，看護師不足が激化した。

第二次改正は，一般病院の一部を，特定機能病院（主として大学病院などの高度医療機関）と療養型病床群（長期入院用の慢性病床）といった機能で分けたことが大きな特徴である。なお，療養型病床群は，第四次改正で創設される療養病床に引き継がれていく。第四次改正においては，この療養病床に転換するのか，一般病床を続けるのか，全国の病院に選択を迫ることによって，病床の機能分化が進められた。

患者への情報公開に関しては，第二次改正ではじめて広告の規制緩和が行われ，続く第三次改正，第四次改正でも，さらに規制緩和が進められた。

▶表 6-4　医療法改正の経緯と概要

	概要	改正内容
第一次改正 (1985 年)	医療資源の地域偏差の是正と医療施設の連携と推進を目ざす(高齢化に伴う疾病構造の変化への対応も考慮)。	●都道府県「地域医療計画制度」導入 ●一次〜三次までの医療圏 　(かけ込み増床による看護師不足)
第二次改正 (1992 年)	患者の症状に応じた適切な医療を効率的に提供するための医療施設機能の体系化。	●医療提供理念規定の整備 ●特定機能病院および療養型病床群の制度化 ●広告の規制緩和 ●在宅医療の推進
第三次改正 (1997 年)	要介護者の増大，医療の質の向上に対する要望に対応し，介護体制の整備，通常の医療需要に対応できるような医療提供体制，患者の立場にたった情報提供体制，医療機関の機能分担の明確化および連携の推進をはかる(介護保険導入)。	●医療提供にあたっての患者への説明と理解 　(インフォームドコンセント) ●診療所への療養型病床群の設置 ●地域医療支援病院制度の増設 ●医療計画制度の充実(5 年ごとの見直し) ●広告事項の拡大
第四次改正 (2000 年)	入院医療を提供する体制の整備，医療における情報提供の推進，医療従事者の質の向上。	●新たな病床区分の法制化(療養病床か一般病床かの選択) ●適正な入院医療の確保 ●広告規制の緩和 ●医師の臨床研修の必修化 ●一般病床の看護要員の配置基準を現行の 4 対 1 から 3 対 1 に引き上げ
第五次改正 (2006 年)	患者等への医療に関する情報提供の推進，医療計画制度の見直し等を通じた医療機能の分化・連携の推進，地域や診療科による医師不足問題への対応，医療安全の確保，医療従事者の資質の向上，医療法人制度改革。	●医療機能情報提供制度の創設と広告規制緩和のさらなる推進 ●医療計画の見直し(事項の追加，計画策定における都道府県の責任と権限の強化) ●医療法人制度の見直し(医療法人の公益性を高め，社会医療法人制度を創設)
第六次改正 (2014 年)	団塊の世代が 75 歳を迎える 2025 年をめどに「地域包括ケアシステム」を構築するため，都道府県に地域医療ビジョンの策定を義務づけ，病院・診療所に医療機能の現状と今後の方向を報告させる制度を新設し，医療計画に在宅医療などについて盛り込むことなどを定めた。	●都道府県の地域医療構想の策定 ●病床機能報告制度の創設 ●医療計画の見直し ●医療従事者の勤務環境の改善 ●医療法人社団と医療法人財団との合併の可能化 ●臨床研究中核病院の新設 ●医療事故調査制度の見直し

第四次改正▶　「医療法」の第四次改正案は，2000(平成 12)年 11 月に成立し，一部を除いて 2001 年 3 月から施行された。改正の要点は，①新たな病床区分の法制化，②一般病床の看護職員の配置基準を 4 対 1(入院患者 4 人に対し看護職員 1 人)から 3 対 1 へと引き上げたこと，③適正な入院医療の確保，④広告規制の緩和，⑤臨床研修の必修化の 5 点であった。

　これらのなかでも，戦後 50 年ぶりに行われた一般病床の看護職員配置基準の見直しに対しては，看護職者からおおいに期待が寄せられ，日本看護協会をはじめとする看護関連団体は，2 対 1 への引き上げを要求した。しかし結果的には，雇用側の利益を代表する日本医師会の強い反対にあって，結局，3 対 1 への引き上げにとどまった。

第五次改正▶ 「医療法」の第五次改正は，2006(平成18)年6月に「健康保険法」改正とあわせて国会で可決成立した。改正の要点は大きく次の3点である。

(1)「医療に関する情報提供の推進」として，医療機関に関する情報を都道府県が集約し，インターネットなどで住民にわかりやすく提供する「医療機能情報提供制度」の創設と，広告規制緩和のさらなる推進が決定されたこと。

(2)「医療計画の見直し」で，医療計画に盛り込む事項を追加し，計画策定における都道府県の責任と権限を強化したこと。

(3) 医療経営にかかわる「医療法人制度の見直し」で，病院数の約6割を占める医療法人の公益性を高めるため，公的な性格の強い社会医療法人という制度を創設したこと。

なお，同時に行われた「健康保険法」改正においては，生活習慣病対策を中心とした予防強化策が打ち出され，特定健診・特定保健指導の保険者への義務づけなどが定められ，その後の保健師の役割に大きな影響を及ぼした。

第六次改正▶ 「医療法」の第六次改正は，2014(平成26)年6月に可決成立した「地域における医療及び介護の総合的な確保を推進するための関係法律の整備等に関する法律」(医療介護総合確保推進法)において行われた。この法律は，「医療法」「介護保険法」「保健師助産師看護師法」など19の法律を一括して改正したものである。

この一括法案では，「介護保険法」関連で，「地域包括ケアシステム」の構築が明示された。これは高齢者が可能な限り住み慣れた地域で，自分らしい暮らしを人生の最期まで続けることができるよう，保険者である市町村や都道府県が，地域の自主性や主体性に基づき，地域の特性に応じてつくり上げていくことを目ざしたシステムである。これによって看護も，病院から地域へと，活躍の場が大きく移行していくことになった(▶245ページ)。

医療と介護は連動したものであり，地域包括ケアシステムは，以下に述べる「医療法」改正の内容を含め，今後の医療のあり方にも，大きな影響を与えて

NOTE
臨床研修の必修化と医師不足

「医療法」の第四次改正による医師の臨床研修の必修化に伴い，これまでは多くが出身大学で研修を受けていた新人医師たちが，研修施設を広範囲から自由に選べるようになった。また，これまで多くの研修医は，研修のかたわら地域の医療機関でアルバイト勤務をして生計をたてざるをえなかったが，今回，研修に専念させるために研修中の報酬が保障され，そのかわりにアルバイトが禁止された。

これらは，研修医にとって非常に好ましいことである。しかし反面，研修医に人気がなかった一部の大学病院や，研修医のアルバイト先だった多くの地域医療機関では，深刻な医師不足が発生することになり，いまも深刻な問題となっている。

いる。

第六次「医療法」改正の要点は，次の7つである。

①都道府県の地域医療構想(ビジョン)の策定

②病床機能報告制度の創設

③医療計画の見直し

④医療従事者の勤務環境の改善

⑤医療法人社団と医療法人財団との合併を可能に

⑥一定の要件に該当する病院への臨床研究中核病院という呼称の新設

⑦医療事故調査制度の見直し

このうち，①都道府県の地域医療構想(ビジョン)の策定は，都道府県に，その地域の医療機能の分化と連携を適切に推進するための地域医療のビジョンを，できるだけすみやかに策定するよう義務づけたもので，②の病床機能報告制度もこれを受けたものである。

病床機能報告制度では，一般病床・療養病床を有する病院・診療所が，当該病床において担っている医療機能の現状と今後の方向について，病棟単位で，「高度急性期機能」「急性期機能」「回復期機能」「慢性期機能」の4区分から1つを選択し，そのほかの具体的な報告事項と合わせて，全国共通サーバなどを通じて都道府県に報告するしくみである。

③の医療計画の見直しでは，地域包括ケアシステムとの関連で，医療計画に在宅医療の確保目標や連携体制の現行を追加すること，計画を作成する際に，介護保険事業支援計画との整合性の確保をはかることが定められた。また，医療計画の見直しの頻度が6年(在宅医療については3年)と変更された。

④の医療従事者の勤務環境の改善では，医療機関の管理者は，医療従事者の勤務環境の改善に努めなければならないとされ，厚生労働大臣が，そのための指針を定めることとされた。

● 保健師助産師看護師法

「保健師助産師看護師法」の内容は前章で述べたため，ここでは法体系としての若干の特徴についてのみ述べる。

法体系▶　「保健師助産師看護師法」は，看護職者について定めた最も重要な基本法である。わが国の法の体系に従ってみていくと，基本法である「保健師助産師看護師法」の下に，免許の申請・登録や学校養成所の指定などを定めた「保健師助産師看護師法施行令」(政令)，「保健師助産師看護師法施行規則」(省令)，さらに，学校養成所の教員数，科目名や単位数の基準などを具体的に定めた「保健師助産師看護師学校養成所指定規則」(省令)があることがわかる。

特徴▶　各種の医療従事者法のなかでも，「保健師助産師看護師法」は「医師法」とならんで戦後最初に制定された法であり，後発のほかの医療専門職の従事者法に大きな影響力をもっている。それは，「保健師助産師看護師法」において看

護師は「療養上の世話又は診療の補助を行うことを業とする者をいう」(第5条)とされているが，この業務規定は，同法第31条において「看護師でない者は，第5条に規定する業をしてはならない」とされていることによる(准看護師についても第32条として同様の規定がある)。

それゆえ，同法制定以降に誕生したさまざまな医療専門職については，その業務が診療の補助とみなされる場合，「保健師助産師看護師法」第31条および第32条を「解除」する旨を，法文中に明記しなければならなくなった。

たとえば，「理学療法士及び作業療法士法」第15条では，

> 理学療法士又は作業療法士は，保健師助産師看護師法第31条第1項及び第32条の規定にかかわらず，診療の補助として理学療法又は作業療法を行なうことを業とすることができる。

とされており，また「臨床工学技士法」第37条では，

> 臨床工学技士は，保健師助産師看護師法第31条1項及び第32条の規定にかかわらず，診療の補助として生命維持管理装置の操作を行うことを業とすることができる。

とされている。

4 看護職者の労働にかかわる法

看護サービスの担い手である看護職者は労働者でもあり，したがって労働関連法規も関連の深い法制度である。

労働三法▶ 労働関連法規の基本をなすのは，「労働基準法」「労働組合法」「労働関係調整法」の3つで，これらをまとめて**労働三法**とよぶ。

このうち「**労働基準法**」は，労働条件についての最低基準を定めたもので，主として労働契約，賃金，休暇，解雇，安全，女子や年少者の労働に関して定められている。

「**労働組合法**」は，1人ひとりでは立場の弱い労働者が，使用者(雇い主)と労働条件について対等の立場で交渉できるようにすることを目的とし，ここではおもに労働協約の締結，団体交渉権，労働組合を組織することについて定められている。また，「**労働関係調整法**」は，労働争議(ストライキ)の予防と解決，労働関係の公正な調整のための法律である。

労働安全衛生法▶ これら以外にも労働関連法規は多数あるが，そのうち看護職者にとくに関連が深いものとしてあげられるのは「**労働安全衛生法**」である。「労働安全衛生法」第1条に，この法律の目的が示されている。

> この法律は，労働基準法と相まって，労働災害の防止のための危害防止基準の確立，責任体制の明確化及び自主的活動の促進の措置を講ずる等その防止に関す

> る総合的計画的な対策を推進することにより職場における労働者の安全と健康を確保するとともに，快適な職場環境の形成を促進することを目的とする。

　このように「労働安全衛生法」は，「労働基準法」のうち安全・衛生に関する部分に特化して策定された法律であり，職業病や労働災害の防止と，より健康的な労働環境の確保，労働者の健康の向上を目的とする法律である。

　夜勤などの交代制勤務がつきもので，薬物や電磁放射線などの危険物質を扱う機会も多い看護職者にとって，「労働安全衛生法」は，労働環境の維持・改善のために，十分理解し活用すべき法律の1つである[1]。

働く女性に重要な▶
法律
　なお，労働関連法規には含まれないが，女性が多数を占める看護職者にとって，「雇用の分野における男女の均等な機会及び待遇の確保等に関する法律」（**男女雇用機会均等法**）は，非常に重要な法律である。さらに，子育て支援の強化を目的に，「**次世代育成支援対策推進法**」が2003（平成15）年に制定されており，その目的が第1条に示されている。

> 　この法律は，我が国における急速な少子化の進行並びに家庭及び地域を取り巻く環境の変化にかんがみ，次世代育成支援対策に関し，基本理念を定め，並びに国，地方公共団体，事業主及び国民の責務を明らかにするとともに，行動計画策定指針並びに地方公共団体及び事業主の行動計画の策定その他の次世代育成支援対策を推進するために必要な事項を定めることにより，次世代育成支援対策を迅速かつ重点的に推進し，もって次代の社会を担う子どもが健やかに生まれ，かつ，育成される社会の形成に資することを目的とする。

② 看護政策──法をつくり，実行するしくみとその過程

1 看護政策とはなにか

　ここまで，看護サービスと看護職者にかかわる法の概要と，いくつかの主要な法律についてみてきた。それでは，これらの法をつくる，あるいはかえるしくみはどのようになっているのだろうか。そして，そもそも法は，なぜつくられるのだろうか。

　自由主義であるわが国においては，市民や企業が自由に活動することで社会はなりたっている。しかし社会には，市民や企業が単独では解決できない問題や，社会全体で解決するほうが適当な問題もある。保健・医療・福祉問題，道

---

1) 日本看護協会編：看護職の社会経済福祉に関する指針──看護の職場における労働安全衛生ガイドライン，平成16年度版，労働安全衛生編．日本看護協会出版会，2004．

路・交通問題，環境問題などが，その代表的なものである。

　このような問題を，国の政府や地方自治体が，国民全体の負担のもとに解決をはかろうというのが**公共政策**である。公共政策の役割は，制度（おもに法制度）を決定あるいは変更することと，そうして策定された制度を運用し，さまざまな施策を実施・評価していくことにある。看護政策も公共政策の1つであり，看護サービスと看護職者にかかわるさまざまな問題の解決を目的に，関連する法を策定・改正し，これを実行し，評価・修正する一連の過程である。

2　わが国における立法方式

　では，実際に法はどのようにつくられるのであろうか。わが国は，立法・司法・行政がそれぞれ独立している三権分立の国家であり，立法府は国会（衆参両議院議会）におかれている。よって国会議員には，法案づくりの大きな役割と責任がある。しかし，現実には，わが国では国会議員による法案提出・制定（議員立法）の割合は低い。多いのは，各省庁の行政官が主導する，いわゆる官僚主導型の審議会方式である。この方式は，政府の意向を受けた各省庁の行政担当者が，なんらかの法案づくりや法改正をねらって審議会や検討会を開催し，最終的に報告書などのかたちで法案の基礎をかためていくというものである。

　立法過程においては，政府（首相）の意向，与党内の特定の省庁の利益を代弁する「族議員」と省庁，利害関係団体（経済団体，労働組合，職能団体など），そして野党といったさまざまな立場の利害や主張を調整していく必要がある。

　逆にみれば，どのくらい政策決定過程に影響を及ぼせるかが，各関係者・関係団体の政治力を証明するといえる。

NOTE
国際労働機関の看護職員条約

　わが国の看護職者の労働環境は，本文中で述べたようなさまざまな法律により規定されている。さらに国際的には，国際労働機関 International Labour Organaization（ILO）により，看護職者の安定的な雇用と，職務の遂行のために，適切な教育・訓練や雇用・労働条件を提供するなどの措置を定めた条約が採択されている。それが，「看護職員の雇用，労働条件及び生活状態に関する条約」（看護職員条約）（第149号）である。この条約は，1977年6月21日に国際労働機関第63回総会において採択され，1979年7月11日に発効している。この条約の概要は以下のとおりである。

　「この条約は，〔看護職員〕とは看護及び看護業務を提供するすべての者をいうと定義し，働く場所のいかんを問わずすべての看護職員に適用される。条約の批准

国は，可能な限り，住民の最高の健康水準を得るために必要な看護の提供を目的とする政策を採用し，適用する。

　看護職員は，労働時間，週休，年次有給休暇，教育休暇，出産休暇，疾病休暇，社会保障の分野で，少なくともその国のほかの労働者と同等の条件を享受する。看護業務の計画に看護職員が参加すること，ならびに看護職員に関係する決定について看護職員との協議を促進するための措置がとられるものとする」

　この条約の締約国は，上記に関する措置をとることが求められる。わが国でも，1977年の採択時から，日本看護協会や医療系労働組合などがこぞって批准を訴えつづけてきているが，採択後40年をこえる現在にいたってもなお，批准されていない。

3 看護サービスにかかわる行政のしくみ

行政の役割▶　制定された法を実行に移し，具体的な施策をたて，事業を実施していくのは，国や地方自治体など行政機関の役割である。なお，わが国の行政が立法過程にも深く関与していることは前にも述べたが，これは主として国の行政についてである。同じ行政機関でも地方自治体は立法にかかわることはほとんどなく，法の実施，すなわち国の委託のもとに，具体的な施策・事業を実施することが主要な役割となる。

　そこで以下では，保健・医療・福祉全般にかかわる国の行政機関である厚生労働省の組織と機能についてみていく。

厚生労働省▶　厚生労働省の組織は図6-6に示すとおりである。このうち，看護サービスと看護職者にかかわりが深い部局は，医政局，健康局，老健局，保険局である（▶表6-5）。これらのなかでもとくに医政局は，「保健師助産師看護師法」を含む医療従事者法および「医療法」の制定・改正と実行にかかわる部局で，ここには看護に直接かかわる看護課と看護サービス推進室もおかれている。

　看護課の所掌事務は，①保健師，助産師，看護師および准看護師に関すること，②「看護師等の人材確保の促進に関する法律」の規定による看護師等の確保に関すること，③指定介護予防サービス事業者および介護老人保健施設の開設者に対する指導や助言に関すること，④外国医療関係者のうち外国において看護師または准看護師に相当する資格を有する者による医療の提供の許可に関すること，などである。看護サービス推進室は，保健師，助産師，看護師および准看護師による看護サービスの向上に関する政策の企画および立案，ならびに推進に関することを所掌事務としている。

　このように，厚生労働省の組織のなかでも医政局は，従事者法と「医療法」を通じて，担い手（ヒト）の問題や場としての施設，モノとしての設備構造といった医療システムの基礎部分を扱う点で重要な部局である。

　これに対し，健康局は保健事業を中心とした看護サービスにかかわる部局といえる。老健局は，介護保険制度を軸に，老人の保健・医療・福祉全般の課題を包括的に扱う部局であり，保険局は，医療サービス提供の経済的なしくみである，医療保険制度や診療報酬制度を扱う部局である。

③ 看護サービスと経済のしくみ──診療報酬と人員配置

1 医療保険制度

　病院経営者は看護職者を雇い入れ，患者に看護サービスを提供し，患者は看護サービスを受けた対価を病院に支払う。そして看護職者は，サービス労働の対価として雇い主から賃金を得る。このように経済社会においては，医療・看

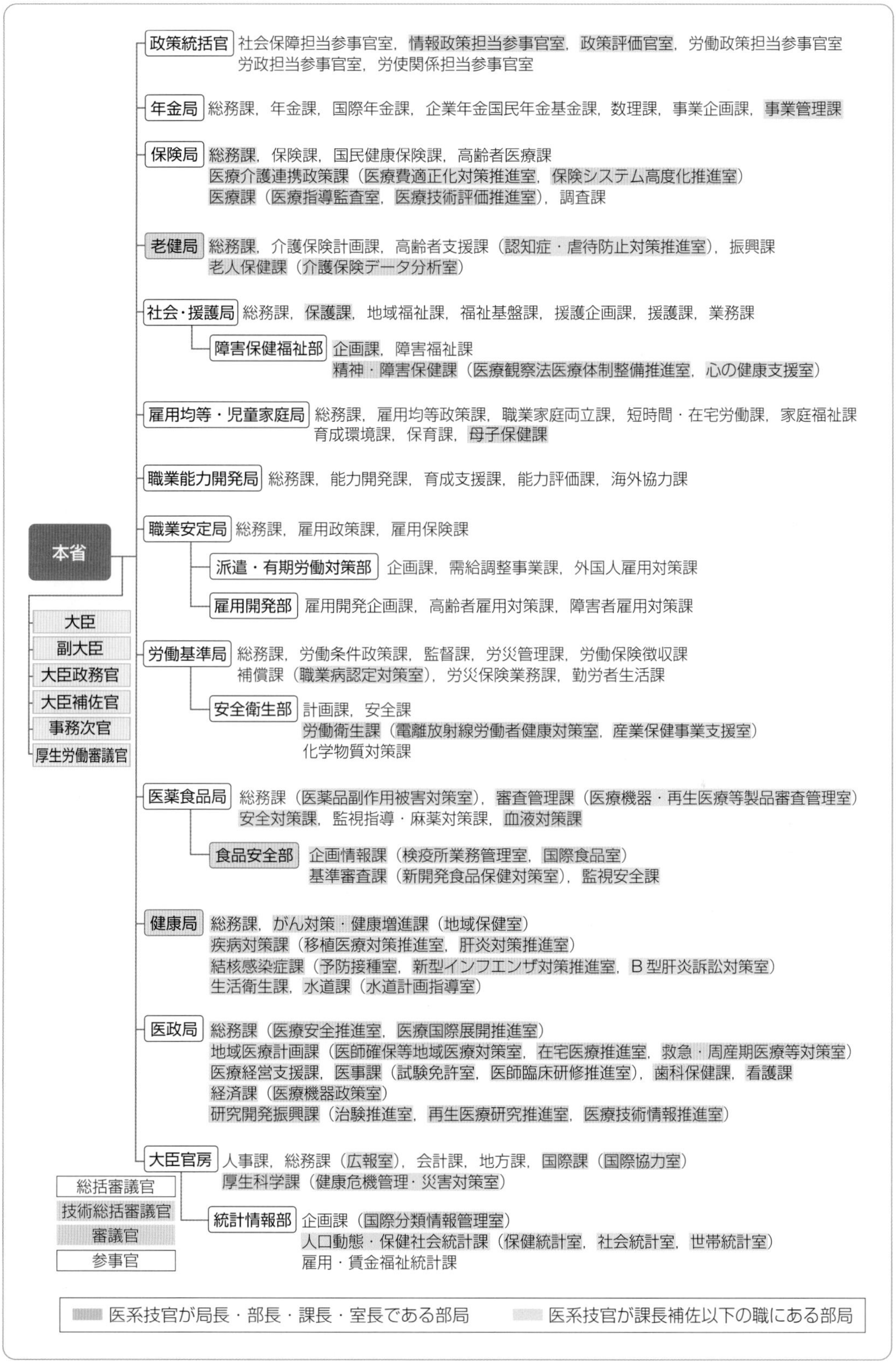

政策統括官 社会保障担当参事官室，情報政策担当参事官室，政策評価官室，労働政策担当参事官室
労政担当参事官室，労使関係担当参事官室

年金局 総務課，年金課，国際年金課，企業年金国民年金基金課，数理課，事業企画課，事業管理課

保険局 総務課，保険課，国民健康保険課，高齢者医療課
医療介護連携政策課（医療費適正化対策推進室，保険システム高度化推進室）
医療課（医療指導監査室，医療技術評価推進室），調査課

老健局 総務課，介護保険計画課，高齢者支援課（認知症・虐待防止対策推進室），振興課
老人保健課（介護保険データ分析室）

社会・援護局 総務課，保護課，地域福祉課，福祉基盤課，援護企画課，援護課，業務課
障害保健福祉部 企画課，障害福祉課
精神・障害保健課（医療観察法医療体制整備推進室，心の健康支援室）

雇用均等・児童家庭局 総務課，雇用均等政策課，職業家庭両立課，短時間・在宅労働課，家庭福祉課
育成環境課，保育課，母子保健課

職業能力開発局 総務課，能力開発課，育成支援課，能力評価課，海外協力課

職業安定局 総務課，雇用政策課，雇用保険課
派遣・有期労働対策部 企画課，需給調整事業課，外国人雇用対策課
雇用開発部 雇用開発企画課，高齢者雇用対策課，障害者雇用対策課

労働基準局 総務課，労働条件政策課，監督課，労災管理課，労働保険徴収課
補償課（職業病認定対策室），労災保険業務課，勤労者生活課
安全衛生部 計画課，安全課
労働衛生課（電離放射線労働者健康対策室，産業保健事業支援室）
化学物質対策課

医薬食品局 総務課（医薬品副作用被害対策室），審査管理課（医療機器・再生医療等製品審査管理室）
安全対策課，監視指導・麻薬対策課，血液対策課
食品安全部 企画情報課（検疫所業務管理室，国際食品室）
基準審査課（新開発食品保健対策室），監視安全課

健康局 総務課，がん対策・健康増進課（地域保健室）
疾病対策課（移植医療対策推進室，肝炎対策推進室）
結核感染症課（予防接種室，新型インフエンザ対策推進室，B型肝炎訴訟対策室）
生活衛生課，水道課（水道計画指導室）

医政局 総務課（医療安全推進室，医療国際展開推進室）
地域医療計画課（医師確保等地域医療対策室，在宅医療推進室，救急・周産期医療等対策室）
医療経営支援課，医事課（試験免許室，医師臨床研修推進室），歯科保健課，看護課
経済課（医療機器政策室）
研究開発振興課（治験推進室，再生医療研究推進室，医療技術情報推進室）

大臣官房 人事課，総務課（広報室），会計課，地方課，国際課（国際協力室）
厚生科学課（健康危機管理・災害対策室）
統計情報部 企画課（国際分類情報管理室）
人口動態・保健社会統計課（保健統計室，社会統計室，世帯統計室）
雇用・賃金福祉統計課

本省

大臣
副大臣
大臣政務官
大臣補佐官
事務次官
厚生労働審議官

総括審議官
技術総括審議官
審議官
参事官

医系技官が局長・部長・課長・室長である部局　　医系技官が課長補佐以下の職にある部局

▶図6-6　厚生労働省の組織図

▶表6-5　看護にかかわる厚生労働省の主たる部局と所掌事務

部局	所掌事務
医政局	近年の高齢化，疾病構造の変化，医療の質を求める国民の声の高まりなどにこたえ，21世紀における良質で効率的な医療提供体制の実現に向けた政策の企画立案を行う。
健康局	保健所等を通じた地域保健の向上，エボラ出血熱，エイズ，結核などの感染症や糖尿病，がんなどの生活習慣病の対策を講じるとともに，適正な臓器移植の推進をはかり，国民1人ひとりの健康の向上に取り組む。
子ども家庭局	児童の心身の育成や発達に関すること，児童の保育や養護，虐待の防止に関すること，児童の福祉のための文化の向上に関することのほか，児童や児童のいる家庭，妊産婦その他母性の福祉の増進に関すること，福祉に欠ける母子，父子や寡婦の福祉の増進に関すること，児童の保健の向上に関すること，妊産婦その他母性の保健の向上に関すること，児童と妊産婦の栄養の改善に関すること，妊産婦の治療方法が確定していない疾病や特殊な疾病の予防と治療に関することを行う。
老健局	これまでに例のない高齢社会を迎えるわが国において，高齢者が住み慣れた地域で安心して暮らしつづけることができるよう，介護保険制度をはじめとする高齢者介護・福祉施策を推進する。
保険局	健康保険，船員保険，国民健康保険といった医療保険制度および後期高齢者医療制度に関する企画立案に関することを行う。

（厚生労働省ホームページ＜https://www.mhlw.go.jp/kouseiroudoushou/shigoto/index.html＞＜参照2019-10-03＞による，一部改変）

　護サービスもまた，市場（経済的な市場）のなかで，なんらかの金銭を介して取り引きされる財[1]の1つである。

　ただし，医療・看護サービスに関する取り引きは，一般の自由な商品売買と異なるしくみや流れになっている。医療・看護サービスは公益性・公共性が高い財であり，できるだけ平等かつ公平に提供されることが必要だからである。わが国では，医療・看護サービスを自由な価格競争にさらすのではなく，**社会保険制度**という支払いのしくみで価格や提供方式を統制している。これによって現在，国民のほぼ全員が社会保険の1つである**医療保険**に加入し（**国民皆保険制度**），保険証1枚あれば全国どこの医療機関でも利用することができる（**フリーアクセス**）。

　医療保険による医療の支払いシステムは，次のようになっている。患者はまず，医療機関（保険が適用される保険医療機関）において，保険証を使って診療や看護などのサービスを受ける（▶図6-7）。つまり医療保険では，まずサービスの現物が支給される（**現物給付**）しくみとなっている[2]。

　サービスを提供した保険医療機関は，帰りの窓口で**一部負担金**を患者から徴収する。現行では医療保険に加入している本人の自己負担率は3割であるから，

1）経済学において，物質的・精神的に効用のあるもの。有形財と無形財とがあり，医療・看護などのサービスは無形財である。
2）これに対して民間の医療保険では，サービスを購入する費用の一部が保険会社から支給されるといったかたちをとることがほとんどである。

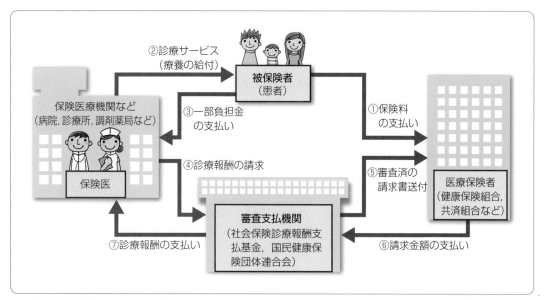

▶図 6-7　保険診療における支払いシステム

　残りの7割が社会保険から支払われることになる[1]。**図 6-7** の下部にあるように，医療機関からの請求書(**レセプト**)が，審査支払い機関での審査を経て，患者の加盟する保険組合(健康保険組合や共済組合など，組合によって名称は異なる)に届き，医療機関に支払いがなされる。最終的に医療機関が残りを回収できるのは，請求から約 50 日後になるが，これも一般の商品売買にはみられない特徴である。

2　診療報酬点数

　医療保険によって給付される医療サービスの価格は，**診療報酬点数**というかたちで定められている。つまり，わが国の医療・看護サービスの価格は，個々の医療機関が自由に決めるのではなく，国によって全国統一で決められている。診療報酬について定めた法律は「健康保険法」であるが，同法では価格決定について「療養の給付に要する費用の額は，厚生労働大臣の定めるところにより，算定するものとする」(第 76 条の 2)と大枠が示されているだけで，具体的な診療報酬点数そのものは，次に述べるプロセスで決められたあと，告示として公布される。

診療報酬体系▶　診療報酬点数は，保険で給付されるあらゆる診療項目につけられるため，その項目数は，点数表として冊子にすると，10 cm 以上の厚みになるほどである。

---

1) ただし，義務教育就学前は 2 割，70 歳以上 75 歳未満は 2 割(2014 年 4 月 1 日以降に 70 歳になる人は 2 割，それ以前にすでに 70 歳だった人は 1 割。また一定以上の所得がある人は 3 割)，75 歳以上は 1 割(一定以上の所得がある人は 3 割)が一部負担となる。

診療報酬点数全体の構造を**診療報酬体系**といい，基本的には，**基本診療料**とそれ以外の**特掲診療料**の2つに区分される（▶図6-8）。

　基本診療料はさらに，**初診料，再診料，入院料**の3つの基本サービスのグループに分けられる。他方，特掲診療料は，その他の行為や技術ごとの個々の点数合計で決まる。このように足し算方式で支払う方式を**出来高払い**といい，たとえ同じ病気であっても，個々の患者が受けた診療サービスによって，診療報酬点数の総得点は異なってくる。

　以上のような診療報酬体系は，患者にとっては支払い額を，医療機関にとっては収入額を決める，重要な料金体系であるともいえる。診療報酬点数を決める際には，医療機関の経営の安定（収入保障）を確保できるか，費用の配分が適切か（たとえば，技術より薬剤にばかりかたよっていないか）といったことなどが考慮される。

　さらに，診療報酬体系のもう1つの役割は，医療政策に見合った項目（診療行為や技術）により高い点数をつけることによって，多くの医療機関がこれを選ぶように誘導すること，すなわち診療報酬による政策誘導を可能にすることである。

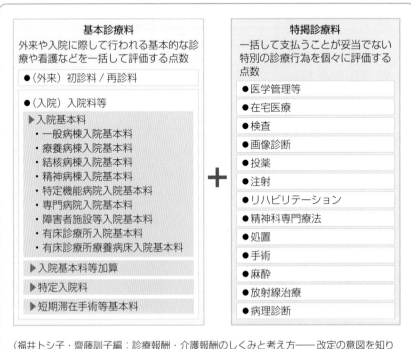

（福井トシ子・齋藤訓子編：診療報酬・介護報酬のしくみと考え方――改定の意図を知り看護管理に活かす．第4版．p.38，日本看護協会出版会，2018.）

▶**図6-8　診療報酬の構成（基本診療料と特掲診療料）**

3 診療報酬の改定と中央社会保険医療協議会

● 診療報酬改定の流れ

　　診療報酬は，患者にとっても，医療機関にとっても，そして医療政策全般を方向づける意味でも，非常に重要な料金体系である。

　　診療報酬点数が告示として公布されることは先にも述べたが，個々の具体的な点数は，基本的に 2 年に 1 度，**中央社会保険医療協議会（中医協）**という厚生労働省の常設の協議会の審議を経て決定される。なお，全国の医療機関の経営実態や医療費全体の動向をみながら，全体の改定率（全体の予算をどうするか）を決めるのは内閣であり，医療政策のねらいに合わせた基本方針を決めるのは社会保障審議会という別の委員会である。

　　中央社会保険医療協議会は，支払側委員（保険者・被保険者の代表：7 名），診療側委員（医師，歯科医師，薬剤師の代表：7 名）そして国会で認められた公益代表 6 名とで構成される。支払い側と診療側とは本質的に利害が対立するため，毎回激しい議論がたたかわされる。最終的にとりまとめられた案は，国会審議を経て告示される。なお，上にあげた本体の委員会とは別に，必要に応じて専門の事項を審議するための専門委員会が設置されており，ここには日本看護協会の代表が 1 名参加している。

　　前にも述べたとおり，医療保険制度のもとでは，医療機関の主たる収入源は診療報酬である。医療機関の経営者は，職員の賃金アップや医療材料費の上昇に対応しなければならず，中・長期的には消耗する建物や備品の改修費用の準備もしておかねばならない。それゆえ経営者は，毎回の改定ごとに診療報酬点数を引き上げてもらいたいと考えるが，これに対して支払い側は，当然のことながら診療報酬の改定率が低めに抑えられることを望む。

● 近年の動向

　　近年は，政府・厚生労働省の側も，高齢化に伴う医療費ののびを抑えるために，診療報酬の改定率を抑制する傾向にある。実際に，2008（平成 20）年から 2022（令和 4）年までの 8 回の改定のうち，5 回はマイナス改定となっており，医療経営は厳しい状況におかれている。

④ 看護の人員配置基準と看護サービスの評価

　　前項では，医療・看護をめぐる経済のしくみの概略をみてきた。以下では，看護職者と看護サービスに最も影響を与える，看護職員の人員配置基準について述べていく。

1 医療法における人員配置基準の考え方

4対1看護▶　看護職員の人員配置基準に関する法的な規定は，「医療法」第21条に定められている。1948(昭和23)年に策定された「医療法」においては，一般病床での看護要員の数は，入院患者4人に対し「看護要員」1人(4対1)とされた。ただし，ここでいう看護要員には，看護師，准看護師だけでなく看護補助者も含まれている。また，ここで「患者何人対看護職員1人」と表記される数値は，看護職員総数を入院患者数で単純に割り算した配置基準(総配置基準)である。つまりこの基準には，交代制勤務や休日取得などはいっさい考慮されておらず，現実に配置できる人員数とはかなりくい違うことに注意する必要がある。

3対1看護▶　4対1という総配置基準は，その後も長らく続いたが，2000(平成12)年の「医療法」の第四次改正においてようやく，入院患者3人に対し看護職員1人(3対1)という基準に引き上げられた。しかし，4対1を定めた時代から約半世紀がたち，医療は高度化・複雑化し，看護職の業務も増えている。基準を4対1から3対1に引き上げただけでは，とうてい十分な配置とはいえず，当然，3対1よりもっと高い基準への改正を望む声も強かった。

　これに対し，厚生労働省側は，「医療法上の基準はあくまでも最低基準として設定したものであり，病院に実際に配置される看護職員の数については病院の管理者が，入院患者の病態や看護職員の業務量等に基づき，適正に判断していくのが望ましいと考えており，そのために必要な診療報酬上の対応を行っている」と回答した[1]。

　人員基準の改正が3対1に抑えられた原因には，医療経営者を代表する日本医師会の強い抵抗もあった。ただでさえ看護職員が不足しているなかで，配置基準が上げられると，それに見合った人員確保がむずかしくなると，医療経営者たちは危惧したのである。

　安全で質の高い医療へのニーズがますます高まる今日，不十分な人員配置のままで医療・看護サービスを提供しつづけることは，非常に無理があるし，国民からの支持も得られない。ただでさえ，わが国の看護職員配置は，病床数あたり先進国中でも最低の状況にある(▶表6-6)。したがって，医療法における看護職員の人員配置基準については，早い時期に再度の見直しが必要だといえる。

---

1) 厚生労働省医政局総務課：医療法等の一部改正に伴う政令・省令の改正等に寄せられた意見について. 2001. (https://www.mhlw.go.jp/public/kekka/p0125-1.html) (参照 2019-10-03).

▶表 6-6　病院病床数および看護職員数の国際比較

国名	年次(年)	人口*1(千人)	病院病床数*2(床)	看護師*3(人)	人口千人対比	
					病院病床数(床)	看護師数(人)
日本	2012	127,515	1,755,971	1,252,224	13.4	10.5
アメリカ	2014	318,857	902,202	3,558,920	2.8	11.2
フランス	2014	64,062	410,921	638,248	6.4	10.0
ドイツ	2013	80,646	667,560	995,000	8.3	12.3
イギリス	2014	63,650	176,324	529,088	2.8	8.3

*1 人口は「年次」に示した年のものである。
*2 イギリスの病院病床数は私立病院の病床を含まない。
*3 日本の「看護師」には准看護師を含む。そのほか，各国による「看護師」の範囲に若干の違いがある。
(「OECD Health statistics 2018」による)

2 診療報酬制度における看護サービスの評価

● 完全看護の失敗から基準看護へ

　「医療法」の規定のもとで，さらに細かく具体的に看護職員の人員配置を決めているのが，診療報酬である。

　わが国では終戦直後，GHQ(連合軍総司令部)による看護改革の指導があった。当時の病院では，患者の入院は「小さな引っこし」のようだといわれ，家族は患者の食事をつくるため，鍋・釜・七輪を持ち込んで病院で煮炊きをし，ふとんなどの寝具や寝衣も自前で用意しなければならなかった。そして，患者の日常生活の世話も，家族や付き添いの人が行うのがあたり前という状況であった。

　こうした状況を改善すべく，「看護は病院所属の看護師が行うべき」という考え方に基づき，1950(昭和25)年に，診療報酬において**完全看護**という項目を創設し，これを採用した病院には，診療報酬点数を入院料に加算することとした。

　完全看護は「病院または診療所において，その施設の看護婦が自身でまたはその施設の看護補助者の協力を得て看護を行い，患者がみずから看護にあたる者を雇い入れたり，もしくは家族などをして付き添わせる必要がないと認められる程度の看護を行うことをいう」と定義された。しかし，この当時の少ない看護職員数では，病院の看護職員だけで患者の世話のすべてを行うことは現実にはとても困難であった。また，完全看護という用語が，患者・家族の間に看護職員がなんでもしてくれるものという誤解を生んだこともあり，1958(昭和33)年，この名称は廃止され，人員配置基準の標準的なあり方を示すという意味で**基準看護**という新たな名称の診療報酬上の項目が創設された。

● 基準看護とその他看護（普通看護）

　基準看護とは，入院患者に対する看護補助者を含めた看護要員の配置数によって室料や看護料を含んだ入院料に加算するための診療報酬である。しかし，この加算が認められるためには，最低でも看護職員のうち4割以上が看護師免許保持者でなくてはならないなど，当時の状況のなかでは満たすことがむずかしい条件が多かった。それゆえ，基準看護承認病院，すなわち看護職員が療養上の世話のすべてに責任をもつ病院はなかなか増加せず，診療報酬上では「その他看護（普通看護）」という基準に分類される病院が過半数を占めつづけた。

　こうした病院では，看護職員のかわりに付添い家政婦が患者のケアを行う**付添い看護**が行われ，付添い家政婦を雇用した患者・家族には医療保険からその費用の一部が支払われるしくみ（付添い看護の療養費払い制度）になっていた。

　なお，1972（昭和47）年からは，入院料が室料と看護料に区分され，はじめて看護サービスが独立して経済的な評価をされるようになった。これに伴い，基準看護も看護料への加算となった。

● 新看護体系・看護補助体系

　基準看護における配置基準は，医療の高度化に伴って，その後，より高い基準が設定されていった。1974（昭和49）年には特2類看護（患者2.5人対看護職員1人以上），1988（昭和63）年には特3類（同2対1以上）の基準が新設された。しかし，1993（平成5）年の段階で，給食や寝具設備の基準が承認された病院が全体の9割以上となっても，基準看護だけは5割弱とのび悩んだままだった。そこで1994年，基準看護の見直しと付添い看護の解消を目的に創設されたのが，新たな診療報酬としての**新看護体系・看護補助体系**であった。

　新看護体系・看護補助体系の基本形は，看護と看護補助の両者を必要性に応じて選択できる方式である。さらに，看護師と准看護師の割合によって7割，4割，2割以上という3種類が用意され，少しでも職員数を増やせば，また少

📖 NOTE
付添い看護とはなにか

　入院患者に必要な看護サービスのうち，看護職者の手のまわらない部分を，患者個人が雇用した職業家政婦が行うという付添い看護は，1958年の基準看護開始から1994年まで，長く続いたわが国独自の制度である。看護の人員配置基準の低さが，看護職員自身をして，患者・家族に「ケアは家族がしてください。できなければ付添いさんを雇ってください」といわしめる状況を長く生み出してしまっていた。

　付添い看護は，個人雇用であるために労働基準法が適用されず過酷な労働となり，24時間365日ベッドサイドにとまり込むといったことがふつうであった。その結果，ベッドサイドのケアはほとんど家政婦の仕事で，ただでさえ人数の少ない看護職者は診療の補助で手一杯という実態であった。こうした過酷な家政婦は，そのほとんどが就業機会の乏しい無資格の中高年女性によって担われた。

しでも看護師の資格をもつ者の割合を増やせば，段階的に診療報酬が上がっていくしくみとなっていた。また，看護補助者を看護師などとは分けて経済的に評価することと合わせて，戦後長らくつづいた付添い看護は全面廃止となった。

新看護体系・看護補助体系のこのようなしくみは，これまで基準看護の承認にいたらず「その他看護」のままでいた病院に対し，少しでも職員を増やして高い点数を目ざそうという強い動機づけになった。その結果，より高い人員配置基準や，より高い看護師配置を目ざす病院が増加していった。

● 入院基本料の創設から「7対1」の創設へ

看護料▶ 　前述したように，戦後，診療報酬において看護料が区分されたのは1972（昭和47）年からのことであった。これによって，入院料が室料と看護料に区分され，はじめて看護サービスが独立して経済的に評価されるようになった。

ただし，ここで注意しなければならないのは，看護料とは人員配置，すなわち人数の評価にすぎないということである。看護のはたらきは，入院患者の日常生活の援助（療養上の世話）から，医師の診療の補助にいたるまで，きわめて多岐にわたる。しかし，人数の評価だけでは，そこで提供される看護の内容や質は評価できない。つまり看護料が，看護のはたらきのすべてを評価しているわけではないことに十分注意する必要がある。

入院基本料▶ 　2000（平成12）年の診療報酬改定において，30年近くにわたった看護料の独自評価の歴史に幕がおろされ，看護料は，入院環境料，入院時医学管理料とともに創設された**入院基本料**として包括されることになった[1]（▶図6-9）。これは，看護は患者が入院生活をするうえで日々必要な基本的なサービスであり，特掲診療料のような行為別の出来高払いではなく，入院時に行われる一連の看護サービスを総体としてとらえるという考えに基づくものであった。

2006（平成18）年の診療報酬改正では，従来の人員配置基準のあり方が大きく変更された。その1つは人員数の表示方法で，これまでは単純に看護職員総数を入院患者数で除した数を表記した総配置基準であったものが，勤務時間

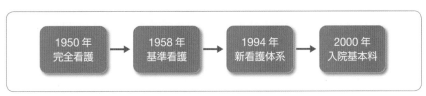

▶図6-9　診療報酬において看護人員配置を示す項目名の変遷

---

1) 「看護料」としての個別の点数はなくなったが，従来の新看護体系で用いられていた人員基準や資格者割合などの基準は，入院基本料算定基準としてそのまま引き継がれたため，より高い入院基本料を承認されるためには，看護人員配置を充実させなければならないしくみであることにはかわりない。

▶表 6-7　一般病棟入院基本料（平成 28 年度診療報酬の例）

新区分 （実質配置数）	点数	総配置基準区分に換算した場合
7 : 1	1,591 点	1.4 : 1
10 : 1	1,332 点	2 : 1
13 : 1	1,121 点	2.5 : 1
15 : 1	960 点	3 : 1

※これに，重症度，医療・看護必要度に応じた加算などがなされる。

帯ごとに配置されている実際の人数，すなわち実質配置数での表記に変更され，患者・利用者の目にふれるように掲示することが義務づけられた（▶表 6-7）。

　もう 1 つの変更は，人員配置基準の大幅な引き上げで，これまで最高基準であった「2 対 1」をさらに上まわる，「常時 7 対 1」（総配置基準の計算では「1.4 対 1」に相当）という新たな基準が設けられた。こうした基準の引き上げは，それ自体は望ましいことであったが，7 対 1 を目ざす病院が看護師を大量に採用することを促し，その結果，全国的に深刻な看護師不足をまねくことになった。

重症度，医療・▶　2008（平成 20）年の改正では，7：1 入院基本料に新たに「看護必要度」の算
看護必要度　定が義務づけられ，一定の基準を満たした場合にのみしか 7 対 1 の入院基本料がとれないようになった。さらに，2012（平成 24）年改正では，7：1 入院基本料における平均在院日数の条件が短縮化され，同時に看護必要度が「重症度，医療・看護必要度」（▶表 6-8）へと名称も内容も変更され，7 対 1 をとるための条件はいっそう厳しくなった。

　「看護必要度」「重症度，医療・看護必要度」が導入されたことは，看護サービスの量と質を入院基本料に反映させるための新たな試みといえる。ただし，評価項目が，看護の量と質を把握するために適切であるかについてはまだ多くの課題が残る。

入院基本料の▶　2018（平成 30）年度の診療報酬改定においては，入院基本料の評価体系の大
大幅見直し　幅な見直しが行われ，7 対 1 と 10 対 1 は「急性期一般入院基本料」，13 対 1 と 15 対 1 は「地域一般入院基本料」として再編された。また「重症度，医療・看護必要度」の取り扱いの変更なども行われた（▶表 6-9，268 ページ）。

　一般病棟入院基本料は，今回の改定により，これまでの「10 対 1」の基準を「基本部分」とし，「重症度，医療・看護必要度」の基準を満たす患者割合を「実績部分」の指標として，急性期一般入院料を 1〜7 の 7 区分にわけて評価することとなった。これによって，7 対 1 の配置基準が認められる条件はさらに厳しいものとなった。

▶表 6-8　一般病棟用の重症度，医療・看護必要度に係る評価票

項目と点数				
A	モニタリング及び処置等	0点	1点	2点
1	創傷処置 （①創傷の処置（褥瘡の処置を除く），②褥瘡の処置）	なし	あり	―
2	呼吸ケア（喀痰吸引のみの場合を除く）	なし	あり	―
3	点滴ライン同時 3 本以上の管理	なし	あり	―
4	心電図モニターの管理	なし	あり	―
5	シリンジポンプの管理	なし	あり	―
6	輸血や血液製剤の管理	なし	あり	―
7	専門的な治療・処置 （①抗悪性腫瘍剤の使用（注射剤のみ）， 　②抗悪性腫瘍剤の内服の管理， 　③麻薬の使用（注射剤のみ）， 　④麻薬の内服，貼付，坐剤の管理， 　⑤放射線治療， 　⑥免疫抑制剤の管理， 　⑦昇圧剤の使用（注射剤のみ）， 　⑧抗不整脈剤の使用（注射剤のみ）， 　⑨抗血栓塞栓薬の持続点滴の使用， 　⑩ドレナージの管理， 　⑪無菌治療室での治療）	なし	―	あり
8	救急搬送後の入院（2 日間）	なし	―	あり
B	患者の状況等	0点	1点	2点
9	寝返り	できる	何かにつかまればできる	できない
10	移乗	介助なし	一部介助	全介助
11	口腔清潔	介助なし	介助あり	―
12	食事摂取	介助なし	一部介助	全介助
13	衣服の着脱	介助なし	一部介助	全介助
14	診療・療養上の指示が通じる	はい	いいえ	―
15	危険行動	ない	―	ある
C	手術等の医学的状況	0点	1点	
16	開頭手術（7 日間）	なし	あり	
17	開胸手術（7 日間）	なし	あり	
18	開腹手術（5 日間）	なし	あり	
19	骨の手術（5 日間）	なし	あり	
20	胸腔鏡・腹腔鏡手術（3 日間）	なし	あり	
21	全身麻酔・脊椎麻酔の手術（2 日間）	なし	あり	
22	救命等に係る内科的治療（2 日間） （①経皮的血管内治療， 　②経皮的心筋焼灼術等の治療， 　③侵襲的な消化器治療）	なし	あり	

［各入院料・加算における該当患者の基準］	
対象入院料・加算	基準
一般病棟用の重症度，医療・看護必要度	● A 得点 2 点以上かつ B 得点 3 点以上 ● A 得点 3 点以上 ● C 得点 1 点以上
総合入院体制加算	● A 得点 2 点以上 ● C 得点 1 点以上
地域包括ケア病棟入院料 （地域包括ケア入院医療管理料を算定する場合も含む）	● A 得点 1 点以上 ● C 得点 1 点以上
回復期リハビリテーション病棟入院料 1	● A 得点 1 点以上

▶表6-9　入院基本料

区分	急性期一般入院料1	急性期一般入院料2	急性期一般入院料3	急性期一般入院料4	急性期一般入院料5	急性期一般入院料6	急性期一般入院料7	特別入院基本料
基本点数（1日につき）	1,591点	1,561点	1,491点	1,387点	1,377点	1,357点	1,332点	584点
看護職員	7対1以上	10対1以上						
看護師比率	70%以上							
重症度，医療・看護必要度の基準を満たす患者割合※ I	30%以上	―（27%以上）	―（26%以上）	27%以上	21%以上	15%以上	測定のみ	
重症度，医療・看護必要度の基準を満たす患者割合※ II	25%以上	24%以上（22%以上）	23%以上（21%以上）	22%以上	17%以上	12%以上	測定のみ	
平均在院日数	18日以内	21日以内						
在宅復帰・病床機能連携率	80%以上	―						
データ提出加算	要							

※（　　　）内は許可病床200床未満の一般病棟7対1入院基本料の経過措置。

● 診療報酬上の看護サービスの問題点と今後の課題

看護の専門性を▶
評価する動き

　これまで診療報酬における看護サービスの評価は，人員配置への評価が中心で，看護職者個々人の専門技術やサービスが評価されることはなかった。しかし近年，専門性をもつ看護職員の配置を評価する動きが出てきた。

　たとえば，褥瘡対策において，創傷・オストミー・失禁(WOC，現 皮膚・排泄ケア)認定看護師の配置が推奨されたこと(2002年度改訂における「褥瘡対策未実施減算」)や，緩和ケア診療加算(2002年度)の条件として，がん専門看護師やがん関連の認定看護師の配置が推奨されたことなどがその代表例である。その後も，看護職の行う糖尿病フットケアやリンパ浮腫へのケア(2008年度)，訪問看護(2010年度)などへの点数評価が新たになされてきている。

　このような流れを受けて，今後とも看護職者は，看護に正当な経済的評価が与えられるよう，自らの専門性を高めるとともに，これを広く社会の人々に知ってもらい認めてもらえるよう努力していく必要がある。

● 看護職者の需要と供給

　わが国は戦後一貫して，看護職員が不足してきた。これに対し，はじめて打ち出された本格的な看護職員確保のための施策は，1974(昭和49)年の第一次看護婦需給5か年計画である。これは，看護職者の需要と供給を均衡させるため，供給の目標値を定め，それに向けたさまざまな具体策をまとめた計画である。それ以降2010(平成22)年までに，通算7回にわたる施策が発表されてきている(▶表6-10)。

▶表6-10 看護職員確保の施策

施策	内容	推計と実績
第一次看護婦需給計画 1974年2月策定 看護師・准看護師が対象	● 高度成長が始まり，医療需要の増大に伴って病床数が急増 ● 看護職員数の増加は病床数ののびと比べて相対的に低く，看護師不足が社会問題となった	（1974年）（1978年） 需要見通し：42万1千人→48万9千人 供給見通し：39万3千人→49万人 就業者実績：38万7千人→47万9千人
第二次看護婦需給計画 1979年9月策定 看護師・准看護師が対象	● 人口の高齢化，医学の進歩に伴う医療需要の増大，看護職員の労働条件の改善への対応のために，看護職員の量的な確保と質の向上が社会的に要請された	（1979年）（1985年） 需要見通し：56万2千人→66万3千人 供給見通し：51万5千人→66万4千人 就業者実績：50万7千人→66万8千人
第三次看護職員需給見通し 1989年5月策定	● 第一次医療法改正によるかけ込み増床に伴う大幅な看護師不足 ● 地域の医療ニーズの多様化	（1988年）（1994年） 需要見通し：83万1千人→93万5千人 供給見通し：76万6千人→93万5千人 就業者実績：77万8千人→96万2千人
看護職員需給見通しの見直し 1991年12月策定 看護師・准看護師・保健師・助産師が対象	● 1990年のゴールドプラン策定に伴い看護職員の需要の増加が見込まれた ● 1992年度予算では大幅な看護系予算確保 ● 「看護師等の人材確保の促進に関する法律」（人材確保法）制定	（1991年）（2000年） 需要見通し：93万2千人→115万9千人 供給見通し：85万8千人→115万9千人 就業者実績：86万2千人→116万5千人
第五次看護職員需給見通し 2000年12月策定 看護師・准看護師・保健師・助産師が対象	● 急速な少子高齢化，高度医療の進展，介護保険制度の実施への対応 ● 2005年を最終年とする5年間の需給見通しの策定	（2001年）（2005年） 需要見通し：121万7千人→130万6千人 供給見通し：118万1千人→130万1千人 就業者実績：118万8千人→130万8千人
第六次看護職員需給見通し 2005年12月策定 短期労働者を常勤換算 助産師データについては再掲	● 看護業務の複雑多様化への対応 ● 患者本位の質の高い医療サービス実現のために看護職員の質・量ともに確保が必要 ● 各都道府県が有識者，住民代表などで需給見通しにかかわる検討の場を設置	（2006年）（2010年） 需要見通し：131万4千人→140万6千人 供給見通し：127万2千人→139万1千人 就業者実績：124万6千人→135万1千人
第七次看護職員需給見通し 2010年12月策定 都道府県ごとに需給見通しを策定したのちに国が調整	● 看護職員確保対策の推進として，養成促進，定着促進（勤務環境の改善，多様な勤務形態の確保，院内保育所，研修などによる資質向上，訪問看護における確保），ナースバンクなどによる再就業支援対策などを提言	（2011年）（2015年） 需要見通し：140万4千人→150万1千人 供給見通し：134万8千人→148万6千人 就業者実績：未公表

　なお，第一次および第二次看護婦需給計画は，看護師・准看護師ならびに病院に勤務する助産師のみが対象とされていたが，1989（平成元年）年の第三次看護職員需給見通しからは，「計画」から「見通し」への名称変更とともに，すべての看護職（保健師・助産師・看護師・准看護師）を対象とするようになった。また，2005（平成17）年の第六次看護職員需給見通しからはフルタイムではないパート・アルバイトなどの人数も，労働時間によって人数に換算される

ようになった。

近年の需給見通し▶ 第六次見通し（2006〜2010年）からは，需要の算出方法が精緻化された。それまでの需給見通しでは，看護の必要人数やそれに見合った看護職員数の計算方法が確立しておらず，現実の必要人数（需要）が見通しに反映されていないのではないかという指摘があった。そこで，第六次見通しからは，調査方法と推計方法を変更し，都道府県が各医療機関などに対して需給の実態調査を行い，その結果をふまえて国が見通しを出すこととなった。

実態調査は，国が標準的な調査票を作成し，都道府県が地域の特性をふまえた独自の調査項目を追加するなどし，より正確な看護職者の需給を把握することとした。結果的に第六次見通しは，策定当初から，最終年度の2010（平成22）年度において，需要（140万6百人）に供給（139万1千人）が追い付かないという見通しとなった。

第七次看護職員需給見通しは，2011（平成23）年から2015（平成27）年までの5か年計画である。第七次見通しにおいては，算定方法に政策の効果も加味した，より正確な推計がなされることとなった。しかしここでも結果的に，期間中の5年間一貫して看護職員は不足状態で推移するという悲観的な見通しとなった。

厚生労働省▶
5局長通知 このように，近年の需給見通しの結果は，定着促進，養成促進，再就業支援など看護職員確保対策の推進をはかることが急務であることを明らかにした。一方，国レベルでの経済政策のなかでは，医療・介護・健康関連産業は，日本の成長牽引産業として位置づけられ，質の高い医療・介護サービスを安定的に提供できる体制の整備が提言されている。その結果，2011（平成23）年には，「看護師等の『雇用の質』の向上のための取組を推進します！」と題して，厚生労働省の5つの局（医政局，労働基準局，職業安定局，雇用均等・児童家庭局および保険局）の局長が，連名による通知を，都道府県労働局長，都道府県知事および関係団体あてに出すという異例の措置がとられた。この通知は，看護業務が「就業先として選ばれ，健康で生きがいをもって能力を発揮しつづけられる職業」となるために，5つの部局が協力して「職場づくり」「人づくり」「ネットワークづくり」に取り組むこととするものである。

これからの▶
看護職員需給 第七次見通しの最終年度にあたる2015（平成27）年，政府は今後，地域医療構想との整合性の確保や地域間偏在の是正などの観点をふまえた医師・看護職員などの需給について検討することを指示した。これによって，これまで看護師のみで行ってきた推計を，医師の働き方改革との関連など，医療従事者全体の需給との関連性のなかで検討することとなった。また，推計方法も，医療機関などの需給を積み上げる方式で計算されてきたものを，医師需給の推計方法にそろえることとなった。2019年現在，看護職員需給は2015年から開始された「医療従事者の需給に関する検討会」のなかにおかれた「看護職員需給分科会」で検討がなされている。

　看護職員の需給については，長い歴史のなかで，その対象や推計方法を改善させながら推計が行われ，対策がとられてきた。私たち看護職者自身は，こうした需給の現状や政策の推移をみながら，働きつづけられるための具体的な対策を看護職員の立場から提言し，その実現に向けてはたらきかけていかなければならない。

D｜看護サービスの管理

① 看護サービスの管理とはどのようなことか

1 看護専門職と看護管理

看護管理とは▶　看護サービスの管理(以下，**看護管理**)と聞くと，管理職の仕事だと考える人が多いだろう。日常の看護業務とはかけ離れた，特別なことのように感じる人も少なくないだろう。

　看護職者は専門職であり，専門職であるための重要な条件は**自律性**である。自律性をもつために欠かせないことがらが2つある。1つは，前章でも述べた専門職としての倫理である。そしてもう1つが，みずからの職務を責任をもって実施するために，みずから手はずや条件を整えることである。ごく単純にいうと，まさにこれが管理である。いいかえれば，看護管理とは，看護の中核である患者・利用者への看護サービスの提供そのものではなく，それがうまくいくようにするための「環境整備」のことだといってよい。

　看護管理の重要な要素に，リーダーシップとフォロワーシップとがある。看護はほとんどの場合チームで行われるため，そこでの立場は，チームを率いるリーダーとしての役割か，フォロワー(一般にメンバーやスタッフとよばれる)としての役割かの，どちらかである。ここで必要になるのが，それぞれの役割を適切に果たし，チームを有効に機能させるために必要な能力であり技術である。これらを**リーダーシップ**と**フォロワーシップ**という。

　以上のことから，看護管理とは，看護職者が専門的職業である以上，新卒の看護師も含めた，看護職者の誰にでも必要なことがらであることが理解できるだろう。

2 看護管理の定義

　臨床現場での看護実践における看護管理，そして学問としての看護学における看護管理学が，それぞれで一定の地位を占めるようになったのは比較的最近のことである。看護管理の機能やそれを担う役割・能力の重要性が，看護職者の間で明確に意識されたのは，国際的にみても戦後になってからであり，これ

は，看護職者がその専門性を確立し，社会に認知されてきた経緯とほぼ並行している。

戦後，看護サービスへの社会のニーズが増大するなかで，最初に看護管理の概念の整理やその普及に取り組んだのは，世界保健機関(WHO)であった。WHOでは1954年，内部の看護専門委員会に対し，看護業務管理についての概念の整理や実際の改善支援などの役割を委託した。この成果として1957年には，『Principles of Administration Applied to Nursing Service』(邦訳『看護管理の原則』)[1]という書物が発行され，世界各国でその活用が推進された。

一方，わが国においては，1973(昭和48)年，日本看護協会看護婦部会編「看護業務指針」のなかで，看護管理の定義が以下のように示された[2]。

> 病院における看護管理とは，病院の目的を達成するために，組織系統と権限，責任等を明らかにして看護職員の持つ知識や技術が有効に発揮されるように，人事配置，環境，設備等の条件を整えて，直接の作業が順調に行われ24時間(終日終夜)最良の看護業務が継続実行されるように規制・調整，指導・援助を行うことである。

その後，今日にいたるまで，さまざまな研究者がさまざまに看護管理の定義を行っているが，なかでもわが国に大きな影響を及ぼしたのは，ギリーズ D. A.Gillies が1982年に『看護管理——システムアプローチ』において示した，以下のような看護管理の定義である[3]。

> 管理とは，他の人々によって仕事をしてもらう過程として定義されてきた。したがって，看護管理とは，患者にケア，治療，そして安楽を与えるための看護スタッフメンバーによる仕事の過程である。看護管理の仕事は，最も有効で可能なケアを患者およびその家族の人々に与えるために，計画し，組織化し，指示を与え，そして入手できる財政的・物理的・人的資源を統制(コントロール)することである。

② 看護管理システム

1 管理とはなにをすることか

ここまでに述べた看護管理の定義をふまえつつ，さらに具体的に管理とはな

---

1) Goddard, M. A. 著，小林冨美栄訳：看護管理の原則．医学書院，1960.
2) 日本看護協会看護婦部会編：看護業務指針．p. 27，日本看護協会出版会，1973.
3) Gillies, D. A. 著，矢野正子監修：看護管理——システムアプローチ．p. 1，へるす出版，1986.

にをすることなのかを考えてみよう。

「あの人のやり方は管理的だ」というと批判になるように，日本語の管理という言葉には，とかく規則をまもらせるとか，縛りつけるというような，なにかしら否定的なかた苦しいイメージがつきまとう。

では，マネジメントあるいはマネジャーといえばどうだろうか。野球部のマネジャー，会社のマネジャーといった語感には，めんどうをみたりなにかを整えたりといったよい印象を受けるのではないだろうか。実際，「管理する」の英訳である「manage」には，経営する，管理する，監督するといった意味だけでなく，うまく取り扱う，巧みにあやつる，うまく対処するといった意味もある。

このように，マネジメント，つまり管理には，「規則どおりにする・させる」といった，かたくて静的な機能だけでなく，どうやって効果的・効率的に目的に向かって「うまく取り扱うか」といった，柔軟で動的な機能が含まれているのである。

2 管理の対象

では，管理が取り扱う対象とはなんだろうか。野球部のマネジャーを想定してみよう。マネジャーは，選手というヒトの体調を気づかったり，精神的に励ましたりする一方で，道具やユニフォームなどのモノの手入れや修理，部員から集めた部費というお金の使い方を考えたり出納や保管も行う。ここからわかるように，管理の対象として最も代表的なものは，「ヒト」「モノ」「お金」の3点である。さらにこれ以外に，限られた時間のなかでどう練習のメニューを組むかを考えたり，スコアブックや選手のデータを整理して活用するなど，「時間」や「情報」などを管理の対象に加えることもある。

病院や会社といった経営組織における管理の対象は，おおむね次のように整理できる。

①ヒト　サービスを生み出す人，すなわち職員・従業員そのもの。ヒトは人的資源 human resource，人材 manpower ともいわれる。また，ヒトが集まってできるチームや，そこでの分業・協働・連携といった関係のあり方などもマネジメントの対象となる。

②モノ　施設・設備・器具・物品など，サービス提供に用いられる物資。

③お金　ヒトを雇い，施設・設備・器具・物品を購入するなどの支出，診療報酬などのようなサービスの対価である収入といったお金。

さらに，これらをヒト・モノ・お金を用いた仕事（業務）そのものも，いうまでもなくマネジメントの対象である。

3 看護管理過程とその要素

これまで述べてきたことをより具体的にいうなら，管理とは，ヒト，モノ，

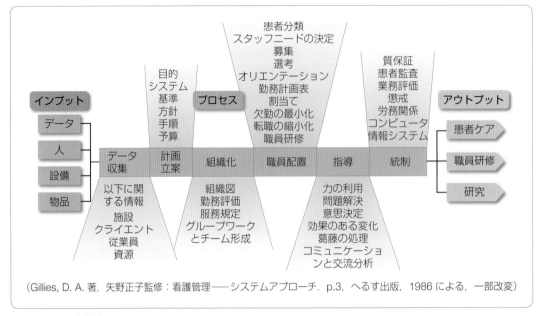

(Gillies, D. A. 著, 矢野正子監修：看護管理——システムアプローチ. p.3, へるす出版, 1986 による, 一部改変)

▶図6-10 看護管理システム

　お金をはじめとするさまざまな資源を, それぞれの組織の目的の実現のために活用し, コントロールする活動である。こうした管理は個々別々になされるのではなく, それぞれの問題解決の過程のなかで一連の活動として行われる。この問題解決の過程は, インプットとアウトプットを含めた看護管理システムとしてあらわされる(▶図6-10)。この図における, 看護管理過程, つまりプロセスの要素は以下の通りである。

看護管理過程▶　①**データ収集**　看護管理の対象である, ヒト(患者, 職員など), モノ(設備, 物品など), お金(収益, 支出など)などの資源に関する情報を広く収集し, そこでの問題や課題を発見することである。

　②**計画立案と組織化**　問題や課題の解決や目標達成に向け, 目標, 方針, 手順や予算を含めた計画を立案する段階である。看護管理過程は, 組織対課題という複雑な関係になるため, 組織化が必要になってくる。組織化とは, 計画実施のためにすべきことを仕分けし, 組織のなかのさまざまな部署や部門, あるいは地位に割りあてることをいう。また, 組織化に際しては, 役割を割りあてると同時に, それに伴う権限と責任も合わせて与える。これを**権限委譲**という。

　③**職員配置と指導**　個別の患者を対象とする場合は, そのときどきで計画を実施するのは, 基本的に計画をたてた本人である。しかし看護管理の場合は, 計画は組織全体で, 多数の人々が役割を分担して取り組むことになる。それゆえここでは, 組織化(権限委譲)に即して適材適所に人を配置すること, すなわち職員配置が計画の実施に相当する。これに加えて, 配置した職員に対して適切な問題解決や意思決定ができるよう, 指導することも必要になる。そして,

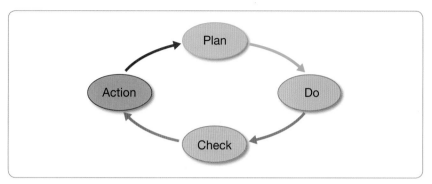

▶図6-11　PDCAサイクル

これらをめぐっては，組織内でのコミュニケーションのはかり方がきわめて重要になってくる。

　④統制（コントロール）　看護管理の評価は，個別の患者の目標達成度ではなく，病院や部署全体での看護の質の向上や，看護職者の業務の評価などから行われる。どのような懲戒処分が行われたかなども評価基準の1つになるだろう。これらを測定したり，記録したりする際には，コンピュータシステムなどのIT技術がおおいに役だつ。

PDCAサイクル▶　看護に限らず，あらゆる問題解決過程は，Plan（計画）−Do（実行）−Check（確認）−Action（処置・改善）という循環サイクル（PDCAサイクル）として描き整理することができる（▶図6-11）。看護管理過程は単に一方向に進むだけではなく，循環し改善に向けて続いていく過程である。また，問題解決のための目的に向けたPDCAサイクルは，それぞれの段階において，さらに小さなPDCAを循環させつつ進むことも多い。

③ 組織

　看護管理の対象であり，かつそれが行われる場は，具体的には，病院や福祉施設，訪問看護ステーションなどの保健・医療・福祉分野の組織である。以下では，組織とはどのようなものであるのかについて述べていく。

1 組織はなぜつくられるのか

組織の意味▶　人はなぜ組織をつくり，参加するのだろうか。たとえば，教室に集まったクラスメートは組織だろうか。病院や会社などの組織となにが違うのだろうか。

　社会が複雑化し，技術が発展するほど，個人では達成したり解決したりできない複雑な課題が増してくる。人が組織をつくるのは，1人では達成したり解決できない課題も，複数の人が協力して働くこと（協働）で，それが可能になると考えるからである。

組織成立のための▶
条件

1938年，バーナード C. I. Barnard は，「組織とは，2人以上の人々の，意識的に調整された協働的な諸活動，諸力の体系」であるとし，組織成立のための条件として次の3つをあげた[1]。

①共通目的　組織の成員(メンバー)には共有されている目的があり，それが組織目的として一致していること。

②協働意欲(貢献意欲)　共通目的のために協力して働こうという意識があること。

③意思伝達(コミュニケーション)　コミュニケーションによって，分業体制のもとで分化された職務に従事する人々が，相互に関連づけられ，共通目的達成のためのチーム体制に参加して機能できる。

よい組織とは▶

バーナードの3条件に基づき，組織とはどうあるべきかをまとめると，以下のようになる。

(1) 目的が明確であり，全員が目的を共有していること(目的の共有)。

(2) 組織メンバー各人が目的を達成しようと動機づけられ，役割分担し，協働する意思をもっていること(動機づけと協働の意思)。

(3) 各人の役割が明確で，機能的に相互作用できるように編成されていること(機能的なチーム編成と役割分担)。

(4) 効果的な規定や規則があり，全員に共有されていること(規則の共有)。

(5) 最小の努力やコストで最大の成果をあげられるように，組織が運営されていること(効率的かつ効果的な組織運営)。

2 組織のかたちとその意味

● ライン機能

次に，組織のかたち，つまり構造についてみていく。

組織の構造を図示したものは**組織図**とよばれる。組織図にはさまざまなかたちがありうるが，最も単純なものは，タテの職位と役割分担(上下の職位とそのつながり)および，ヨコの部門と役割分担(横の枝分かれの広がり)により描かれるピラミッド型の組織図である。

組織においては，職位や役割に即して権限と責任が決められる。組織図のタテの関係，すなわち上下関係でいえば，上に位置する職位ほど，権限の範囲は広く，責任も重い。そして，上から下に向けて指示や命令が出される。これを**ライン機能**とよび，このような組織の形態は**ライン型組織**とよばれる(▶図6-12-a)。ライン型組織は，組織の機能が垂直的に分化しており，職能・権限・責任の階層性，指示・命令の系統が明確である。

---

1) Barnard, C. I. 著，山本安二郎ほか訳：新訳・経営者の役割. p.85, ダイヤモンド社，1997.

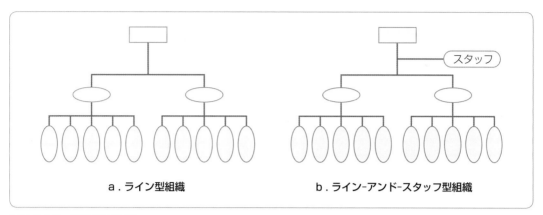

a．ライン型組織　　　　　　　　b．ライン-アンド-スタッフ型組織

▶図6-12　組織のかたち

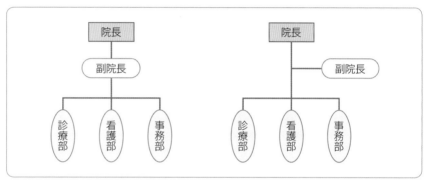

▶図6-13　病院組織の例（一部）

● スタッフ機能

　図6-12-b は，ライン型組織の一部に，ヨコに突出した機能が付け加えられたものである。このヨコに突出した部分を**スタッフ機能**という[1]。

　スタッフ機能とは，タテのラインから外れ，直接の執行権限を負うラインの役割をヨコから支える機能である。したがって，スタッフ機能それ自体には，執行権限は与えられず，基本的には下のラインに向けての指示・命令権限もない。通常このスタッフ機能は，ライン機能と合体しているものが多く，**ライン-アンド-スタッフ型組織**として描かれる（▶図6-12-b）。

　たとえば病院の組織においては，副院長という職位にラインの機能をもたせている場合と，スタッフの機能をもたせている場合がある（▶図6-13）。どちら

---

1) 医療現場では職員のことを「スタッフ」とよぶ。これはたいていの場合，役職をもたない非管理職の職員（ヒラ職員）をさしているようだが，本文で述べたような学問的に定義されるスタッフとは意味が違うことに注意が必要である。非管理職の職員という意味では「メンバー」と表現したほうが本来は適切である。

の機能をもたせているかにより，副院長の役割や権限はかなり異なる。

● リンキング-ピン

　現実の組織は，ライン機能とスタッフ機能を基本にしつつ，小さなサブ組織とサブ組織とが重なり合って形成される。組織が巨大かつ複雑になってくればくるほど，サブ組織の間をつなぐ役目が大切になり，上から下への指示・命令と同じくらい，下から上への情報提供や意見の表出なども重要視されるようになってくる。

　リッカート R. Likert は，サブ組織間のつなぎ目にあたる結節点に位置し，上下を機能的につなぐ役割を**リンキング-ピン**（連結ピン）と名づけた[1]（▶図6-14）。病院組織において，リンキング-ピンの役割を担うことが多いのは，病棟師長などの中間管理職である。中間管理職がこの役割をよく果たしているかどうかが，組織運営の成否を決めるといえるほど，リンキング-ピンの機能は重要である。

● 組織のシステム

　組織のシステムには，大きく分けて，**官僚型マネジメントシステム**と**参画型マネジメントシステム**がある。

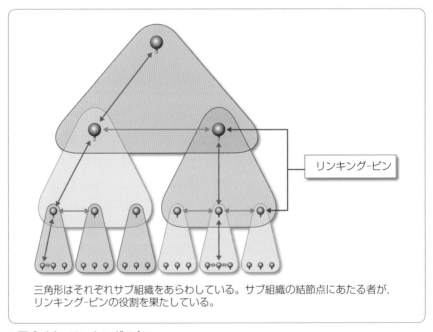

三角形はそれぞれサブ組織をあらわしている。サブ組織の結節点にあたる者が，リンキング-ピンの役割を果たしている。

▶図6-14　リンキング-ピン

1) Likert, R. 著，三隅二不二訳：組織の行動科学――ヒューマン・オーガニゼーションの管理と価値．ダイヤモンド社，1968.

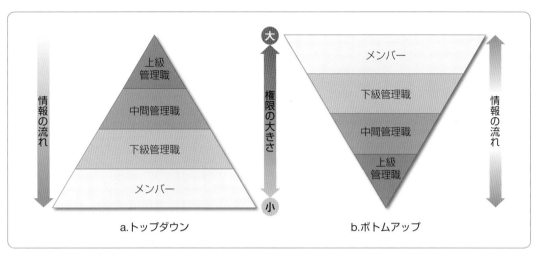

▶図6-15 トップダウンの組織とボトムアップの組織

官僚型マネジメントシステムとは，厳格な一貫性，指示・命令，従属関係にある古典的組織のことをいい，①階層性，②専門性，③規則主義が特徴であり，文書に明記された規則にしたがって組織が機能する。他方，参画型マネジメントシステムは，サブ組織とサブ組織の階層をつなぐリンキング-ピンの機能が重視される。

さらに新たな考え方として，ピラミッド（トップダウン）から逆ピラミッド（ボトムアップ）へというかたちが注目されている（▶図6-15）。とくに構成メンバーに専門職が多い医療分野においては，職員個々が自律的に働くことが重要になる。そこで，現場に近い層により権限を与え，専門的活動の幅を拡大させる逆ピラミッド型組織の発想が重要になる。

組織の目標の達成のために，どのような形態の組織が最も効果的であろうかという模索は，昔もいまも，あらゆる産業・あらゆる組織でなされつづけている。結論をいうと，どのような組織の構造が最適であるかという問いに，共通の答えはない。それぞれの組織が，その組織の目的の達成にとって最もふさわしい組織の構造を，組織の大きさやメンバー個々の特徴やその構成など，さまざまな条件に照らして検討しなければならないのである。

3 看護部組織

● 病院組織における看護部の位置づけ

病床規模や診療科の数などによって，病院組織にもさまざまな形態がある。ここでは，病院組織における看護職者の位置づけ，すなわち看護部組織の位置づけについて述べる。

看護部▶　現在，ほとんどの病院組織は内部に独立した**看護部**を擁している。また組織

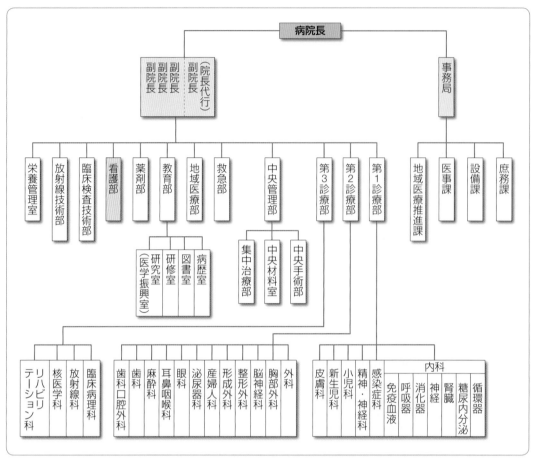

▶図6-16　病院組織の例（全体）

　図上，看護部は多くの場合，診療・薬剤・事務などの部門と並列に位置づけられた独立したサブ組織となっている（▶図6-16）。

　看護部はさまざまな部署で構成されている。具体的には病棟やICU，手術室，外来などのことである。これらのうち病棟やICUなどは，**看護単位**というまとまりであらわされることもある。これは看護上の必要に応じて分けられた患者群に，看護師長などを責任者とする看護職者群が対応したひとまとまり，すなわち1部署あたりの病床数で示される。看護単位は25～30床が望ましいとされるが，現状では40～50床のところが多い。

　いまでこそあたり前のように思われるこのような看護の組織構造だが，これが確立したのは比較的遅かった。戦前や戦後まもなくのころまでは，現在のように独立した看護部門はなく，看護職員は診療部の下にバラバラに位置づけられることが多かった。ここからは，看護職者が医師に従属していた実態がはっきり読みとれるのである。

　わが国で，看護管理者のトップをおく「総婦長制」が最初に導入されたのは，1950（昭和25）年，「厚生省（現厚生労働省）附属機関等の組織規定」に「国立病

院，療養所に総看護婦長1名をおく」と定められて以降のことである。また，病院組織のなかではじめて独立した組織として看護部がおかれたのは，1976（昭和51）年に国立大学の附属病院においてであった。これが厚生省管轄の国立病院や療養所に適用されるようになったのは，1982（昭和57）年になってからのことであり，わが国で圧倒的多数を占める民間病院にこれが普及するまでには，さらに長い時間を要した。

　このように，看護部組織はその確立までに長い年月を要したが，近年そのかたちはどんどん変化してきている。たとえば，看護の専門性の高まりに伴い，専門看護師・認定看護師がスタッフ機能として独立した部門（たとえば看護職員が担う専門外来など）をもつようになっている。また，看護部長が病院の副院長を兼任するなどして，看護職者が看護部門の枠をこえて病院全体の意思決定にかかわるようになってきた。看護職員は病院の中では最大多数である。その看護職員が組織の中でどのように位置づけられ，そしてその役割を果たしていくかは，病院の運営において今後ますます重要なポイントになってくる。

● 看護部組織における職位と役割

　看護部の組織は一般的に，トップマネジャーとしての看護部長，副部長，看護師長（看護課長，看護マネジャーなどともいう），主任（係長，副師長などともいう），そして一般のスタッフナースといった職位で構成される。

[1] トップマネジャー　看護部長，副部長といったトップマネジャーの役割は，①看護サービスに対する最高責任者（サービスの質の保証に責任），②看護部に所属する職員（部下）が最大限に質の高いサービスを提供できるよう指揮・監督する，③職員が最大限に能力を発揮できるよう，職場環境を整備する，④職員の育成に責任をもつ，⑤病院の運営会議に参画する（経営者の一員として病院経営に参加），などの役割を担っている。

[2] ミドルマネジャー　師長などのミドルマネジャーは，看護部長から権限を委譲された範囲で，上記の①〜⑤を行う。さらに，各部署の責任者として他部門との連携・調整を行うほか，看護部長・副部長の方針を職員に伝えたり，職員の声を看護部長に伝えたりするなど，コミュニケーションの中継点を担う。こうした師長の役割は，リンキング-ピン機能として重要である。

[3] ロワーマネジャー　主任・係長などは，最もスタッフに近いロワーマネジャーで，看護サービスの熟達者としてスタッフをリードすると同時に，師長から委譲された業務を遂行し，師長業務のサポートや代行を行う。主任の役割は，師長の役割や，師長の権限委譲の程度によって決まる。そのため主任の役割は部署によっても病院によっても多様である。

[4] メンバー　スタッフナースは，看護の最前線を担うメンバーであり，看護サービス提供（看護実践）への直接的な役割と責任をもつ。また，固定的な役割ではないが，必要に応じて教育・指導，管理業務などを行うこともある。具体

的には，看護部の目的・目標の理解と達成への努力，師長または副師長への情報提供，設備・備品・薬剤などの適正で安全な使用，他部門の職員との連携などを行う。このような多様な役割を円滑かつ効率よく果たすためには，指示・命令にただ従うのではなく，部下の立場から上司に提案し進言すること，すなわちボトムアップの組織機能がとくに重要になる。

④ リーダーシップとフォロワーシップ

1 リーダーシップ，フォロワーシップとは

リーダーシップ▶　リーダーシップは一般によく使われる言葉であるが，その由来である「lead」には，「導く，案内する，引っぱっていく，〜の状態にいたらしめる」という意味がある。これからもわかるように，リーダーシップとは，組織において，業務やヒト，モノ，お金を効果的に機能させるためのはたらきであると同時に，それらのしくみをより改善し，改革するはたらきである。

　なお，先述のマネジメントは，「うまく処理する」という意味である。このことから，マネジメントは「きちんとする」，リーダーシップは「かえていく」といったニュアンスの違いで両者は区別できる。ただ，現実の看護管理においては，いうまでもなくそのどちらもが必要なのである。

リーダーに必要な▶　リーダーに必要な能力は，以下の3点に集約される。
　　　能力
（1）目標の達成に必要な知識と技術である**専門的能力**
（2）良好な人間関係を築き，集団・組織を維持し，メンバー個人を励まし動機づけるなどの**対人的能力**
（3）社会的な要因をも吟味(ぎんみ)し，組織目標の設定や将来の展望を見いだし，それに向けた計画立案を行う**概念化能力**

　さらにリーダーには，組織内のメンバーに向けてだけでなく，組織外の関係者に対しても，みずから見いだした将来の展望や計画を，じょうずに説明・説得できるような能力も求められる。

リーダーシップと▶　部長や師長などには当然，管理職位に伴う権限と責任を担うためのリーダー
　メンバーシップ　シップが要求される。このような職位に伴うリーダーシップを**ヘッドシップ**とよぶ。他方，職位にかかわらず，その人の能力の高さや考え方の魅力に周囲が影響を受け，その人に従って行動することもある。これもリーダーシップであり，このような個人のもつ影響力だけをリーダーシップとして，ヘッドシップとは区別する考え方もある。

　いずれにしても，今日の複雑かつ変化の激しい看護業務においては，管理職であるなしにかかわらず，メンバーのなかでもリーダーシップを発揮する人が必要になってくる。

フォロワーシップ▶　フォロワーシップの由来である「follow」には，「ついていく」という意味以

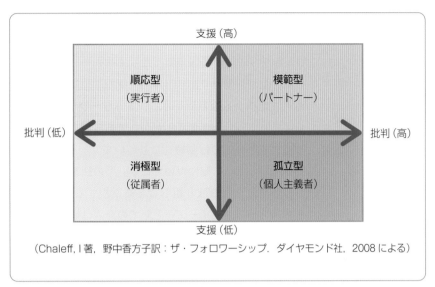

▶図6-17　フォロワーシップ概念モデル

外に，「付き添う，随行する，あとを引き継ぐ」といった意味がある。これら
をみると，フォローといっても単に付き従うという受身的な意味ではなく，
リーダーとともに，リーダーの指導に呼応して，主体的に改革・改善していく
といった意味があることがわかる。

　フォロワーは，組織におけるリーダー以外のメンバーである。つまり，組織
メンバーの大多数を占めるという点で，フォロワーのあり方は非常に重要であ
る。チャレフ I. Chaleff は，フォロワーのタイプはリーダーに対する「支援」
と「批判」の2つの軸で決まるとし，模範的フォロワーとは，リーダーを強
く支援するが，同時に必要な批判も行える人だとした[1]（▶図6-17）。

　つまり，すぐれたフォロワーシップは，組織で決められたみずからの役割を
自発的に担い，その役割を果たすことを通してリーダーを支援するだけではな
く，もしリーダーや組織にとって必要だと考えたなら，批判的な意見を述べる
ことをおそれない，主体的な態度であり行動であるといえる。

　以上のように，リーダーシップとフォロワーシップとは対の関係にあり，よ
りよい看護管理には，すぐれたリーダーシップと模範的なフォロワーシップと
がうまく組み合わさって機能することが不可欠なのである。

２ リーダーシップ-スタイル

　日常の人間関係を見渡してみると，必ず人の先頭に立って指図したり，しき
るのが好きな人がいる。逆に，人前に立つのが得意でなく，リーダーシップを

---

1) Chaleff, I 著，野中香方子訳：ザ・フォロワーシップ．p. 58，ダイヤモンド社，2009.

とるのが苦手という人もいる。

しかしながらリーダーとは，ただ単に人前に出るのが好きだったり，他人に指図・命令するのが得意であったりする人のことをいうのではない。リーダーに必要な基本的能力である①専門的能力，②対人的能力，③概念化能力の3つを実際に発揮する際のやり方，つまり**リーダーシップ-スタイル**は，人によっても状況によってもさまざまだからである。

単純にリーダーの行動特性に基づいてリーダーシップ-スタイルを分類してみると，①「黙って俺についてこい」型の独裁的リーダーシップ，②民主的な話し合いや，全員で取り組むことを重視する民主的（協議型・参加型も含む）リーダーシップ，③リーダーとしての介入は最小限でメンバーにまかせっぱなしという放任的リーダーシップの3つに大きく分けられる。

リーダーシップ-▶
モデル

これらのリーダーシップ-スタイルのうち，その組織に最も適切で効果的なスタイルは，どのように決まるのだろうか。あるいは，リーダーは，なにを基準に自分のリーダーシップ-スタイルを選べばよいのだろうか。この問いへの答えとなる有名な研究が，1977年にハーシィ P. Hersey とブランチャード K. H. Blanchard が発表した**状況対応リーダーシップ®-モデル**である（▶図6-18）。

このモデルは，状況が異なれば，異なるリーダーシップ-スタイルが必要だという考え方に基づく。いいかえれば，状況によって有効なリーダーシップは

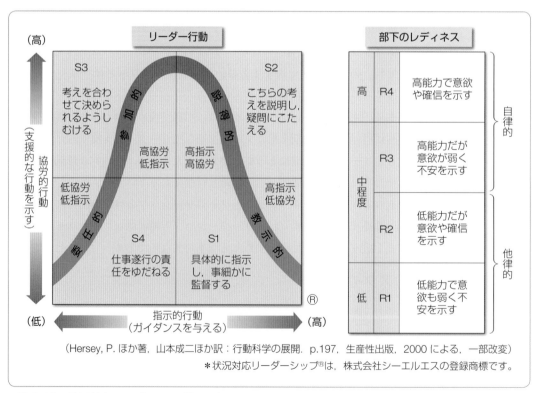

（Hersey, P. ほか著，山本成二ほか訳：行動科学の展開. p.197，生産性出版，2000による，一部改変）

＊状況対応リーダーシップ®は，株式会社シーエルエスの登録商標です。

▶図6-18 状況対応リーダーシップ®-モデル

異なるという考え方を示した。そして，ここでいう状況とは，フォロワーの成熟度（図 6-18 における部下のレディネス）のことだとされた。

このモデルでは，リーダーの行動について，協労的行動と指示的行動の 2 つの側面から分類する。協労的行動とは，励ましたり支えたりといった人間関係維持の側面を，指示的行動とは，命令したり教え導いたりといった課題達成の側面をあらわしている。このような 2 つの側面から形成されるリーダーシップ-スタイルが，さらにフォロワーの成熟度の高低によって規定される。

たとえば，フォロワーの能力も意欲も低い場合（R1 の段階）には，リーダーは主としてああしろこうしろと口うるさく指示的行動をとり，やさしく励ますなどの協労的行動は少ないというスタイルをとる（S1）。一方，フォロワーに能力はあるが意欲が低い場合（R3）は，リーダーは励まし，動機づける（やる気を出させる）などの支援的行動を強めるが，フォロワーに能力はあるので指示的行動はほどほどにとどめるのである（S3）。

このモデルは，状況に適応したリーダーシップ-スタイルをとれるよう，状況の判断力とスタイルを「演じ分ける」技術をみがくことの大切さを示している。あるいは，もし「演じ分ける」ことがむずかしくても，自分の得意とするリーダーシップ-スタイルを知り，そのときどきの状況を的確に判断することによって，自分がリーダーシップを発揮するにふさわしい局面はどこかを，みずから知ることにも役だつのである。

⑤ 人的資源の管理

看護は，サービス業の 1 つである。サービスとは，モノではない無形の価値をいう。看護サービスは，提供する側（看護職員）が顧客であるクライエント（患者や家族）に接するなかで，瞬間瞬間に生まれ消えていく価値あることがらである。しかも，看護サービスは，看護職員にしか生み出せない専門的で希少性の高いサービスである。それゆえ，看護管理においては，サービスを生み出し提供する職員 1 人ひとりをどのように管理していくかという**人的資源管理** human resource management が，とりわけ重要な課題になってくる。

人的資源管理，すなわち人材を有効に活用するために必要な管理には，大きく分けて 2 つある。1 つは，組織に必要な能力の確保と開発で，具体的にいえば，採用，能力評価，配置，そして育成（▶第 4 章，162 ページ）などである。もう 1 つは，それら人材の能力が十分発揮できるような労働環境を整備することである。

1 採用・配置

● 採用

　組織は，その理念や目的を実現するために，必要な能力をもった人材を適切に採用する必要がある。そのためには，どういった人材を，どの時期に，どのくらいの人数採用し，どこに配置していくかといった，中・長期的な計画立案が必要になる。また，計画立案のためには，募集に対する応募者数や，採用後の勤続年数，あるいは，産休や育休取得の可能性などについての予測も不可欠である。

　現実には，慢性的な看護職員不足のため，多くの医療機関がまずは人員数の確保を優先せざるをえない状況にある。しかし，そうしたなかでも近年では，組織理念・目的や具体的な事業開発に即して，計画的な人材採用の努力をしている医療機関も少なくない。

● 能力評価

　採用の際には，その人材に期待できること，すなわち能力を評価しなければならない。さらに採用後も継続的に，その人の能力を適切に評価し，育成計画や待遇に反映させていく必要がある。

　一般に，看護職者の能力評価は，経験年数評価によるところが大きく，これに教育研修の受講歴，認定看護師・専門看護師などの保有資格が加味される。しかし，これらの多くは潜在能力の評価である。その人材が実際にどのような能力を発揮しているか・したかを評価することはむずかしい。このような，ある職務においてすぐれた人が実際に発揮している能力をコンピテンシー competency という。近年では，看護のさまざまな職務や役割におけるコンピテンシーを明確にし，これによって能力評価を行おうとする取り組みが進んでいる。

　能力評価については，組織が期待する能力や資質をもつ人材を的確に選び育てることができるよう，また，能力に応じた適切な人事管理ができるよう，今後もつねに検討や取り組みが模索されていくであろう。

● 配置と配置転換

　人材の配置や配置転換（異動・ローテーション）においては，必要な部署に必要な能力をもつ人を必要な人数配置することが重要である。これらは当然，採用計画の段階から考えておく必要がある。

　配置や配置転換には，部署間でのケア能力の調整をはかること（経験者と新人の人数バランスを調整するなど）や，人間関係を含めたチームの活性化（リーダー格になれる人を異動させるなど）といった組織運営上の必要と，職員のキャリア開発を支援するためという2つのねらいがある。

　しかし，組織のニーズと個人のキャリアニーズは必ずしも一致するわけではない。配置転換への不満が職員の退職の原因になることもめずらしくない。それゆえ配置や配置転換においては，組織にとっての必要性を十分に説明し理解を求めると同時に，職員個人のキャリアニーズをよく把握して，本人が納得できる配置や配置転換を行うことが，仕事のやりがい感やモチベーションを高めるためにも重要である。

2 労働環境の整備

　看護職者の労働環境については，労働時間・交代制勤務・賃金・労働安全衛生対策の諸点について，長年さまざまな問題が指摘されている。

　2017(平成 29)年に日本医療労働組合連合会が全国約 33,402 名の看護職員を対象に実施した調査によれば，対象者の約 2 割が「仕事量が大幅に増えた」と回答し，勤務間隔の短さ，時間外労働の長さ(とくに始業時間「前」の時間外労働)，夜勤回数の多さと，それによる疲労やストレス，健康悪化を訴える声の多さが明らかになった。

　また，厚生労働省の 2010(平成 22)年の推計によれば，わが国には資格を得たにもかかわらず，仕事についていない「潜在看護師」が約 71 万人もいるといわれている。貴重な有資格者・専門職である看護職者の離職をくいとめるためにも，労働環境の整備は重要な課題である。

● 労働時間

　労働時間とは，実際に働いた時間すなわち実働時間である(▶図 6-19)。「労働基準法」第 32 条には，1 日 8 時間，1 週間 40 時間をこえて労働させてはならないと規定されている。ただし，看護職者のように勤務が不規則な場合，一定の労働時間が週平均 40 時間以下であれば違法にはならない。

　休憩時間は，労働時間が 6 時間をこえる場合においては少なくとも 45 分，8 時間をこえる場合においては少なくとも 1 時間の休憩時間を労働の途中に与

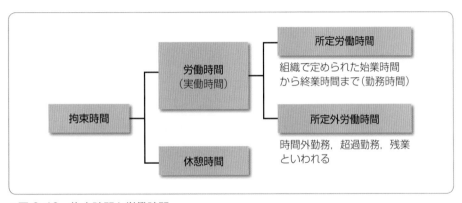

▶図 6-19　拘束時間と労働時間

えなければならない（「労働基準法」第34条）。労働時間と休憩時間を合わせたものが拘束時間である。

● 休日・休暇

休日については，「労働基準法」第35条において，毎週少なくとも1回，あるいは4週で4日以上の休日を与えなければならないと決められている。

これ以外の休暇として，法定休暇と法定外休暇がある。法定休暇は，年次有給休暇（有休・年休とよばれるもの）・産前産後休暇・育児休業などがある。

他方，法定外休暇は，組織が独自に決めるもので，結婚休暇・忌引き休暇・災害休暇などがある。

● 勤務体制

入院患者のニーズを満たすためには，看護職員を効率的に24時間配置することが不可欠である。患者のニーズを満たす看護サービスの提供と，看護職者の健康との両立をはかるために，勤務体制についてはさまざまな方法が考え出されてきた。現在の代表的な勤務体制は表6-11に示すとおりである。

なかでも，3交代制と2交代制は代表的な勤務体制で，それぞれにメリットとデメリットがある。

3交代制▶　3交代制のメリットは，労働時間が8時間と2交代制より短いことである。しかし，勤務の組み方によっては，終業から次の始業までの間の時間が短くなり，休息を十分にとることができないまま次の勤務に入らなければならないという問題がある。たとえば日勤の終業が17時半で，次の深夜勤が0時半始業の場合，その間は7時間しかない。移動時間や家事，食事時間などを差し引けば，ごくわずかな仮眠をとるだけで次の勤務に向かわねばならない。

2交代制▶　逆に，2交代のメリットは勤務間隔が長いことであり，デメリットは労働時間が長いことである。現在，わが国の2交代制夜勤の多くが夕刻から翌朝までの16時間労働である。しかし，欧米では現在，12時間夜勤でさえ問題があると指摘されており，16時間というわが国の長時間夜勤は，医療安全の面でも看護職員の健康の面でもきわめてリスクが高い問題のある勤務体制であり，早急な改善が求められている。

▶表6-11　さまざまな勤務体制

3交代制	1日を3分割し，日勤・準夜勤・深夜勤で8時間ずつの勤務をする。
2交代制	1日を2分割し，日勤・夜勤で12時間ずつの勤務をする。
変則交代制	早出や遅出などで出退勤の時間をずらしたり，一勤務帯の時間が異なっている場合（変則2交代制：日勤を8時間，夜勤を16時間）。
当直制	当直室で仮眠などをしながら，緊急時に備える。夜間業務は定時の見まわりと緊急時の対応を行う。労働時間には含まれない。

● 雇用形態

雇用形態とは，企業と社員が結ぶ雇用契約の分類のことである。代表的な雇用形態には以下のようなものがある。

①**正社員(正職員)**　とくに雇用期間を定めず，定年まで長期的に仕事をすることが前提である。

②**契約社員**　雇用期間が事前に定められている。

③**派遣社員**　派遣会社から派遣され，派遣契約時に取り決められた期間に仕事をすることが前提である。

④**パート社員(アルバイト含む)**　雇用期間が短期間，労働時間が短時間であることが前提である。

短時間正社員制度▶　看護職者の場合，正職員であると，先に述べたような時間外労働や夜勤が伴うことから，出産・育児を機に退職してしまう者が多い。そうした人材を正職員としてとどめておくために，近年，「短時間正社員制度」という雇用形態を導入する医療施設が増えてきている。

この短時間正職員は，フルタイムの正職員より1週間の所定労働時間は短いが，正職員の待遇を与えられる。給与などは労働時間に比例するが，パートタイマーよりも労働条件はよく正職員へも復帰しやすいという労使双方にとってのメリットがある。

● 就業規則

常時10人以上の労働者を雇用する組織は，雇用に際しては就業規則を定める必要がある(「労働基準法」第89条，第90条)。就業規則に必ず定めなければならない「絶対的必要記載事項」として，以下の3項目が規定されている。

> (1)始業及び終業の時刻，休憩時間，休日，休暇，就業時転換に関する事項。
> (2)賃金の決定，計算及び支払の方法，賃金の締切り及び支払の時期並びに昇給に関する事項。
> (3)退職に関する事項(解雇事由を含む)。

さらに「相対的必要記載事項」として，退職手当についてや，安全および衛生に関する事項，職業訓練に関する事項，災害補償および業務外の傷病扶助に関する事項などが規定されているものもある。

● 賃金

「賃金」とは，労働者が労働を提供することによって受け取る報酬のことであり，雇用主が支給するという意味合いで「給与」ともいう。

賃金には，毎月決まった額としての「所定内賃金」と，仕事の忙しさによって増減する「所定外賃金」とがある。所定内賃金はさらに基本給と諸手当に分

かれるが，なかでも基本給は，賞与(いわゆるボーナス)などの算定基準になるため重要である。2017(平成 29)年の日本看護協会の調査によると，新卒看護師の賃金は，高卒・3 年制専門学校卒で，平均基本給 199,894 円(税込給与総額 263,551 円)，大卒で 206,608 円(同 271,381 円)。勤続 10 年目で 31 歳から 32 歳の看護師の場合は，244,445 円(同 322,111 円)である。

　看護師につきものの「夜勤手当」は，所定外賃金のなかの「その他の手当」に含まれ，給与総額を押し上げる主要因である。前述の調査結果では，夜勤手当の平均額は，三交代制準夜勤 4,149 円，深夜勤 5,066 円，二交代制夜勤 1 万 999 円である。

● 賃金の決定と人事考課

　賃金をどう決めるかについてはさまざまな考え方がある。わが国で最も一般的な賃金体系は，経験や勤続年数を中心とし，それにいくらかの職務遂行能力を中心とする職能給を加えたかたちになっている。賃金の実額は病院の設置主体や規模，経営状況によるが，全体に大きな影響力をもつのは，国家公務員や地方公務員の賃金である。

　賃金体系には，これ以外に仕事の成果で賃金を決める業績給などの考え方もあるが，これを導入する場合は，「人事考課」によって個々人の職務上の成果を評価しなければならない。

　看護職員はチームでサービスを提供するため，個々人の仕事の成果をはかることはむずかしく，これまで業績給の導入は進められてこなかった。しかし近年は，一般の企業をまねて，職務や成果を明確にし，個々人の業績の評価を報酬に反映させようという動きもみられている。その際の人事考課の評価基準としてしばしば用いられるのが，クリニカルラダーや目標管理 management by objectives and self-control(MBO)である。

　クリニカルラダーとは，看護職者の臨床能力を，はしごのように段階的に定めたものである。これは，もともと米国では賃金決定の基準として生まれたもので，能力評価の一定の基準になる。ただし，目標管理の利用については問題がある。

　本来，**目標管理**とは，個人が組織の目標と個人の目標を連動させ，自発的なセルフ-コントロール self-control によって組織目標の達成に取り組んでいくことをねらいとする管理手法である。それゆえ，目標管理の結果を賃金に結びつけてしまうと，本来の目的から外れることになってしまうからである。

3　看護管理と労働安全衛生

● 管理者の責務としての労働安全衛生

　労働環境のなかでも，安全で衛生的な職場環境の実現は，「労働安全衛生法」

において規定されているとくに重要な事項である。

「労働安全衛生法」は，労働災害の防止，安全と健康の確保だけでなく，さらに快適な職場環境の整備を，事業者の責務として定めている。

労働安全衛生法
（目的）
第1条　この法律は，労働基準法と相まって，**労働災害の防止のための危害防止基準の確立，責任体制の明確化及び自主的活動の促進の措置を講ずる等その防止に関する総合的計画的な対策を推進する**ことにより職場における**労働者の安全と健康を確保する**とともに，**快適な職場環境の形成を促進する**ことを目的とする。
※太字は著者による。

このように，看護職員の健康をまもり積極的に快適な職場づくりを目ざすことは医療安全の一環であり，医療の質の向上のためにも不可欠な管理の役割なのである。

● 看護職員の労働安全衛生

看護職員の働く職場には，さまざまな健康障害を引きおこす危険因子が数多くあり，それらから職員を防御するための環境の整備は欠かせない。職場環境や業務に起因して労働者の健康がそこなわれたり，死亡したりすることを**労働災害**という。

業務に起因する健康リスクとしてはまず，針刺し事故や結核への感染など，感染源に接触する可能性が高いことがあげられる。また，診断・治療用として頻繁に使用される，放射線被曝のリスクもある。とくに女性の場合は，放射線による生殖機能障害の防止はきわめて重要である。さらに，消毒薬や抗がん薬などの薬品の使用による健康障害の防止や，物理的な作業環境によっておこる腰痛などの防止も不可欠である。

一方，前述のように，厳しい勤務体制による疲労や健康悪化などの身体的リスクや，ストレスからくる睡眠障害やうつなどの精神的リスクも高い。ただでさえ看護業務は責任が重く，つねに緊張をしいられるため非常にストレスフルである。また，人の苦痛や死に頻繁に直面することによるストレスや，チームで働くなかでの，人間関係面での悩みをかかえる場合も多い。さらに，最近では患者・家族や職員間での身体的・精神的な暴力も問題になっている。

このような職業から生じる健康リスクに対し，看護管理者は積極的な予防対策を講じるとともに，万一健康障害がおきた場合には迅速かつ適切に対応できるよう，つねに備えておく必要がある。

E 医療安全と医療の質保証

① 医療事故の増加

社会的関心の▶
高まり
医療事故に対して社会的関心が向けられる大きなきっかけとなったのは，1999（平成11）年1月に，横浜市立大学医学部附属病院で発生した手術患者取り違え事故である。こののち，医療事故に関する社会的関心やマスメディアでの報道は一気に増した。しかし，本当に事故件数が急増しているのかというと，残念ながらわが国には，医療事故の全発生件数についての公式な調査・統計は存在しない。唯一これを推測させるデータが医療訴訟件数で，1995（平成7）年には約500件だったが，2004（平成16）年には1,110件と，2倍以上に増加した。それ以降はやや減少したが，ほぼ年間800件程度で推移している。

国の取り組み▶
なお，2004（平成16）年からは，医療事故の発生予防・再発防止のため，日本医療機能評価機構が「医療事故情報収集事業」を開始した。これは，医療機関等から幅広く事故に関する情報を収集・分析し，その結果を年次報告書などで医療機関などに広く情報提供していくという取り組みである。ただし，この事業において，事故報告が義務づけられているのは特定機能病院や国立病院機構などといった300足らずの医療施設にすぎない。自発的に参加登録した医療機関を含めても，2019（令和元）年現在1,515施設で，事故件数全体を把握するにはまだほど遠い状況である。

　この制度は，死亡にいたる医療事故が発生した医療機関において院内調査を行い，その調査報告を民間の第三者機関である医療事故調査・支援センターが収集・分析することで再発防止につなげるものである。医療事故調査・支援センターによると，2015（平成27）年10月の制度開始以来，医療機関から約1,200件の医療事故報告があったとのことである。

　労働災害発生率の推計方法として有名なものに，ハインリッヒの法則がある（▶図6-20）。これは，1件の重傷以上の労働災害があったら，その陰には，その29倍の軽傷を伴う事故と，300倍の傷害にはいたらない事故が存在するという考え方である。この法則を医療事故にあてはめると，訴訟にいたった深刻な事故（約800件）の陰には，訴訟にいたらないまでも深刻な事故が29倍（約2万3千件），軽微な事故は300倍（約24万件）発生していると推測される。

医療事故増加の▶
背景
近年の医療事故増加の背景には，医療技術，機器・医薬品などの高度化・複雑化や，これに追いつかない医師・看護師をはじめとした医療従事者の決定的な人員不足などが要因としてあげられる。

　医療の高度化は患者に利益をもたらす反面，事故の危険性も高めるという意味では諸刃の剣である。また，今日の医療においては，在院日数の短縮化や，病床稼働率の向上が経営努力として厳しく求められており，職員の労働は過密

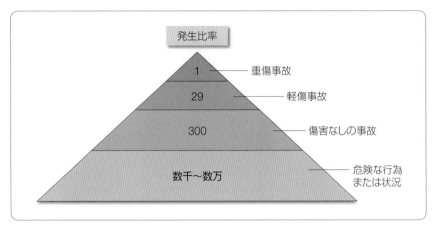

▶図 6-20　ハインリッヒの法則

化する一方である。医療における分業化やチーム医療の進行も，相互の調整にかなりの手間がかかるという点では，現場の労働の過重を一層重くしている。

　これらに加え，保健・医療に関する情報量の増加に伴い，患者やその家族などの利用者意識は高まっている。こうしたなかで，これまで事故でありながら事故として認識されなかったり，あるいは放置されたり，隠されてきたりしたことが，患者などからの訴えによって顕在化してきたことも，事故増加の遠因だといえる。

② 医療事故の要因と医療の質の向上

1 医療事故と医療従事者の過失

　アメリカでは，1999 年末にはじめて，国家機関である科学アカデミーが医療事故に関する全国調査を行った。この調査によると，アメリカ全土で 1 年間に医療事故で死亡する人の数は推計で 4 万 4 千人〜9 万 8 千人の範囲にあり，これは交通事故(約 4 万 3 千人)，乳がん(約 4 万 2 千人)，エイズ(約 1 万 7 千人)の死者数を上まわっていた。この結果は全米に大きく報じられ，医療従事者に国民の厳しい視線が向けられることになった。

　ただしこれに対して，一部の研究者たちは，死亡事故のすべてが医療者の過失によるものではないことを指摘し，過激な報道に警告を発した。すなわち，医療事故といっても，厳密には医療従事者の過失(過誤，ミス)[1]によるものとそうでないものとがあり，すべてが医療従事者の過失によるかのような報道は，

---

1) 事故そのものは，医療事故，医療過誤，医療ミスなどと表現されるが，これについては，事故全体を示すのが医療事故，そのうち医療従事者の過失が明らかなものに限っては医療過誤または医療ミスと，区別して使用されるべきである。

国民の医療不信をいたずらに煽り，医療従事者を追いつめ，両者の信頼関係を分断するだけだからである。

アメリカで行われたいくつかの大規模な学術調査の結果によると，医療事故は全退院患者の約3.7%（調査によって2.9〜4.7%の範囲）に発生しているが，そのうち医療従事者の過失によるものの割合は27.6%と1/3にとどまる。ただし，事故のうち死亡例だけをみると，医療従事者の過失によるものの割合は50%へとはね上がる。つまり，事故全体のなかで医療従事者の過失によるものは数こそ多くないが，ひとたび発生するとより深刻な結果につながりやすいことがわかっている[1]。

2 アクシデントとインシデント

ここまでは事故という言葉を使ってきたが，ほかにも**アクシデント**や**インシデント**という言葉が使われることもある。アクシデントは事故と同義で用いられているが，インシデントは**ニアミス**，**ヒヤリハット**ともよばれ，事故になる可能性はあったけれども未然に（偶然または意識的に）回避・防止され，結果的に患者に被害が及ばなかったできごと全般をさす。

ただし，アクシデントとインシデントは，看護業務の範囲の広さにも起因して，現実にはなかなか明確に区別しにくい。たとえば，もし看護師が間違った薬剤を患者に投与した場合でも，患者の体質によって，あるいは幸いにして与薬量が少なかったため，害となる作用が出現しなかったとする。このような事例をアクシデントとするかインシデントとするかは意見の分かれるところである。他方，規定の処方通りに与薬したにもかかわらず，患者の病状や体質のために，予想外に激しい副作用が発生してしまうこともある。この場合は，投与した看護職者に過失はないが，事故すなわちアクシデントであることは確かである。

3 リスクマネジメントから医療の質の向上へ

看護職者をはじめとした医療従事者にとって，みずからの過失の有無にかかわらず，事故を防止し，安全な医療サービスを提供することは責務である。法的に責任を問われないから，あるいは不可抗力の事故だからしかたがないと開き直ることは許されないし，責任を逃れるために，治療やケアを放棄するわけにもいかない。いうまでもなくこれらは，職業倫理に反する態度だからである。

また，安全確保への取り組みは，事故がおこっては困るから防ぐといった受身なものであってはならない。1999年以降，事故防止が大きな課題として認識されはじめた当初は，事故防止や事故後の対策などの総称として**リスクマネ**

1）中島和江・児玉安司：ヘルスケアリスクマネジメント——医療事故防止から診療記録開示まで．pp.2-9，医学書院，2000．

ジメントという用語が流行語のように使われていた。しかし本来、アメリカにおけるリスクマネジメントの意味は、事故予防や安全対策よりも、病院側が医療訴訟の和解金や賠償金をいかに抑えるかという訴訟対策であった。つまり、リスクマネジメントでいうリスクとは、経営側にとっての経済的損失という意味でのリスクであり、わが国で考えられていた患者の安全に関するリスクという意味からは、かなりかけ離れたものだったのである。

医療事故を防ぎ、安全な医療・看護サービスを提供することは、よりよい医療・看護サービスの提供という医療従事者の基本的責務に含まれる。加えてこれは、事故さえおきなければよいという消極的な考え方ではなく、患者などに対して、よりよいサービス提供を追求するという積極的な取り組みの一環であるべきことである。

こうした考え方のもとで、最近ではリスクマネジメントとよばれることの多かった安全への取り組みは、医療の質保証、あるいは質の向上といった取り組みのなかに位置づけられるようになってきたのである。

③ ヒューマンエラーと医療事故

1 ヒューマンエラー

医療従事者の過失による事故であっても、当事者はけっして過失をおかそうと思ってそうしたわけではない。医療従事者は多くの場合、一生懸命に仕事をしているにもかかわらず、うっかり忘れたり、思い違いをしたり、取り違えたりなどということで、不幸にして事故にいたるのである。

では、このようなうっかり忘れや思い違いなどは、本人の心がけがわるいから、または本人の意識が足りないためにおこるのであろうか。

人はなにかに夢中になっていると、ほかのことに気がまわらず、うっかり忘れたり、勘違いしたりしやすくなることがよくある。そのため時間に追われて

NOTE
医療の質とはなにか

ドナベディアン A. Donabedian は、医療の質評価の視点を、①構造 structure、②過程 process、③結果 outcome の3つに分類した[1]。

構造とは、組織の理念や目標、組織構造、建物、設備、人員配置、患者のニーズや職員の心構えなどであり、過程とは、アセスメント→計画→実施→評価(統制)のプロセスそのものをいう。さらに結果とは、たとえば、症状・態度・知識・心理的満足などの看護サービスによる患者の健康上の変化など、医療サービスの結果としてどのような成果があったかをさす。

[1] Donabedian, A. 著(1968)、勝原裕美子訳:看護ケアの質評価における課題. インターナショナル ナーシングレビュー 18(3):85、1995

いると，2つの並んで置いてある類似物を取り間違えたりする。たとえば，塩と砂糖がそれぞれ形・色とも類似した容器に入れられて並んでいれば，うっかり取り違えることは十分に予想できるだろう。

また，人は関心のあるものには注意が向きやすいが，あることに強い注意を向けていると注意の範囲が狭くなり，それ以外のことがらがおろそかになる。さらに，注意力の持続には限界があるだけでなく，強い注意のあとは気がゆるみ，一転して注意散漫に陥る。注意力の強弱には，多少の個人差はあるが，これらのことは，誰にも共通することとして理解できる。

以上のように人は，ある状況下におかれると，その心理的特性により，特定の過失をおこしやすくなる。このようにして発生する過失を**ヒューマンエラー**という。

2　ヒューマンエラーの防止

では，ヒューマンエラーはどうしたら防げるのであろうか。先にも述べたように，ヒューマンエラーは，①ある特定の状況と，②人の心理的特性の2つが組み合わさって発生する（▶図6-21）。人の心理的特性をなくすことは不可能であるから，修正しなければならないのは，①ある特定の状況のほうである。

これをいいかえると，事故防止対策を考える際に問題にすべきは，ヒューマンエラーそのものではなく，これを誘発させるような状況，すなわち仕事のシステムや環境だといえる。したがって，ヒューマンエラーを原因ではなく結果だと考え，誰がエラーをおこしたかではなく，どのような状況・環境でエラーが発生したかを究明することが最も大切なのである。

この点をよく理解しないで，ヒューマンエラーをおこした人に対して，「もっと注意深くしなさい」とか「もっと冷静になりなさい」といくら叱っても，根本的な解決にはまったくといっていいほど役にたたない。ヒューマンエラーの発生防止には，ある特定の状況をつくらない，あるいは陥らせないようにすることが最も重要なのである。

ヒューマンエラー▶
　　と個人差　　ヒューマンエラーの要因の1つが人の心理的特性にある以上，これをおこす可能性は，新人・ベテランを問わず誰にでもある。ただし現実には，新人の

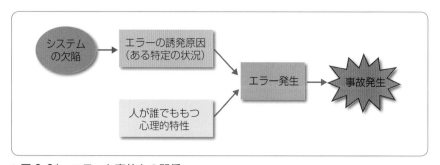

▶図6-21　エラーと事故との関係

おかしやすい過失は技術の未熟さに起因し、ベテランのそれは慣れや思い込みに起因するなど、若干の差異はある。また、注意深い人とそうでない人、慎重な人とあわて者といった個人差もある。これは、ヒューマンエラーをおこしそうだという危険を察知したり、実際におこしてしまっても早めに気づき判断・対処することが、できるかできないかという個人差である。

事故防止対策は、システムの改善といった観点から考えるべきで、事故をおこした当事者個人をせめることは百害あって一利なしである。しかし、ヒューマンエラーの防止にあたり唯一、個人レベル、あるいは個人を対象とする対策がある。それは、職員の経歴や性格などにより個人差がみられる、危険を察知できるリスク感受性や、なにが危険であるかを認知できるリスク認知能力を高める訓練などである。ただしこれらも、個別の部署・部門や事故をおこした個々人を対象にするのではなく、あくまでも組織全体、職員全体で取り組むべき課題であることを忘れてはならない。

ヒューマンエラー ▶ 対策 ヒューマンエラー防止のために最も大切なのは、業務のシステムや過程の改善である。このときには、以下の3つを考慮することが必要である。

(1) 使いやすさ。

(2) エラーをおこしにくい機器や手順など。

(3) 万一エラーがおきても事故につながりにくい、あるいは最悪の場合でも、事故が拡大せずにくいとめられるようなシステムの構築。

実際にヒューマンエラー対策を考えるにあたっては、これらを整理し、体系的に考えなければならない(▶図6-22)。この図からわかるように、事故防止のための方策として、まずは機械に代行させることなども含め、作業をなくすことができないかを検討するべきである。これが無理な場合は、エラーがおきな

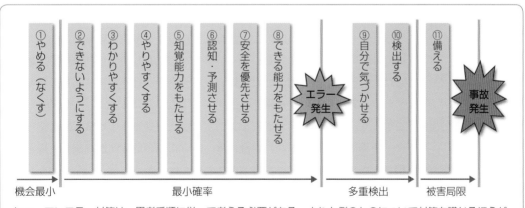

ヒューマンエラー対策は、思考手順に従って考える必要がある。より左側のものについて対策を講じるほうが、予防の効果が高い。

(河野龍太郎:医療におけるヒューマンエラー. p.86, 医学書院, 2004による, 一部改変)

▶図6-22 ヒューマンエラー

いように，たとえば間違ったボタンが物理的に押せないようにするなど，なんらかの制約を設けることを工夫する。それも不可能であるならば，作業自体を精神的にも身体的にも負担の軽いやりやすいものにすることを検討する。

先述の個人のリスク感受性や認知能力が役だつのは，実際にエラーが発生してからのことである。これらの対策を行ってもインシデントが発生することを想定し，被害を局限化する手段を講じることも必要である。

④ 看護業務の特性と医療事故

ここでは，看護業務の特性に注目し，それとの関連で発生しやすい事故の特徴とその要因について述べる。

1 看護をめぐる医療事故の現状

看護業務には，「保健師助産師看護師法」で定められるように，療養上の世話と診療の補助という2つの側面がある。川村らが1999（平成11）年に全国の218の病院から収集した約1万1千件のインシデントを分析した結果によれば，看護職員のインシデントのうち，療養上の世話に関するものは全体の約3割，医師の指示に基づく診療の補助に関するものが約6割であった[1]。療養上での世話に関するインシデントのうち最も多かったのは，転倒・転落で全体の約16%であった。これに対して，診療の補助に関するものでは，注射が約31%を占め，インシデント全体でも最多であった。

2 看護業務の特性と事故

多重業務▶　看護業務は，療養上の世話と診療の補助という異なった内容の業務を並行して行う必要がある。これに加え，十分な数の看護職員が配置されていないため，1人の看護職員が多くの患者を受け持ち，同時に複数の業務を行わねばならなくなっている。同時に複数のことを行う業務形態を**多重業務**とよぶが，これは，人の心理的特性からみて，ヒューマンエラーを誘発しやすい業務形態である。さらに，看護の業務範囲の拡大に伴い，看護職者が扱う器材や薬剤の種類も増えており，過失をおこす危険性はますます増大している。

業務の中断と分担▶　このように，看護職者が過失をおかす可能性が高まっている状態にあるところに，業務の中断がなされた場合には，さらにその危険性が高まる。限られた人員でこなさざるをえない看護業務においては，ある作業を一時中断して別の作業を行い，再び作業に戻ることがしばしばある。また，1つの作業を1人が最初から最後まで一貫して担うことはまれで，ほとんどの作業は複数人で分担

1）川村治子：業務プロセスからみた注射エラー発生要因の分析．平成11年度厚生科学研究「医療のリスクマネジメントシステム構築に関する研究」研究報告書，2000.

して行っている。しかし，こうした作業の中断や分担こそが，最もヒューマンエラーを誘発しやすい作業形態である。

　作業の中断により発生した事故またはインシデントとしては，次のようなものがある。点滴ボトルに薬剤を詰めている最中にナースコールが鳴ったため，それに応対(作業を中断)した。その後，再び薬剤を詰めようとしたときに，作業を中断した状態を勘違いし，一部の薬剤を入れ忘れてしまった。

　また，作業の分担による過失としては，内服薬を処方箋と照合・確認して用意する担当者と，配薬する担当者とが別々であるため(作業の分担)，間違った薬剤が混入していても，配薬する人にはわからない，などがあげられる。

　これらの例からもわかるように，過失を発生させないためには，1つの作業には1人の担当者が，ほかの作業に気をとられることなく，最初から最後まで一貫して担当できるシステムが望ましいことは明らかである。残念ながら現実には，すべての作業を一貫して担当することはほぼ不可能であるが，点滴の準備や実施など，とくに慎重さを要する業務については，作業過程を見直し，意識的に過失を減らす努力が必要である。

チーム医療と事故▶　医療は，看護職員だけでなく，医師をはじめとした医療専門職者のチームで提供されるものである。したがって，看護業務における過失を減らす努力は，看護職員のみで行うべきものではない。1人がおこした過失がアクシデントとならないように，チームとしてフォロー(発見・修正)していくべきである。

　次にあげるのは，与薬に関する業務過程ごとに，過失の発生率と発見率，すなわちフォローされる確率に関するアメリカでの調査結果の一例である[1]。

NOTE
個人をせめない対応の重要性

　医療事故防止においては，医療事故の根本原因はシステムにあると考えることが基本である。しかし，安易な対応として，どうしても事故をおこした当事者個人をせめてしまいやすい。しかし，このように個人をせめる風潮が蔓延すると，次の3つの弊害が生じる。

(1)せめられるのは誰でもいやなので，事故隠しの心理がはたらく。

(2)事故やインシデントについての情報提供がとどこおり，正確な事故分析・対策立案の妨げになる。

(3)もともと，事故にせよインシデントにせよ，おこした本人はただでさえ傷ついている場合がほとんどであろう。それをさらに他者がせめることは，職務への意欲をそぎ，ストレスを高めることになる。

　こうした弊害を避けるためにも，事故後の対応の際には「誰が」ではなく「なぜ」という視点が重要なのである。

---

1) 中島和江・児玉安司：前掲書．p. 20.

発生率：医師の指示	→	複写	→	薬剤師の調剤	→	看護職員の与薬
（39％）		（12％）		（11％）		（38％）
発見率：医師の指示	→	複写	→	薬剤師の調剤	→	看護職員の与薬
（48％）		（33％）		（34％）		（2％）

　ここからわかるように，看護職員は最終実施者であり，かつ，ほかにチェックする者がいないため，発見・訂正される機会が非常に少ない。また，看護職以外の者がおかした過失であっても，見すごされてしまうと，最終実行者，すなわち直接加害者になるのは看護職者である。そのため，看護職者どうしが協力して，互いにチェックする（これをダブルチェックとよぶ）など，事故を防ぐ努力をしている。

　チーム医療の現場では，1つの業務には多くの職種がかかわっていることをふまえ，事故防止についても，業務にかかわる関係職種がそれぞれ，自分の持ち場でいかに発生率を抑え，発見率を上げることができるかを，相互に協力しながらともに検討することが重要である。すなわち，チーム医療においては，事故をおこすのも事故を防ぐのも，どちらもチームのあり方しだいといえる。

⑤ 医療事故防止対策としてのインシデントレポートの活用

1 インシデントレポートの有用性

　インシデントの報告書，つまり**インシデントレポート**（ヒヤリハット報告などともいう）は，医療事故防止のための最良の材料である。なぜなら，失敗，つまり実際に発生したインシデントを題材として，その原因を分析することで，最も現実に即した効果的な予防対策を得ることができるからである。

　もちろん，失敗に学ぶための素材の質という点では，インシデントよりアクシデントのほうが材料としてはよいかもしれない。しかし，アクシデント事例を扱うことには，被害者だけでなく，加害者も含めた多くの人々に少なくない心理的負担を与えてしまう。また，いったんアクシデントとなると，法的判断のために警察や司法が介入する場合もある。こうしたことから，医療の質の向上の一環として医療安全対策を検討するための材料としては，アクシデントよりもインシデント事例のほうが適切だといえるのである。

2 インシデントレポートの活用

　インシデントレポートを医療事故防止・安全対策に活用する過程は，①情報の収集→②データ分析・原因究明→③予防対策の立案→④フィードバックに整理できる。

● 情報の収集

　インシデントレポートを安全対策に役だてるには，まずは職員にできるだけ多くのインシデントレポートを提出してもらうことから始めなければならない。

　ここで重要なのは，インシデントレポートは，当事者に罰を与えたり反省させたりするために書かせるものではなく，あくまでも検討材料を豊富に収集するために，協力的かつ自発的に提出されるものでなければならないという点である。そのため，場合によっては無記名で提出させるなどの工夫がなされることもある。

　また，インシデントをおこした本人の記憶や記述だけでは，十分な情報収集はできない場合が多いが，原因究明・対策立案のためには，できるだけ詳しい具体的な状況報告が欠かせない。そのため，レポート提出後に，さらに別の担当者が本人や関係者にヒアリングをするなど，追跡調査を行うことも必要である。

　実際のレポートの書式は，選択式にしたり，コンピュータを活用したりするなど，できるだけ負担にならず，短時間で効率的に記入できる書式であることが望ましい。また，文書保管と秘密の保持には，厳重な注意が必要となる。

● データ分析・原因究明

　分析に際しては，インシデント発生時の状況にそって，なぜ本人はそう考えたのか，なぜそのように行動したのか，周囲の人や環境はどうであったのか，というように，現象をさかのぼって分析していく。つまり，当事者個人の問題に終わらせず，それを取り巻く人的要因・物的環境要因(たとえば，薬剤・機器などハードウェアに問題があるのか，手順やルールなどのソフトウェアに問題があるのかなど)も含めたシステムや業務の過程に焦点をあてた分析を行うことが重要である。

　近年，医療事故分析の手法がつぎつぎに開発されている。代表的なものとしては，当事者である人間の行動は，人間自身の特性と4つの要因(「S：ソフトウェア」「H：ハードウェア」「E：環境」「L：関係者」)が，相互に影響して決まると考える「SHELモデル」や，4つのM(「人間」「物・機械」「手段・方法」「管理」)で要因分析を行い，4つのE(「教育・訓練」「技術・工学」「強化・徹底」「模範・事例」)で対策をたてる「4M-4E方式」，さらに，従来からあった根本的原因分析 root cause analysis(RCA)を医療現場向けに改良した「Medical SAFER」などがある。

● 予防対策の立案

　究明された原因に即して，できるだけ具体的かつ実現可能な対策を考案する。対策は必ずしも1つではないはずであり，複数の対策が優先順位を含めて立

案されることが望ましい。

●フィードバック

　基本的には，上記で立案した対策を伝達することを意味するが，対策への理解を深めるために，分析・原因究明の過程も合わせて公表することもある。周知徹底のための具体的方法は，職場環境や職員の特性に応じてさまざまに工夫されるべきである。職員への特別な教育・訓練が対策の一環として行われることもある。適切な時期に，具体的で有効なフィードバックがなされるか否かは，その後の職員のインシデントレポートの提出や事故防止への取り組みをも大きく左右する。

　なお，病院によってはインシデントレポートの現物を職員に公開し，閲覧させているところもある。情報公開という点では評価できるが，レポートを読むか読まないか，読んでもそこからなにを学ぶかは，閲覧する人にまかされることになる。したがって，これをもって職員に対するフィードバックであるとしたり，予防対策そのものだということはできない。

⑥ 医療安全における医療者と患者の協働の必要性

　ここまで，看護職者をはじめとする医療専門職者が取り組むべき医療安全対策について述べてきた。ただし，医療事故を防止し，安全で質の高い医療の実現を最も願っているのは，患者であることを忘れてはならない。そこで最後に，医療安全における医療専門職者と患者の協働の必要性について述べる。

　近年，患者中心の医療サービスまたは看護サービスを提供するために，患者が参加して医療の質を改善することが重要視されてきている。この医療の質のなかには，医療安全も含まれることになる。患者から「今日はいつもの薬と色が違う」などの指摘を受け，誤薬が未然に防がれることも，めずらしいことではない。また，患者の取り違え防止のために，患者自身に「お名前を言っていただけますか」と依頼し，名のってもらうことは，患者の意識や判断力に問題がない限り，きわめて確実な確認方法である。

医療専門職者だけ▶
では防げない　それにもかかわらず看護職者は，とかく自分たちだけでなんとかしようと考えがちなため，患者から指摘を受けることや，または名前を言ってもらうことで患者に負担をかけることなどを否定的にとらえることが多い。しかし，そもそも看護職者などの医療専門職者だけで「完全」に事故を防止できるなどという考えには無理があるといえる。

　医療事故を防止するために，専門職者としてできる限りの努力をすることはもちろんだが，患者や家族にももっと協力してもらえるように工夫することも重要なのである。そもそも，自分の診断や治療に最も注意と関心を向けているのは，ほかでもない患者本人だからである。

　患者が主体的に医療安全に参加・協力するためには，前提としてインフォームドコンセントが十分なされていなければならない。医療事故防止のための最大の協力者は，患者・家族であるということをつねに念頭においておく必要がある。たとえば，診療・看護記録の開示への取り組みは，「患者の立場にたつ」ことをあらためて見つめる機会となり，それは医療を考え直すことにつながる。また，事故防止の取り組みは，組織を改革し，患者中心の医療を実現するための最大のチャンスにもなるのである。

ゼミナール
復習と課題

❶ 看護はサービスであるという考え方について，「財」という言葉とともに説明しなさい。
❷ チーム医療の3つの分類について説明し，具体例をあげなさい。
❸ 病院の種類にはどのようなものがあるかをまとめなさい。
❹ 地域における看護サービス提供の場を5つあげ，それぞれの特徴を述べなさい。
❺ わが国の法制度の構成について説明しなさい。
❻ 医療保険における支払いシステムについて説明しなさい。
❼ 診療報酬制度において，看護サービスの対価はどのように支払われているかについて，その問題点とともに述べなさい。
❽ 一般的に管理の対象とはなにか，看護においては具体的にどのようなことかを述べなさい。
❾ 看護職員の勤務体制にはどのようなものがあるか。それぞれの長所と短所を含めて説明しなさい。
❿ 看護において，職場環境のリスクにはどのようなものがあるかを述べなさい。
⓫ 医療事故の要因となる看護業務の特性についてまとめなさい。
⓬ ヒューマンエラーを引きおこす要因をあげ，防止策を考える際の注意点について述べなさい。

参考文献

1) 生井久美子：付き添ってルポ老人介護の24時間(朝日文庫). 朝日新聞社，2000.
2) 今村都南雄ほか：ホーンブック行政学. 北樹出版，1996.
3) 金井壽宏：経営学入門シリーズ　経営組織(日経文庫). 日本経済新聞出版社，1999.
4) 金森久雄ほか編，有斐閣経済辞典新版. 有斐閣，1986.
5) 上泉和子ほか：看護の統合と実践[1]看護管理(系統看護学講座)，第10版. 医学書院，2018.
6) 川島みどり：学生のためのヒヤリ・ハットに学ぶ看護技術. 医学書院，2007.
7) 川村治子：医療安全ワークブック，第4版. 医学書院，2018.
8) 河野啓子：地域看護学習Guide——産業保健・産業看護論. 日本看護協会出版会，2008.
9) 河野龍太郎：医療におけるヒューマンエラー——なぜ間違えるどう防ぐ，第2版. 医学書院，2014.
10) 佐藤剛監修，グロービス経営大学院著：グロービスMBA組織と人材マネジメント. ダイヤモンド社，2007.
11) 島崎謙治：医療政策を問いなおす——国民皆保険の将来(ちくま新書). 筑摩書房，2015.
12) 嶋森好子ほか：病棟から始めるリスクマネジメント. 医学書院，2002.

13) 標美奈子ほか著：公衆衛生看護学概論(標準保健師講座 1)．医学書院，2015．

14) 諏訪茂樹：看護にいかすリーダーシップ——ティーチングとコーチング，場面対応の体験学習，第 2 版．医学書院，2011．

15) 曽我謙悟：行政学(有斐閣アルマ)．有斐閣，2013．

16) 谷島智徳監修，篠原則康・河原鉄朗著：5 分でわかる，保険診療＆看護に役立つポイント 120 スーパー図解・診療報酬のしくみと基本——2018(平成 30)年度改定対応版．メディカ出版，2018．

17) 田村由美編著：新しいチーム医療　改訂版——看護とインタープロフェッショナル・ワーク入門．看護の科学社，2018．

18) 筒井孝子・田中彰子監修：看護必要度，第 7 版．日本看護協会出版会，2018．

19) 東京大学医療政策人材養成講座編：「医療政策」入門——医療を動かすための 13 講．医学書院，2009．

20) 中西睦子ほか編：看護サービス管理，第 4 版．医学書院，2014．

21) 永峰勲ほか：学際的多職種連携によるチームケア研究の動向．四国医学雑誌 59(3)：182-188，2003．

22) 波川京子・三徳和子編：在宅看護学，第 6 刷増補新訂版．クオリティケア，2019．

23) 二木立：医療経済・政策学の探究．勁草書房，2018

24) 二木立：地域包括ケア医療・ソーシャルワーク．勁草書房，2019．

25) 二木立：地域包括ケアと地域医療連携．勁草書房，2015

26) 西尾勝：行政学，新版．有斐閣，2001．

27) 日本看護協会編：看護白書，平成 29 年版．日本看護協会出版会，2017．

28) 日本看護協会編：看護白書，平成 30 年版．日本看護協会出版会，2018．

29) 野崎和義・柳井圭子：看護のための法学——自律的・主体的な看護をめざして，第 4 版．ミネルヴァ書房，2016．

30) 野村陽子：看護制度と政策．法政大学出版局，2015．

31) 福井トシ子・齋藤訓子：診療報酬・介護報酬のしくみと考え方——改定の意図を知り看護管理にいかす，第 4 版．日本看護協会出版会，2018．

32) 細田満和子：「チーム医療」とは何か——医療とケアに生かす社会学からのアプローチ．日本看護協会出版会，2012．

33) 見藤隆子ほか：看護職者のための政策過程入門——制度を変えると看護が変わる！，第 2 版．日本看護協会出版会，2017．

34) 宮川公男：政策科学入門，第 2 版．東洋経済新報社，2002．

35) 山内桂子・山内隆久：医療事故——なぜ起こるのか，どうすれば防げるのか．朝日新聞社，2000．

36) 山崎京子ほか：通所介護施設を利用した通所看護——能代山本訪問看護ステーション，結いの里での取り組み．訪問看護と介護 19(11)：836-845，2004．

37) 結城康博：医療の値段——診療報酬と政治(岩波新書)．岩波書店，2006．

38) Chaleff, I. 著，野中香方子訳：ザ・フォロワーシップ——上司を動かす賢い部下の教科書．ダイヤモンド社，2009．

39) Linda, T. K. ほか編，米国医療の質委員会／医学研究所著，医学ジャーナリスト協会訳：人は誰でも間違える——より安全な医療システムを目指して．日本評論社，2000．

40) Stephen, P. R. 著，高木晴男訳：新版組織行動のマネジメント——入門から実践へ．ダイヤモンド社，2009．

41) Vincent, C. ほか編，安全学研究会訳：医療事故．ナカニシヤ出版，1998．

42) Yoder-Wise, P. S.: *Leading and Managing in Nursing*. Mosby, 2003.

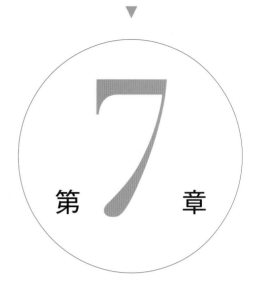

第 **7** 章

広がる看護の活動領域

A 国際化と看護

　在留外国人は年々増加し，わが国に長く住みつづける外国人も増えてきた。それに伴って，入院・外来患者だけでなく，地域に暮らす障害者・児や要介護者にも外国人がみられるようになってきた。また，わが国に観光や商用目的で訪れる外国人数は新型コロナウイルス感染症の拡大前に近づいており，地方でも多くの外国人観光客を見かけるようになった。オリンピックやスポーツの国際大会などの際に，多くの外国人が同一の場所に集中するマスギャザリング（集団形成）[1]の機会も増え，感染症など傷病者の集団発生やテロ，自然災害時の救急医療体制の構築など，特別なリスク管理が必要である。

　外国人は，患者や利用者ばかりでなく，サービス提供者側にも存在する。経済連携協定（EPA）に基づいて来日し看護師国家試験に合格した者はすでに600人をこえ，介護福祉士国家試験では，2022（令和4）年度には700人をこえる合格者を出している。私たちの同僚や，連携すべき他職種の専門家にも，外国籍の人々は少しずつ，しかし確実に増えている。国際看護というと，外国に出かけていくイメージが強いが，私たちの日常のなかにも，国際看護は存在している。

　しかし，外国人患者のケアや外国出身の看護職との協働に，苦手意識をもつ看護職は少なくない。言葉の問題だけではなく，価値観や考え方，看護ケアへの反応の違いに，とまどいや居ごこちのわるさをおぼえることもあるだろう。自分たちがよいと思って提供するケアは，相手の望んでいるケアとは異なるかもしれない。文化が違うために，相手の大事な訴えを見逃しているかもしれな

---

1) マスギャザリング mass gathering について日本集団災害医学会（現日本災害医学会）は，「一定期間，限定された地域において，同一目的で集合した多人数の集団」と定義している。集団感染や事故等による救急患者発生のリスクが高まるとされる。

い。相手を総合的に理解し、個別性に応じたケアを提供するのは看護の基本である。国際看護を学ぶことは、そんな看護の本質をあらためて問いなおすことでもある。本章を通して、これまでの看護の概念をこえて、より深く広い領域が看護には広がっていることを学んでほしい。

① 国際看護学とはなにか

1 国際看護の領域と国際看護学の発展

国際看護は、日本人が海外に一定期間出向いて相手国の看護を支援する国際開発協力、災害等の緊急事態に短期間だけ支援に出向く国際緊急援助、海外からの看護職をまねいて一定期間、日本国内あるいは第三国での研修を支援する研修事業、日本に暮らす外国人を対象に看護実践を行う在留外国人のケア、他国の看護職と協働で研究したり新しい看護方法を開発したりする国際共同研究などを含む看護領域である。

国際看護学は、海外で国際協力活動に従事した看護職が、自国では経験したことのない疾患、治療方法、患者や医療従事者の態度、環境などに遭遇し、思いどおりに協力活動が進まない、日本での看護知識や技術だけでは不十分だ、と思い悩んだところから始まった。国際看護学は最初は2国間援助を中心に、国際保健医療協力の専門家にはどんな知識や技術が必要か、という視点で論じられることが多くインターナショナルナーシング international nursing とよばれることが多かった。

しかし今日、感染症の世界的流行や、生活習慣病が低所得国でも大きな問題になってきていることなど、世界各国が共同で取り組まなければならない課題が認識されるようになってきた。国連のミレニアム開発目標(MDGs, ▶315ページ)や持続可能な開発目標(SDGs, ▶315ページ)の制定は、この流れを一層推し進めたように思われる。これに伴い、国際看護学も、単に国際協力に関する知識や技術の研究や開発を目的とするのではなく、世界全体を視野に入れて看護課題を論じるグローバルヘルスナーシング global health nursing へと発展してきている。つまり、保健医療という分野にとどまらず、教育・福祉・開発など関連分野と協働しながら、国や地域全体の健康向上と、個人レベルの臨床ケアを統合し、向上させることを目ざすものである[1]。

2 国際看護学の2つの視点

国際看護学には、大きく2つの源流がある。国や地域の健康格差の解消を

---

1) Koplan, J. P., et al.: Towards a common definition of global health. *The Lancet*, 373: 1993-1995, 2009.

究極の目的とする国際保健学と，異なる社会・文化的背景をもつ個々の患者に適切なケアを提供することを目的とする文化（異文化）看護学である。つまり，国際看護学は，格差と社会・文化的差異という 2 つの「違い」に関する学問である。

集団間の格差の改善を探究する ▶ 国際看護学の視点の 1 つは，国・地域・民族などの集団間における，保健医療・健康・看護の「格差」である。国際看護学は，この格差（不公正，不平等）を解消するために，どんな**健康格差**[1]があるのか，格差を引きおこしている要因はなにかを検討し，その改善のための介入方法を探究する。この基盤となっている手法は，疫学・公衆衛生学である。

文化・社会的差異の改善を探究する ▶ もう 1 つは社会・文化的「差異」である。看護ケア，ケア提供システム，ケア対象者の反応は，民族によって異なる。この差異や多様性は解消するものではなく，理解したり調整したりするものである。社会・文化的差異の探究には，文化人類学的手法が用いられ，この分野は**文化（異文化）看護学，民族看護学**などとよばれる。文化の違いにより，患者・住民の健康観，生活習慣，保健行動，望んでいるケアなどが異なることを理解し，その文化に適したケアを提供するための技術，すなわち文化能力を向上させることが，文化（異文化）看護学の目的である。

2 つの視点の例 ▶ たとえば日本人女性の平均寿命は約 87 歳（2022 年簡易生命表）であるが，アフリカのシエラレオネの女性は平均 61 歳までしか生きられない。この違いはいったいどこからくるのか。シエラレオネの女児は，母親の低栄養により生まれたときから低体重で，死亡するリスクが高いのかもしれない。貧しいために，栄養や衛生状態が不十分なのかもしれない。また病気になっても，病院が遠かったり医療費が高額だったりして，十分な医療が受けられないのかもしれない。平均寿命の違いは，**社会的要因**の複合によるのである。このような健康格差の解決は，一国だけで行うのはむずかしいことも多い。国がもつ経済力の格差，医療従事者の量や質の格差，情報や技術の格差などが存在する現在の国際社会では，不平等を解消するための国際協力が必要であり，各国が独自の解決策を模索するより協調して取り組んだほうが効率がよい。

では，その問題を解決するのに，わが国で行っている医療や看護をそのまま伝えればよいのかというと，そう単純ではない。私たちが行っているのは「日本の」看護である。たとえば病気になったらすぐに病院に行くとか，看護師は診断や薬の処方をしないとか，患者が言葉に出さなくても気づかうなどという現象は，日本の社会・法律・文化に根ざしている。私たちが正しいと思っていることをシエラレオネで行っても，必ずしも受け入れられるとは限らない。ここに**文化（異文化）看護**の視点が必要になる。

---

1) 健康格差とは，所属する国や地域，民族，あるいは所得や学歴といった個人の社会背景の差による健康状態の格差をいう。

3 国際看護に必要な能力

国際看護にかかわる看護職には，なにか特別な能力が必要なのだろうか。もちろん，基本的な看護の知識や技術には，世界共通のものが少なくない。しかし，海外で活動したり，わが国において異なる文化をもつ患者に接したりするときには，少なくとも次のような知識や技術を身につけておく必要がある。

対象国の疾患・治療の知識▶ まず，協力相手国や患者の出身国に多い疾患や治療に関する知識である。たとえばマラリアや赤痢，ジアルジア症，デング熱，リーシュマニア症など，わが国では扱うことの少ない疾患が，海外には存在する。また，治療法やケア方法が異なる場合もある。たとえば，わが国ではポリオの予防のために不活化ワクチンを4回接種するが，海外では5回接種したり，出生直後から生ワクチンを経口摂取させたりするところもある。このほか，メタボリックシンドロームの日本の診断基準は国際的にも特殊である。

コミュニケーション能力▶ コミュニケーション能力は必須である。もちろん英語やフランス語などの主要言語が使えれば活動の自由度は増すが，入院患者のように短期間の場合には，たとえ言語的コミュニケーションが不十分でも，非言語的コミュニケーションを用いて，少しでも相手とコミュニケーションをはかろうとする態度や技術が必要である。近年は人工知能(AI)の発達により翻訳機の能力が著しく向上しており，そのようなICT機器を利用することも有効である。

多様性の受容・多文化の理解▶ 文化や価値観の多様性を受け入れ，自分と異なる考えをもつ相手と協働していく態度は，最も大切な能力であろう。多文化を理解し，自分と異なる考えをもつ相手と協働する方法をさがすことができる看護職は，外国人だけでなく日本人の患者に対しても，高い感受性をもって多様な価値観に看護を適応させる能力が高いことになる。

マネジメント能力▶ 海外で活動する場合には，判断能力や決断力，調整能力などのマネジメント能力も必要である。国際協力においては，看護師長や看護部長がカウンターパート[1]になったり，あるいは単独で活動を任されたりすることが少なくない。日本ではスタッフナースの経験しかなくても，部下をもったり，社会的地位のある人々と交渉したりする立場におかれることもある。マニュアルに従った看護や，指示を待って行う看護に慣れていると，責任の重さにとまどうことも少なくない。日ごろから，なぜ自分はそのケアを行うのか，もっとよい方法はないか，など主体的に考えて看護を実践し，チームのなかで調整役やリーダーを買って出るなどの経験を積んでおくことが役だつと思われる。

1) カウンターパートとは，一緒に仕事をし，技術協力の要となる，相手国の行政官や技術者をさす。

② 健康と保健医療の世界的課題

1 先進国と開発途上国

世界の健康問題を論じるとき，先進国と開発途上国とを比較して論じることが多い。まず，**開発途上国**とはどのような国かを押さえておこう。

DAC 分類▶　開発途上国を定義する指標は複数あるが，国際協力で汎用されるものの1つに経済協力開発機構（OECD）の開発援助委員会（DAC）による **DAC 援助受取国・地域リスト**がある[1]。日本の政府開発援助（ODA）（▶320ページ）も，この分類をもとに実施されている。DAC は国民総所得（GNI）をもとに，援助対象国リストを作成している。DAC の援助対象国は，国民1人あたりの GNI が 12,695 ドル以下の国であり（2022〜2023 年版）[2]，これらの国々が ODA の対象国，すなわち開発途上国である。開発途上国のなかでもとくに開発の遅れた国は，**後発開発途上国（LDC）**とよばれる。これは国連開発政策委員会が設定した低所得基準・人的資本基準・経済脆 弱 性基準の3つの基準を満たした国であり，2023 年現在，アフリカ 33 か国，アジア 9 か国，オセアニア 3 か国，中南米 1 か国の 46 か国が認定されている[3]。

2 人口の変化

人口の増加▶　国連の推計によれば，世界人口は 80 億人（2022 年）に迫ろうとしているが，いまも増加しつづけており，2050 年までには 100 億人前後に達するだろうと予測されている[4]。人口増加率そのものは減少傾向にあり，現在では 1.1% にまで低下しているが[5]，すでに大きな人口をかかえている地球は，1% の増加でも毎年約 7000 万人ずつ増加することになる。高所得国ではすでに人口増加率が 0.5% を下まわっているのに対し，低所得国ではいまだに 2% をこえている。開発途上国人口は 2018 年現在，世界人口の約 8 割を占めるが，今後その割合はさらに増加すると思われる。世界人口の増加は環境資源の消費量を増大させ，地球温暖化，森林消失，水不足，農地や水産資源の減少などに影響を与

1) 外務省：2018 版開発協力白書——日本の国際協力．2019-03-08（https://www.mofa.go.jp/mofaj/files/000453646.pdf）（参照 2019-11-08）．
2) OECD: *DAC List of ODA Recipients——Effective for reporting on 2022 and 2023 flows.* （https://www.oecd.org/dac/financing-sustainable-development/development-finance-standards/DAC-List-of-ODA-Recipients-for-reporting-2022-23-flows.pdf）（参照 2023-11-08）．
3) 外務省：後発開発途上国．（https://www.mofa.go.jp/mofaj/gaiko/ohrlls/ldc_teigi.html.）（参照 2019-11-08）．
4) United Nations, Department of Economic and Social Affairs, Population Division (2019): *World Population Prospects 2019: Highlights.* United Nations.
5) United Nations, Department of Economic and Social Affairs, Population Division (2019): 上掲書．

えている。

人口の高齢化▶　世界人口は増加しているだけではなく，高齢化している。65歳以上人口は，2022年現在，欧米では約19%，最も高齢化の遅れているサハラ以南アフリカで約3%とされているが，2050年には欧米で約27%，サハラ以南アフリカでも約5%に上昇すると推測されている[1]。アジアやアフリカなどの出生率の高い地域でも高齢化が進行しており，今後，高齢者の健康は，開発途上国でも重要な課題になっていくものと思われる。

人口の都市集中▶　かつて，人々の過半数は農村部に暮らしていた。しかし近年，都市人口は増えつづけている。国連は，現在，世界人口の約55%は都市部に住んでいるが，2050年までには，その割合は68%に達するだろうと予測している[2]。北アメリカやラテンアメリカでは，都市人口は80%をこえているのに対し，サブサハラアフリカはまだ半分以下（2022年で42%）にとどまっている[3]。しかし，今後は開発途上国でも都市化が進行し，増加する都市人口の90%はアジアとアフリカで生じると推測されている。農村に比べて都市は病院や医療従事者が多く問題が少ないと思われがちだが，都市でも，とくに貧困層をはじめとする社会的弱者に対する保健活動は重要である。

3　先進国と開発途上国の格差

経済的格差▶　世界銀行は，国民1人あたりの国民総所得（GNI）をもとに，各国を4つのグループに分けている。所得グループごとの基本統計指標を表7-1に示した[4,5]。開発途上国の間でも，所得により指標には大きな格差がある。たとえば，国民1人あたりGNIは，高所得国と高中所得国との間の差は約5倍だが，低中所得国との間では約20倍，低所得国との間では約70倍の差がある。0歳平均余命は所得とともに上昇し，貧困ラインといわれる1日1.9ドル未満で暮らす人の割合は，低所得国で極端に高くなっている。小学校就学率は高所得国，高中所得国では男女差がないが，低中所得国では女子のほうが就学率が低く，低所得国では5%近い開きがある。

保健指標の格差▶　経済格差は，保健指標にも影響を及ぼしている（▶表7-2）。低所得国の5歳

1) United Nations, Department of Economic and Social Affairs, Population Division : *World Population Prospects 2022*.
2) United Nations, Department of Economic and Social Affairs, Population Division (2018) : *World Urbanizaqtion Prospects 2018 Revision*. United Nations.
3) The World Bank : Urban population（https://data.worldbank.org/indicator/SP.URB.TOTL.IN.ZS）（参照 2023-09-15）.
4) The World Bank : *World Development Indicators online*. （https://datacatalog.worldbank.org/dataset/world-development-indicators）（参照 2019-11-08）.
5) WHO : *World Health Statistics 2019—Monitoring health for the SDGs*. （https://www.who.int/gho/publications/world_health_statistics/2019/en/）（参照 2019-11-08）.

▶表7-1 所得グループ別基本統計比較

所得グループ[※1]	総人口（億人）	国民1人あたりGNI（米国ドル）	1日1.9ドル未満で生活する人（%）	0歳平均余命（年）	小学校純就学率[※2]（%）	
					男	女
高所得国	12.4 (15.7%)	51,087	0.7	79.9	96.2	96.2
高中所得国	27.8 (35.1%)	10,530	1.7	74.7	95.8	95.1
低中所得国	31.9 (40.3%)	2,517	13.8	66.9	88.2	85.5
低所得国	7.0 (8.8%)	721	43.4	62.5	82.3	77.7
世界	79.5[※3] (100.0%)	12,804	89.9	71.3	90.5	88.2

[※1] 世界銀行の分類に基づく。
[※2] 小学校就学年齢にある子どものうち小学校に就学している子どもの数，調査値。
[※3] 推計値のため合計は一致しない。

(The World Bank: *World Development Indicators online* による)

▶表7-2 所得グループ別保健指標比較

所得グループ[※1]	5歳未満児死亡率（出生千対）	5歳未満児死亡数（人）	栄養不良[※2]の5歳未満児の率（%）	妊産婦死亡率（出生10万対）	妊産婦死亡の生涯リスク
高所得国	5	58,135 (1.2%)	5.1	12	5,400人に1人
高中所得国	12	328,302 (6.5%)	13.5	61	990人に1人
低中所得国	44	3,007,887 (59.9%)	17.3	255	140人に1人
低所得国	67	1,628,022 (32.4%)	32.9	409	50人に1人
世界	38	5,033,672[※3] (100.0%)	22.0	223	210人に1人

[※1] 世界銀行の分類に基づく。
[※2] 発育阻害（stunting）
[※3] 推計値のため合計は一致しない。

(The World Bank: *World Development Indicators online* および FAO: *Near East and Nort Africa. Regional Overview of Food Security and Nutrition 2021* による)

未満児死亡率は高所得国の約13倍に達している。死亡率の高い国は出生率も高い。したがって実数でみると，5歳未満児死亡の約90%は，低所得国，低中所得国でおこっている。また，慢性的な栄養不良を反映する発育阻害（年齢に比べて身長が低い状態）をみると，低所得国の子どもの3人に1人は栄養不良状態にある。妊産婦死亡の格差は，子どもの格差よりも大きく。高所得国と低所得国の間には，死亡率で34倍，生涯リスクで約100倍の差がある[1]。

　これら 5 歳未満児死亡率や妊産婦死亡率は，国際的な努力によって改善してきている。しかし，高中所得国が着実に改善してきているのに対し，低所得国の改善が遅れ，格差が広がる傾向がある。

4 地域間格差

　低所得国や低中所得国は，アフリカとアジアに多い。このため健康問題の深刻さは，地域により異なっている。**表 7-3** に WHO の地域区分別による保健指標を示した。0 歳平均余命，5 歳未満児死亡率，妊産婦死亡率の 3 指標すべてで，ヨーロッパ，西太平洋，南北アメリカの順で数値が良好である。わが国は，このうち西太平洋地域に属している。一方，3 指標すべてにおいて最も保健指標の数値が不良なのはアフリカ地域である。専門家が付き添う出産率は，多くの地域が 80% 以上であるのに対し，アフリカ地域は 70% 台と低くなっている。専門家が付き添わない出産は，資格をもたない産婆や自分の家族，地域の出産経験者などが取り上げるお産であり，妊産婦死亡率の増加につながる。

　保健指標の数値が不良なアフリカ，南東アジアには，30 億人以上が暮らしており，この地域の保健医療サービスの向上は，世界の健康指標の向上に大きな意味をもっている。

5 死因

　このような死亡を引きおこしている原因はなんであろうか。

5 歳未満児の死因▶　5 歳未満児の死因を**図 7-1** に示した。5 歳未満児死亡の 47% は新生児期に，53% はそれ以降におこっている。新生児期の死亡 47% のうち，死因で最も多いのは早産で 16%，ついで新生児仮死・分娩時外傷 11%，新生児期の感染症

▶表 7-3　WHO の地域区分による保健指標比較

地域	総人口 （人）	0 歳平均 余命(年)	5 歳未満児死亡率 （出生 1000 対）	妊産婦死亡率 （出生 10 万対）	専門家が付き 添う出産率 (%)
アフリカ	約 11 億 6000 万	64.5	72	531	71
南北アメリカ	約 10 億 3000 万	77.2	13	68	97
南東アジア	約 20 億 6000 万	71.4	29	117	91
ヨーロッパ	約 9 億 3000 万	78.2	8	13	99
東地中海	約 7 億 7000 万	69.7	45	179	85
西太平洋	約 19 億 3000 万	77.7	12	44	97
世界	約 79 億 300 万	73.0	38	223	86

※WHO の地域区分については，図 7-4（▶318 ページ）。

(WHO: *World Health Statistics 2023* による)

1) WHO：前掲書.

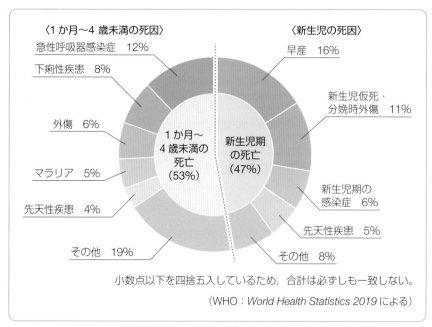

▶図7-1　5歳未満児の死因

6%である。一方，1か月～5歳未満の死亡53%のうち，死因で最も多いのは肺炎などの急性呼吸器感染症で12%，ついで下痢性疾患8%，外傷6%となっている。新生児や早産で生まれた子どものケアが向上し，感染症の予防やケアが十分できるようになれば，多くの子どもの命が救えることがわかる。さらにこのような病気が重症化する背景には，栄養不良が関係しているといわれている。

妊産婦の死因▶　妊産婦死亡は，開発途上国に暮らす15～49歳の女性の最大の死因である。世界では年間約30万人の女性が妊娠・出産に関連する病態で死亡すると推定されている。最も多い死因は出血で27%，ついで妊娠高血圧症候群をはじめとする高血圧性疾患14%，産褥熱をはじめとする敗血症11%，人工妊娠中絶の合併症8%で，この4疾患で妊産婦死亡の60%を占める（▶図7-2）[1]。

　このような異常は予防や予測が困難であることが少なくないため，発症したときに質の高い医療に迅速にアクセスできるかどうかがカギである。しかし前述のとおり，アフリカでは保健医療専門家が立ち会う出産は7割にすぎない。

6　持続可能な開発目標（SDGs）

　2000年9月，国連ミレニアム-サミットにおいて，**国連ミレニアム宣言**が採

1) Say, L. et al.: Global causes of maternal death: a WHO systematic analysis. *Lancet Globl Health*, 2: 323-33, 2014.

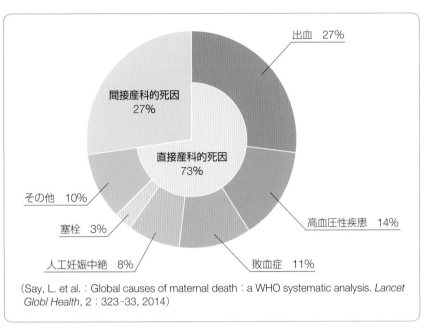

(Say, L. et al. : Global causes of maternal death : a WHO systematic analysis. *Lancet Globl Health*, 2 : 323-33, 2014)

▶図 7-2　妊産婦の死因

択された[1]。この宣言において，平和と安全，開発と貧困撲滅，環境保護，人権とグッドガバナンス(よい統治)，弱者保護，アフリカの特別なニーズなどが，21 世紀の重要課題であることが宣言された。この国連ミレニアム宣言を受けて，国際社会が取り組むべき具体的目標として，**ミレニアム開発目標** Millennium Development Goals(**MDGs**)が採択された。この MDGs では，貧困削減，初等教育の普及，男女平等，乳幼児死亡の削減，妊産婦の健康向上，HIV/AIDS をはじめとする感染症対策，環境の持続可能性，開発のためのパートナーシップの 8 つの目標と 21 のターゲットを掲げ，2015 年までに達成すべき数値目標を示した。各国が，この目標分野に活動を焦点化したことで，各目標について 15 年間で大きな進展がみられた。

　2015 年を迎え，MDGs の成果をふまえた新しい世界的目標が検討され，**国連持続可能な開発サミット**において，「持続可能な開発のための 2030 アジェンダ」が採択され，新たに**持続可能な開発目標** Sustainable Development Goals(**SDGs**)が定められた。これは**表 7-4** に示した 17 の目標と，各目標に対する具体的な 169 項目のターゲットから構成されており，2030 年までの完全実施を目ざしている。多岐にわたるこの SDGs の達成を目ざして，国連および各国の国際協力が進められている。

1) 外務省：ミレニアム宣言(仮訳)(https://www.mofa.go.jp/mofaj/kaidan/kiroku/s_mori/arc_00/m_summit/sengen.html)(参照 2019-11-08).

▶表7-4　持続可能な開発目標

目標1	あらゆる場所で，あらゆる形態の貧困に終止符を打つ
目標2	飢餓に終止符を打ち，食料の安定確保と栄養状態の改善を達成するとともに，持続可能な農業を推進する
目標3	あらゆる年齢のすべての人の健康的な生活を確保し，福祉を推進する
目標4	すべての人に包摂的かつ公平で質の高い教育を提供し，生涯学習の機会を促進する
目標5	ジェンダーの平等を達成し，すべての女性と女児のエンパワーメントを図る
目標6	すべての人に水と衛生へのアクセスと持続可能な管理を確保する
目標7	すべての人に手ごろで信頼でき，持続可能かつ近代的なエネルギーへのアクセスを確保する
目標8	すべての人のための持続的，包摂的かつ持続可能な経済成長，生産的な完全雇用およびディーセント・ワーク（働きがいのある人間らしい仕事）を推進する
目標9	強靱なインフラを整備し，包摂的で持続可能な産業化を推進するとともに，技術革新の拡大を図る
目標10	国内および国家間の格差を是正する
目標11	都市と人間の居住地を包摂的，安全，強靱かつ持続可能にする
目標12	持続可能な生産消費形態を確保する
目標13	気候変動とその影響に立ち向かうため，緊急対策を取る
目標14	海洋と海洋資源を持続可能な開発に向けて保全し，持続可能な形で利用する
目標15	陸上生態系の保護，回復および持続可能な利用の推進，森林の持続可能な管理，砂漠化への対処，土地劣化の阻止および逆転，ならびに生物多様性損失の阻止を図る
目標16	持続可能な開発に向けて平和で包摂的な社会を推進し，すべての人に司法へのアクセスを提供するとともに，あらゆるレベルにおいて効果的で責任ある包摂的な制度を構築する
目標17	持続可能な開発に向けて実施手段を強化し，グローバル・パートナーシップを活性化する

（国連開発計画（UNDP）駐日代表事務所：持続可能な開発目標．〈http://www.jp.undp.org/content/tokyo/ja/home/sustainable-development-goals.html〉〈参照 2019-11-08〉による）

③ 国際協力のしくみ

　国際協力にかかわる機関は，国際機関・政府機関・非政府機関の3つに分類される。ここでは国際機関として国連とその関連機関を，政府機関としてわが国の政府開発援助を，また非政府機関としてわが国に事務局をもつ代表的な保健医療組織を取り上げる。

1 国際連合（UN）とその関連機関

　国際連合（国連）United Nations（UN）は 1945 年に設立され，193 か国（2023年）が加盟している。国連は，①平和と安全の維持，②諸国間の友好関係の発展，③国際問題の解決と人権および基本的自由の尊重，④諸国間の協調行動の中心となること，の4つの目的を国連憲章で掲げて活動している。

　国連の機構図を図7-3に示した。国連には，総会，安全保障理事会，経済社会理事会，事務局，国際司法裁判所，信託統治理事会の6つの主要機関がある。これらはアメリカのニューヨークにある国連本部におかれているが，国

■補助機関
主要委員会
軍縮委員会
人権理事会
国際法委員会
合同監査団(JIU)
常設委員会および
アドホック組織

■計画と基金
国連開発計画(UNDP)
　・国連資本開発基金(UNCDF)
　・国連ボランティア計画(UNV)
国連環境計画(UNEP)
国連人口基金(UNFPA)
国連人間居住計画(UN-HABITAT)
国連児童基金(UNICEF)
国連世界食糧計画(WFP)［UN/FAO］

■調査および研修所
国連軍縮研究所(UNIDIR)
国連訓練調査研究所(UNITAR)
国連システム・スタッフ・カレッジ
　(UNSSC)
国連大学(UNU)

■その他の国連機関
国際貿易センター(ITC)［UN/WTO］
国連貿易開発会議(UNCTAD)
国連難民高等弁務官事務所(UNHCR)
国連プロジェクトサービス機関
　(UNOPS)
国連パレスチナ難民救済事業機関
　(UNRWA)
ジェンダー平等と女性のエンパワー
　メントのための国連機関
　(UN-Women)

■関連機関
包括的核実験禁止条約
機関準備委員会
　(CTBTO-PrepCom)
国際原子力機関(IAEA)
国際刑事裁判所(ICC)
国際移住機関(IOM)
国際海底機構(ISA)
国際海洋法裁判所
　(ITLOS)
化学兵器禁止機関
　(OPCW)
世界貿易機関(WTO)

■平和構築委員会

■持続可能な開発に
関するハイレベル政
治フォーラム
　(HLPF)

■補助機関
テロ対策委員会
国際刑事裁判所残余メカニズム
軍事参謀委員会

平和維持活動・政治ミッション
制裁委員会(アドホック)
常設委員会およびアドホック組織

■機能委員会
犯罪防止刑事司法委員会
麻薬委員会
人口開発委員会
開発のための科学技術委員会
社会開発委員会
統計委員会
女性の地位委員会
国連森林フォーラム

■地域委員会
アフリカ経済委員会
　(ECA)
ヨーロッパ経済委員会
　(ECE)
ラテンアメリカ・カリ
ブ経済委員会
　(ECLAC)
アジア太平洋経済社会
委員会(ESCAP)
西アジア経済社会委員会
　(ESCWA)

■その他の機関
開発政策委員会
行政専門家委員会
非政府組織委員会
先住民問題に関する常
設フォーラム
国連合同エイズ計画
　(UNAIDS)
地理学的名称に関する
国連専門家グループ
　(UNGEGN)
グローバル地理空間情
報管理に関する専門委
員会(UNGGIM)

■調査および研修所
国連地域犯罪司法研究所
　(UNICRI)
国連社会開発研究所
　(UNRISD)

■専門機関
国連食糧農業機関
　(FAO)
国際民間航空機関
　(ICAO)
国際農業開発基金
　(IFAD)
国際労働機関(ILO)
国際通貨基金(IMF)
国際海事機関(IMO)
国際電気通信連合(ITU)
国連教育科学文化機関
　(UNESCO)
国連工業開発機関
　(UNIDO)
世界観光機関(UNWTO)
万国郵便連合(UPU)
世界保健機関(WHO)
世界知的所有権機関
　(WIPO)
世界気象機関(WMO)
世界銀行グループ
　(World Bank Group)
　・国際復興開発銀行
　　(IBRD)
　・国際開発協会
　　(IDA)
　・国際金融公社
　　(IFC)

■各部局および各事務所
事務総長室(EOSG)
経済社会局(DESA)
総会・会議管理局
　(DGACM)
グローバル・コミュニ
ケーション局(DGC)
管理戦略・政策・コン
プライアンス局
　(DMSPC)
オペレーション支援局
　(DOS)
平和活動局(DPO)
政治・平和構築局
　(DPPA)
安全保安局(DSS)
人道問題調整事務所
　(OCHA)

軍縮部(ODA)
人権高等弁務官事務所
　(OHCHR)
内部監査室(OIOS)
法務局(OLA)
国連宇宙部(OOSA)
アフリカ担当事務総長
特別顧問室
　(OSAA)
子どもと武力紛争に関
する国連事務総長特別
代表事務所
　(SRSG/CAAC)
紛争下の性的暴力に関
する事務総長特別代表
事務所(SRSG/SVC)

子どもに対する暴力に
関する事務総長特別代
表事務所
　(SRSG/VAC)
国際防災機関(UNDRR)
国連薬物犯罪事務所
　(UNODC)
国連ジュネーブ事務所
　(UNOG)
後発開発途上国，内陸
開発途上国，小島嶼国
開発途上国担当上級代
表事務所
　(UN-OHRLLS)
国連ナイロビ事務所
　(UNON)

国連パートナーシップ
事務所(UNOP)
国連ウィーン事務所
　(UNOV)
国連ユースオフィス
　(UN YOUTH)

国連の
主要機関

総　会

安全保障理事会

経済社会理事会

事務局

国際司法裁判所

信託統治理事会

(The United Nations: UN System chart 〈https://www.un.org/sites/un2.un.org/files/un_system_chart.pdf〉
〈参照2023-11-28〉による，一部改変)

▶図7-3　国際連合システム

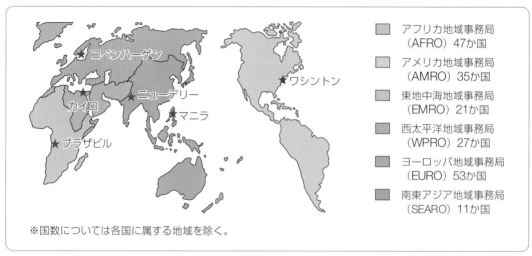

アフリカ地域事務局
(AFRO) 47か国

アメリカ地域事務局
(AMRO) 35か国

東地中海地域事務局
(EMRO) 21か国

西太平洋地域事務局
(WPRO) 27か国

ヨーロッパ地域事務局
(EURO) 53か国

南東アジア地域事務局
(SEARO) 11か国

※国数については各国に属する地域を除く。

▶図7-4 世界保健機関(WHO)の地域区分と事務局

際司法裁判所だけはオランダのハーグにある。保健医療に関連した活動を担う機関の多くは，総会もしくは経済社会理事会の管轄下にある。

● **世界保健機関(WHO)**

世界保健機関 World Health Organization(WHO)は，経済社会理事会下の専門機関であり，世界の人々が可能な限り高いレベルの健康を獲得することを目的として，1948年に設立された。本部をジュネーブにおき，世界を6つの地域に分け，それぞれに地域事務局を設置している(▶図7-4)。WHO加盟国は，国連加盟国と若干異なり，194か国(2023年)が加盟している。

● **国連児童基金(UNICEF)**

国連児童基金 United Nations Children's Fund(UNICEF，ユニセフ)は，子どもの人権保護，基本的ニーズの充足，発達の促進をはかるために，保健・教育・栄養など幅広い活動を行っている。WHOと協調して，予防接種・小児疾患統合管理(IMCI)[1]・HIV感染症とエイズ・必須医薬品供給など，多くの保健活動を推進している。その活動の指針は，1989年に採択された「児童の権利に関する条約」(子どもの権利条約)である。乳幼児だけでなく，青少年や母親となる女性に対する活動も展開している。

---

1) 小児疾患統合管理とは，5歳未満児の死亡を減らすため，栄養不良・下痢による脱水症状・急性呼吸器感染症・発熱性疾患など，小児にみられる一般的かつ最も重要な疾患について，臨床訓練が十分でない医療職でも的確な診断・治療ができるガイドラインを作成するなどの取り組みである。

● 国連開発計画(UNDP)

　国連開発計画 United Nations Development Programme(UNDP)は，世界的な，あるいは各国の開発を支援し，ネットワーク化をはかる機関であり，貧困削減，持続可能な開発プロセス，民主的ガバナンスと平和構築，気候変動への対応と強靱な社会の構築，などの活動を行っている。保健省などの政府機関や国・地域の保健システムの改善，病院や保健センターの設置や電力供給などの改善，貧困世帯の医療へのアクセス改善，エボラ出血熱やエイズなどの健康危機への対応，など保健関連の活動も多い。

● 国連難民高等弁務官事務所(UNHCR)

　難民とは，「人種，宗教，国籍，政治的意見，または特定の社会集団に属するなどの理由で，自国にいると迫害を受けるかあるいは迫害を受けるおそれがあるために他国に逃れた人々」(「難民の地位に関する条約」1951 年採択)をいう。この難民を，人道的な立場から保護し，食糧・医療・住居などの緊急援助を行い，難民を受け入れた庇護国を援助して，本国帰還，庇護国への定住，第三国への定住などを促進する活動をするのが国連難民高等弁務官事務所 Office of the United Nations High Commissioner for Refugees(UNHCR)である。

　2022 年末，難民は世界で約 3500 万人と推計され，その多くは，シリア，ウクライナ，アフガニスタンなど紛争地域からの難民である。国内にとどまっている人々は難民ではなく，国内避難民(IDP)とよばれ，本来その国の政府に庇護責任がある。しかし，紛争の被害を受けたり自国政府の保護を十分受けられなかったりする IDP は，UNHCR の支援対象になっている。IDP の人数は難民よりも多く，2022 年末で約 6300 万人と推計されている[1]。

● 世界銀行

　世界銀行 The World Bank とは，国際復興開発銀行，国際開発協会の 2 機関をさし，これに 3 つの姉妹機関を含めて世界銀行グループとよばれる。世界銀行は主として開発途上国の貧困削減に向けた開発資金の貸付を行っている。世界銀行の貸付には，保健分野への投資も含まれる。「すべての人々が基礎的な保健医療サービスを，必要なときに，負担可能な費用で享受できる状態」[2]をさすユニバーサルヘルスカバレッジ(UHC)の達成に力を入れており，リプ

ロダクティブ・ヘルスや母子保健，感染症予防，栄養プログラム，タバコ対策，精神保健などの分野に融資が行われている。

● 国連合同エイズ計画(UNAIDS)

　2022 年には世界の HIV 感染者は約 3900 万人に達し，約 63 万人がエイズで死亡した[1]。HIV/AIDS が社会・経済に与える影響は深刻で，複雑かつ多岐にわたる。活動の重複を避け，効率的かつ包括的なエイズ対策を進めるため，1995 年に設立されたのが**国連合同エイズ計画** Joint United Nations Programme on HIV and AIDS(**UNAIDS**)である。

　2023 年現在，国連難民高等弁務官事務所(UNHCR)，国連児童基金(UNICEF)，国連世界食糧計画(WFP)，国連開発計画(UNDP)，国連人口基金(UNFPA)，国連薬物犯罪事務所(UNODC)，ジェンダー平等と女性のエンパワーメントのための国連機関(UN-Women)，国際労働機関(ILO)，国連教育科学文化機関(UNESCO)，世界保健機関(WHO)，世界銀行(World Bank)の 11 機関が参加している。

2 政府開発援助

　わが国の**政府開発援助(ODA)**は，**開発協力大綱**(2015 年)[2]に基づいて実施され，大きく 2 国間協力と多国間協力に分けられる(▶図 7-5)。アメリカやドイツは ODA が増加してきているが，わが国は 2014 年から減少してきた。しかし近年，再び増加傾向に転じている。

　わが国の ODA の中心的役割を果たしているのが，**国際協力機構**(**JICA**，ジャイカ)である。JICA は ODA の実施機関の 1 つであり，無償資金協力，有償資金協力，技術協力の 3 つの ODA 手法を一括して実施している。このうち，看護職がかかわることが多いのは，技術協力である。ここでは，技術協力のなかから，青年海外協力隊，技術協力プロジェクトなどへの専門家派遣，国際緊急援助隊，技術研修員受け入れについて取り上げる。

● JICA 海外協力隊(JOCV)

　JICA 海外協力隊には，青年海外協力隊(46 歳以上は海外協力隊)，一定以上の経験や技能が求められるシニア海外協力隊，中南米の日系社会に派遣される日系社会青年海外協力隊(46 歳以上は日系社会海外協力隊)，日系社会シニア海外協力隊がある。このほかに，1 年未満の短期派遣もある。このうち最も派

---

1) UNAIDS: *UNAIDS cosponsors*.
　(https://www.unaids.org/en/aboutunaids/unaidscosponsors.)(参照 2019-11-08).
2) 外務省：開発協力大綱(https://www.mofa.go.jp/mofaj/press/release/press7_000038.
　html)(参照 2023-11-08).

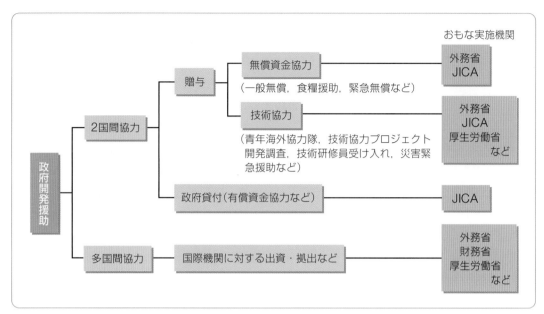

▶図7-5　わが国の政府開発援助のしくみ

遣人数が多いのが青年海外協力隊である。各国政府からの要請に基づいて公募され，2年の任期で派遣される。2023年3月末には，725人が派遣されていた[1]。

　青年海外協力隊の隊員のうち，保健衛生分野の隊員は全体の10〜20%を占め，このうち最も多いのが看護職者である。応募には最低3年間の看護職経験が必要とされる。病院看護師や地域での巡回活動などの要請が多いが，看護教師や行政での仕事もある。

● 技術協力プロジェクトなどへの専門家派遣

　技術協力プロジェクトとは，専門家派遣・研修員の受け入れ・機材供与を組み合わせて行われる協力である。専門家派遣には，技術協力プロジェクトに派遣され，特定の分野や地域で人材育成や技術協力を行う場合と，相手国政府の中枢に派遣され，政策提言を行うアドバイザー型の派遣とがある。看護職者の専門家派遣は，母子保健・地域保健・看護教育・看護管理・臨床技術向上などの分野で行われている。

● 国際緊急援助隊(JDR)

　1970年代に，カンボジア難民のために医療チームが派遣されたのが，わが国の国際緊急援助隊(JDR)のはじまりである。1987(昭和62)年，「国際緊急援

---

1) JICA海外協力隊：事業実績／派遣実績.
　(https://www.jica.go.jp/volunteer/outline/publication/results/)(参照2019-11-08).

助隊の派遣に関する法律」(JDR 法)が施行され，救助チーム・専門家チーム・医療チームからなる国際緊急援助隊が組織された。1992(平成 4)年の同法改正で自衛隊派遣が加わり，2015(平成 27)年には感染症対策チームが設立され，現在の国際緊急援助隊活動の体制ができ上がった。

　救助チームは警察庁・消防庁・海上保安庁などの職員から組織され，被災者の救出・応急処置・搬送，行方不明者の捜索などに従事する。専門家チームは災害の種類に応じて各省庁から推薦された技術者・研究者で組織され，災害に対する応急対策と復興の指導を行う。医療チームは，JICA の国際緊急援助隊事務局にあらかじめ登録された医師・看護師・薬剤師などにより構成され，被災者の診療，感染予防，感染症の蔓延防止などの活動を行う。自衛隊部隊は，大規模災害に対し，物資輸送，給水，医療・防疫などの活動を行う。感染症チームは，疫学，検査診断，診療・感染制御，公衆衛生対応の 4 つの専門機能をもって活動する[1]。

　国際緊急援助隊は，被災国政府や国際機関の要請を受け，とくに救助チームは 24 時間以内に日本を出発することを目ざしている。

● 研修員受け入れ

　技術修得のために各国から研修員を受け入れる協力である。ODA で海外へ派遣される日本人よりも，ODA で日本や第三国で研修を受ける研修員の人数のほうがはるかに多い。毎年 1 万人をこえる技術研修員が来日しており，このほかに第三国で研修を受けた者も多い[2]。海外で活動する機会はなくても，自分の勤務する病院あるいは地域で，研修員を受け入れる機会があるかもしれない。

3 非政府組織(NGO)

　国内では**非営利組織** non-profit organization(NPO)ともよばれるが，国際的には**非政府組織** non-government organization(NGO)のほうがとおりがよい。NGO は，大きく国際 NGO，各国 NGO，ローカル NGO に区別できる。

● 国際 NGO

　国際 NGO とは，複数の国に支部をもつ団体であり，各支部が独立で，あるいは協力して活動を行う。1999 年にノーベル平和賞を受賞した国境なき医師団(MSF)や，キリスト教に基盤をおくワールド・ビジョンなどは，わが国に支部をもつ国際 NGO の例である。また赤十字国際委員会(ICRC)，国際赤十

---

1) 国際協力機構：国際緊急援助隊(JDR)について．
　(https://www.jica.go.jp/jdr/about/jdr.html)(参照 2019-11-08)．
2) 国際協力機構：国際協力機構年次報告書 2018．

字・赤新月社連盟, 各国の赤十字・赤新月社から構成される国際赤十字は, 世界最大の保健医療 NGO といえるであろう。

● 各国 NGO

各国 NGO は, たとえばわが国に本部をもち, 主としてわが国と相手国との2 国間の協力関係をもつ団体である。保健医療分野では, 戦後わが国で最初に看護職者の海外派遣を行った日本キリスト教海外医療協力会(JOCS), 地域保健や地域に根ざした人材育成を得意とするシェア＝国際保健協力市民の会(SHARE)などがある。

● ローカル NGO

ローカル NGO は, 各国 NGO の 1 つであるが, 被支援国の NGO を支援国側の NGO と区別してこのようによぶことがある。たとえば, 日本の NGO がバングラデシュで活動するとき, バングラデシュの NGO はローカル NGO である。その国の人々が主体となって設立しているローカル NGO と協力して活動することは, 人材育成やオーナーシップの視点からも重要である。

④ 国際看護活動の展開

国際看護活動の展開は, 看護過程の応用である。すなわち任地と活動内容, 対象となる患者・住民や疾患に関する情報を収集し, 優先順位を決めて活動の焦点をしぼり, 目標を設定し, 活動内容を決定し, 実践し, 活動をモニタリングし, 修正を加えながら目標達成に向けて活動を進めることになる。

情報収集▶ 情報収集は, 日本国内にいるうちから始まる。JICA や各国大使館のウェブサイトなどから, 任国の基本的情報を得ることができる。WHO, UNICEF, UNAIDS など国連機関のウェブサイトにも有用な情報がある。

赴任したら, その国の政府刊行物や国際協力機関が発行している冊子などから, 任国の保健システム, 政府の保健政策, 健康や疾病に関する情報を入手するとよい。文書からの情報収集のほかに, 活動経験をもつ先輩から話を聞いたり, 自分の目で現状を見て, 地域を歩き, 任国の看護職・患者・住民の話を聞いたりして情報を得ることも忘れてはならない。

問題の設定と▶
優先順位の決定 赴任すると, さまざまな問題に気づくであろう。外来で長時間待たされる患者, 無菌操作の不徹底, 不適切な手技, 物品管理や記録の不備, 看護職者の倫理観や意欲の問題まで, やらなければならないことが山積しているように見えるかもしれない。しかし派遣期間は限られており, あれこれ手をつけてみても, どれも不十分のうちに任期が終わってしまう。そこで優先順位を決定する必要がある。

しばしば自分が気になるものを優先順位の上位に設定してしまいがちだが,

相手が必要を感じているニーズから始めるほうがうまくいくことも多い。問題点の改善だけでなく，うまくいっている点をのばしていくことも大切である。

目標と評価指標▶　優先順位が決まったら，次に目標を決め，目標を達成するための計画をたて，
の設定　評価指標や評価の時期を決め，実践してみる。目標に向かっているか，うまくいっていないならなにが阻害要因か，阻害要因を取り除けるか，それとも目標を変更するか，など，モニタリングしながら PDCA サイクルをまわしていくのは，日本での実践と同様である。

　また，このような課題設定や計画立案，実践や評価などを，日本人が決めて実践するのではなく，カウンターパートと相談し，一緒に進めていくことができれば，自分たちが去ったあとも継続可能な実践になっていくであろう。

⑤ 日本に在留する外国人の看護

1 日本の在留外国人の動向

　わが国の在留外国人は 1990 年代から急速に増加し，2022（令和 4）年には 300 万人をこえた[1]。これは総人口の 2.2% にあたる（▶図 7-6）。2008（平成 20）年のリーマンショック，2011（平成 23）年の東日本大震災，2020（令和 2）年からのコロナ禍などで一時的に減少がみられても，在留外国人は増加しつづけている。国籍別にみると中国が約 76 万人，ベトナムが約 49 万人，韓国が約 41

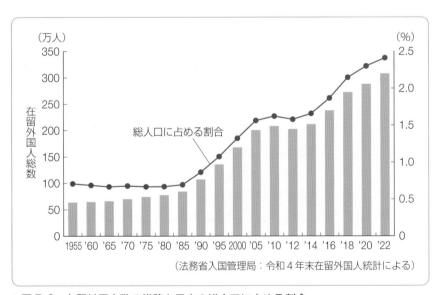

（法務省入国管理局：令和 4 年末在留外国人統計による）

▶図 7-6　在留外国人数の推移と日本の総人口に占める割合

1）法務省入国管理局：令和 4 年末現在における在留外国人数について．2023．

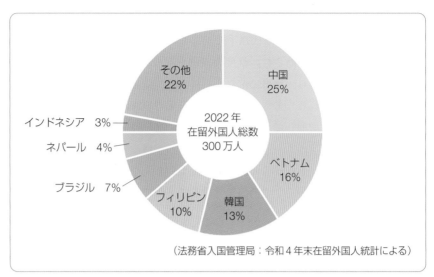

（法務省入国管理局：令和4年末在留外国人統計による）

▶図7-7　国籍別在留外国人割合

　　万人，フィリピンが約28万人，ブラジルが約20万人であり，上位5か国で在留外国人の約70%を占める（▶図7-7）。オールドカマー[1]が多くを占める韓国は減少傾向にあるが，他の在留外国人は増加している。このうち，最も増加人数が多いのがベトナムであり，中国，ネパールがこれに続いている。

　　外国人は，仕事の多い都市部に集中している。都道府県別では，東京，愛知，大阪，神奈川の順に多く，この4県で半数近くを占める。出身国構成は都道府県により異なり，たとえば東京都は中国，韓国，ベトナム，フィリピンが多く，ブラジルは少ない。大阪府は韓国が最も多く，中国も多い。愛知県はブラジルなど南米系などのニューカマー[2]が多く，近年はベトナムも増加している[3]。在留外国人の保健医療においては，このような地域特性を考慮する必要がある。

2 日本に在留する外国人の健康

　　在留外国人といっても民族や年齢や言語能力，来日目的，滞日年数などはさまざまであり，医療保険の有無や経済状況によって，問題なく病院を受診できる者もいればそうでない者もいる。

在留外国人に多い▶
健康障害

　　長野県でNGOが行った外国人の無料健診では，腰痛・頭痛・背部痛・胃痛・易疲労感などの自覚症状が多く，BMIが25以上の者は男性で35%，女性で21%，高血圧の者は男性で27%，女性で15%であった。約1割が糖尿

1）オールドカマーとは，1970～1980年代以前，とくに戦前から日本に在住している者。
2）ニューカマーとは，1970～1980年代以降の来日者。
3）法務省入国管理局：在留外国人統計．2018年6月．

病をもち，約 1 割が胸部 X 線上に気管支炎などの異常をみとめた。受診者の80% が 30 代以下であったにもかかわらず，約 1 割の者が「要注意，要医療」と診断され，軽度の異常をもつ者は約 6 割いたと報告されている[1]。このことから，仕事に忙しく，日常的に健診を受けられない層が受診していると考えられる。また，わが国の結核患者のなかで外国生まれの患者が占める割合は年々増加しており，入国前健診の必要性も検討されている[2]。

　一方，近年医療ツーリズムが盛んになり，人間ドック受診などを目的にわが国を訪れる外国人も増えている。このような外国人は富裕層であることが多く，本国などで治療を受けることのできる人々であるが，あえてわが国を選んで来日しているため，要求レベルが高く，無料健診対象者とは異なる配慮が必要である。

受診時の注意▶　外国人はさまざまな疾患で病院を受診するが，とくに多いのが産科と小児科である。保健医療のなかで，出産は文化が色濃く反映される分野である。帝王切開が社会的ステータスである国もある。また，占いの結果などから特定の時間帯の出産を望んで帝王切開を希望する者もいる。無痛分娩を希望する外国人も少なくない。臍帯や胎盤の扱い方にも希望がある場合がある。

　子どもの病気は，日本人と同じように上気道感染や急性腸炎などが多い。子どもへの薬剤の処方についても国による違いがある。シロップ中心の国の出身者は，わが国でよく処方される粉末薬を飲ませにくいと訴えたり，本国では薬を出してくれる症状なのに日本では出してくれないと言ったりするなど，本国との違いに不満をいだく親もいる。また日本人に比べ，病気や薬に関してより詳しい情報を求める外国人も少なくないため，文化・社会的背景に配慮した説明が求められる。

　そのほか，異文化ストレスによるうつなどの精神疾患，肥満や加齢に伴う生活習慣病，過重労働や労働災害による整形外科的疾患も少なくない。とくに精神疾患では，頭痛やしびれ感などの身体症状が出やすかったり，うつでも幻覚妄想が出現しやすかったりと，日本人との訴え方の違いに注意する必要がある[3]。

3 日本に在留する外国人の看護

　在留外国人の看護では，言語，法律や医療制度，社会文化的背景に注意する必要がある。

1) 畔柳良江ほか：長野県における外国人健診受診者の健康状態と今後の健診のあり方――NGO 主催による外国人健診の結果分析より．長野県看護大学紀要 10：101-112，2008.
2) 森野英里子．日本での外国人結核．成人病と生活習慣病 48(1)：41-45，2018.
3) 阿部裕：心療内科からみたよりよい外国人診療．治療 88(9)：2399-2403，2006.

● 言語に関する課題

意思疎通の問題▶ 日本語の不自由さからくるコミュニケーションの障害は，外国人自身にとっても医療従事者にとっても大きな課題である。

　看護職にとって，患者の日本語能力不足は，必要な情報がとれない，ケアや検査，治療に関する指示が伝わらないといった不自由さだけでなく，それによって看護職者自身が自信のなさや不安を感じ，訪室を避けたり，必要最低限のケアだけを行ったりする危険性がある。市販されたりインターネットで公開されたりしている外国語による問診票を用いたり，外国語による説明書を用意したり，絵やよく使う表現の一覧表，電子辞書などを用いたりして，コミュニケーションの工夫をするとよい。近年，翻訳機の発展は目ざましい。翻訳機にはインターネットに接続して使用するタイプと，インターネットから切り離しても使用できるタイプがある。後者は病院内でも利用しやすく積極的に活用するとよい。

通訳の問題▶ 患者と医療従事者をつなぐ役割として，通訳は大切である。通訳は患者自身が連れてくる場合と保健医療機関が準備する場合とがある。患者自身が連れて来る場合は，日本語のできる家族や友人，職場の同僚である場合が多く，日常会話はできても医療用語はわからない，あるいは医療に関する知識が不十分で説明内容を通訳自身が理解できないことが少なくない。そのために，省略や誤訳，追加，言いかえなどがおこりうる[1]。通訳と患者との間に利害関係があったり，言語は同じでも異なる民族や国籍であったりすると，都合のわるいことを伝えない可能性もある。家族のなかで最も日本語ができるのが子どもであると，子どもを通訳として連れて来ることがある。その場合は，子どもに理解できるよう説明する必要がある。

医療通訳▶ このような問題を解決するため，専門的な研修を積んだ医療通訳が養成されており，病院や行政機関が雇用したり契約を結んだりしている場合もあれば，神奈川県や愛知県のように，県が医療通訳を育成・登録し，医療機関等へ派遣するなど，行政によるシステムがつくられている場合もある。

　医療通訳は言語能力と医学知識の両方を有するだけでなく，患者の文化や社会に対する理解，秘密を知りえる立場にあることから，プライバシーの保護や人権の尊重についても研修を積む必要がある。またほかに頼れる人がいない患者から，医療だけでなく生活全般について頼られることもあり，患者との関係をコントロールする技術も必要である。

　このように医療通訳には高い専門性が必要であるが，国家資格としてはまだ認められていない。しかし，医療通訳技能検定試験・医療通訳技能認定試験な

---

1) 永田文子ほか：在日ブラジル人が医療サービスを利用する時のにわか通訳者に関する課題．国際保健医療 25(3)：161-169，2010．

ど，独自の試験を行っている団体がある。今後は，公的な資格として認められ，適正な身分と報酬が保証されるような制度づくりが必要である。

● 法制度や医療制度に関する課題

医療を受けにくく▶
する問題

　外国人のなかには，不法滞在(オーバーステイ)の者もいる。また経済的理由から，医療費の未払いの問題がしばしばおこり，外国人患者を拒否する病院もある。しかし病気の者の治療を拒否したり，治療せずに通報したりすることは医療倫理上の問題がある。このような問題を少しでも避けるために，外国人が利用できる制度を知っておく必要がある。

在留管理制度▶

　2012(平成 24)年，それまでの外国人登録制度が廃止され，新しい在留管理制度が導入された。仕事や留学などでわが国に 3 か月以上滞在する中長期在留者には，在留カードが交付される。在留資格には永住者，日本人の配偶者，定住者など身分や地位に基づく在留資格と，興行，技能実習，留学，家族滞在などの活動に基づく在留資格とがある。在留資格の種類によって，滞在できる期間，在留カードの更新時期，就労の可否，就労の種類などが定められている。

　在留資格を得て入国した外国人は，住居を定めてから 14 日以内に，市区町村に届け出なければならない。これにより外国人は住民基本台帳制度の対象となり，住民票が作成される。国民健康保険，国民年金なども届出がなされたとみなされるため，市区町村の諸サービスの対象者として把握しやすい[1]。

　身分や地位に基づく在留資格をもつ外国人は，日本人とほぼ同様の制度が利用できる。活動に基づく在留資格をもつ者では，資格の種類によって利用できる制度が異なる。外国人が利用できる制度には，次のような例がある[2]。

　①国民健康保険　3 か月をこえる在留資格があり，市区町村に届出をした外国人は，国民健康保険の対象となる。

　②健康保険　就労が認められる在留資格をもち，常勤職員か 1 週間の勤務時間が常勤職員の 3/4 以上の非常勤職員に適用される。ただし，原則として国内居住者に限られる。

　国民健康保険でも健康保険でも例外があるため，詳細は市町村の国保担当課や各健康保険組合に確認することが必要である。

　③生活保護　定住者，永住者，日本人の配偶者などの在留資格をもつ者に適用される。

　④結核医療　不法滞在者を含むすべての外国人に適用される。治療だけでなく結核検診も受けられる。

---

1) 愛知県国際交流協会：社会福祉と外国人に関する基礎知識.
 (http://www2.aia.pref.aichi.jp/sodan/j/manual/img/29shakaifukushi/06chap1.pdf)
 (参照 2019-11-08).
2) 愛知県国際交流協会：上掲サイト.

⑤**労災保険** 不法就労者を含むすべての外国人に適用される。ただし「研修」の在留資格を除く。

⑥**入院助産** 不法滞在者を含むすべての外国人に適用される。

⑦**予防接種** 在留資格がない子どもでも接種可能。

⑧**養育医療** 未熟児が対象。在留資格がなくてもよいが，運営している都道府県により条件が異なることもある。

⑨**未払い補填事業** 東京都・神奈川県などでは，外国人救急医療費の未払いを補填する事業を行っている。

● 社会・文化的背景に関する課題

患者の社会・文化的背景を理解することは，よい看護を提供するための基盤である。文化や社会の違いから，日本の看護職がよいと思っている行為を，不快と感じる場合もあるからである。

身体空間・身体接触の差異 ▶ たとえば，人が自分のからだの延長と考える「身体空間」の大きさは，民族によって異なる。私たちにとって快い距離が，近すぎる，遠すぎると感じる者もいる。身体接触が好まれるかどうかも異なる。イスラム圏の女性は，男性医師や男性看護師による身体接触をいやがったり，男性医師の診察時には男性の家族の同席を求めたりするため，とくに産科や婦人科では，女医や女性の看護師などが担当することが望ましい。

食文化の差異 ▶ 食事の違いは，よく遭遇する異文化である。イスラム圏の人はハラールとよばれる宗教上許可された食材と料理法を用いた食物を食べるのが原則とされている。たとえば豚肉を食べず，厳密にはお祈りをして正式な作法で屠殺した肉だけを食べる。また，「熱い」（体をあたためる）食べ物と「冷たい」（体を冷やす）食べ物を区別する文化は多い。たとえばインドでは，熱があるときに「熱い」食べ物であるアイスクリームを食べたりコーヒーを飲んだりすることは避けるが，「冷たい」食べ物である紅茶はかまわない。これは食べ物の温度とは関係ない。アイスコーヒーも「熱い」食べ物となる。ただし，なにを「熱い」「冷たい」とするかは，文化により多少異なる。産後は，野菜など「冷たい」食べ物を避ける場合があり，患者の要望を聞き，病院のできる範囲で対応したり，家庭から持ち込むことを許可したりする必要がある。

宗教も重要で，病院でもお祈りを続けたいと望む者や，断食月の入院や検査をいやがる者もいる[1]。神様のシンボルや絵を飾ったり持っていたりしたいと考える者もある。

感覚・コミュニケーションの差異 ▶ 痛みに弱い民族もあり，日本人ならがまんする程度の痛みに大声を出したり，パニックになったり，注射をとてもこわがる場合もある。要求が強くはっきりしているため，日本人の看護職者が苦手意識をもつこともあるだろう。日本人

1) Khaled, R.：イスラム圏の患者を診る．治療 88(9)：2327-2331, 2006.

に通用する「しばらく様子をみましょう」などのあいまいな表現には納得せず，もっと正確な答えを求めることもしばしばある。

社会的背景の差異▶　社会的な背景の理解も重要である。外国人のなかには，学歴が高くない者もいる。不規則労働，夜勤，長時間労働などにより面会時間がまもれなかったり，経済的な困難から長期入院をこばんだりする場合もある。本国での薬の処方や薬用量，予防接種スケジュールが日本と異なり，日本の医療職の対応に不満をいだく場合もある。簡単に「知識がないからこんな行動をする」と決めつけず，患者の言動の背景にある要因を知る努力が必要である。

⑥ 異文化理解

外国人のケアをする場合も，日本人看護職が海外で働く場合も，異文化理解は大切である。それは相手の疾病観や健康観を理解することから始まる。

1 イーミックとエティック

その文化の内部の人々の見方を**イーミックな見方**といい，外部者の見方を**エティックな見方**という。ビブリオ属コレラ菌という細菌に感染したからコレラを発症したというのはエティックな見方である。しかしカンボジアの農村部では，コレラとは歩きまわる悪霊のようなものであり，感染から身をまもるために，家の前にわら人形を立てたりする。これはイーミックな見方である。イーミックな考えを否定してエティックな考えを教育しようとしても，人々はしばしば納得しない。またこの2つは必ずしも対立するものではなく，しばしば共存する。病因を霊的なものと結びつけて家庭療法や祈禱をしている人々が，同時に解熱薬や抗菌薬を買って服用したり，症状が進行したと認識したとたんに病院へ向かったりすることはよくあることである。

このような疾病観・健康観は，患者のケアや衛生観念にも影響する。タイの山岳民族に対する活動を行っていた日本人看護師は，あるとき子どもが外で排便するのをみて，放置しては不衛生だと思い穴を掘って埋めたという。すると母親がやって来て「なぜそんなきたないことをするのか」と怒った。放っておけば犬が来て食べてしまうので便はそこからなくなるが，埋めるといつまでも残るというのが，その母親の言い分である。日本人は地面に放置された便を不潔だと感じるが，この母親にとっては逆に埋めたほうが不潔だと感じたのである。このような考え方を理解していないと，仕事を進めるうえで支障をきたす。

文化は，たとえば排便を放置するといった単独の行動だけでなく，さまざまな生活や行動と結びついている。ある1つの行動だけをみて安易にかえようとすると，思いがけないところにその影響があらわれ，かえって健康に害を及ぼすことがある。健康や生命に害を与えるのでない限り，相手の文化は尊重し，保護しながら保健活動を行うのが原則である。

2 文化(異文化)看護理論

　文化(異文化)看護学，あるいは民族看護学に関連する理論のうち，ここでは文化(異文化)看護学の基礎を築いたレイニンガーの**文化ケア理論**を紹介する。

サンライズモデル▶　レイニンガー M. M. Leininger(1925〜2012)は，文化人類学的(民族学的)方法を用いて行ったニューギニアのガドゥスアップ族の研究をもとに，**図 7-8**のような**サンライズモデル**を提唱した[1]。昇り来る太陽の中央に位置するのは全人的健康(安寧)である。これにはケアの表現やパターン(ずっと付き添う，

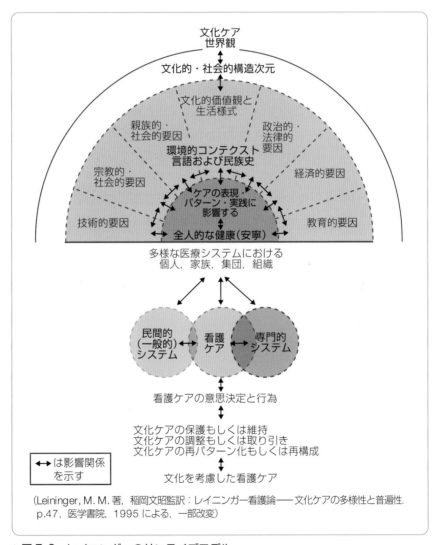

(Leininger, M. M. 著，稲岡文昭監訳：レイニンガー看護論——文化ケアの多様性と普遍性. p.47，医学書院，1995 による，一部改変)

▶図 7-8　レイニンガーのサンライズモデル

---

1) Leininger, M. M. 著，稲岡文昭監訳：レイニンガー看護論——文化ケアの多様性と普遍性. 医学書院，1995.

できるだけひとりで静かにさせるなど)が影響を及ぼす。このケアパターンや全人的健康は，親族・宗教・教育・経済などの文化的・社会的要因によって影響を受けている。文化的・社会的な信念や行動の背景には，根底となるその民族の世界観がある。

たとえば生命は輪廻し，虫も獣も人に転生するという世界観があれば，動植物は人とつながっているので保護しようという価値観が生まれ，自然保護政策や法律が成立しやすくなるであろう。逆に自然は人間をおびやかすものであり，それを支配することに失敗すれば人間に危機が訪れる，という世界観があれば，自然を適正に管理し，人間にとって住みやすい環境にかえていこうという政策や法律が成立しやすくなるかもしれない。このように対象を狭義の医療や看護の視点だけでなく，より広い世界観や文化的・社会的構造から理解しようというのが図の上部である。

図の下部は看護ケアをモデル化したものである。レイニンガーは，ヘルスケアシステムには民間的(一般的)システムと専門的システムがあると考えた。前者は一般の人々が，病気になった家族や隣人をケアするための慣習的ケアシステムであり，後者は医師や看護師などの専門家によって実施され，多くは法的に規制されるケアシステムである。この両者を調整するのが文化的看護ケアである。

▶3つのパターンの
看護ケア

具体的には，文化を考慮した看護ケアには3つのパターンがある。

(1) 民間的ケアが健康に害を及ぼさず，あるいは健康を促進する場合には，それを保護し維持するようはたらきかける。

(2) 民間的ケアが健康に大きな害を及ぼさないが医療や看護を行ううえで支障をきたすような場合は，調整や取り引きが必要となる。

(3) 民間的ケアが患者の健康や生命をおびやかす場合は，適正なケアへと再パターン化したり再構成したりする必要がある。

たとえば外国人患者の見舞い客が，いつもおおぜいでやって来て，同室の日本人患者から苦情が出るような場合，「困った患者」と受けとめずに，なぜそうなのか文化や社会的背景に関する情報を収集する必要があるだろう。そのうえで，たとえば病室以外で面会する，同時に来ないよう時間帯をずらしてもらう，などの交渉をする必要があるであろう。これは調整である。

一方，女児の陰唇や陰核(クリトリス)などを切除する女性性器切除(FGMまたはFGC)に代表されるように，それを実施している人々の反対にもかかわらず，世界的に廃止しようという活動がなされている文化的行為もある。これは相手の文化を違うかたちにかえようという再パターン化の例である。

B 災害時における看護

① 災害看護の概念と構造

1 災害看護の取り組みのはじまり

取り組みの▶
はじまり

わが国の災害時における保健医療活動への具体的取り組みは，1995（平成7）年におこった**阪神・淡路大震災**と**地下鉄サリン事件**を契機としている。阪神・淡路大震災での 6,435 人にも及ぶ死亡者，4 万 3 千人以上の負傷者という甚大な被害から，災害医療のあり方や危機管理のたち後れが問題となり，引きつづいておこった地下鉄サリン事件で災害対策の具体的な取り組みの必要性が認識された。これを受けて，保健医療福祉施設をはじめとした地域的な取り組みだけでなく広域的な災害対策が推進された。

その後，東海村 JOC 臨界事故（1999〔平成 11〕年），三宅島噴火，有珠山噴火（2000〔平成 12〕年），新潟・福島豪雨，愛媛県東予地方水害，日本列島台風集中上陸，新潟県中越地震（以上 2004〔平成 16〕年），JR 福知山線脱線事故（2005〔平成 17〕年），能登半島地震，新潟県中越沖地震（2007〔平成 19〕年）など多数の災害を経験しながら，災害看護の知識の体系化や災害看護活動方法の開発が進められた。

東日本大震災▶

しかし，2011（平成 23）年に発生した**東日本大震災**（東北地方太平洋沖地震および福島第一原子力発電所事故，▶図 7-9）は想像をこえる巨大災害となり，これまで蓄積してきた災害看護・医療の知識や技術では対応がむずかしい事態となった。

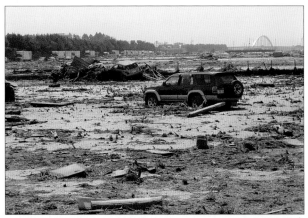

（仙台市若林区にて著者撮影）

▶図 7-9　東日本大震災（2011 年 3 月）

被害は太平洋側の広大な範囲に及び，災害直後の死者は約16,000人で，そのうち9割が津波に巻き込まれたことによる水死であった。広域的な被害により被災地の医療資源は壊滅状態で，さらに交通網の途絶により被災地に支援が入ることも困難な状況となり，初期対応を遅らせることとなった。また，津波災害から原子力発電事故を引きおこし被害の様相も複雑化して対応は困難をきわめ，人々の健康と生活を支えるために長期的な支援が必要となった。この東日本大震災を契機に，わが国の災害看護・医療の知識や技術，システムは大きく見直された。

仙台防災枠組▶　東日本大震災は海外でも大きく報道され，世界各国の災害対策活動にも多大な影響を与えた。2015(平成27)年3月には第3回国連防災世界会議が仙台市で開催され，2030年までの防災・減災に関する「仙台防災枠組」が採択された。災害による健康や暮らしに関する課題も掲げられ，看護活動への期待が高くなっている。

その後の災害▶　東日本大震災以降も，毎年のように大きな災害は続き，新たな課題が浮かびあがっている。2016(平成28)年の熊本地震では本震の2日前に震度7の前震があり，連続した大きな揺れが人々を恐怖に陥れるとともに，環境を大きく破壊し生活に大きな被害を与えた。このときの人的被害は，地震による直接死(50人)より，震災関連死(267人)が多くなり，新潟中越地震でも問題となった車中泊や避難所等での不活発による深部下肢静脈血栓症(エコノミークラス症候群)への対応の重要性が再認識された。

　2018(平成30)年6月の大阪府北部地震では交通機関への影響から多くの帰宅困難者が発生し，5府県でエレベーターの閉じ込め事故がおこるなど，都市型災害への対策の脆弱性が露呈した。

　さらに同年，西日本を中心とした平成30年7月豪雨が発生した。広域的かつ同時多発的に河川が氾濫し，がけくずれなどがおこって，678人の人的被害(2019年1月現在)があった。この豪雨では，行政などから洪水浸水想定区や土砂災害警戒区域に対して避難行動を促す情報が発せられていたにもかかわらず，人的被害(とくに高齢者)が多く発生し，住民の避難行動促進および避難行動支援に対する課題が浮き彫りとなった。とくに被害の大きかった岡山県・広島県・愛媛県には，災害時健康危機管理支援チーム(DHEAT)[1]がはじめて派遣された。

　その後も現在まで，新たな災害および課題への対応が続いている。

---

1) 災害時健康危機管理支援チーム disaster health emergency assistance team(DHEAT)とは，災害が発生した際に，被災地方公共団体の保健医療行政の指揮調整機能などを応援するため，専門的な研修・訓練を受けた都道府県等の職員により構成する応援派遣チームをいう。

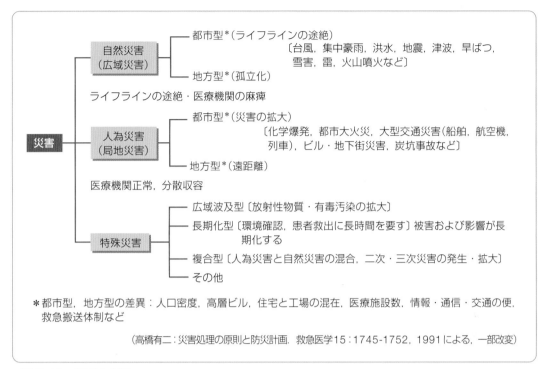

▶図 7-10　災害の分類

2 災害の概念

　災害 disaster についてはさまざまな定義がなされているが，おおむね特定された個人に及んだ災難や事故 accident とは区別されている。事故が「驚異」にさらされる事態であるのに対し，災害はさらに二次的な「脅威」へと深刻化していくものである。最も引用される定義として，ガン S. W. A. Gunn は「人と環境との生態学的な関係における広範な破壊の結果，被災社会がそれと対応するのに非常な努力を要し，被災地域以外からの援助を必要とするほどの規模で生じた深刻かつ急激な出来事」[1]としている。

　また，災害はその特徴から，自然災害・人為災害・特殊災害に分類される（▶図 7-10）。

3 災害看護とは

　災害看護とは，災害が人々の健康と生活に及ぼす被害を可能な限り少なくし，生活する力を整えられるようにするための看護活動である。平常時の備えから，災害発生時の援助，そして被災者がコミュニティでの新たな生活を再開できる

1) 太田宗夫・高橋章子編：災害看護．エマージェンシー・ナーシング 1996 年新春増刊：7，1996．

までの援助を含む，災害の前後にわたって継続的に展開される活動である。そして，災害時には医療従事者のみならず，福祉職や行政職など，さまざまな専門分野の人々との協力体制が不可欠であり，広域的な連携と協働が求められる活動である。

災害看護の特徴▶　災害看護の特徴を以下に示す。

[1] **被災地が活動の拠点となる**　いかなる災害でも被災地に拠点をおき，不備な環境のなかで活動しなければならない。そのためには近隣施設との互助や後方支援を十分に活用できる連携とシステムづくりが必要である。

[2] **医療ニーズの需給バランスが不均衡な状況での活動**　とくに災害発生から3日間は，負傷者に比べて医療従事者や医薬品，医療機器の供給が絶対的に不足する。災害が広域的・複合的になると，一層，医療の供給は遅れる。存在する資源で効率よく対応するには，平常時から地域内および近隣自治体間での相互支援体制の強化と，ボランティア活用などマンパワーを含めた備えが重要である。

[3] **看護の対象は個人にとどまらない**　救急看護では，システムの整った環境のなかで，個人に対して1対1の援助が可能であるが，災害時には，多数の負傷者や地域住民すべてを対象に活動する必要がある。1人の対象から地域全体へと，看護の役割は広がる。

[4] **システムが混乱したなかでの実践**　ライフライン[1]の断絶や交通・情報の混乱した被災地では，平常時の保健医療システムは破綻（はたん）をきたすが，そのなかでの負傷者のトリアージ[2]や搬送の遅れは状態のさらなる悪化をまねく。また，医療施設や救護所などの受け入れ施設には負傷者があふれて診療は停滞し，つぎつぎに搬送される負傷者の収容も困難をきわめる。平常時から災害発生時に備えた計画・訓練・備蓄を行うとともに，適切なトリアージのための技術が求められる。

[5] **被災者の生活を整えることの重要性**　被災により心身に大きなダメージを受けた被災者にとって，健康生活をセルフコントロールすることは非常に困難である。衣食住をできる限り改善していくことで身体の不調が改善されることもあり，被災者の生活全体を把握して支援することが大切である。

---

1) ライフライン lifeline とは，日常生活を営むうえで必要となる都市機能を維持するための設備をさし，電気・ガス・水道・電話などの設備および，鉄道などの物流機関が含まれる。

2) トリアージ triage：同時に多数の傷病者に対して処置が必要になったときに，最大限の傷病者を救命するために優先順位をつけること。フランス語の「トリアージュ（選別する）」が語源である（▶342 ページ）。

② 災害と健康

1 災害を受けやすい国土

　世界的に自然災害による死傷者が増加しており，なかでもアジア地域は発生頻度が高い。とくに地震については，全世界の約1割がわが国で発生している。

　わが国は，国土の特徴から自然災害が発生しやすい。気象的特徴から大雨・台風・積雪の被害を受けやすく，また地形・地質的特徴から洪水や土砂災害，地震，火山の噴火がおこりやすい。さらに埋立地・急傾斜地・低地などの災害による危険性の高い地域にまで居住地が拡大し，ライフラインやコンピュータに依存する都市化された現代の生活は，災害による被害を拡大化するおそれがある。また，近年の都市化は交通災害や臨界事故[1]，マスギャザリング災害，国際的な社会情勢においてはテロリズムなど人為災害の危険性も増している。

2 災害が人々の健康・生活などに及ぼす影響

● 災害による健康への影響

　災害は人々を負傷させ死亡をもたらすなど，健康に直接影響する。地震では死者より負傷者が多いが，津波・洪水では死者が多くなるなど，災害の種類によって被害の様相もかわる。災害による傷病の特徴を表7-5に示す。

心理的影響▶　災害直後の心理面では，恐怖や不安に直面できず「マヒ」という状態をつくって自分を防衛する反応がみられる。これを災害症候群という。災害は恐怖や不安，悲しみなどを引きおこすが，ショックが大きいほど，そのような感情にすぐ直面することはできずに，防衛反応として精神のマヒをおこし，その状態は数時間から数週間に及ぶこともある。その後，恐怖・不安・悲しみがあらわれ，身体化していく。また，食事や飲酒・喫煙などの生活習慣の変化としてあらわれることもある。

● 災害による生活への影響

　被災者のなかには，災害により住家を損失する者も多い。住み慣れた家を離れて避難所で生活する者，損壊した家屋で生活を続ける者もいる。そのため，被災者の生活環境を整える援助が重要となる。室温の調整・照明・騒音への配慮，トイレをはじめ居室の清掃やごみのしまつ，ペットや家畜など動物への対応を行う。また，食生活への援助も必要となる。支援物資を中心とした食事となるが，年齢・体調・疾患により食事への配慮が必要な人には食事内容や形態

---

1) 臨界事故とは，核分裂性物質を未臨界状態で取り扱うべき施設において，臨界状態とよばれる連鎖的核分裂反応がおこることをいう。

▶表7-5　災害の種類による傷病の特徴

災害の種類		死傷の発生要因	おもな傷病と病態
自然災害	地震	建造物の倒壊などによる物理的外傷	挫滅創，裂創，骨折，切創，切断創，脊髄損傷，胸部・腹部外傷，塵芥吸入，熱傷，圧挫症候群[*1]，コンパートメント症候群[*2]，出血など
	津波	溺水，漂流物との衝突	頭部外傷，脊髄損傷，出血，打撲，擦過傷，切創
	洪水・台風	溺水，漂流物・落下物との衝突	頭部外傷，脊髄損傷，出血，打撲，擦過傷，切創，骨折
	火山爆発	火砕流との接触，高温ガスの吸入，火山灰の吸入	熱傷，気道熱傷，硫化水素ガス中毒，呼吸障害
	竜巻	衝突，落下	頭部外傷，胸部外傷，軟部組織損傷，打撲，骨折
人為災害	列車事故	列車破壊による物理的外傷（火災を伴わない場合）	骨折，肺挫傷，気胸，挫創，切創，打撲，内臓破裂
	爆発	爆発による衝撃，爆風による衝突，落下物との衝突，有毒ガス発生の吸入	頭部・腹部外傷や管腔臓器損傷などの爆裂創，多発外傷，鼓膜損傷
	化学物質事故	有毒ガスの吸入（爆発，有害物質の流出，火災，テロリズムでもおこりうる）	中毒
	テロリズム	爆弾テロの場合は爆発事故と同様，毒ガステロの場合は化学物質事故と同様	爆発・化学物質事故と同様
	臨界事故	放射性物質（γ線・Ｘ線・中性子線などの放射線を出す物質）による体表面汚染，内部被曝	急性放射線症候群（血液・骨髄障害，消化管障害，循環器障害，中枢神経障害），放射線熱症，晩発影響（白血病，固形がんなど）

[*1] 圧挫症候群（クラッシュ症候群，挫滅症候群）crush syndrome：四肢が長時間（2〜3時間）圧迫を受けるか，窮屈な肢位をしいられたために生じる骨格筋の損傷により，救出後から急速にあらわれる局所の浮腫，ショックあるいは腎不全などのさまざまな全身症状を呈する外傷性疾患のこと。

[*2] コンパートメント症候群（筋区画症候群）compartment syndrome：複数の筋がある部位では，筋はいくつかの筋ごとに骨，筋膜・筋間中隔，骨間膜などで囲まれた区画（コンパートメント）に分かれて存在する。傷害などによって，その区画内の圧力が上昇すると，その中にある筋などが圧迫されて血流がとまり，壊死をおこす。

の調整をはじめ，十分な水分補給を促す。新生児や高齢者など生活に介助を要する人には保清・排泄への援助も必要となる。避難所など集団生活のなかでのプライバシーや睡眠の確保に対する援助，生活リズムを整え運動不足解消や気分転換をはかるための活動に対する援助も行う。

とくに障害者や高齢者にはこれまで利用してきた福祉サービスが継続して使えるように調整する必要がある。

● 災害時要援護者

災害時になんらかの援護が必要な人を**災害時要援護者**とよぶ。「災害対策基本法」における避難行動要支援者および要配慮者も，災害時要援護者に含まれる[1]。災害時要援護者のうち，緊急時対策の観点から，避難行動上，自力での安全確保が困難で特別なニーズのある者を**避難行動要支援者**としてとらえ，と

くに高齢者や身体・精神障害者，乳幼児，妊産婦，外国人などに対しては，実効性のある避難計画を整える必要がある。また，高齢者や障害者は，避難行動に加えて避難生活や生活再建においても多くのハンディキャップをかかえており，**要配慮者**として健康および生活支援を行うことが重要である。

高齢の要配慮者▶　地震災害直後に医療施設へ収容されて入院した被災者のうち，災害が原因で死亡した者には高齢者が圧倒的に多い。また，個人のプライバシーがまもられにくく，温度・空調などの環境整備がいきとどきにくい避難所生活や，安全の確保が困難で情報が届きにくく孤立した在宅生活も，高齢の被災者には厳しい状況である。高齢者にとっては避難行動だけでなく避難生活も過酷な状況であり，配慮が必要である。

仮設住宅での生活が始まっても，高齢者は新しい環境になじみにくく，セルフケアが困難な状況が続く。仮設住宅が解消され，生活を再建していく時期に入っても，就労収入などの見込みのない高齢者の場合は自力再建のめどがたたないことも多く，仮設住宅やこわれかけた家屋に住みつづける者も少なくない。

被災者の発達段階や，もとからの病気や障害，社会的な状況を十分にふまえたうえで，細かな観察と判断を行い，援助につなげていくことが大切である。

● ケア提供者への影響

二次的被災者▶　被災者をケアする者は，平常時とまったく異なった緊迫した環境で援助を提供するため，非常にストレスが強い。また，オーバーワークとなりやすく，ストレスはさらに強くなる。その結果，心身に不調をきたしてしまうケースがあり，その場合を**二次的被災者**とよぶ。とくに勤務先が被災地にある看護職者は，被災者への中心的ケア提供者であると同時に自身も被災者であることが多い。専門職者として責任ある援助活動を行いながらも，自分自身や家族の健康を保ち生活を再建していく必要があり，心身に及ぼすストレスは非常に大きいため，「二重被災者」ともいえる状況にある。

被災地の看護職者は自分の命をまもることを最優先にすることが重要である。また，看護職者として被災地で活動するためには，日ごろから自分自身や家族の命をまもるための備えを行っておくことが必要である。防災用品の備蓄だけでなく，万が一に備え，有事の際の連絡方法や集合場所などを家族と共有しておくことが大切である。

1）災害時要援護者について，「災害対策基本法」では，「避難行動要支援者」や「要配慮者」という言葉が使われているが，本書では，従来から用いられてきた「災害時要援護者」という言葉も使用する。災害時要援護者は，避難行動要支援者と要配慮者を含み，かつ避難前後のみならず，事前準備から災害時の避難，避難後の生活までを含めたタイムスパンをもつものとする。

バーンアウト▶
を防ぐ

疲労感やショック，悲しみ，無力感，不全感，自責感，不眠などがあらわれても，さらに過度に打ち込む状態が続くと**燃えつき症候群**(バーンアウト)に陥る。燃えつき症候群となるのを防ぐには，①できる限り単独で行動せずパートナーをつくる，②自分の限界を知り，仕事の効率がわるくなっていたら一時的にでも現場から離れる，③ペースをまもる，などを心がけることが大切である。また，労働管理者は支援活動を行う看護職者のストレス反応に注意し，安全を保障しなくてはならない。看護職者に評価やねぎらいを与えることが必要である。

ケア提供者のストレスを軽減するためには，①ブリーフィング briefing(援助内容の打ち合わせ・確認)，②デフュージング defusing(援助中の会話や息抜き)，③デブリーフィング debriefing(援助活動のふり返り)を行うことも重要である。ただし，デフュージングやデブリーフィングでは，無理やり語らせるとかえってストレスを増幅させることもあり，みずから語るのにまかせることが重要である。

● 環境への影響

災害直後は，建造物の倒壊や大気汚染などにより，被災地の環境は悪化する。

都市機能の停止▶

自然災害の場合，天候の不順や洪水などで収穫前および貯蔵されていた農作物が被害にあうと，食物の欠乏に陥ることがある。大災害ではライフラインの断絶や交通まひがおこり生活維持が困難になるうえ，コンピュータネットワークを基盤とする都市機能も停止する。食料加工品や生活用品の生産ラインの停止は，被災地以外の地域の生活にも大きな影響を与える。

コミュニティ▶
の崩壊

また長期的な視点でみれば，大災害後に再建された被災地は災害前とまったく異なった様相を呈することもある。新しいコミュニティになじみ，人やまちと新たな関係性を築いて生活を再建するための支援が重要となる。

③ 災害サイクルにそった看護活動

1 災害サイクルとは

災害医療サイクルとは，「災害の予防，準備，また，いざおこったときの災害の軽減化の問題の3つが，1つの災害サイクルとしてまわっていること」[1]であり，過去におこった災害を疫学的に考察することにより導き出されている。自然災害のサイクルはおおむね「災害間期(静穏期)」「災害前期(前兆期)」「災害発生期(インパクト期と急性期，あるいは超急性期と急性期に分類されるこ

---

1) Lechat, M.F.: A public health problem, Proceeding of Workshop on Health Aspects of Disaster Preparedness. *Disasters.* pp. 4-5, WHO, 1984.

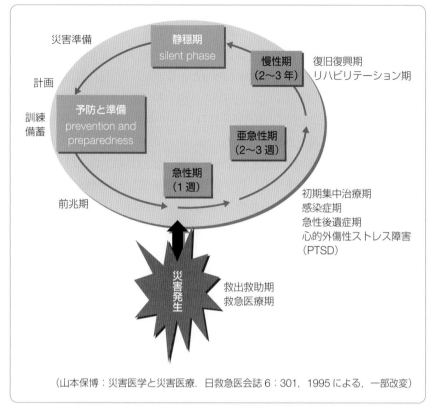

(山本保博：災害医学と災害医療. 日救急医会誌 6：301，1995 による，一部改変)

▶図 7-11　災害サイクルからみた災害医療

ともある)」「救援期(亜急性期)」「復興期(慢性期)」に分類され，レヒャト
M. Lechat や山本らによって保健医療ニーズと合わせたサイクルが定義されて
いる。災害の規模が大きくなるほど復興期は長期化する(▶図 7-11)。

　災害を経時的にとらえた場合，各時期に相応した対策・援助が必要であり，
災害サイクルを十分に理解することによって，支援活動は限られた資源でも効
果的に実践することが可能となる。

2　災害サイクル別の看護活動

● 災害発生期

3Ts▶　災害発生期は救出救助，救急医療の行われる時期である。「3 Ts」といわれ
る，①捜索・救助・救護活動(treatment)，②患者の選別(triage)，③生存者の
病院搬送・後方病院への転送(transportation)をいかに迅速・的確に行うかが，
被害者を最小限にとどめるカギとなる。

　被災地では平常時以上に医療が必要とされるにもかかわらず，一般的に災害
発生から 3 日間は外部からの支援が少なく，被災地域内の資源または近隣か
らの援助のみで対応しなければならない。たとえば東日本大震災では被災地が

　　北関東から東北地方の広範囲に及び，さらに地震・津波災害だけでなく原子力発電所の事故も重なった特殊災害であったことから，被災地が「陸の孤島」の状況となり，発災から 3 日以上経過してもマンパワーを含めた医療資源が供給できない地域もあった。このような状況に対応するためにも的確かつ迅速な 3Ts により，最小限の医療資源で最大の救出救助を行うことが重要になる。

DMAT▶　　2005（平成 17）年には，厚生労働省が全国の災害拠点病院[1]などを対象に災害派遣医療チーム disaster medical asistance team（DMAT，ディーマット）を養成・登録するしくみを開始した。DMAT は医師・看護師・業務調整員（薬剤師，理学療法士，救命救急士，事務職など）で構成され，大規模災害や事故などの現場に，急性期（おおむね 48 時間以内）にかけつけ，現場で医療活動できる機動性をもつ，専門的な訓練を受けた医療チームのことである。厚生労働省による訓練を受けて全国で活動する日本 DMAT と，都道府県による訓練を受けてその地域で活動する都道府県 DMAT がある。

　　以上のように，災害発生期はより適切な 3Ts，とくにトリアージと災害時要援護者への配慮によって 1 人でも多くの命をたすけることが重要になる。

トリアージ▶　　トリアージ triage とは，限られた人的・物的資源の状況下で，最大多数の傷病者に最善の医療を行うため，患者の緊急度と重症度により治療優先度や収容場所を決めることである。傷病者の状況により，第一順位である「緊急治療」から第四順位である「死亡」に分類される（▶表 7-6）。傷病者の疾病状況，災害による総傷病者数，医療機関の許容量，搬送能力，現場での応急処置および治療までに要する時間が分類の判定要件となる。判定基準をできるだけ簡素化

▶表 7-6　トリアージの分類

優先度	分類	色別	疾病状況	診断
第一順位	緊急治療	赤	生命，四肢の危機的状態でただちに処置の必要なもの	気道閉塞または呼吸困難，重症熱傷，心外傷，大出血または止血困難，開放性胸部外傷，ショック
第二順位	準緊急治療	黄	2～3 時間処置を遅らせても悪化しない程度のもの	熱傷，多発または大骨折，脊髄損傷，合併症のない頭部外傷
第三順位	軽症	緑	軽度外傷，通院加療が可能程度のもの	小骨折，外傷，小範囲熱傷（体表面積の 10% 以内）で気道熱傷を含まないもの，精神症状を呈するもの
第四順位	死亡	黒	生命徴候のないもの	死亡または明らかに生存の可能性のないもの

（New York State Department of Health: MC1 Manual を一部改変）

1）災害拠点病院とは，災害医療を行う医療機関を支援する病院であり，各都道府県に基幹災害拠点病院が原則として 1 か所，二次医療圏に地域災害拠点病院が原則として 1 か所設置されている。災害時における初期救急医療体制の充実・強化をはかるための医療機関である。

した診断ツールに START 法があり，傷病者数が多い場合にも客観的に診断できる方法として用いられている。

災害時のトリアージの区分は，トリアージオフィサー(トリアージ実施責任者)が行うが，誰がトリアージを担当するかということはとても重要になる。わが国では災害現場などでトリアージを行う際の資格は法的に定められていないが，ある程度の経験がないと実際の災害現場でトリアージを実施することは困難であり，トリアージの知識や技術を有する者が担当すべきである。トリアージの判定結果がほかの人にもわかるようにするために用いられるのが，**トリアージタッグ**である。トリアージタッグに必要事項を記入し，分類に応じた色(緑・黄・赤・黒のいずれか)が最下位になるように識別票を切り取ったあと，傷病者の身体(原則として，右手首関節部)に取りつける。

通常，災害時のトリアージは災害現場と救護所，搬入先の病院で行われる。災害現場では搬出のためのトリアージを行い，救護所では搬出と治療のためのトリアージを行う。トリアージの順に救命処置などを受けた被災者は，適切な移送方法で医療機関に搬送される。医療機関では治療のためのトリアージを行うが，医療機関の機能に応じて後方支援病院へ搬出することもある。後方支援の医療機関でも同様に治療のためのトリアージが行われる。

● 看護職の役割

この時期の看護職の役割は，通常の専門性をこえて医学的な知識・技術が要求される。外来看護では，トリアージや救急処置，そのスペースと物品の確保，職員の召集，病室の確保や他施設への転送，患者・家族・関係機関・マスコミへの広報，遺体安置と遺族への対応などがあげられる。とくにトリアージや心肺蘇生については看護職者自身の五感をモニターとして実践しなくてはならない。蘇生法には，①気道の確保，②人工呼吸，③心臓マッサージがあり，その手順を理解し，確実に実践できる能力が必要とされる。

入院患者への対応では，状況把握のための情報収集と患者の安否確認，患者の生命と医療・生活の維持，設備の確認，患者の避難誘導，患者・家族への情報提供があげられる。また，外来看護師の応援も行う。看護職はみずから情報収集・発信し，冷静に行動することが大切であり，それらは二次災害を予防しみずからの安全確保につながる。

● 救援期

災害発生からおよそ2週間以内が救援期(初期集中治療の時期)にあたる。生活面では，被災者の衣食住の確保，保健と防疫，被災地の安全と復旧に重点がおかれる。被災者に対しては，平常時からかかえる健康問題に加えて，感染症にも十分な配慮が必要である。災害時には，水道・電気などのライフラインの断絶や避難所での集団生活が感染症の流行をはじめとしたさまざまな疾病の罹患要因になる。安全な水や食料の提供，適切な汚物処理，避難所の適正な温

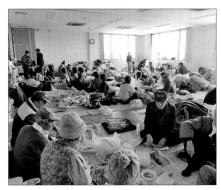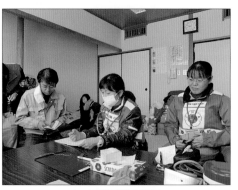

a. 避難所の内部	b. 看護活動の様子
震災7日目。バレーボールコート半面ほどの会議室で, 乳幼児から高齢者まで約200名の被災者が生活している。	仙台市の夜勤担当職員から申し送りを受けている様子。

▶図7-12　東日本大震災での避難所の様子

度・湿度管理, 感染症患者のすみ分けなどにより, 被災者の保健衛生管理に努めなければならない。

避難所での生活▶　自宅での生活が困難な被災者の多くが避難所で生活する(▶図7-12-a)。避難所での生活は温度・空調・採光などを適切な状態に整えにくいうえ, 感染症患者がいてもすみ分けがむずかしく, ライフラインが停止している状況では十分な手洗い・含嗽(うがい)も行えないため, 衛生状態は低下する。また, 見ず知らずの人との共同生活は個人のプライバシーがまもられにくく, 心身へ及ぼす負担ははかりしれない。一方, 避難所には保健・医療情報をはじめとした生活に関するあらゆる情報が集約されるため, 在宅生活者に比べて生活再建に向けて対応しやすいという利点もある。

　また, 介護の必要な高齢者や障害者, 子どもなどのとくに配慮の必要な被災者のために, 福祉避難所の設置が進められている。福祉避難所には専門スタッフが配置され, バリアフリー化された環境が整えられている。

● 看護職の役割

　避難所での看護活動(▶図7-12-b)は, 早期からのたえまない状況把握から始まる。避難所での生活は固定されたものでなく, 日を追うごとに深刻化する。その変化を早急にとらえて先手を打った対応が求められる。また, 生活スタイルの違う人, 疾患や障害をもっている人のすみ分けも必要となる。高齢者は, 健康や生活への援助を必要とする場合が多く, とくに配慮が必要である。

健康管理▶　避難生活での健康管理も必要となる。「眠れているか」「食事はとれているか」「薬は飲めているか」などについて1人ひとりに声をかけ, 健康チェックを行う。とくに, 継続的な治療が必要な人(糖尿病や腎臓病, 高血圧などの慢性疾患患者, 結核や精神疾患患者)には服薬継続や受診に対する支援が重要と

なる。また，災害関連疾患(肺炎，エコノミークラス症候群など)への対応も必要となる。

感染症への注意▶ さらに，感染症についても注意が必要となる。感染症は，清潔な水の確保や排泄物の除去，適切な空調を整える環境が悪化したときに蔓延(まんえん)する。たとえば，避難所で多数の被災者が生活したときや，洪水で汚水が氾濫(はんらん)したときには注意が必要である。かぜ，インフルエンザ，食中毒，疥癬(かいせん)などを予防するとともに，手洗い・うがいの励行，換気を行う。水害時には消毒薬の使用などについての指導も必要である。また，抵抗力の弱い人に対しては，予防接種の情報提供も必要となる。

在宅における援助▶ 被災者の多くは避難所で生活するが，こわれかけた家屋で生活する被災者も少なくない。この時期は，医療施設による初期集中治療や，救護所での傷病者の収容治療，避難所での巡回診療などに多くの医療専門職者が活動し，在宅生活者への医療継続や保健衛生管理には目が向きにくい状態である。高齢者のなかには，体力・気力の限界，新しいものへの不適応，かたくなさなどの特徴から避難しない者，要介護状態にあるなどの身体的問題により行動が制約され，自宅を離れられない者(避難行動要支援者)が多い。避難せずに在宅で生活を続ける世帯の8割には高齢者がいる，ともいわれている。

多くの住民が避難した地区での在宅生活者の場合，安全の確認・確保がいきとどかず，物資の供給や情報の伝達が遅れ，孤立する危険性がある。保健師，地域包括支援センターなどの地域で活動する看護職者は，地域内の高齢者・障害者・虚弱者などの要配慮者に電話や訪問を行い，健康・生活状況の確認と安全の確保を行わなければならない。

巡回診療▶ 壊滅的状況にある被災地において，高齢者が自力で医療機関を受診することはきわめて困難である。避難所では救護所が併設されることも多く，巡回診療や巡回健康相談が行われるが，在宅で生活を続ける高齢者は，受療機会が非常に少なくなる。地区の状況を知る保健師などの看護職者は，避難所や地域を巡回し，受療困難な高齢者が適切な医療を受けられるように往診依頼や搬送手続きなどを行わなくてはならない。

救護所や避難所での巡回診療では，被災者の健康面だけでなく，生活面からのアセスメントも重要になる。とくに高齢者では，義歯・眼鏡・杖(つえ)の破損や紛失に対応し，支援物資の食料の内容を摂取可能なものに吟味(ぎんみ)・工夫することだけでも，生活状況は一段と改善され，そのことが身体的・精神的な健康状態の改善につながる。

入院患者への援助▶ 災害による入院例は，外因・疾病を問わず高齢者が多数を占める。さらに，入院中の死亡者数も高齢者が多く，死因の大部分は災害による直接的外傷ではなく，疾病によるものである。阪神・淡路大震災時に入院していた高齢者には，脱水による死亡が多かったという報告もある。

初期集中治療期の医療機関は，外来でのトリアージに多くの人員を奪われ，

入院中の患者に目がいきとどかないことも考えられる。高齢者は自覚症状があらわれにくく，症状の訴えが乏しい。そのような特徴を認識したうえで，生命危機の状況を見逃さないよう，検査データをふまえた観察を行い，異常を早期に発見することが大切である。また，災害発生からおよそ 3 日間は，備蓄の医薬品や衛生材料，飲料水に頼らなければならないことも想定し，平常時から十分な備えと，近隣病院や給食施設などに後方支援を依頼できるシステムを築いておく必要がある。

● 復興期

　この時期は，ライフラインの復旧や仮設住宅への入居など，被災者の生活の自立に向けた支援・復興活動が行われる時期であり，平常時と同様の保健医療レベルの維持や，精神保健問題の解決などが課題となる。

生活環境の変化▶　被災者の多くは応急的に修復した自宅での生活を再開していくが，なかには近隣の親類縁者のもとで生活を始める者もいる。その一方で，「災害救助法」による応急仮設住宅に転居した被災者は，いままで生活していた慣れ親しんだ地域を離れ，新たなコミュニティのもとで生活を開始する。新しい事物への適応がむずかしい高齢者には，なじみのない環境での見ず知らずの住民に囲まれた生活が大きなストレスになる。また，いままで受療を続けてきた医療機関から遠く離れ，新たに主治医を見つけることも負担となるため，いままでの医療レベルを維持するにはさまざまな援助が必要になる。

● 看護職の役割

セルフケアの促進▶　このように，復興期は治療中断やストレスの身体化から，身体的不調を訴える被災者が多く，セルフケアが困難な状況で生活する高齢者も少なくない。被災者の診療体制を維持することでいままでと同じ医療レベルを保ち，1 日も早く新しい生活に慣れて自分らしく生活できるよう，セルフケアの促進に向けた援助が大切になる。そのためにはフォーマルサポート(公的なサポート)であるか，インフォーマルサポート(家族，友人，ボランティアなどが行う非公的なサポート)であるかを問わず，さまざまなサポートを活用した支援システムをつくり，被災者を支える必要がある。また，「支えられている安心感」を感じてもらうことも大切である。

個人差に▶
目を向ける　やがて被災者の多くは，生活再建のめどがたち，新たな生活を始める。しかし，生活再建が進まない人々には，不安とあせりがつのり，依然として厳しい生活が続くため，この時期には個別的な援助が重要となる。集団健康教育より家庭訪問が効果的であり，1 人ひとりの生活の継続に焦点をあて，社会的支援(ソーシャルサポート)を充実させることにより，安心感を与えなくてはならない。また，行政とのパイプ役として，①生活レベルの低下防止のための介護サービスの投入，②生活再建に向けた経済的問題の解決，③災害復興住宅の入居申請手続きなどを行うことも重要である。

④ 心理的回復の過程

前述したように，被災者には，災害におそわれたときの心理的反応として，**災害症候群**とよばれる反応があらわれ，引きつづき，恐怖・不安・悲しみがおそう。やがて，これらの感情が身体化し，飲酒・喫煙・食事などの生活習慣の変化となってあらわれることもある。また，生きのびた幸運による罪悪感に苦しめられること（**サバイバーズ-ギルト**）もある。

災害がおこったときの被災者の心理的回復過程は，**表7-7**のような経過をたどるといわれている。

回復過程の援助▶　被災者が被災地の復旧・復興に合わせて心理的回復過程を順調にたどるには，ストレス軽減への支援が重要になる。ストレスは異常な事態への正常な反応であり，たいていは時間とともに薄らぐ。しかし，災害の規模が大きかったり，多数の死者が出たようなときには，ストレス反応は遅れてあらわれることが多く，そのぶん長引いたり，**心的外傷後ストレス障害** posttraumatic stress disorder（PTSD）[1]となる可能性もある。

ストレス反応に対しては，被災体験を誰かに話し自分も聞く，運動をしてからだをほぐす，気分転換する，スキンシップをとる，バランスのよい栄養を摂取する，無理をしない，酒でまぎらわさない，自分をせめないなどの対処方法がある。また，援助者として相手の話を自然に引き出すアクティブ-リスニン

▶表7-7　被災者とコミュニティの回復過程

	期間	特徴
英雄期	災害直後	自分や家族・近隣の人々の命や財産をまもるために，危険を顧みず，勇気ある行動をとる。
ハネムーン期	1週間〜6か月間	劇的な災害の体験を共有し，くぐり抜けてきたことで，被災者どうしが強い連帯感で結ばれる。援助に希望を託しつつ，がれきや残骸を片付け，たすけ合う。被災地全体があたたかいムードに包まれる。
幻滅期	2か月間〜1，2年間	被災者の忍耐が限界に達し，援助の遅れや行政の失策への不満が噴出する。人々はやり場のない怒りにかられ，けんかなどのトラブルもおこりやすい。飲酒問題も出現する。被災者は，自分の生活の再建と個人的な問題の解決に追われるため，地域の連帯や共感が失われる。
再建期	数年間	被災地に「日常」が戻りはじめ，被災者も生活のたてなおしへの勇気を得る。地域づくりに積極的に参加することで，自分への自信が増してくる。ただし復興から取り残されたり，精神的支えを失った人には，ストレスの多い生活が続く。

（Romo, D. L. 著，水澤都加佐監訳：災害と心のケア——ハンドブック. p.14，アスク・ヒューマン・ケア，1995による）

1) 心的外傷後ストレス障害（PTSD）とは，強烈なショック体験，強い精神的ストレスがこころのダメージとなって，時間がたってからも，その経験に対して強い恐怖を感じるもの。自然災害，火事，事故，暴力や犯罪被害などが原因になるといわれている。

▶表 7-8　アクティブ-リスニングの基本

- ●「聞き役」に徹する。
- ●話の主導権をとらずに相手のペースにゆだねる。
- ●話を途中で妨げない。
- ●話を引き出すよう，相づちを打ったり質問を向ける。
- ●事実→考え→感情の順が話しやすい。
- ●善悪の判断や批評はしない。
- ●相手の感情を理解し，共感する。
- ●ニーズを読みとる。
- ●安心させ，サポートする。

(Romo, D. L. 著，水澤都加佐監訳：前掲書. p.28 による)

グを行うことが重要である(▶表 7-8)。しかし，無理に話を引き出すとストレスを増幅させることにつながるため，自分で語ろうとするのを待つことが大切である。

⑤ 災害への備えとそのシステム

1 災害準備期の看護

　災害が発生すると，平常時の保健・医療システムは崩壊し，対処能力をこえたケアが必要となる。保健・医療の需給バランスがくずれた危機的状況に対処するためには，平常時から災害を想定して準備することが大切である。病院や保健所・保健センターだけでなく，訪問看護ステーション，地域包括支援センター，居宅介護支援事業所など在宅看護を担う事業所においても，災害に備えた準備を行う。

　災害に備えた準備として，①備蓄，②計画，③訓練があげられる。

● 災害に備えた備蓄

施設での備え▶　災害発生時に活用可能な医療資源として，地域内の医療機関や，後方支援可能な医療機関の所在を確認するとともに，非常時に活用できるよう日ごろからの連携が必要である。また，活用可能なマンパワーの専門性や能力，移動手段を明確にし，確保しておく。食料・飲料水・代替電源および，医薬品や医用材料の備蓄も必要である。基本的に医療機関などの施設の場合は，入院患者・入所者および職員の 3 日分の災害用飲料水や食料を確保しておくことが重要といわれている。しかし，東日本大震災は非常に広範囲な災害であったため，発災から 3 日以上経過しても支援物資が供給できない地域があった。

　ライフラインの停止に対しては，自家発電の整備を行うとともに，自家発電が作動しないときを想定した対策も行う。生命維持装置装着中の患者への対策は重要で，バッグバルブマスク(アンビューバッグ)や吸引器，懐中電灯などを

準備しておくとともに，医療機器取扱業者との連携体制を整えておく。

地域での備え▶　地域では，可能な限り平常時の保健医療体制が維持できるよう，病院と診療所との連携が必要である。また，診療可能な施設が相互に補完し合えるような協働体制の整備も求められる。人工透析患者・オストメイト[1]・人工呼吸器装着患者などの在宅医療が必要な療養者に対して，どの医療機関でどの程度の医療が提供できるか，また後方支援に頼らなければならないときにはどのような搬送手段をとるのかについて，いち早く療養者に情報提供できる体制の整備も必要となる。そのためには医師会・医療機関間の連携のみならず，行政や在宅サービス提供者が参画した広域でのシステム整備が必要である。

　地域で生活する被災者には，高齢者や療養者など，援護の必要な者が少なくない。地域で生活する看護職者は，どこにどんな災害時要援護者(避難行動要支援者や要配慮者)が住んでいるのかを近隣の住民が見知っていて援助の声をかけることができ，その声に応じて誰でもスムーズに避難できるコミュニティづくりを行わなければならない。

● 災害に備えた計画

施設内の計画▶　地勢・気候・風土などの地域特性から，どこにどんな災害が発生する可能性があるか，災害によりどのような被害が生じやすいのかを検討し，対策を考えておく必要がある。また，被災を想定した災害対策計画では，多数の傷病者を効率よく受け入れて治療するための計画と，入院中の患者に対する院内計画が必要である。災害時などでも重要業務を継続できるようにするための計画を**事業継続計画** business continuity plan(**BCP**)といい，病院や企業などで作成が進められている。BCP に基づき，日ごろから不測の事態に備えた方策を整えておく必要がある。

他施設・組織▶
との協力　　また，相互支援・後方支援につなげるために，病院間の傷病者の搬送にかかわる計画もたてる。施設内に限らず，地域での広域防災計画も不可欠で，行政や消防組織などの医療施設以外の組織との連携が求められるため，平常時からの協力関係づくりが大切である。住民に対する避難経路や避難所の周知に加え，災害時要援護者の避難方法や避難所での生活への配慮についても，具体的な計画が必要である。

● 災害に備えた訓練

　災害発生時の対処マニュアルを作成し，実地訓練を行う。

マニュアルの作成▶　対処マニュアルの作成にあたっては，さまざまな場面を想定した机上シミュレーションを行う。さまざまな職種・立場の人が集まってブレインストーミン

---

1) オストメイト ostomate は，さまざまな病気や障害などが原因で臓器に機能障害がおこり，腹壁に人工的に便や尿の排泄のための孔(ストーマ)を造設した人のことをいう。

グを行うことが重要で，それぞれの立場の情報の解釈や優先度，対処領域の違いなどを理解し合って，いかに対応すべきかを検討する。さまざまな場面を想定してシミュレーションすることで，ある程度一定したルールが導き出され，そこから対処基準のモデルが作成される。

ロールプレイと▶　ついで，作成されたモデルに従いロールプレイ，つまり役割を演じてみるこ
実地訓練　とによって行動計画を見直し，より確実なマニュアルに改訂する。改訂を重ねてできあがったマニュアルにそって行う実地訓練は，災害時におこりうる被害の予測性の裏づけになり，技術の習得につながる。また，計画・実施・評価にいたる一連の過程を経験することで災害看護の必要性を理解するほか，使命感・責任感をもつという看護職として欠かせない態度も育成される。さらに，一連の過程を多くの職種で経験した場合は，チームの連帯感も高まる。

　いざというときに役にたたない，かたちだけのマニュアルにならないよう，訓練は定期的に行うことが大切である。

● さまざまなチームとの連携・協働

　被災地域内のマンパワー以上の保健医療ニーズが生じた場合，看護ボランティアをはじめ，さまざまな専門職チームと連携し活動することになる。看護ボランティアには，個人で活動する場合と，組織を母体として派遣される場合がある。組織を母体とした看護ボランティアの1つが災害支援ナースである。災害支援ナースは都道府県看護協会に登録している看護師で，必要に応じて被災地に派遣される。全国で約 9,400 人(2018 年 3 月末)が登録している。

　看護ボランティアだけでなく，DMAT(▶342 ページ)，災害派遣精神医療チーム disaster psychiatric assistance team (DPAT)，日本医師会災害医療チーム japan medical association team(JMAT)，急性期災害リハビリテーションチーム disaster acute rehabilitation team(DART)，日本栄養士会災害支援チーム the japan dietetic association-disaster assistance team(JDA-DAT)，災害派遣福祉チーム disaster care assistance team(DCAT)などの保健医療福祉の専門職との連携・協働も重要となる。

　被災地ではボランティアの受け入れ窓口を設置し，ボランティア活動の調整や安全管理に努める。看護ボランティアとして活動する者には，自己完結型の責任ある行動が求められる。

2 災害に備えたシステムの整備

　災害時，被災者を早急に救出して被害を最小限にとどめるためには，災害時の医療システムを整えておく必要がある。災害が発生したときの被害を予測したシステムは，的確な救援につながる。災害時の看護活動は，災害医療システムのなかに位置づけられ，ほかの職種や部門と連携をとりながら被災者の救援にあたる。

災害医療システムは，①病院など施設内，②地域内，③広域的・全国的の3つに分けて考えられる。また，それぞれのシステムについても状況の変化に合わせて更新されていくものでなければならない。

施設内▶ 施設内での災害医療システムでは，災害発生時の指揮体制や情報の収集・伝達，資源(人・物)の確保，各部門の責任などを明確にした計画をたてる。

地域内▶ 地域内での災害医療システムでは，被災地域での3Ts(▶341ページ)が適切に行える計画や，相互・後方支援を得るための計画をたて，指揮体制や，情報の収集・伝達，各部門の責任を明確にする。地域内でのシステムが混乱なく機能するには，行政の医療保健部門，防災関連部門のみならず，医師会や看護協会など地域内の関連団体や施設も含めたシステムづくりが必要である。

広域的・全国的▶ 被災地域内の災害医療システムによる救援活動に限界が生じるほどの災害時には，後方支援による保健医療活動が必要であり，広域的な災害医療システムが機能する。2006(平成18)年から**広域災害・救急医療情報システム** emergency medical information system(EMIS)が運用されている。また，熊本地震ではフィリピン政府がWHO西太平洋地域事務局と開発した医療概況報告システム surveillance in post extreme emergencies and disasters(SPEED)をモデルとした日本版SPEED(J-SPEED)がはじめて運用されるなど，ICTを活用したシステムが用いられている。

災害医療における，施設内，地域内，広域的・全国的な3つのシステムは独自に完結した機能を発揮する一方，相互に情報交換・連携しながら，1つのシステムとして機能する。

┃┃┃ ゼミナール

✏ 復習と課題

❶ 国際看護学の定義についてまとめなさい。
❷ 開発途上国と先進国の違いを健康指標を用いて述べなさい。
❸ 国際協力にかかわる機関を3つに分け，それぞれにはなにが含まれているのかを述べなさい。
❹ 国際看護の基本理念について，歴史的な流れとともにまとめなさい。
❺ 日本に在留する外国人のケアで配慮することをまとめなさい。
❻ 文化を考慮した看護ケアとしての3つの介入について述べなさい。
❼ 災害看護の特徴を4つ述べなさい。
❽ 災害時要援護者にはどのような人々が含まれるか述べなさい。
❾ 災害サイクルにおける災害発生期と救援期における看護職者の役割についてまとめなさい。
❿ 災害に備えた備蓄について，施設と地域に分けてまとめなさい。

参考文献

1)太田宗夫・高橋章子編：災害看護．エマージェンシー・ナーシング 1996 年新春増刊．メディカ出版，1996．

2)大友康裕：多数傷病者事故における災害現場医療対応の原則．日本集団災害医学会監修，大友康裕編集：標準多数傷病者対応 MCLS テキスト．ぱーそん書房，2014．

3)大野かおり：高齢者を対象にした緊急時の看護．金川克子編：地域・在宅における高齢者への看護．中央法規出版，2005．

4)神垣太郎・押谷仁：変貌するウイルス，繰り返されるパンデミック．週刊医学界新聞第 2812 号．2009．

5)厚生省健康政策局計画課，厚生省健康政策局指導課監修：災害時の地域保健医療活動．新企画出版社，1997．

6)国際看護研究会編：国際看護学入門．医学書院，1999．

7)波平恵美子編：文化人類学(系統看護学講座)，第3版．医学書院，2011．

8)日本国際保健医療学会編：国際保健医療学，第3版．杏林書院，2013．

9)丸井英二・森口育子編：国際保健・看護．弘文堂，2005．

10)山本保博ほか監修：災害医学．南山堂，2002．

11)山本保博監修：集団災害時における一般医の役割．へるす出版，2002．

12)兵庫県立大学大学院看護学研究科：命を守る知識と技術の情報館——あの時を忘れないために．被災地へのアプローチ．(http://www.coe-cnas.jp/group_professional/chiebukuro/03.html)(参照 2019-11-19)．

13)Basch, P. F. 著，梅内拓生監修：バッシュ国際保健学講座．じほう，2001．

14)Grossman, V. G. A. 著，高橋章子監訳：ナースのためのトリアージハンドブック．医学書院，2001．

〔資料 1〕
主要な看護理論家の看護概念

理論家	人間	環境
フローレンス＝ナイチンゲール Florence Nightingale 『看護覚え書』[1]（1860） Notes on Nursing	疾病に対処しようとする，生命力のある，回復過程にある個人。	個人の生命と発達に影響を及ぼす外的条件。清浄な空気，清浄な水，適切な排水，清潔，陽光，静かさなどの適切な環境条件に焦点がおかれている。
ヒルデガード＝E＝ペプロウ Hildegard E. Peplau 『看護における人間関係』[2] （1952） Interpersonal Relations in Nursing	不安定な平衡状態のなかで生きており，ニードにより生じる緊張を緩和するよう努力している有機体。	有機体の外部に存在する力であり，慣習，信念などが獲得される文化と関連性をもつもの。そこには対人関係が必ず存在し，精神力動的な環境を強調している。
フェイ＝グレン＝アブデラ Faye Glenn Abdellah 『患者中心の看護』[3]（1960） Patient-centered Approaches to Nursing	顕在あるいは潜在する身体的・情緒的・社会的ニードをもつ，看護ケアの受け手である。	明確には定義されていないが，「患者は自分を取り囲む環境と相互作用を営み，環境に反応するものであり，看護師もその環境の一部である」と述べている。
アイダ＝ジーン＝オーランド Ida Jean Orlando 『ダイナミックな看護婦——患者関係』[4]（1961） The Dynamic Nurse-Patient Relationship	言語的・非言語的に行動するユニークな個人であり，あるときには援助を要するニードを自分自身で充足できることもあるが，また別のときにはできないかもしれないと仮定している。	定義づけていないが，看護状況は看護師と患者がふれあい，そのときの両者が感知・考慮・感じ，行動するときに生じるものであると述べている。
リディア＝E＝ホール Lydia E. Hall 『看護とは何か』（1964） Nursing: What is it?	患者は身体，病気，人格という3つの側面をもっており，人は他人によって設定された目標ではなく，自分自身によって定めた目標に向かって努力し，学習し成長することができる。	環境はクライエントの個人的目標の達成を助長すべきものである。
アーネスチン＝ウィーデンバック Ernestine Wiedenbach 『臨床看護——援助技術』[5]（1964） Clinical Nursing-A Helping Art	保健医療専門職あるいは保健領域の従事者から，援助（ケア・指導・助言）を受けている人。健康・快適で能力を発揮できる状態を望んでおり，また自分自身の努力でそのような状態を達成しようとする。	明確な定義づけはしていないが，環境はその人が体験している援助へのニードを障害するものを生み出すかもしれないと述べている。

健康	看護	キー概念
だんだんとよくなるという回復過程に焦点がおかれている。	看護の目標は，環境を操作し，自然が最もはたらきやすいような状態に病人を保つことである。すなわち，看護の役割は回復過程が妨げられるのを防いだり，その回復過程を促進させるための最適の条件を提供することである。 「看護本来の技術」と「健康に関する技術」という2つのタイプを区別した。	自然治癒力 本来の看護 健康をまもる看護 適切な環境
パーソナリティの前進を引き出す人間的プロセス，および創造的，建設的，生産的，個人的，地域社会的生活に向けての現在進行中の人間的プロセスをさす。	看護はクライエントと看護師との間の対人的相互作用を発展させることであり，有意義な対人間の治療的なプロセスである。看護は，地域社会内の個々人の健康を可能にする他の人間的諸プロセスと協同して機能し，パーソナリティの前進を促進することを目的とする教育的手段であり，成熟を促す力である。望ましい患者－看護師関係は，①方向づけ，②同一化，③開拓利用，④問題解決の4つの段階を経るとしている。	人間関係 精神力動的看護
個人が満たされないニードをもたず，そして予測できない，あるいは実在の障害をもたない状態であると定義している。しかし，のちには，健康－不健康という連続体で考えるべきであると述べている。	看護は援助を専門とする職業であり，あらゆる人々に看護ケアを提供することである。個々人のニードの充足や自助能力の回復・強化，障害の軽減などを目標として，その人に対して，あるいはその人にかわってなんらかの行為を行ったり，その人に情報を提供することである。3つの領域－①患者の身体的・社会的・情緒的ニード，②看護師と患者間の対人関係，③患者ケアに共通する要素，からなる21の看護問題を提示している。 最善の看護ケアを提供するためには，問題解決能力が必須である。	21の看護問題 問題解決法
明確に定義づけていないが，もしもある人が情緒的・身体的な不快がなく，安寧感をもっていれば，それらは健康な状態に寄与すると述べている。	患者の行動，看護師の反応，および計画された看護行動を明らかにすることによって，患者のそのときその場のニードを充足するために患者と相互作用をもつことであるという概念化がはかられている。 医学と看護は明確に区別されるものである。	意図的看護過程援助を要するニード
成長・発達を促進する行動を意識的に選択できるような，成熟し，自己アイデンティティが発達した状態。	ケアリングは看護師の第一義的な機能である。全面的専門看護（治癒を促すための養生，教育，支持という役割が含まれる）は，クライエントの回復期間中，最も重要である。 ケア，コア，キュアという看護のサークルは，中心的概念である。	ケア・コア・キュアのモデル
定義されていない。しかし看護，クライエント，援助へのニードについての概念とそれら概念間の関係は，看護師－患者関係における健康に関連した関心を説明している。	ヘルスケアニードの充足を妨げる障害を克服できるように個人を援助すること。 臨床看護の実践は，患者の援助へのニードを満たそうとする看護師の訓練された思考と感情によって方向づけられる明白な行為からなりたっており，それは目標に導かれ，熟慮して遂行される患者中心の行為である。 看護技術は，患者と1対1の関係のなかで看護師によって行われるもので，患者のそのときその場の状況における独自性 specifics に対する看護師の意識的な反応からなりたつ。	意図的活動 看護実践の4つの構成要素

理論家	人間	環境
ヴァージニア＝ヘンダーソン Virginia Henderson 『看護論』[6]（1966） The Nature of Nursing: A Definition and Its Implications for Practice, Research, and Education	健康および自立あるいは平和な死を獲得するために支援を必要とする個人。心と身体は切り離せないものである。	生命と発達に影響するあらゆる外的条件と影響物，すなわち物理的，生物的，社会的，文化的で周囲にあるもの。
マーサ＝E＝ロジャーズ Martha E. Rogers 『単一人間の科学』[7]（1970） The Science of Unitary Man	四次元的エネルギーの場をもつ単一の人間。人間は解体することのできない実体であり，機械のような集合物ではなく，統一された全体である。	人間界の外側にある取り巻くすべてのもの。人間と環境は，物質とエネルギーを相互に交換している。
ドロセア＝E＝オレム Dorothea E. Orem 『看護：実践の概念』[8]（1972） Nursing: Concepts of Practice	セルフケア能力を有する生物的・心理的・社会的存在であり，普遍的セルフケア要件，発達的セルフケア要件，健康逸脱に対するセルフケア要件を充足する力をもつ。	外的・内的刺激をさし，セルフケアに対する要件は人間と環境のなかにその源が存在する。
アイモジン＝M＝キング Imogene M. King 『看護の理論化に向けて──人間行動の一般的概念』[9]（1971） Toward a Theory for Nursing: General Concepts of Human Behavior	生物・心理・社会的存在であり，人間は自分自身を知る権利，自分の人生，健康，地域サービスに影響を及ぼす決定に参加する権利，保健医療を受容したり拒否したりする権利を有している。	変化に適応できるように持続的に相互作用する内的・外的環境。 生活と健康への調整は個人の環境との相互行為により影響を受けている。
ジョイス＝トラベルビー Joyce Travelbee 『看護の対人間的側面』[10]（1971） Interpersonal Aspects of Nursing	つねに生成・進化・変化という継続した過程のなかにある，独特なかけがえのない個人。	苦難・希望・痛み・病気などのような，あらゆる人が遭遇する状態および人生経験を環境とみなしている。
ベティ＝ニューマン Betty Neuman 『ニューマン・システムモデル──看護の教育と実践への応用』（1972） The Neuman Systems Model-Application to Nursing Education and Practice	生理的，心理的，社会文化的，環境的諸変数からなりたっている全体的存在。環境と人間の間には相互作用的な関係があり一対のものである。	環境は，いつでも人間を取り巻いている内的・外的な力であり，人間内部，対人間，人間外部のすべてである。 環境の概念で重要なものはストレッサーであり，ストレッサーは環境からなりたっていると述べている。
マイラ＝エストリン＝レヴァイン Myra Estrin Levine 『臨床看護概論』（1973） Introduction to Clinical Nursing	人間とは自分自身が誰であるかを知っている，すなわち自己同一性の感覚をもつ全体的存在である。	広義にとらえており，人生を営む状況であり，個人のすべての経験を包含している。

健康	看護	キー概念
健康は自立に等しい。他者のたすけを借りずに，14 の看護ケアの構成要素を遂行するクライエントの能力という観点から健康をとらえている。14 の構成要素とは，①正常な呼吸，②適切な飲食，③老廃物の排泄，④良肢位の保持，⑤休息・睡眠，⑥衣服着脱，⑦体温維持，⑧身体の清潔，⑨危険回避，⑩他者とのコミュニケーション，⑪信仰，⑫達成感のある仕事，⑬レクリエーション参加，⑭成長・発達の継続，である。	できる限り早くクライエントが自立できるように，生命活動と自立の達成において個人を援助し，支持すること。	看護師の独自の機能 基本的看護ケア
人間と環境との相互作用から出現するものであり，人間のもてる力を増進させ，最大にするもの。	科学と技術の両方を含む学問的職業であり，健康の維持と増進，疾病の予防，病人や障害者のケアと社会復帰のために同情的関心を寄せる人間科学である。看護の専門的実践は創造的・想像的であり，人々を援助するために存在する。 クライエントが最大限の安寧を達成するように支援する。	ユニタリ・ヒューマン・ビーイング
身体的，精神的，社会的安寧を含みつつ，人間が構造的にも機能的にも健全かつ統合された状態。	クライエントがセルフケアを獲得できるようにケアを提供し，支援することである。 他者を援助するための人間の創造的努力であり，全代償的・一部代償的・支持教育的な 3 つの看護システムからなりたっている。	セルフケア要件 セルフケア不足 看護システム
健康はライフサイクルにおける力動的な状態であり，病気は妨害であるとみなす。日常生活において可能性を最大限にまっとうするために，その人がもてるものを最適条件で活用し，内的・外的環境のストレスに継続的に適応すること。	看護は，行為，対応行為，相互行為，相互浸透行為の対人関係のプロセスであり，看護状況に陥った個人とともに知覚し，考え，関係し合い，判断し，そして行動することである。すなわち，患者が環境に積極的に適応するよう援助するためにコミュニケーションを用い，目標達成に導く看護師－患者間の相互行為。	力動的相互行為システム
主観的基準と客観的基準により健康をみている。主観的基準に基づく健康とは，個人個人が安寧な状態と定めた状態と，身体的・情緒的・精神的に自己評価した状態とが一致したもの。客観的健康とは客観的手順などで，病気・身体障害・欠陥がないことを識別したもの。	専門看護師が個人・家族・地域社会が病気や苦難を体験しないように予防したり，あるいはそれらに対処できるように援助し，また必要に応じて，それらの体験のなかに意味を見いだせるように支援する対人関係のプロセスである。	人間対人間の関係
健康は健全状態に等しい。人間全体が調和した状態をさす。	個人のストレスに対する反応に影響を及ぼしているすべてにかかわる独特な職業である。	ストレッサー 全人的アプローチ
独立性と統合性が維持された状態。	看護は人間の相互作用であり，目標は適応を促進し，全体性を維持することである。看護ケアは科学的知識と技能エネルギーの保存，構造的統合性の保存，個人的統合性の保存，社会的統合性の保存という 4 つの保存原理に基づく。	4 つの保存原理

理論家	人間	環境
シスター＝カリスタ＝ロイ Sister Callista Roy 『看護概論－適応モデル』[11] （1976） Introduction to Nursing: An Adaptation Model	変化する環境とたえずかかわり合っている生物・心理・社会的生き物であり，看護ケアの受け手である。4つの適応様式（生理的ニード，自己概念，役割機能，相互依存）で適応を維持するようにはたらく内的過程（認知器と調節器）をもつ。	個人および集団を取り囲み，その発達や行動に影響を及ぼすすべての条件，状況，力。 人に影響を及ぼす環境要因は，焦点刺激，関連刺激，残存刺激の3種に分類される。
ドロシー＝E＝ジョンソン Dorothy E. Johnson 『看護の行動システムモデル』[12] （1980） The Behavioral System Model for Nursing	人間を生物学的および行動学的という2つの大きなシステムをもつ存在とみなしている。 人間は，パターン化され，反復的・目的的な行動様式をもった独立した部分からなるシステムとする。	個人に影響し，行動システムに影響を及ぼすすべての力。
ローズマリー＝リゾ＝パースィ Rosemarie Rizzo Parse 『健康を－生きる－人間：パースィ看護理論』[13]（1981） Man-Living-health: A Theory of Nursing	人間存在とは，環境とともに相互的・同時的に変化しているところの部分の総和とは異なるそれ以上の存在である。 人間は，看護の存立にとって主要な根拠の1つである。	人間と環境は分離できない。エネルギーを相互交換し，より複雑さと多様さに向かってともに進み，互いに関係づくりのリズミカルなパターンに影響を与える。すなわち，人間と環境は，世界のなかにあるなにかを創造するためにエネルギーを交換し，しかも自分の創造した状況に与えられた意味を人間が選択するのである。
ジーン＝ワトソン Jean Watson 『看護：人間科学とヒューマンケア』[14]（1985） Nursing: Human Science and Human Care	ケアされ，尊重され，養育され，理解され，支援されるべき価値ある人であり，十分に機能的・統合化された自己をいう。	健康に影響する社会的環境，ケアリング，およびケアリングの文化。
マドレン＝M＝レイニンガー Madeleine M. Leininger 『文化ケアの多様性と普遍性——看護理論』[15]（1991） Culture Care Diversity & Universality: A Theory of Nursing	定義されていないが，文化こそが人間を概念化し，理解し，有効にはたらきかける方法として最も包括的・全体論的であると述べている。	政治的・宗教的・経済的・血縁的・文化的な価値観および環境的な文脈は，人間のケアに多大な影響を与え，また個人・家族・集団の安寧状態の予測を可能にする。
パトリシア＝ベナー Patricia Benner 『現象学的人間論と看護』[16]（1989） The Primacy of Caring: Caring, Clinical Judgment, and Ethics	人間は自己解釈的な存在であり，この世にあらかじめ定められて生まれてきたわけではなく，人生の歩みとともに定められている。	環境ではなく，状況 situation として表現。「being situated（状況的存在）」，「situated meaning（状況的意味）」などの言葉を用い，人びとの状況と相互作用（社会的かかわり）をもっていることを示している。

1）湯槙ますほか訳：看護覚え書——看護であること 看護でないこと，第7版，現代社，2011.
2）稲田八重子ほか訳：人間関係の看護論，医学書院，1973.
3）千野静香訳：患者中心の看護，医学書院，1963.
4）稲田八重子訳：看護の探究——ダイナミックな人間関係をもとにした方法，メヂカルフレンド社，1964.
5）外口玉子ほか訳：臨床看護の本質——患者援助の技術，現代社，1969.
6）湯槙ますほか訳：看護論，日本看護協会出版会，1968.
7）兼松百合子ほか監訳：看護モデル——その解説と応用（単一人間の科学），日本看護協会出版会，1985.
8）小野寺杜紀訳：オレム看護論——看護実践における基本概念，第4版，医学書院，2005.

健康	看護	キー概念
統合された全体的存在として存在する状態および過程。	病人あるいは潜在的に病気をかかえた人のケアに関する分析と行為の過程を規定する理論的知識体系であり，4つの適応様式のそれぞれで行動を査定し，影響刺激を管理しながらケアを実施し，適応の促進者としての独自の役割を果たす。患者の要求のタイプとその要求への適応を識別すること。	人間適応 4つの適応様式
病気ではなく人に焦点をあてている。健康とは生物的，心理的，社会的要因によって影響を受けるダイナミックな状態をいう。	看護とは，ストレス下にある患者に対して調節機構を付与したり資源を与えたりして，患者の行動を至適に組織・統合する外的な力である。そして，システムのバランスがくずれる前とその間に外的な援助を提供する技術であり科学である。つまり，できる限り早く患者が回復できるようストレスを減少させることをさす。	行動モデル 平衡状態の維持・回復
存在し，生成するプロセスであり，人間―環境の相互関係をリズミカルに構成していくもの。	生きている統一体としての人間，および人間の健康体験への質的な関与に焦点をあてている。看護実践は，ともに創造された関係づくりのパターンのなかで，言語化される健康とその可能性に与えられた意味に照らして，家族の相互関係を明らかにし動員する方向に向けられるものである。	健康を生きる人間の3つの原理
身体的・精神的・社会的安寧。心と体と魂における統一と調和と解釈されている。	人と人間の健康についての人間科学であり，専門的，個別的，科学的，審美的，倫理的な人間対人間のケアリング過程を通して，看護の目的である人々の高次の調和が達成される。人道的視点と科学的知識から引き出される10のカリタスプロセスに基づく看護実践の理論を構築している。	ヒューマンケアリング 10のカリタスプロセス
安寧な状態。	身体的・心理文化的・社会的な意義や意味のある健康行動や疾病からの回復を促進したり維持したりすることを目ざす個別的なケアの行動・機能・プロセスに焦点をあてたヒューマニスティックなアートにして科学であり，学習によって習得できるものである。	文化的ケア ケアリング
健康は単に疾患や病気がないということではない。人は疾患をもっていても自分自身で病気であることを体感していないことがある。	看護はケアリングの実践であり，その科学は道徳的な技と倫理，および責任感によって導かれている。 看護実践の7つの分野 ● 援助役割 ● 教育指導機能 ● 急速に変化する	看護の技能修得と発達の5段階：①初心者，②新人，③一人前，④熟練者，⑤達人 看護実践における実践知識（ノウ・ハウ）の記述による発展

9）杉森みど里訳：看護の理論化——人間行動の普遍的概念，医学書院，1976.
10）長谷川浩ほか訳：人間対人間の看護，医学書院，1974.
11）松木光子監訳：ロイ看護論——適応モデル序説，メヂカルフレンド社，1981.
12）兼松百合子ほか監訳：看護モデル——その解説と応用（看護のための行動システムモデル），日本看護協会出版会，1985.
13）高橋照子訳：健康を—生きる—人間：パースィ看護理論，現代社，1985.
14）稲岡文昭ほか訳：ワトソン看護論——人間科学とヒューマンケア，医学書院，1992.
15）稲岡文昭監訳：レイニンガー看護論——文化ケアの多様性と普遍性，医学書院，1995.
16）難波卓志訳：ベナー／ルーベル 現象学的人間論と看護，医学書院，1999.

〔資料2〕
戦後における看護の変遷

年	看護	医療・保健・福祉	社会一般
1945 (昭和20)	● 連合国軍最高司令部(GHQ)公衆衛生福祉局に看護課が設置 ● 全国9行政地区に看護婦，または保健婦の指導者を配置		● 日本無条件降伏 ● 引揚げ開始 ● 選挙法改正公布，婦人参政権
1946 (昭和21)	● GHQ看護課による看護婦再教育開始 ● 東京看護教育模範学院開設(聖路加女子専門学校と日赤女子専門学校を統合) ● 日本産婆看護婦保健婦協会結成	● 第1回医師国家試験実施 ● 発疹チフス大流行，その他各種伝染病流行	● 天皇人間宣言
1947 (昭和22)	● 開拓保健婦制度実施 ● 養護訓導を養護教諭と改称 ● 保健婦助産婦看護婦養成所指定規則公布	● 保健所法全面改正公布 ● 日本医師会，日本歯科医師会設立 ● 児童福祉法公布	● 教育基本法，学校教育法公布 ● 労働基準法公布 ● 日本国憲法施行
1948 (昭和23)	● 保健婦助産婦看護婦法(保助看法)公布，看護婦は甲種乙種の2種となる ● 厚生省医務局に看護課設置 ● 甲種看護婦学校専任教員養成講習開始 ● 幹部看護婦講習会を全国で開始(厚生省)	● WHO発足 ● 社会保険診療報酬支払基金法公布 ● 医療法・医師法・歯科医師法公布	● 新制大学・高校発足
1949 (昭和24)	● 保健婦助産婦看護婦学校養成所指定規則制定 ● 日本助産婦看護婦保健婦協会が，ICNに再加盟 ● 「看護」創刊 ● 国立病院の看護組織設定，総看護婦長制開始	● 優生保護法改正 ● 身体障害者福祉法公布	● ドイツ連邦共和国成立 ● 中華人民共和国成立 ● 湯川秀樹ノーベル物理学賞受賞
1950 (昭和25)	● 最初の看護短大発足(天使女子専門学校，聖母厚生女子学院) ● 完全看護・完全給食制度実施	● 精神衛生法公布 ● 生活保護法公布	● 年齢を満で数えるようになる ● 公職選挙法公布 ● 朝鮮戦争勃発
1951 (昭和26)	● 保助看法改正，看護婦の甲種乙種の別を廃止，准看護婦制度新設 ● 日本助産婦看護婦保健婦協会が日本看護協会と改称 ● 誤薬注射事件看護婦に有罪	● 日本，WHOに加盟 ● 結核予防法公布	● 日本，ILO・UNESCOに加盟
1952 (昭和27)	● 初の4年制大学(高知女子大学家政学部衛生看護学科)発足 ● 日本看護協会看護部会研究学会発足	● 優生保護法改正	● 対日平和条約・日米安保条約発効 ● メーデー流血事件
1953 (昭和28)	● 東京大学医学部に衛生看護学科開設		● NHK，テレビ本放送開始 ● 国連，世界人権宣言
1955 (昭和30)	● 日本助産婦会設立		● 第1回原水爆禁止世界大会が広島で開催
1956 (昭和31)	● 厚生省，看護課廃止 ● 日本医師会，看護制度改正案発表 ● 日本看護協会，看護制度改悪反対決起全国大会	● 医薬分業制度実施	● 第一次南極観測船出発 ● 日本，国連加盟
1957 (昭和32)	● 2年課程の看護教育(進学コース)開設		● 旧ソ連，世界初の人工衛星打ち上げ成功
1958 (昭和33)	● 基準看護実施(従来の完全看護を廃止) ● 日本精神科看護協会発足	● 学校保健法公布	
1959 (昭和34)	● 日本看護協会公衆衛生看護学会発足 ● 日本看護連盟設立	● 国民健康保険法施行 ● 国民年金法公布	● 伊勢湾台風

年	看護	医療・保健・福祉	社会一般
1960 (昭和35)	●病院スト全国に波及		●新安保条約批准書交換，発効 ●カラーテレビ本放送開始 ●国民所得倍増計画を決定
1961 (昭和36)	●看護婦等勤務時間44時間になる(厚生省)	●小児マヒ流行 ●日本医師会，全国1日一斉休診	●旧ソ連，宇宙船地球一周飛行に成功
1962 (昭和37)	●進学コース定時制発足 ●病院ストほぼおさまる ●看護婦不足深刻化	●流行性感冒(インフルエンザ)の流行	●アメリカ，初の人工衛星打ち上げに成功
1963 (昭和38)	●厚生省に看護課復活 ●医療制度調査会答申(看護教育，准看護婦制度について提言)	●老人福祉法公布	●国連，人種差別撤廃宣言採択
1964 (昭和39)	●高等学校衛生看護科開設 ●日本看護協会助産婦研究会発足	●母子福祉法公布 ●厚生省社会局に老人福祉課設置	●東海道新幹線営業開始 ●オリンピック東京大会開催 ●ヘルシンキ宣言採択
1965 (昭和40)	●国立養護教諭養成所設置法公布 ●看護婦の夜勤月8日以内1人夜勤廃止の判定(人事院)	●母子保健法公布 ●理学療法士及び作業療法士法公布	
1966 (昭和41)	●初の特別教科(看護)教員養成課程開設(熊本大学教育学部)		●中国文化大革命始まる ●「丙午」
1967 (昭和42)	●国立の医療技術短期大学部が発足(大阪大学) ●潜在看護婦の講習会実施 ●日本看護学会設立	●公害対策基本法公布	
1968 (昭和43)	●「ニッパチ闘争」おこる ●看護学校養成所指定規則改正実施 ●保助看法の一部改正(男子である看護人を看護士または准看護士と称する)	●日本初の心臓移植手術(札幌医大病院) ●国が水俣病を公害病と認定	●旧ソ連軍，チェコに侵入 ●大学紛争激化
1969 (昭和44)		●公害健康被害救済措置法公布	●アメリカ宇宙船アポロ11号，月面着陸
1970 (昭和45)	●全国看護教育研究会発足 ●高卒1年准看護婦養成を内容とする保助看法改正案国会に提出審議未了(厚生省)	●種痘ワクチン禍続発 ●東京杉並で光化学スモッグ発生	●日本初の人工衛星打ち上げ成功 ●万国博開催(大阪)
1971 (昭和46)	●保健婦助産婦看護婦学校養成所における教育カリキュラムの改正(第1次改正，厚生省)	●環境庁設置 ●薬害訴訟おこる	●NHK総合テレビ，全カラー放映化
1972 (昭和47)	●医療費改定で特1類看護(3対1)新設 ●日本看護協会看護研修学校開設	●労働安全衛生法公布	●沖縄の施政権返還
1973 (昭和48)	●採血ミス事件公判で看護婦に有罪判決 ●看護制度改善について提言	●老人福祉法改正，70歳以上医療無料化実施	●ベトナム戦争終結 ●オイルショック
1974 (昭和49)	●特2類看護(2.5対1)新設 ●第一次看護婦需給5か年計画策定 ●ナースバンク制度設置		
1975 (昭和50)	●はじめて大学に看護学部開設(千葉大学) ●3年課程(定時制)発足 ●日本精神科看護学会設立		●国際婦人年 ●学校教育法一部改正，専修学校制度新設
1976 (昭和51)	●准看護婦制度廃止総決起大会 ●専修学校誕生 ●日本精神科看護協会が社団法人日本精神科看護技術協会に改称		

年	看護	医療・保健・福祉	社会一般
1977 (昭和52)	●厚生省看護研修研究センター設置 ●第16回 ICN 大会開催(東京)	●厚生省が国民の健康づくりで通達	
1978 (昭和53)	●国保保健婦市町村に移管 ●日本看護研究学会設立	●世界初の体外受精児イギリスで誕生 ●エイズ患者,アメリカで発見	●新東京国際空港(成田)開港
1979 (昭和54)	●初の大学院看護研究科修士課程開設(千葉大学) ●第二次看護婦需給計画策定(厚生省)		●イギリスに初の女性首相
1980 (昭和55)		●WHO が天然痘絶滅を宣言	●国連の婦人差別撤廃条約に署名
1981 (昭和56)	●重症者看護特別加算新設 ●日本看護科学学会設立 ●日本看護協会組織改正保助看各部会統合	●悪性新生物が死因1位になる(脳血管疾患を抜く) ●わが国最初のホスピス(聖隷浜松病院)開設	●国際障害者年
1982 (昭和57)	●千葉大学看護学部付属看護実践研究指導センター開設 ●保助看法一部改正(業務届出2年に1回となる)		
1983 (昭和58)		●老人保健法施行 ●日本人の平均寿命男女ともに世界一となる	●臨時行政調査会が最終答申
1984 (昭和59)	●看護体制の改善に関する報告書	●厚生省組織改編 ●健康保険法改正施行	●女子雇用者数,家事専業者数を上まわる
1985 (昭和60)	●褥瘡,看護ミス訴訟和解	●心疾患が死因の2位になる(脳血管疾患を抜く) ●「生命と倫理に関する懇談会」(厚生省)が報告書提出	●日本電信電話公社,日本専売公社が民営移管 ●65歳以上人口(高齢化率)が10.3%になる
1986 (昭和61)	●精神科訪問看護・指導料新設 ●日本看護協会,准看護婦制度廃止を決議	●新年金制度発足 ●女児産み分け成功 ●老人保健法改正(70歳以上老人の医療費一部負担の増額・老人保健施設設置など)	●チェルノブイリ原子力発電所で大規模な事故発生 ●男女雇用機会均等法施行
1987 (昭和62)	●看護制度検討会が報告書発表(厚生省) ●日本看護科学学会,日本学術会議の登録学術研究団体になる ●日本がん看護学会設立	●初のエイズ女性患者死亡(神戸市) ●社会福祉士及び介護福祉士法成立	●国鉄分割民営化 ●国家公務員週休2日制勧告(人事院)
1988 (昭和63)	●特三類看護(2対1)新設 ●在宅患者訪問看護・指導料新設 ●看護学博士課程設置(聖路加看護大学)	●労働基準法改正施行 ●精神保健法施行 ●エイズ予防法成立	●JR 津軽海峡線開通 ●瀬戸大橋開通 ●イラン・イラク戦争停戦
1989 (昭和64) (平成元)	●保健婦助産婦看護婦学校養成所における教育カリキュラムの第2次改正(厚生省) ●ICN 西太平洋および東南アジア地域第1回「看護制度ワークショップ」開催(東京) ●「看護職需給見通し」を発表(厚生省)	●介護福祉士第1回国家試験実施 ●輸入血液製剤によるエイズ感染者が国と製薬会社を提訴 ●日本初の生体部分肝移植手術成功 ●脳死臨調設置法案可決成立	●昭和天皇崩御,元号が「平成」となる ●消費税開始 ●米ソ冷戦終結宣言 ●天安門事件 ●ベルリンの壁崩壊

年	看護	医療・保健・福祉	社会一般
1990 (平成2)	● 5月12日を「看護の日」と制定(厚生省)	● 高齢者保健福祉推進10 か年戦略(ゴールドプラン)開始 ● 生体部分肝移植を受けた患者死亡	● 旧ソ連,初の大統領就任 ● 天皇陛下即位の礼
1991 (平成3)	● 保健婦制度制定50周年記念式挙行 ● 看護教員通信教育講座発足(看護協会) ● 千葉大学看護学部に寄付講座として家族看護学講座開設 ● 日本看護教育学会設立 ● 看護業務検討委員会設置(厚生省)	● 救急救命士法成立 ● 老人保健法改正 ● 日本移植コーディネーター協議会設立 ● 育児休業法成立	● 湾岸戦争 ● 米ソ核戦力削減を発表 ● ソ連邦消滅
1992 (平成4)	● 看護大学学長に看護職者が就任(聖隷クリストファー看護大学) ● 病院副院長に看護職者が就任(聖路加国際病院) ● 診療報酬改定での看護料新体系開始 ● 老人訪問看護制度発足 ● 看護婦等の人材確保の促進に関する法律成立,施行(ナースセンターの設置) ● 日本看護科学学会第1回国際看護学術集会開催(東京)	● 脳死臨調が「脳死を人の死」と認める最終答申 ● 厚生省に老人保健福祉局新設 ● 骨髄バンク登録開始	● PKO協力法案可決 ● 学校週5日制開始
1993 (平成5)	● MRSA感染管理専門職看護婦を置く方針を決定(厚生省) ● 看護に関する世論調査発表(総理府) ● 千葉大学看護学部が社会人対象の特別選抜入学試験を実施 ● 看護系大学が20校以上となる ● 第20回ICNスペイン大会 ● 保助看法の一部改正(男性の保健士資格を認める)	● 老人福祉計画開始 ● 「エイズストップ作戦」開始	● プロサッカーJリーグ開幕 ● 皇太子と小和田雅子さん結婚の儀 ● 冷害による米凶作のため緊急輸入を決定(農水省)
1994 (平成6)	● 新看護体系開始 ● 日本家族看護学会設立	● 診療報酬改定実施 ● 地域保健法制定 ● 高齢者保健福祉推進10か年戦略の見直し(新ゴールドプラン) ● 今後の子育て支援のための施策の基本的方向について(エンゼルプラン)を策定	● 第10回国際エイズ会議開催(横浜) ● 児童の権利に関する条約発効 ● 日本の高齢化率が14%をこえる
1995 (平成7)	● 看護系大学40校以上となる ● 認定看護婦(士)制度の報告 ● 専門看護師に関する規則・細則の検討がまとめられる ● 日本看護診断学会設立 ● 日本リハビリテーション看護学会設立	● 高齢社会対策基本法が成立	● 阪神・淡路大震災 ● 地下鉄サリン事件
1996 (平成8)	● 初の専門看護師6名誕生 ● 日本看護管理学会設立 ● 国立病院2交替制導入 ● 日本看護協会創立50周年 ● 准看護婦問題調査検討会報告書提出(厚生省) ● 保健婦助産婦看護婦学校養成所におけるカリキュラムの第3次改正	● らい予防法廃止	● 薬害エイズ事件で官学トップ逮捕 ● O157食中毒で死亡者
1997 (平成9)	● 初の認定看護師誕生	● 臓器移植法施行 ● 介護保険法成立 ● 精神保健福祉士法成立 ● 言語聴覚士法施行	● 行政改革会議が最終報告 ● 香港返還

年	看護	医療・保健・福祉	社会一般
1998 (平成10)	● 神戸研修センター開所 ● 日本災害看護学会設立 ● 日本地域看護学会設立	● 精神保健福祉士法施行 ● 感染症予防法成立 ● 第1回介護支援専門員試験	● 和歌山毒物カレー事件 ● サッカーワールドカップに日本が初出場
1999 (平成11)	● 日本母性看護学会設立 ● 准看護婦の移行教育に関する検討会報告書(厚生省) ● ICN創立100周年	● 初の脳死臓器移植	● 茨城県東海村で国内初の臨界事故 ● コソボ紛争でNATOがユーゴ空爆
2000 (平成12)		● 介護保険法施行	● 日比谷線脱線事故
2001 (平成13)	● 中央省庁等改革基本法による省庁再編成 ● 保助看法の一部改正(障害者等に係る欠格事由の見直し,保健婦・看護婦・准看護婦の守秘義務の創設)		● アメリカで同時多発テロがおこる
2002 (平成14)	● 看護学教育の在り方に関する検討会報告 ● 保助看法の一部改正の施行により,保健師・助産師・看護師に名称変更 ● 看護師による静脈注射を認める医政局通知		● サッカーワールドカップが日本で開催される
2003 (平成15)	● 看護基礎教育における技術教育のあり方に関する検討会報告 ● 看護系大学数が100をこえる ● 看護師5年一貫教育開始 ● 「看護者の倫理綱領」発表		● イラク戦争
2004 (平成16)	● 看護学教育の在り方に関する第2回検討会報告 ● 看護師学校養成所2年課程通信制の設置 ● 日本看護協会ビル完成(渋谷区) ● 日本循環器看護学会設立	● 鳥インフルエンザの流行	● スマトラ島沖地震
2005 (平成17)	● 南裕子氏が日本人初のICN会長に選出	● 日本人の人口が初の減少	● 愛知万博 ● ローマ法王ヨハネ・パウロ2世死去
2006 (平成18)	● 診療報酬改定で入院基本料7対1新設 ● 日本慢性看護学会設立 ● 保助看法の一部改正(名称独占の追加,保健師・助産師の免許登録要件に看護師国家試験合格を追加など)	● 障害者自立支援法(施行) ● 介護保険法改正(施行) ● 高齢者虐待防止法(施行)	● 世界推計人口が65億人を突破
2007 (平成19)	● 看護基礎教育の充実に関する検討会報告 ● CNR・ICN学術大会(横浜)開催		● 日本の高齢人口率が21%をこえる
2008 (平成20)	● 外国人看護師・介護福祉士候補者の受け入れ開始 ● 保健師助産師看護師学校養成所における教育カリキュラムの第4次改正(再編,統合分野の創設)	● 高齢者の医療の確保に関する法律施行(後期高齢者医療制度)	● 四川大地震 ● 北京オリンピック開催 ● リーマンショック
2009 (平成21)	● 保助看法の一部改正(看護師の国家試験受験資格の筆頭に「大学卒業者」を明記,卒後臨床研修の努力義務など)		● アメリカ大統領にバラク・オバマ氏就任 ● 新型インフルエンザの世界的流行 ● 日本で政権交代。民主党政権発足
2010 (平成22)		● 臓器移植法改正施行,15歳未満の臓器提供が可能になる	

年	看護	医療・保健・福祉	社会一般
2011 (平成23)	●新人看護職員研修に関する検討会報告，新人看護職員研修ガイドライン公表 ●看護教育の内容と方法に関する検討会報告 ●大学における看護系人材養成の在り方に関する検討会報告 ●保健師助産師看護師学校養成所における教育カリキュラムの第5次改正（保健師教育・助産師教育の改正） ●日本看護協会が社団法人から公益社団法人に移行 ●日本在宅看護学会設立	●障害者虐待防止法成立	●東日本大震災 ●ウサマ・ビンラディン氏殺害 ●世界推計人口が70億人を突破 ●南スーダン独立
2012 (平成24)	●日本公衆衛生看護学会設立	●障害者総合支援法成立	●京都大学の山中伸弥教授，iPS細胞でノーベル生理学・医学賞受賞
2014 (平成26)	●新人看護職員研修ガイドライン（改訂版）公表 ●特定行為に係る看護師の研修制度の創設 ●日本精神科看護技術協会が日本精神科看護協会に改称 ●2025年の看護職員の必要数は約200万人と試算（社会保障・税一体改革による） ●看護師等免許保持者のナースセンターへの届出制度創設	●難病法成立 ●医療介護総合確保推進法成立，地域包括ケアシステムの構築促す	●日本が障害者権利条約を批准
2015 (平成27)	●2025年に向けた看護の挑戦——看護の将来ビジョンの公表（日本看護協会）	●公認心理師法成立 ●医療事故調査制度施行	●平和安全法制関連法成立
2016 (平成28)	●看護師のクリニカルラダーを作成・公表（日本看護協会）	●仙台市に日本で37年ぶりとなる医学部新設	●熊本地震 ●オバマ大統領の広島訪問 ●神奈川県相模原市の障害者施設で入所者19人が殺害される
2017 (平成29)	●看護学教育モデル・コア・カリキュラムを公表（文部科学省）	●成田市に医学部新設（国家戦略特区認定事業）	●テロ等準備罪を新設した改正組織犯罪処罰法
2018 (平成30)	●平成30年版過労死等防止対策白書において，医療現場における看護職員への暴言・暴力等のハラスメント対策の重要性を指摘 ●認定看護師制度の再構築を発表（日本看護協会）	●新専門医制度の創設 ●国際疾病分類の第11回改訂版（ICD-11）の公表	●働き方改革関連法成立 ●史上初の米朝首脳会談
2019 (平成31) (令和元年)	●看護基礎教育検討会による報告書公表（2022年度から新カリキュラム適用。「在宅看護論」を「地域・在宅看護論」に名称変更，分野の再編など）	●強制不妊救済法成立 ●ハンセン病家族訴訟で国の控訴見送り	●天皇退位，元号が「令和」になる ●天皇陛下即位の礼

〔資料3〕

保健・医療・福祉関係者養成制度

■資格法をもつ保健・医療・福祉職

名称	法で定められた業	根拠法規	免許付与者	養成機関入学資格	修業年限
医師	医療および保健指導をつかさどることによって公衆衛生の向上および増進に寄与し，もって国民の健康な生活を確保するものとする。医師でなければ，医業をなしてはならない。	医師法	厚生労働大臣	高校卒	6年
歯科医師	歯科医療および保健指導を掌ることによって，公衆衛生の向上および増進に寄与し，もって国民の健康な生活を確保するものとする。歯科医師でなければ，歯科医業をなしてはならない。	歯科医師法	厚生労働大臣	高校卒	6年
薬剤師	調剤，医薬品の供給その他薬事衛生をつかさどることによって，公衆衛生の向上および増進に寄与し，もって国民の健康な生活を確保するものとする。	薬剤師法	厚生労働大臣	高校卒	6年
診療放射線技師	医師または歯科医師の指示のもとに，放射線を人体に対して照射（撮影を含み，照射機器または放射性同位元素を人体内にそう入して行うものを除く。以下同じ）することを業とする者をいう。	診療放射線技師法	厚生労働大臣	高校卒	3年
臨床検査技師	臨床検査技師の名称を用いて，医師または歯科医師の指示のもとに，微生物学的検査，免疫学的検査，血液学的検査，病理学的検査，生化学的検査，尿・糞便等一般検査，遺伝子関連・染色体検査および厚生労働省令で定める生理学的検査を行うことを業とする者をいう。	臨床検査技師等に関する法律	厚生労働大臣	高校卒	3年
衛生検査技師	衛生検査技師の名称を用いて，医師の指導監督のもとに，微生物学的検査，血清学的検査，血液学的検査，病理学的検査，寄生虫学的検査および生化学的検査を行うことを業とする者をいう。			※平成22年度をもって新規免許の交付廃止	―
理学療法士(PT)[1]	理学療法士の名称を用いて，医師の指示のもとに，理学療法（身体に障害のある者に対し，主としてその基本的動作能力の回復をはかるため，治療体操その他の運動を行わせ，および電気刺激，マッサージ，温熱その他の物理的手段を加えることをいう）を行うことを業とする者をいう。	理学療法士及び作業療法士法	厚生労働大臣	高校卒	3年
作業療法士(OT)[2]	作業療法士の名称を用いて，医師の指示のもとに，作業療法（身体または精神に障害のある者に対し，主としてその応用的動作能力または社会的適応能力の回復をはかるため，手芸，工作その他の作業を行わせることをいう）を行うことを業とする者をいう。		厚生労働大臣	高校卒	3年
視能訓練士(CO)[3]	視能訓練士の名称を用いて，医師の指示のもとに，両眼視機能に障害のある者に対するその両眼視機能の回復のための矯正訓練およびこれに必要な検査を行うことを業とする者をいう。	視能訓練士法	厚生労働大臣	高校卒	3年
言語聴覚士(ST)[4]	言語聴覚士の名称を用いて，音声機能，言語機能または聴覚に障害のある者についてその機能の維持向上をはかるため，言語訓練その他の訓練，これに必要な検査および助言，指導その他の援助を行うことを業とする者をいう。	言語聴覚士法	厚生労働大臣	高校卒	3年
臨床工学技士	臨床工学技士の名称を用いて，医師の指示の下に，生命維持管理装置（人の呼吸・循環または代謝の機能の一部を代替し，または補助することが目的とされている装置）の操作および保守点検を行うことを業とする者をいう。	臨床工学技士法	厚生労働大臣	高校卒	3年

名称	法で定められた業	根拠法規	免許付与者	養成機関入学資格	修業年限
義肢装具士	義肢装具士の名称を用いて，医師の指示のもとに，義肢および装具の装置部位の採型ならびに義肢および装具の製作および身体への適合を行うことを業とする者をいう。	義肢装具士法	厚生労働大臣	高校卒	3年
救急救命士	救急救命士の名称を用いて，医師の指示のもとに，救急救命処置（その症状が著しく悪化するおそれがあり，またはその生命が危険な状態にある傷病者が病院または診療所に搬送されるまでの間に，当該重度傷病者に対して行われる気道の確保，心拍の回復その他の処置であって，当該重度傷病者の症状の著しい悪化を防止し，またはその生命の危険を回避するために緊急に必要なものをいう）を行うことを業とする者をいう。	救急救命士法	厚生労働大臣	高校卒	2年
歯科衛生士	歯科医師の指導のもとに，歯牙および口腔の疾患の予防処置として次に掲げる行為を行うことを業とする者をいう。 1. 歯牙露出面および正常な歯茎の遊離縁下の付着物および沈着物を機械的操作によって除去すること。 2. 歯牙および口腔に対して薬物を塗布すること。	歯科衛生士法	厚生労働大臣	高校卒	3年
歯科技工士	歯科技工（特定人に対する歯科医療の用に供する補てつ物，充てん物または矯正装置を作成し，修理し，または加工することをいう）を業とする者をいう。	歯科技工士法	厚生労働大臣	高校卒	2年
栄養士	栄養士の名称を用いて栄養の指導に従事することを業とする者をいう。	栄養士法	都道府県知事	高校卒	2年
管理栄養士	管理栄養士の名称を用いて，傷病者に対する療養のため必要な栄養の指導，個人の身体の状況，栄養状態等に応じた高度の専門的知識および技術を要する健康の保持増進のための栄養の指導ならびに特定多数人に対して継続的に食事を供給する施設における利用者の身体の状況，栄養状態，利用の状況などに応じた特別の配慮を必要とする給食管理およびこれらの施設に対する栄養改善上必要な指導などを行うことを業とする者をいう。	栄養士法	厚生労働大臣	高校卒	4年
				修業年限が2〜4年である養成施設を卒業して栄養士の免許を受けたのち，3〜1年以上栄養の指導に従事	
社会福祉士	社会福祉士の名称を用いて，専門的知識および技術をもって，身体上もしくは精神上の障害があることまたは環境上の理由により日常生活を営むのに支障がある者の福祉に関する相談に応じ，助言，指導，福祉サービスを提供する者または医師その他の保健医療サービスを提供する者その他の関係者との連絡および調整その他の援助を行うことを業とする者をいう。	社会福祉士及び介護福祉士法	厚生労働大臣	高校卒	4年
				上記のほか，さまざまな資格取得コースがある。	
介護福祉士	介護福祉士の名称を用いて，専門的知識および技術をもって，身体上または精神上の障害があることにより日常生活を営むのに支障がある者につき心身の状況に応じた介護（喀痰吸引その他のその者が日常生活を営むのに必要な行為であって，医師の指示のもとに行われるものを含む）を行い，並びにその者およびその介護者に対して介護に関する指導を行うことを業とする者をいう。		厚生労働大臣	高校卒	2年
				上記のほか，さまざまな資格取得コースがある。	
養護教諭	小・中・高校，盲・聾・養護学校におかれる専任教員で児童生徒の養護をつかさどる。	学校教育法	文部科学大臣	高校卒	さまざまな資格取得コースがある。
柔道整復師	柔道整復（打撲，ねん挫，脱臼，骨折の患部を整復する施術）を業とする者をいう。	柔道整復師法	厚生労働大臣	高校卒	3年

名称	法で定められた業	根拠法規	免許付与者	養成機関入学資格	修業年限
あん摩マッサージ指圧師, はり師, きゅう師	医師以外の者で, あん摩, マッサージもしくは指圧, はりまたはきゅうを業とする者。	あん摩マッサージ指圧師, はり師, きゆう師等に関する法律	厚生労働大臣	高校卒	3年
精神保健福祉士 (PSW)[5]	精神保健福祉士の名称を用いて, 精神障害者の保健および福祉に関する専門的知識および技術をもって, 精神科病院その他の医療施設において精神障害の医療を受け, または精神障害者の社会復帰の促進をはかることを目的とする施設を利用している者の地域相互支援の利用に関する相談その他の社会復帰に関する相談に応じ, 助言, 指導, 日常生活への適応のために必要な訓練その他の援助を行うことを業とする者をいう。	精神保健福祉士法	厚生労働大臣	高校卒	4年
				上記のほか, さまざまな資格取得コースがある。	
公認心理師	公認心理師の名称を用いて, 保健医療, 福祉, 教育その他の分野において, 心理学に関する専門的知識および技術をもって, 次に掲げる行為を行うことを業とする者をいう。 1. 心理に関する支援を要する者の心理状態を観察し, その結果を分析すること。 2. 心理に関する支援を要する者に対し, その心理に関する相談に応じ, 助言, 指導その他の援助を行うこと。 3. 心理に関する支援を要する者の関係者に対し, その相談に応じ, 助言, 指導その他の援助を行うこと。 4. 心の健康に関する知識の普及を図るための教育及び情報の提供を行うこと。	公認心理師法	文部科学大臣および厚生労働大臣	高校卒	6年
				上記のほか, さまざまな資格取得コースがある。	

1) physical therapist の略。
2) occupational therapist の略。
3) certified orthoptist の略。ORT と略されることもある。
4) speech-language-hearing therapist の略。
5) psychiatric social worker の略。

■その他の公的・民間資格

名称	
臨床心理士 (CP)[1]	日本臨床心理士資格認定協会が認定する民間資格をいい, 大学院修士課程修了が必須となっている。民間資格ながら, スクールカウンセラー等の要件になるなど, 公的にも活用されている。
医療ソーシャルワーカー (MSW)[2]	保健医療分野で仕事をするケースワーカーであって, 患者にかかわる社会的問題を明らかにし, 保健医療サービスを有効に利用するよう援助する。わが国では戦後, 病院や保健所などで活動が続けられてきたが身分法による裏づけがない。
訪問介護員 (ホームヘルパー)	高齢者や障害者の自宅を訪問し, 介護サービスや家事援助サービスを提供する職種。介護保険法に基づく訪問介護は「介護福祉士その他政令で定める者」によって提供されると定められているが, 訪問介護員は「その他政令で定める者」に該当する。都道府県知事が指定した研修課程(1 級～3 級課程)を修了した者に対し, 証明書が交付される。
介護支援専門員 (ケアマネジャー)	介護保険制度において, 利用者が必要なときに必要なサービスが受けられるよう, 介護サービス計画(ケアプラン)の原案をつくり, 利用者とサービス事業者をつなぎ, 利用者本人および家族と事業者, あるいは事業者間の連絡調整を行う専門員。直接サービスは提供しない。5 年以上の経験がある医師, 歯科医師, 薬剤師, 保健師, 看護師, 理学療法士, 社会福祉士, 介護福祉士などが, 試験に合格し, 規定の研修課程を修了したあと, 登録される。居宅介護支援事業所・地域包括支援センターなどに従事する, より高いマネジメント能力をもった主任介護支援専門員の資格もある(一定の介護支援専門員経験を積み, 都道府県による研修の受講修了などが必要)。

1) clinical psychologist の略。
2) medical social worker の略。

〔資料 4〕
看護にかかわる定義および綱領

ICN 看護の定義(簡約版)
(International Council of Nurses, 2002)

Nursing encompasses autonomous and collaborative care of individuals of all ages, families, groups and communities, sick or well and in all settings. Nursing includes the promotion of health, prevention of illness, and the care of ill, disabled and dying people. Advocacy, promotion of a safe environment, research, participation in shaping health policy and in patient and health systems management, and education are also key nursing roles.

(International Council of Nurses, 2002)

看護とは,あらゆる場であらゆる年代の個人および家族,集団,コミュニティを対象に,対象がどのような健康状態であっても,独自にまたは他と協働して行われるケアの総体である。看護には,健康増進および疾病予防,病気や障害を有する人々あるいは死に臨む人々のケアが含まれる。また,アドボカシーや環境安全の促進,研究,教育,健康政策策定への参画,患者・保健医療システムのマネージメントへの参与も,看護が果たすべき重要な役割である。
(国際看護師協会,2002 年〔日本看護協会 訳〕)
(日本看護協会:定款・定義<https://www.nurse.or.jp/nursing/international/icn/document/definition/index.html><参照 2019-11-01>による)

ICN 看護師の定義
(International Council of Nurses, 1987 年)

The nurse is a person who has completed a program of basic, generalized nursing education and is authorized by the appropriate regulatory authority to practice nursing in his/her country. Basic nursing education is a formally recognized program of study providing a broad and sound foundation in the behavioral, life, and nursing sciences for the general practice of nursing, for a leadership role and for post-basic education for specialty or advanced nursing practice. The nurse is prepared and authorized (1) to engage in the general scope of nursing practice, including the promotion of health, prevention of illness, and care of physically ill, mentally ill, and disabled people of all ages and in all health care and other community settings; (2) to carry out health care teaching; (3) to participate fully as a member of the health care team; (4) to supervise and train nursing and health care auxiliaries; and (5) to be involved in research.

(International Council of Nurses, 1987)

看護師とは,基礎的で総合的な看護教育の課程を修了し,自国で看護を実践するよう適切な統制機関から権限を与えられている者である。看護基礎教育とは,一般看護実践,リーダーシップの役割,そして専門領域あるいは高度の看護実践のための卒後教育に向けて,行動科学,生命科学および看護科学における広範囲で確実な基礎を提供する,正規に認定された学習プログラムである。看護師とは以下のことを行うよう養成され,権限を与えられている。

(1) 健康の増進,疾病の予防,そしてあらゆる年齢およびあらゆるヘルスケアの場および地域社会における,身体的,精神的に健康でない人々および障害のある人々へのケアを含めた全体的な看護実践領域に従事すること
(2) ヘルスケアの指導を行うこと
(3) ヘルスケア・チームの一員として十分に参加すること
(4) 看護およびヘルスケア補助者を監督し,訓練すること

（5）研究に従事すること。

（国際看護師協会，1987年〔日本看護協会訳〕）

（日本看護協会：定款・定義＜https://www.nurse.or.jp/nursing/international/icn/document/definition/index.html＞＜参照2019-11-01＞による，一部改変）

Copyright© by ICN（International Council of Nurses）

看護職の倫理綱領（日本看護協会，2021年）

前文

　人々は，人間としての尊厳を保持し，健康で幸福であることを願っている。看護は，このような人間の普遍的なニーズに応え，人々の生涯にわたり健康な生活の実現に貢献することを使命としている。

　看護は，あらゆる年代の個人，家族，集団，地域社会を対象としている。さらに，健康の保持増進，疾病の予防，健康の回復，苦痛の緩和を行い，生涯を通して最期まで，その人らしく人生を全うできるようその人のもつ力に働きかけながら支援することを目的としている。

　看護職は，免許によって看護を実践する権限を与えられた者である。看護の実践にあたっては，人々の生きる権利，尊厳を保持される権利，敬意のこもった看護を受ける権利，平等な看護を受ける権利などの人権を尊重することが求められる。同時に，専門職としての誇りと自覚をもって看護を実践する。

　日本看護協会の『看護職の倫理綱領』は，あらゆる場で実践を行う看護職を対象とした行動指針であり，自己の実践を振り返る際の基盤を提供するものである。また，看護の実践について専門職として引き受ける責任の範囲を，社会に対して明示するものである。

本文

1. 看護職は，人間の生命，人間としての尊厳及び権利を尊重する。

　すべての人々は，その国籍，人種，民族，宗教，信条，年齢，性別，性的指向，性自認，社会的地位，経済的状態，ライフスタイル，健康問題の性質によって制約を受けることなく，到達可能な最高水準の健康を享受するという権利を有している。看護職は，あらゆる場において，人々の健康と生活を支援する専門職であり，常に高い倫理観をもって，人間の生命と尊厳及び権利を尊重し行動する。

　看護職は，いかなる場でも人間の生命，人間としての尊厳及び権利を尊重し，常に温かな人間的配慮をもってその人らしい健康な生活の実現に貢献するよう努める。

2. 看護職は，対象となる人々に平等に看護を提供する。

　看護における平等とは，単に等しく同じ看護を提供することではなく，その人の個別的特性やニーズに応じた看護を提供することである。社会の変化とともに健康や生き方への意識も変化し，人々の看護へのニーズは多様化・複雑化している。人々の多様で複雑なニーズに対応するため，看護職は豊かな感性をもって健康問題の性質や人々を取り巻く環境等に応じた看護を提供し，人々の健康と幸福に寄与するよう努める。

　また，看護職は，個人の習慣，態度，文化的背景，思想についてもこれを尊重し，受けとめる姿勢をもって対応する。

3. 看護職は，対象となる人々との間に信頼関係を築き，その信頼関係に基づいて看護を提供する。

　看護は，高度な知識や技術のみならず，対象となる人々との間に築かれる信頼関係を基盤として成立する。

　よりよい健康のために看護職が人々と協調すること，信頼に誠実に応えること，自らの実践について十分な説明を行い理解と同意を得ること，実施結果に責任をもつことを通して，信頼関係を築き発展させるよう努める。

　また，看護職は自己の実施する看護が専門職としての支援であることを自覚し，支援上の関係を越えた個人的関係に発展するような行動はとらない。

　さらに，看護職は対象となる人々に保健・医療・福祉が提供される過程においては，対象となる人々の考えや意向が反映されるように，積極的な参加を促す。また，人々の顕在的潜在的能力に着目し，その能力を最大限生かすことができるよう支援する。

4. 看護職は，人々の権利を尊重し，人々が自らの

意向や価値観にそった選択ができるよう支援する。

　人々は，知る権利及び自己決定の権利を有している。看護職は，これらの権利を尊重し，十分な情報を提供した上で，保健・医療・福祉，生き方などに対する一人ひとりの価値観や意向を尊重した意思決定を支援する。意思決定支援においては，情報を提供・共有し，その人にとって最善の選択について合意形成するまでのプロセスをともに歩む姿勢で臨む。

　保健・医療・福祉においては，十分な情報に基づいて自分自身で選択する場合だけでなく，知らないでいるという選択をする場合や，決定を他者に委ねるという選択をする場合もある。また，自らの意思を適切に表明することが難しい場合には，対象となる人々に合わせて情報提供を行い，理解を得たうえで，本人の意向を汲み取り，その人にとって最善な合意形成となるよう関係者皆で協働する。さらに，看護職は，人々が自身の価値観や意向に沿った保健・医療・福祉を受け，その人の望む生活が実現できるよう，必要に応じて代弁者として機能するなど，人々の権利の擁護者として行動する。そして，個人の判断や選択が，そのとき，その人にとって最良のものとなるよう支援する。

5. 看護職は，対象となる人々の秘密を保持し，取得した個人情報は適正に取り扱う。

　看護職は，個別性のある適切な看護を実践するために，対象となる人々の秘密に触れる機会が多い。看護職は正当な理由なく，業務上知り得た秘密を口外してはならない。

　また，対象となる人々の健康レベルの向上を図るためには個人情報が必要であり，さらに，多職種と緊密で正確な情報共有も必要である。個人情報には氏名や生年月日といった情報のみならず，画像や音声によるものや遺伝情報も含まれる。看護職は，個人情報の取得・共有の際には，対象となる人々にその必要性を説明し同意を得るよう努めるなど適正に取り扱う。家族等との情報共有に際しても，本人の承諾を得るよう最大限の努力を払う。

　また，今日のICT（Information and Communication Technology：情報通信技術）の発展に伴い，さまざまなソーシャルメディアが普及している。これらを適切に利用することにより，看護職だけでなく，人々にとっても健康に関する有用な情報をもたらす

などの恩恵がある。看護職は，業務上の利用と私的な利用を区別し，その利用に伴う恩恵のみならず，リスクも認識する。また，情報の正確性の確認や対象となる人々と看護職自身のプライバシー権の保護など，細心の注意を払ったうえで情報を発信・共有する。

6. 看護職は，対象となる人々に不利益や危害が生じているときは，人々を保護し安全を確保する。

　看護職は，常に，人々の健康と幸福の実現のために行動する。看護職は，人々の生命や人権を脅かす行動や不適切な行為を発見する立場にある。看護職がこれらの行為に気づいたときは，その事実に目を背けることなく，人々を保護し安全を確保するよう行動する。その際には，多職種で情報を共有し熟慮したうえで対応する。

　また，保健・医療・福祉の提供においては，関係者による不適切な判断や行為がなされる可能性や，看護職の行為が対象となる人々を傷つける可能性があることを含めて，いかなる害の可能性にも注意を払い，人々の生命と人権をまもるために働きかける。非倫理的な実践や状況に気づいた場合には疑義を唱え，適切な保健・医療・福祉が提供されるよう働きかける。

7. 看護職は，自己の責任と能力を的確に把握し，実施した看護について個人としての責任をもつ。

　看護職は，自己の責任と能力を常に的確に把握し，それらに応じた看護実践を行う。看護職は自己の実施する看護について，説明を行う責任と判断及び実施した行為とその結果についての責任を負う。

　看護職の業務は保健師助産師看護師法に規定されている。看護職は関連する法令を遵守し，自己の責任と能力の範囲内で看護を実践する。また，自己の能力を超えた看護が求められる場合には，支援や指導を自ら得たり，業務の変更を求めたりして，安全で質の高い看護を提供するよう努める。さらに，他の看護職などに業務を委譲する場合は自己及び相手の能力を正しく判断し，対象となる人々の不利益とならないよう留意する。

8. 看護職は，常に，個人の責任として継続学習による能力の開発・維持・向上に努める。

　看護職には，科学や医療の進歩ならびに社会的価値の変化にともない多様化する人々の健康上のニーズに対応していくために，高い教養とともに高度な

専門的能力が求められる。高度な専門的能力をもち，より質の高い看護を提供するために，免許を受けた後も自ら進んでさまざまな機会を活用し，能力の開発・維持・向上に努めることは，看護職自らの責任ならびに責務である。

継続学習には，雑誌や図書などの情報や自施設の現任教育のプログラムの他に，学会・研修への参加など施設外の学習，e ラーニング等さまざまな機会がある。看護職はあらゆる機会を積極的に活用し，専門職としての研鑽を重ねる。

また，自己の能力の開発・維持・向上のみならず，質の高い看護の提供を保障するために，後進の育成に努めることも看護職の責務である。

9. 看護職は，多職種で協働し，よりよい保健・医療・福祉を実現する。

看護職は，多職種で協働し，看護及び医療の受け手である人々に対して最善を尽くすことを共通の価値として行動する。

多職種での協働においては，看護職同士や保健・医療・福祉の関係者が相互理解を深めることを基盤とし，各々が能力を最大限に発揮しながら，より質の高い保健・医療・福祉の提供を目指す。

また，よりよい医療・看護の実現と健康増進のためには，その過程への人々の参画が不可欠である。看護職は，対象となる人々とパートナーシップを結び，対象となる人々の医療・看護への参画のみならず，研究や医療安全などでも協力を得て，ともにより質の高い保健・医療・福祉をつくりあげることを促進する。

10. 看護職は，より質の高い看護を行うために，自らの職務に関する行動基準を設定し，それに基づき行動する。

自らの職務に関する行動基準を設定し，それに基づき行動することを通して自主規制を行うことは，専門職としての必須の要件である。この行動基準は，各々の職務に求められる水準やその責務を規定したものであり，看護職の専門的価値を支持するものである。

このような基準の作成は組織的に行い，個人としてあるいは組織としてその基準を満たすよう努め，評価基準としても活用する。また，社会の変化や人々のニーズの変化に対応させて，適宜改訂する。

看護職は，看護職能団体が示す各種の基準や指針に則り活動する。また，各施設では，施設や看護の特徴に応じたより具体的・実践的な基準等を作成することにより，より質の高い看護を保障するように努める。

11. 看護職は，研究や実践を通して，専門的知識・技術の創造と開発に努め，看護学の発展に寄与する。

看護職は，常に，科学的知見並びに指針などを用いて看護を実践するとともに，新たな専門的知識・技術の開発に最善を尽くす。開発された専門的知識・技術は蓄積され，将来のより質の高い看護の提供に貢献する。すなわち，看護職は，研究や実践に基づき，看護の中核となる専門的知識・技術の創造と開発，看護政策の立案に努めることで看護学の発展及び人々の健康と福祉に寄与する責任を担っている。

また，看護職は，保健・医療・福祉のあらゆる研究参加に対する人々の意向を尊重し，いかなる場合でも人々の生命，健康，プライバシーをまもり，尊厳及び権利を尊重するとともに，適切な保健・医療・福祉の提供を保障する。

12. 看護職は，より質の高い看護を行うため，看護職自身のウェルビーイングの向上に努める。

看護職がより質の高い看護を提供するためには，自らのウェルビーイングをまもることが不可欠である。看護職が健康で幸福であることが，よりよい看護の提供へとつながり，対象となる人々の健康と幸福にも良好な結果をもたらす。

看護職は，自身のウェルビーイングの向上のために，仕事と生活の調和(ワーク・ライフ・バランス)をとることやメンタルヘルスケアに努める。

さらに，看護職の実践の場には，被曝，感染，ハラスメント，暴力などの危険が伴う。そのため，すべての看護職が健全で安全な環境で働くことができるよう，個人と組織の両方の側面から取り組む。

13. 看護職は，常に品位を保持し，看護職に対する社会の人々の信頼を高めるよう努める。

看護は，看護を必要とする人々からの信頼なくしては存在しない。常に，看護職は，この職業の社会的使命・社会的責任を自覚し，専門職としての誇りを持ち，品位を高く維持するように努める。

看護に対する信頼は，専門的な知識や技術のみならず，誠実さ，礼節，品性，清潔さ，謙虚さなどに

支えられた行動によるところが大きい。また，社会からの信頼が不可欠であり，専門領域以外の教養を深めるにとどまらず，社会的常識などをも充分に培う必要がある。

さらに，看護職は，その立場を利用して看護職の信頼を損なうような行為及び不正行為はしない。

14. 看護職は，人々の生命と健康をまもるため，さまざまな問題について，社会正義の考え方をもって社会と責任を共有する。

看護職は，人々の生命，尊厳及び権利をまもり尊重する立場から，生命と健康に深く関わるあらゆる差別，貧困，さまざまな格差，気候変動，虐待，人身売買，紛争，暴力などについて，地球規模の観点から社会正義の考え方をもって社会と責任を共有する。常に，わが国や世界で起きているこれらの問題についての知識を更新し，意識を高め，それらについて社会に発信するよう努める。また，これらの問題の潜在的な状況から予防的に関わり，多職種や関係機関で連携し看護職として適切な対応をとる。

さらに，看護職は保健・医療・福祉活動による環境破壊を防止する責務を果たすとともに，清浄な空気と水・安全な食物の確保，騒音対策など，人々の健康を保持増進するための環境保護に積極的に取り組む。そして，人々の生命の安全と健康がまもられ平和で包摂的な社会の実現を目指す。

15. 看護職は，専門職組織に所属し，看護の質を高めるための活動に参画し，よりよい社会づくりに貢献する。

看護職は，いつの時代においても質の高い看護の提供を通して社会の福祉に貢献するために，専門職としての質の向上を図る使命を担っている。保健・医療・福祉及び看護にかかわる政策や制度が社会の変化と人々のニーズに沿ったものとなるよう，看護職は制度の改善や政策決定，新たな社会資源の創出に積極的に取り組む。

看護職は看護職能団体に所属し，これらの取り組みをはじめとする看護の質を高めるための活動に参加することを通してよりよい社会づくりに貢献する。

16. 看護職は，様々な災害支援の担い手と協働し，災害によって影響を受けたすべての人々の生命，健康，生活をまもることに最善を尽くす。

災害は，人々の生命，健康，生活の損失につながり，個人や地域社会，国，さらには地球環境に深刻な影響を及ぼす。看護職は，人々の生命，健康，生活をまもる専門職として災害に対する意識を高め，専門的知識と技術に基づき保健・医療・福祉を提供する。

看護職は，災害から人々の生命，健康，生活をまもるため，平常時から政策策定に関与し災害リスクの低減に努め，災害時は，災害の種類や規模，被災状況，初動から復旧・復興までの局面等に応じた支援を行う。また，災害時は，資源が乏しく，平常時とは異なる環境下で活動する。看護職は，自身の安全を確保するとともに刻々と変化する状況とニーズに応じた保健・医療・福祉を提供する。

さらに，多種多様な災害支援の担い手とともに各々の機能と能力を最大限に発揮するよう努める。
（日本看護協会：看護実践情報＜https://www.nurse.or.jp/nursing/practice/rinri/rinri.html＞ ＜参照 2021-11-01＞による）

医の倫理綱領
（第102回日本医師会定例代議員会，2000年4月2日採択）

医学および医療は，病める人の治療はもとより，人びとの健康の維持もしくは増進を図るもので，医師は責任の重大性を認識し，人類愛を基にすべての人に奉仕するものである。

1. 医師は生涯学習の精神を保ち，つねに医学の知識と技術の習得に努めるとともに，その進歩・発展に尽くす。
2. 医師はこの職業の尊厳と責任を自覚し，教養を深め，人格を高めるように心掛ける。
3. 医師は医療を受ける人びとの人格を尊重し，や

さしい心で接するとともに，医療内容についてよく説明し，信頼を得るように努める。
4. 医師は互いに尊敬し，医療関係者と協力して医療に尽くす。
5. 医師は医療の公共性を重んじ，医療を通じて社会の発展に尽くすとともに，法規範の遵守および法秩序の形成に努める。
6. 医師は医業にあたって営利を目的としない。

（日本医師会：医の倫理綱領＜https://www.med.or.jp/doctor/member/000967.html＞＜参照 2019-11-01＞による）

世界医師会ジュネーブ宣言（1948年9月：採択，2006年5月修正）

医師の誓い

医師の一人として，

- 私は，人類への奉仕に自分の人生を捧げることを厳粛に誓う。
- 私の患者の健康と安寧を私の第一の関心事とする。
- 私は，私の患者のオートノミーと尊厳を尊重する。
- 私は，人命を最大限に尊重し続ける。
- 私は，私の医師としての職責と患者との間に，年齢，疾病もしくは障害，信条，民族的起源，ジェンダー，国籍，所属政治団体，人種，性的志向，社会的地位あるいはその他いかなる要因でも，そのようなことに対する配慮が介在することを容認しない。
- 私は，私への信頼のゆえに知り得た患者の秘密を，たとえその死後においても尊重する。
- 私は，良心と尊厳をもって，そして good med-

ical practice に従って，私の専門職を実践する。
- 私は，医師の名誉と高貴なる伝統を育む。
- 私は，私の教師，同僚，および学生に，当然受けるべきである尊敬と感謝の念を捧げる。
- 私は，患者の利益と医療の進歩のため私の医学的知識を共有する。
- 私は，最高水準の医療を提供するために，私自身の健康，安寧および能力に専心する。
- 私は，たとえ脅迫の下であっても，人権や国民の自由を犯すために，自分の医学的知識を利用することはしない。
- 私は，自由と名誉にかけてこれらのことを厳粛に誓う。

（日本医師会 訳）

（日本医師会：WMA ジュネーブ宣言＜http://www.med.or.jp/doctor/international/wma/geneva.html＞＜参照 2019-11-01＞による）

患者の権利に関する世界医師会リスボン宣言
（1981年9月/10月：採択，2015年4月世界医師会理事会で再確認）

序文

医師，患者およびより広い意味での社会との関係は，近年著しく変化してきた。医師は，常に自らの良心に従い，また常に患者の最善の利益のために行

動すべきであると同時に，それと同等の努力を患者の自律性と正義を保証するために払わねばならない。以下に掲げる宣言は，医師が是認し推進する患者の主要な権利のいくつかを述べたものである。医師お

よび医療従事者，または医療組織は，この権利を認識し，擁護していくうえで共同の責任を担っている。法律，政府の措置，あるいは他のいかなる行政や慣例であろうとも，患者の権利を否定する場合には，医師はこの権利を保障ないし回復させる適切な手段を講じるべきである。

原則

1. 良質の医療を受ける権利

a．すべての人は，差別なしに適切な医療を受ける権利を有する。

b．すべての患者は，いかなる外部干渉も受けずに自由に臨床上および倫理上の判断を行うことを認識している医師から治療を受ける権利を有する。

c．患者は，常にその最善の利益に即して治療を受けるものとする。患者が受ける治療は，一般的に受け入れられた医学的原則に沿って行われるものとする。

d．質の保証は，常に医療のひとつの要素でなければならない。特に医師は，医療の質の擁護者たる責任を担うべきである。

e．供給を限られた特定の治療に関して，それを必要とする患者間で選定を行わなければならない場合は，そのような患者はすべて治療を受けるための公平な選択手続きを受ける権利がある。その選択は，医学的基準に基づき，かつ差別なく行われなければならない。

f．患者は，医療を継続して受ける権利を有する。医師は，医学的に必要とされる治療を行うにあたり，同じ患者の治療にあたっている他の医療提供者と協力する責務を有する。医師は，現在と異なる治療を行うために患者に対して適切な援助と十分な機会を与えることができないならば，今までの治療が医学的に引き続き必要とされる限り，患者の治療を中断してはならない。

2. 選択の自由の権利

a．患者は，民間，公的部門を問わず，担当の医師，病院，あるいは保健サービス機関を自由に選択し，また変更する権利を有する。

b．患者はいかなる治療段階においても，他の医師の意見を求める権利を有する。

3. 自己決定の権利

a．患者は，自分自身に関わる自由な決定を行うための自己決定の権利を有する。医師は，患者に対してその決定のもたらす結果を知らせるものとする。

b．精神的に判断能力のある成人患者は，いかなる診断上の手続きないし治療に対しても，同意を与えるかまたは差し控える権利を有する。患者は自分自身の決定を行ううえで必要とされる情報を得る権利を有する。患者は，検査ないし治療の目的，その結果が意味すること，そして同意を差し控えることの意味について明確に理解するべきである。

c．患者は医学研究あるいは医学教育に参加することを拒絶する権利を有する。

4. 意識のない患者

a．患者が意識不明かその他の理由で意思を表明できない場合は，法律上の権限を有する代理人から，可能な限りインフォームド・コンセントを得なければならない。

b．法律上の権限を有する代理人がおらず，患者に対する医学的侵襲が緊急に必要とされる場合は，患者の同意があるものと推定する。ただし，その患者の事前の確固たる意思表示あるいは信念に基づいて，その状況における医学的侵襲に対し同意を拒絶することが明白かつ疑いのない場合を除く。

c．しかしながら，医師は自殺企図により意識を失っている患者の生命を救うよう常に努力すべきである。

5. 法的無能力の患者

a．患者が未成年者あるいは法的無能力者の場合，法域によっては，法律上の権限を有する代理人の同意が必要とされる。それでもなお，患者の能力が許す限り，患者は意思決定に関与しなければならない。

b．法的無能力の患者が合理的な判断をしうる場合，その意思決定は尊重されねばならず，かつ患者は法律上の権限を有する代理人に対する情報の開示を禁止する権利を有する。

c．患者の代理人で法律上の権限を有する者，あるいは患者から権限を与えられた者が，医師の立場から見て，患者の最善の利益となる治

療を禁止する場合，医師はその決定に対して，関係する法的あるいはその他慣例に基づき，異議を申し立てるべきである。救急を要する場合，医師は患者の最善の利益に即して行動することを要する。

6. 患者の意思に反する処置

患者の意思に反する診断上の処置あるいは治療は，特別に法律が認めるか医の倫理の諸原則に合致する場合には，例外的な事例としてのみ行うことができる。

7. 情報に対する権利

a．患者は，いかなる医療上の記録であろうと，そこに記載されている自己の情報を受ける権利を有し，また症状についての医学的事実を含む健康状態に関して十分な説明を受ける権利を有する。しかしながら，患者の記録に含まれる第三者についての機密情報は，その者の同意なくしては患者に与えてはならない。

b．例外的に，情報が患者自身の生命あるいは健康に著しい危険をもたらす恐れがあると信ずるべき十分な理由がある場合は，その情報を患者に対して与えなくともよい。

c．情報は，その患者の文化に適した方法で，かつ患者が理解できる方法で与えられなければならない。

d．患者は，他人の生命の保護に必要とされていない場合に限り，その明確な要求に基づき情報を知らされない権利を有する。

e．患者は，必要があれば自分に代わって情報を受ける人を選択する権利を有する。

8. 守秘義務に対する権利

a．患者の健康状態，症状，診断，予後および治療について個人を特定しうるあらゆる情報，ならびにその他個人のすべての情報は，患者の死後も秘密が守られなければならない。ただし，患者の子孫には，自らの健康上のリスクに関わる情報を得る権利もありうる。

b．秘密情報は，患者が明確な同意を与えるか，あるいは法律に明確に規定されている場合に限り開示することができる。情報は，患者が明らかに同意を与えていない場合は，厳密に「知る必要性」に基づいてのみ，他の医療提供者に開示することができる。

c．個人を特定しうるあらゆる患者のデータは保護されねばならない。データの保護のために，その保管形態は適切になされなければならない。個人を特定しうるデータが導き出せるようなその人の人体を形成する物質も同様に保護されねばならない。

9. 健康教育を受ける権利

すべての人は，個人の健康と保健サービスの利用について，情報を与えられたうえでの選択が可能となるような健康教育を受ける権利がある。この教育には，健康的なライフスタイルや，疾病の予防および早期発見についての手法に関する情報が含まれていなければならない。健康に対するすべての人の自己責任が強調されるべきである。医師は教育的努力に積極的に関わっていく義務がある。

10. 尊厳に対する権利

a．患者は，その文化および価値観を尊重されるように，その尊厳とプライバシーを守る権利は，医療と医学教育の場において常に尊重されるものとする。

b．患者は，最新の医学知識に基づき苦痛を緩和される権利を有する。

c．患者は，人間的な終末期ケアを受ける権利を有し，またできる限り尊厳を保ち，かつ安楽に死を迎えるためのあらゆる可能な助力を与えられる権利を有する。

11. 宗教的支援に対する権利

患者は，信仰する宗教の聖職者による支援を含む，精神的，道徳的慰問を受けるか受けないかを決める権利を有する。

（日本医師会 訳）

（日本医師会：患者の権利に関するWMAリスボン宣言＜https://www.med.or.jp/doctor/member/000967.html＞＜参照 2019-11-01＞による）

索引